Thieme

Praktische Sportmedizin

Herausgegeben von
Christoph Raschka, Lutz Nitsche

Mit Beiträgen von

Michaela Axt-Gadermann
Marc Moritz Berger
Tobias Boeselt
Michael P. Conze
Stefanie Donner
Klaus Edel
Thomas Goliasch
Wolfgang Grebe
Thomas S. Heddäus
Jörg Hennig
Lorenz Hotz
Marcus Jahnecke
Cornelia Jaursch-Hancke
Nina Jung
Thomas Katlun
Björn Kliem
Rupert Knoblich
Horst Koch
Rembert Koczulla
Matthias Krüll
Nina Kuhn
Thomas Kunze
Heinz Lohrer
Sarah Noeske
Markus Parzeller
Gerd Reifschneider
Stefan Ries
Stephanie Ruf
Horst Sattler
Tim Sattler
Michael Schneider
Johannes Schröter
Carsten Schumann
Jannos Siaplaouras
Thomas Sitte
Bertram Stitz
Jan C. Tränkner
Ingo Tusk
Nicole Vennemann
Burkhard R. Weimer
Joachim Wiskemann

134 Abbildungen

Georg Thieme Verlag
Stuttgart • New York

Bibliografische Information der Deutschen Nationalbibliothek
Die Deutsche Nationalbibliothek verzeichnet diese Publikation in der Deutschen Nationalbibliografie; detaillierte bibliografische Daten sind im Internet über http://dnb.d-nb.de abrufbar.

Wichtiger Hinweis: Wie jede Wissenschaft ist die Medizin ständigen Entwicklungen unterworfen. Forschung und klinische Erfahrung erweitern unsere Erkenntnisse, insbesondere was Behandlung und medikamentöse Therapie anbelangt. Soweit in diesem Werk eine Dosierung oder eine Applikation erwähnt wird, darf der Leser zwar darauf vertrauen, dass Autoren, Herausgeber und Verlag große Sorgfalt darauf verwandt haben, dass diese Angabe dem Wissensstand bei Fertigstellung des Werkes entspricht.
Für Angaben über Dosierungsanweisungen und Applikationsformen kann vom Verlag jedoch keine Gewähr übernommen werden. Jeder Benutzer ist angehalten, durch sorgfältige Prüfung der Beipackzettel der verwendeten Präparate und gegebenenfalls nach Konsultation eines Spezialisten festzustellen, ob die dort gegebene Empfehlung für Dosierungen oder die Beachtung von Kontraindikationen gegenüber der Angabe in diesem Buch abweicht. Eine solche Prüfung ist besonders wichtig bei selten verwendeten Präparaten oder solchen, die neu auf den Markt gebracht worden sind. Jede Dosierung oder Applikation erfolgt auf eigene Gefahr des Benutzers. Autoren und Verlag appellieren an jeden Benutzer, ihm etwa auffallende Ungenauigkeiten dem Verlag mitzuteilen.

Rüdigerstr. 14
70469 Stuttgart
www.thieme.de

Printed in Germany

Redaktion: Martin Kortenhaus, Illertissen
Zeichnungen: Christine Lackner, Ittlingen, Angelika Brauner, Hohenpeißenberg, Helmut Holtermann, Dannenberg
Fotos: Ronald Doll, Hamburg
Umschlaggestaltung: Thieme Verlagsgruppe
Umschlagsgrafik: © Maridav – Fotolia.com; © BigLike Images – Fotolia.com; © morganka– Fotolia.com, PD Dr. med. Michael Amlang, Dresden
Satz: L42, Berlin
Druck: Beltz, Grafische Betriebe GmbH, Bad Langensalza

ISBN 978-3-13-175611-4 2 3 4 5 6

Auch erhältlich als E-Book:
eISBN (PDF) 978-3-13-175621-3
eISBN (epub) 978-3-13-175631-2

Vorwort der Herausgeber

Nach der Beschreibung Wildor Hollmanns aus dem Jahr 1958, die 1977 offiziell als Definition vom Weltverband für Sportmedizin (FIMS) übernommen wurde, umfasst Sportmedizin theoretische und praktische Medizin. Vor allem auf den praktischen Aspekt ist dieses Buch ausgerichtet.

Die bekannten umfassenden, hervorragenden Propädeutik-Lehrwerke der Sportmedizin (Hollmann/Hettinger, Rost, Dickhuth) und Sportphysiologie bzw. Sportbiologie (de Marées, Stegemann, Weineck) führen zahlreiche Untersuchungsergebnisse von Studien zum Einfluss von Bewegung, Training und Sport sowie Bewegungsmangel auf den gesunden und kranken Menschen jeder Altersstufe auf. Außerdem werden dem Mediziner auch bereits bekannte Grundlagen (zu) umfangreich erörtert, da sie sich auch an Sportwissenschaftler richteten. Daher fehlte bislang ein übersichtlicher Leitfaden, der sich auf der Grundlage dieser sportmedizinischen Befunde primär an den in der Praxis tätigen Haus- oder Facharzt richtet, der Sport treibende Patienten behandelt und nur über ein äußerst begrenztes Zeitbudget verfügt. Bei der didaktischen Konzeption des Buchs wurden daher die wichtigsten Inhalte als Kurzzusammenfassung in Form von Praxistipps und Merksätzen hervorgehoben.

Während die meisten Sportmedizin-Lehrbücher von Hochschulmedizinern aus sportmedizinischen Instituten bzw. Abteilungen verfasst wurden, kennen beide Herausgeber die praktischen sportmedizinischen Bedürfnisse aus ihrem Berufsalltag als Orthopäde im Krankenhaus sowie Hausarzt in einer Landarztpraxis. Der Praxisbezug steht auch bei allen Mitautoren im Vordergrund. Beide Herausgeber haben ein Standbein in der Sportwissenschaft und verfügen als langjährige Organisatoren der Winter- und Sommer-Sportmedizin-Lehrgänge des Sportärzteverbands Hessen e.V. über eine umfassende Fort- und Weiterbildungserfahrung. Viele Referenten dieser Lehrgänge konnten auch als Autoren für das vorliegende Sportmedizin-Buch gewonnen werden.

Wahrscheinlich wird der Herzenswunsch der Herausgeber kaum einmal Wirklichkeit werden: die Etablierung eines Facharztes für Sportmedizin, der in einigen europäischen Ländern schon Wirklichkeit ist. Im Gegenteil sind mittlerweile leider auch schon die Mitgliederzahlen in den Sportärzteverbänden rückläufig. So reduzierte sich die Mitgliederzahl der Deutschen Gesellschaft für Sportmedizin und Prävention e.V. von 8147 im Jahr 2014 auf 7846 im Jahr 2015 und jene des Sportärzteverbands Hessen von 716 auf 696 im gleichen Zeitraum. Dabei wird der Niedergelassene fast täglich mit Sport treibenden Menschen oder den Folgen eines zu niedrigen Aktivitätsniveaus konfrontiert. Einigen Menschen gelingt es zwar, den angeborenen Bewegungsdrang aus der Kindheit bis in das Erwachsenenalter fortzuführen. Berufliche und familiäre Beanspruchung minimieren leider oft dieses Bewegungsmotiv sowie die damit verbundene Sportausübung. Es drohen die im Einzelfall mehr oder minder ausgeprägten typischen Zivilisationskrankheiten, wenn nicht rechtzeitig individuell gegengesteuert wird. Diese Entscheidung folgt häufig bei unterschiedlich ausgeprägter „Immobilisierung" der Erkenntnis, dass vor allem eine Aufnahme sinnvoller körperlicher Tätigkeit (von Gartenarbeit über Tischtennis bis zum Marathonlauf) die Chance auf ein gesünderes Älterwerden erhöhen kann. Hier sollte die sportmedizinische Begleitung dem einzelnen Patienten angemessene Hilfestellungen vermitteln, die Spannbreite potenzieller, psychophysischer individueller Fähigkeiten wiederherzustellen oder auch neu aufzubauen, ohne die allgemeine Gesundheit durch orthopädische Schäden oder Überforderung zu gefährden. Das Querschnittsfach Sportmedizin richtet sich also nicht nur an Leistungs- und Spitzensportler, die die Grenzen ihres körperlichen Potenzials ausloten möchten, sondern auch an die viel größere Zahl der Patienten unserer hausärztlichen oder fachärztlichen Praxen, die ihren individuellen Sport und ihre Bewegungsmöglichkeiten wieder- oder neu aufnehmen wollen. Das vorliegende Praxisbuch Sportmedizin soll den Kollegen in Klinik und Praxis in den wesentlichen sportmedizinischen Fragestellungen weiterhelfen und vielleicht auch dazu beitragen, sich darüber hinaus doch noch näher mit diesem facettenreichen, faszinierenden Querschnittsfach Sportmedizin weiter zu beschäftigen.

Hünfeld und Dreieich im Februar 2016
Priv.-Doz. Dr. med. Dr. rer. nat. Dr. Sportwiss. Christoph Raschka
Dr. med. Dipl. Sportwiss. Lutz Nitsche

Geleitwort

Nach dem Zweiten Weltkrieg erlebte die Menschheit einen noch nie dagewesenen technischen Entwicklungsschub. Immer neue Methoden und Möglichkeiten wurden ersonnen, den Menschen vor körperlichen Anstrengungen zu bewahren und ihm im Alltagsleben behilflich zu sein. Diese Entwicklung betraf vor allem die hoch technisierten Länder der Erde, wonach ab spätestens Anfang der 1960er Jahre auch das einstmals völlig zerstört gewesene Deutschland zählte. Gerade aber diesem Land entstammen in späteren Jahrzehnten zahlreiche technische Entwicklungen, bestimmt zum Wohle des Menschen. Ob Auto, Zug, Flugzeug oder Schiff - sie erlebten dramatische Weiterentwicklungen mit einem gemeinsamen Endpunkt: ständig wachsende Einschränkung der täglichen körperlichen Beanspruchung. Der Mensch aber ist in seiner biologischen Struktur unverändert geblieben, sein Erbgut entspricht dem des frühen Homo Sapiens vor ca. 40 000 Jahren. Unverändert gilt der Satz: Struktur und Leistungsfähigkeit eines Organs werden bestimmt von der Qualität und Quantität seiner Beanspruchung. Je größer sie innerhalb physiologischer Grenzen ausfällt, desto stärker passt sich das Organ an und desto leistungsfähiger wird es.

Es waren sportmedizinische Forschungsergebnisse, die in den 1950er und 1960er Jahren die wissenschaftlichen Grundlagen legten zu den beschriebenen Erkenntnissen. Erstmals beobachtete man die gesundheitlich negativen Auswirkungen von Bettruhe, was zur Revolution in der Therapie des Herzinfarktpatienten führte: Die übliche sechs- bis achtwöchige Bettruhe wurde ersetzt durch Frühmobilisation, Bewegungstherapie und Rehabilitation. So entwickelte sich die einstmals ausschließlich leistungsbezogene Sportmedizin zur Speerspitze der Präventivmedizin.

In der Folgezeit konnte bei vielen anderen akuten oder chronischen Krankheiten die Bedeutung einer dosierten körperlichen Bewegung ermittelt werden. Damit aber verlagerte sich das Schwergewicht sportmedizinischer Tätigkeit in die alltägliche Praxis. Der niedergelassene Sportarzt hat sich mit den Fragen zu befassen: Welche Form von Bewegung ist angebracht? Wie hoch soll die Belastungsintensität sein? Wie lange soll eine körperliche Beanspruchung an einem Stück andauern? Wie oft soll das Bewegungsprogramm wöchentlich wiederholt werden?

Zur Beantwortung dieser Fragen liegt heute eine gewaltige Zahl von Publikationen vor, fast alle der Universitätsmedizin entstammend. So ist es erfreulich, dass das hier vorliegende Werk dem Wissen und den Erfahrungen von Sportärzten entspringt, die tagtäglich das theoretische Wissen der Sportmedizin in die Praxis umsetzen. Hier wird die berühmte Brücke zwischen Forschung und Praxis geschlagen.

Univ.-Prof. mult. Dr. med. Dr. h.c. mult. Wildor Hollmann
Ehrenpräsident des Weltverbandes für
Sportmedizin und der Deutschen Gesellschaft für
Sportmedizin und Prävention

Wir danken unseren Familien.

Die Herausgeber

Abkürzungsverzeichnis

AAS	anabol-androgene Steroide
AB	Akromialbreite
ABI	ankle-brachial-index
ABK	akute Bergkrankheit
ACE	angiotensin converting enzyme
ACG	Akromioklavikulargelenk
ACSM	American College of Sports Medicine
ACT	autologe Chondrozytenimplantation
ACTH	adrenokortikotropes Hormon
ADH	antidiuretisches Hormon
ADHS	Aufmerksamkeitsdefizit-Hyperaktivitäts-Syndrom
AED	automatischer externer Defibrillator (automated external defibrillator)
AHB	Anschlussheilbehandlung
AIX	Augmentationsindex
AKS	aktive Körper-Substanz
AMC	autologe matrixinduzierte Chondrogenese
AMG	Arzneimittelgesetz
AMP	Adenosinmonophosphat
AMS	acute mountain sickness
AMV	Atemminutenvolumen
AP	alkalische Phosphatase
ARVC	arrhythmogene rechtsventrikuläre Kardiomyopathie
ARVD	arrhythmogene rechtsventrikuläre Dysplasie
ASD	atrialer Septumdefekt (Vorhofseptumdefekt)
AT	anaerobic threshold
ATP	Adenosintriphosphat
ATS	American Thoracic Society
av	atrioventrikulär
AVK	arterielle Verschlusskrankheit
AVNRT	AV-nodale Reentry-Tachykardie
AWMF	Arbeitsgemeinschaft der wissenschaftlichen medizinischen Fachgesellschaften
BBAT	Basic-Body-Awareness-Therapy
BBG	Bezirksberufsgericht
BCAA	branched-chain amino acids
BDI	Beck-Depressionsinventar
BDNF	brain derived neurotrophic factor
BGB	Bürgerliches Gesetzbuch
BGHZ	Bundesgerichtshof in Zivilsachen
BIA	bioelektrische Impedanzanalyse
BLD	Beinlängendifferenz
BMI	Body Mass Index
BMS	bare-metal stent
BRMS	Bech-Rafaelsen-Melancholia-Skala
BSG	Blutkörperchensenkungsgeschwindigkeit
CBT	Cognitive Behavioral Therapy
CDC	Center for Diseases Control and Prevention
CDT	Carbohydrate Deficiency Transferrin
CES	Center for Epidemiologic Studies
CK	Kreatinkinase
CMV	Zytomegalievirus
COPD	chronic obstructive pulmonary disease
COX	Zyklooxygenase
CPX	cardio-pulmonary exercise testing
CRP	C-reaktives Protein
CRT	cardiac resynchronization therapy
CT	Computertomografie/-tomogramm
CW	continuous wave
DAV	Durchgangsarztverfahren
DCM	dilatative Kardiomyopathie
DCS	Dekompressionskrankheit (engl. Decompression Sickness)
DET	Diethyltoluamid
DEGUM	Deutsche Gesellschaft für Ultraschall in der Medizin
DFB	Deutscher Fußballbund
DGE	Deutsche Gesellschaft für Ernährung
DGMG	Deutsche Gesellschaft für Mann und Gesundheit
DGPPN	Deutsche Gesellschaft für Psychiatrie, Psychotherapie, Psychosomatik und Nervenheilkunde
DGPR	Deutsche Gesellschaft für Prävention und Rehabilitation von Herz-Kreislauf-Erkrankungen e. V.
DGSP	Deutsche Gesellschaft für Sportmedizin und Prävention
DGTÜM	Deutsche Gesellschaft für Tauch- und Überdruckmedizin
DHEA	Dehydroepiandrosteron
DIN	deutsche Industrienorm
DOSB	Deutscher Olympischer Sportbund
DSJ	Deutsche Sportjugend
EAH	exercise-associated hyponatriemia
EBM	einheitlicher Bewertungsmaßstab
EBV	Epstein-Barr-Virus
EDV	elektronische Datenverarbeitung
EEG	Elektroenzephalogramm
EIA	exercise induced asthma
EIB	exercise-induced bronchoconstriction

EKG	Elektrokardiografie/-gramm
EMAS	European Male Aging Study
EMG	Elektromyografie/-myogramm
EPO	Erythropoietin
EPU	elektrophysiologische Untersuchung
ESC	Europäische Gesellschaft für Kardiologie
ETICA	Exercise Training Intervention after Coronary Angioplasty
FAI	femoroazetabulares Impingement
FBA	Finger-Boden-Abstand
FEV_1	forcierte exspiratorische Einsekundenkapazität
FFMI	Fat-Free Mass Index
FFR	fraktionelle Flussreserve
FIFA	Fédération Internationale de Football Association
FIMS	Fédération Internationale de Médecine du Sport, Weltverband für Sportmedizin
FSH	follikelstimulierendes Hormon
FÜ	funktioneller Überlastungszustand
FVC	forcierte Vitalkapazität
GGT	γ-Glutamyltransferase
GH	growth hormone (Wachstumshormon)
GHRH	growth hormone releasing hormone
GHRP	growth hormone releasing peptide
GIRD	glenohumerales Innenrotationsdefizit
GKV	gesetzliche Krankenversicherung
GOÄ	Gebührenordnung für Ärzte
GOT	Glutamat-Oxalazetat-Transaminase
GPT	Glutamat-Pyruvat-Transaminase
GT	Glutamyltransferase
HAGL	humerale Avulsionsverletzung der glenohumeralen Ligamente
HAM	Hamilton-Skala
HCM	hypertrophische Kardiomyopathie
HCT	Hydrochlorothiazid
HD	Hämodialyse
HDL	high density lipoproteins
HES	Hydroxyethylstärke
HF-pEF	Herzinsuffizienz mit unveränderter Ejektionsfraktion
HF-rEF	Herzinsuffizienz mit reduzierter Ejektionsfraktion
HFF	Hautfettfalte
HFV	high frequency ventilation (Hochfrequenzventilation)
HHÖ	Höhenhirnödem
HIF	Hypoxie-induzierbarer-Faktor
HIIT	hochintensives Intervalltraining
HIV	human immunodeficiency virus
HKB	hinteres Kreuzband
HLA	human leucocyte antigen
HLÖ	Höhenlungenödem
HMB	β-Hydroxy-β-Methylbutyrat
HMV	Herzminutenvolumen
HNO	Hals-Nasen-Ohren
HOCM	hypertrophische obstruktive Kardiomyopathie
HPLC	high pressure liquid chromatography
HRV	heart rate variability (Herzfrequenzvariabilität)
HSV	Herpes-simplex-Virus
HU	Handumfang
HVF	Herzfrequenzvariabilität
HWR	Height-Weight-Ratio
IAnS	individuelle anaerobe Schwelle
IAS	individuelle aerobe Schwelle
ICD	implantable cardioverter defibrillator (implantierbarer Cardioverter-Defibrillator), international classification (code) of diseases
ICR	Interkostalraum
ICS	inhalative Kortikosteroide
IGF	insulin-like growth factor
IGHL	inferiores glenohumerales Ligament
IL	Interleukin
IMT	Intima-Media-Dicke
IOC	International Olympic Committee
ISAK	International Society for the Advancement of Kinanthropometry
ISG	Iliosakralgelenk
ISO	International Organization for Standardization
ISTUE	international standard for therapeutic use exemptions
IVSD	interventrikuläre Septumdicke
KBV	kassenärztliche Bundesvereinigung
KG	Körpergewicht
KHK	koronare Herzkrankheit
KPVT	katecholaminerge polymorphe ventrikuläre Tachykardie
LABA	long acting β-agonist
LÄK	Landesärztekammer
LASIK	Laser-in-situ-Keratomileusis
LBM	lean body mass, aktive Körper-Substanz
LBS	lange Bizepssehne
LDH	Laktatdehydrogenase
LDL	low density lipoproteins
LGE	Late Gadolinum Enhancement
LH	luteinisierendes Hormon

LLN	lower limit of normal
LQTS	Long-QT-Syndrom
LSVT	Lee Silverman Voice Treatment
LVEDD	linksventrikulärer enddiastolischer Durchmesser
LVEF	linksventrikuläre Auswurffraktion, linksventrikuläre Ejektionsfraktion
LVH	linksventrikuläre Hypertrophie
MADRS	Montgomery-Asberg-Depressionsskala
MCP	Metoclopramid
MCT	medium chain triglycerides (mittelkettige Triglyzeride)
MDS	Medizinischer Dienst des GKV-Spitzenverbandes
MET	metabolic equivalent
MFA	medizinische Fachangestellte
MFS	Marfan-Syndrom
MGHL	mediales glenohumerales Ligament
MPH	Methylphenidat
MRSA	Methicillinresistenter Staphylococcus aureus
MRT	Magnetresonanztomograph(ie), -tomogramm
MVC	maximale Willkürkontraktion, maximale isometrische Kontraktion
MVV	maximal voluntary ventilation (Atemgrenzwert)
MVZ	Medizinisches Versorgungszentrum
NADA	Nationale Anti-Doping-Agentur
NADH	reduziertes Nicotinamidadenindinucleotid
NFÜ	nicht funktioneller Überlastungszustand
NGF	nerve growth factor
NIH	National Institute of Health
NK	Natürliche Killerzelle
NO	Stickstoffmonoxid
NSAR	nichtsteroidale Antirheumatika
NSVT	engl. non-sustained ventricular tachycardia; nicht anhaltende ventrikuläre Tachykardie
NTP	nationaler Testpool
NYHA	New York Heart Association
OSG	oberes Sprunggelenk
OSP	Olympiastützpunkt
OTS	overtraining syndrom
OU	Oberarmumfang
PAL	Physical Activity Level
pAVK	periphere arterielle Verschlusskrankheit
PCR	polymerase chain reaction
PDA	persistierender Ductus arteriosus Botalli
PECH	Pause-Eis-Kompression-Hochlagerung (engl. Compression)
PFO	persistierendes Foramen ovale
PHT	plötzlicher Herztod
POMS	Profile of Mood States
PoW	Punkt des optimalen Wirkungsgrades
PRF	Pulsrepetitionsfrequenz
PRK	photorefraktive Keratektomie
PSA	prostataspezifisches Antigen
PTCA	perkutane transkoronare Angioplastie, perkutane transluminale Koronarangioplastie
PUFA	polyunsaturated fatty acids (mehrfach ungesättigte Fettsäuren)
RABA	rapid acting β-agonists
RAST	radio allergo sorbent test
R_{AW}	Resistance of the airways, Atemwegswiderstand
RCP	respiratorischer Kompensationspunkt
REHA	Rehabilitation
RIVA	Ramus interventricularis anterior
RPE	Rating of Perceived Exertion, Anstrengungsempfinden
RQ	respiratorischer Quotient
RVOT	right ventricular outflow tract (rechtsventrikulärer Ausflusstrakt)
SABA	short acting β-agonists
SGB	Sozialgesetzbuch
SHBG	Sexualhormon bindendes Globulin
SHT	Schädel-Hirn-Trauma
SPECT	single photon emission computed tomography
SSP	Supraspinatus
STH	somatotropes Hormon (Somatotropin)
STIKO	ständige Impfkommission
SVAV	Schwerstverletztenartenverfahren
TEP	Totalendoprothese
TG	Triglyzeride
TLC	total lung capacity
TNF	Tumornekrosefaktor
TRUS	transrektaler Ultraschall
TSE	turbo spin echo
TSH	thyreoidea stimulating hormone (thyreoidastimulierendes Hormon)
TUE	therapeutic use exemption
US	Ultraschall
ÜTS	Übertrainingssyndrom
UU	Unterarmumfang

UV ultraviolett
UVA ultraviolettes Licht A
UVB ultraviolettes Licht B
VAV Verletztenartenverfahren
VBG Verwaltungs-Berufsgenossenschaft
VES ventrikuläre Extrasystole
VKB vorderes Kreuzband
VO_2max maximale Sauerstoffaufnahme
WADA World Anti-Doping Agency
WHO World Health Organisation
WPW Wolff-Parkinson-White
ZNS zentrales Nervensystem

Anschriften

Herausgeber

Priv.-Doz. Dr. med. Dr. rer. nat. Dr. Sportwiss.
Christoph **Raschka**
Im Igelstück 31a
36088 Hünfeld

Dr. med. Dipl. Sportwiss. Lutz **Nitsche**
St. Josefs-Hospital
Klinik für Orthopädie und Unfallchirurgie
Beethovenstr. 20
65189 Wiesbaden

Mitarbeiter

Prof. Dr. Michaela **Axt-Gadermann**
Hochschule Coburg
Friedrich-Streib-Str. 2
96450 Coburg

PD Dr. med. Marc Moritz **Berger**, DESA
Paracelsus Medizinische Privatuniversität (PMU)
Landeskrankenhaus Salzburg
Universitätsklinik für Anästhesiologie, perioperative Medizin und allgemeine Intensivmedizin
Müllner Hauptstr. 48
5020 Salzburg
Österreich

Dr. Tobias **Boeselt**
Universitätsklinikum Gießen und Marburg
Standort Marburg
Schwerpunkt Pneumologie
Baldingerstr. 1
35033 Marburg

Michael P. **Conze**
Gemeinschaftspraxis im Altstadt-Carree – Kardiologie
Dalbergstr. 22
36037 Fulda

Dr. med. Stefanie **Donner**
St. Josefs-Hospital
Klinik für Orthopädie und Unfallchirurgie
Beethovenstraße 20
65189 Wiesbaden

Dr. med. Klaus **Edel**
Reha-Zentrum Bayerisch Gmain
Klinik Hochstaufen
Deutsche Rentenversicherung Bund
Herkommerstr. 2
83457 Bayerisch Gmain

Dr. med. Thomas **Goliasch**
Landgraf-Philipp-Ring 3
61348 Bad Homburg

Dr. med. Wolfgang **Grebe**
Stapenhorststr. 7
35066 Frankenberg

Dr. med. Thomas S. **Heddäus**
Praxis Bornheim
Im Prüfling 17-19
60389 Frankfurt

Dr. med. Jörg **Hennig**
Akademische Lehrpraxis der Westfälischen Wilhelms-Universität Münster
Sportsprechstun.de
Friedrich-Harkort-Str. 79
59302 Oelde

Dr. med. Lorenz **Hotz**
Schmerzzentrum Praxis Robert Hammer
Dördelweg 10
58638 Iserlohn

Dr. med. Marcus **Jahnecke**
St. Georg Klinikum Eisenach
Klinik für Kardiologie
Mühlhäuser Str. 94
99817 Eisenach

Dr. med. Cornelia **Jaursch-Hancke**
DKD HELIOS Klinik Wiesbaden
Endokrinologie/Diabetologie
Aukammallee 33
65191 Wiesbaden

Nina **Jung**
Universitätsklinikum Gießen und Marburg
Standort Marburg
Schwerpunkt Pneumologie
Baldingerstr. 1
35033 Marburg

Dr. med. Thomas **Katlun**
Augenärztliche Privatpraxis
Im Weiher 1-3
69121 Heidelberg

Dr. med. Björn **Kliem**
SV Sandhausen
Sportmedizin
Jahnstr. 1
69207 Sandhausen

Dr. med. Rupert **Knoblich**
NeuroCentrum Odenwald
Gemeinschaftspraxis
Albert-Schweitzer-Straße 8
64711 Erbach

Dr. med. Dr. rer. nat. Horst **Koch**
MFPM DCPSA
Klinik für Psychiatrie und Psychotherapie
Heinrich-Braun-Klinikum Zwickau
Karl-Keilstraße 35
08060 Zwickau

Prof. Dr. med. Rembert **Koczulla**
Universitätsklinikum Gießen und Marburg
Standort Marburg
Schwerpunkt Pneumologie
Baldingerstr. 1
35033 Marburg

PD Dr. med. Matthias **Krüll**
SMS Sportmedizinischer Service
Hauptstr. 87
12159 Berlin

Dr. med. Nina **Kuhn**
St. Josefs-Hospital
Klinik für Orthopädie und Unfallchirurgie
Beethovenstr. 20
65189 Wiesbaden

Dr. med. Thomas **Kunze**
Klinik Dahlener Heide
Rehabilitationsklinik für Orthopädie,
Psychosomatik und Psychotherapie
Waldstr. 6
04774 Dahlen-Schmannewitz

Prof. Dr. med. Heinz **Lohrer**
European Sports Care
Zentrum für Sportorthopädie
Borsigstr. 2
65205 Wiesbaden

Dr. Sarah **Noeske**
Universitätsklinikum Gießen und Marburg
Standort Marburg
Schwerpunkt Pneumologie
Baldingerstr. 1
35033 Marburg

Assessor Prof. Dr. med Dr. med. habil.
Markus **Parzeller**
Universitätsklinikum Frankfurt
Institut für Rechtsmedizin
Kennedyallee 104
60596 Frankfurt
und
Dokkumstr. 16
36039 Fulda

Dr. med. Gerd **Reifschneider**
NeuroCentrum Odenwald
Gemeinschaftspraxis
Albert-Schweitzer-Straße 8
64711 Erbach

Dr. med. Stefan **Ries**
NeuroCentrum Odenwald
Gemeinschaftspraxis
Albert-Schweitzer-Straße 8
64711 Erbach

Dr. Stephanie **Ruf**
Buchenstr. 18d
85716 Unterschleißheim

Dr. med. Horst **Sattler**
Altenbacher Str. 29
67098 Bad Dürrheim

Dr. med. Tim **Sattler**
Krankenhaus Barmherzige Brüder München
Diagnostische und Interventionelle Radiologie
Romanstr. 33
80639 München

Dr. med. Michael **Schneider**
St. Josefs-Hospital
Klinik für Orthopädie und Unfallchirurgie
Beethovenstr. 20
65189 Wiesbaden

Dr. med. Johannes **Schröter**
Klaus Miehlke Klinik
Rehabilitationsklinik für Orthopädie,
Rheumatologie und Psychosomatik
Leibnizstr. 23
65191 Wiesbaden

Dr. med. Carsten **Schumann**
NeuroCentrum Odenwald
Gemeinschaftspraxis
Albert-Schweitzer-Straße 8
64711 Erbach

Dr. med. Jannos **Siaplaouras**
Praxis am Herz-Jesu-Krankenhaus
Gerloser Weg 23
36039 Fulda

Dr. med. Thomas **Sitte**
Deutsche PalliativStiftung
Am Bahnhof 2
36037 Fulda

Dr. med. Bertram **Stitz**
HELIOS St. Elisabeth Klinik Hünfeld
Gynäkologie und Geburtshilfe
Schillerstr. 22
36088 Hünfeld

Dipl.-Wirt.-Ing. cand. med. Jan C. **Tränkner**
Bessunger Str. 54
64285 Darmstadt

Dr. med. Ingo **Tusk**
Frankfurter Rotkreuz-Kliniken e. V.
Abteilung Sportorthopädie und Endoprothetik
Königswarterstr. 16
60316 Frankfurt

Dr. med. Nicole **Vennemann**, M.A.
LNB Gesundheitspraxis
Kaiser-Friedrich-Promenade 83
61348 Bad Homburg

Dr. med. Burkhard R. **Weimer**
Rheinstr. 12c
64283 Darmstadt

Dr. phil. Joachim **Wiskemann**
Nationales Centrum für Tumorerkrankungen (NCT)
Heidelberg
Im Neuenheimer Feld 460
69120 Heidelberg

Herausgebervorstellung

Priv.-Doz. Dr. med. Dr. rer. nat. Dr. Sportwiss. Christoph Raschka

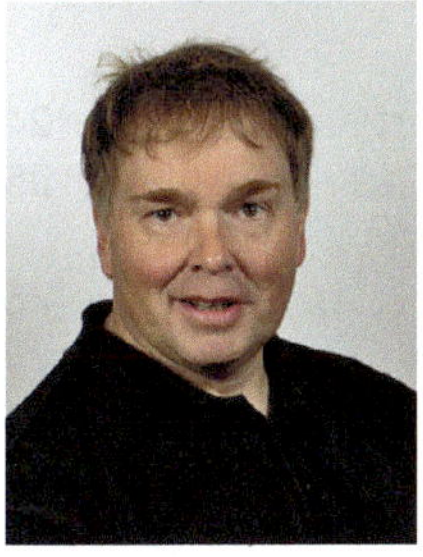

Jahrgang 1961, verheiratet, 2 Kinder, Anthropologe, Internist und Facharzt für Allgemeinmedizin, Zusatzbezeichnungen Sportmedizin, Notfallmedizin, Chirotherapie, Naturheilverfahren, Homöopathie, Akupunktur und Palliativmedizin, Promotionen in Humanmedizin (Gießen), Anthropologie (Mainz) und Sportwissenschaften (Bochum), Habilitation für das Fach Sportwissenschaften mit Schwerpunkt Sportmedizin (Frankfurt/Main), Privatdozent am Fachbereich Sportwissenschaft der Julius-Maximilians-Universität Würzburg, Vizepräsident des Sportärzteverbands Hessen e. V. seit 2010, mit Ehefrau Dr. Sonja Raschka niedergelassen in allgemeinmedizinischer Gemeinschafts-Praxis in Hünfeld, vorher Oberarzt für Innere Medizin in Hünfeld. Lizensierte sportmedizinische Untersuchungsstelle des Landessportbunds Hessen e. V.

Dr. med. Dipl. Sportwiss. Lutz Nitsche

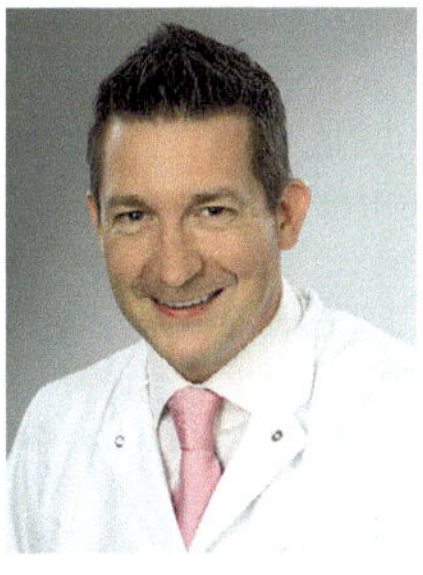

Studium der Sportwissenschaften und der Humanmedizin in Frankfurt am Main. Fachlicher Leiter eines ambulanten Rehazentrums für chronische Rückenschmerzen bis 2007. Tätig in den Kliniken der Universitätsmedizin Mannheim (Zentrum für Orthopädie/Unfallchirurgie), Schön Klinik Lorsch (Orthopädie), ATOS Klinik Heidelberg (Zentrum für Hüft-, Knie- und Fußchirurgie). Aktuell als Facharzt für Orthopädie und Unfallchirurgie in der Klinik für Orthopädie und Unfallchirurgie des St. Josefs Hospitals in Wiesbaden tätig. Klinische Schwerpunkte: Sportmedizin-Sprechstunde und rekonstruktive Arthroskopie (v. a. vordere Kreuzbandruptur). Betreuung und Durchführung von sportmedizinischen Forschungsprojekten.

Beide Herausgeber weisen langjährige Erfahrungen in der Organisation der Sportmedizinischen Weiterbildungskurse des Sportärzteverbands Hessen e. V. auf (Winter- und Sommerkurse).

Inhaltsverzeichnis

1 Sportliches Training und Gesundheit

L. Nitsche, J. Hennig

1.1 Sportliches Training

Der Großteil der Medizin befasst sich mit der Pathogenese und der Therapie von Erkrankungen. Nach dem Salutogenesemodell von Antonovsky steht jedoch die Gesundheit als Prozess im Mittelpunkt. Ein zentraler Punkt in diesem Modell ist die Frage „Wie entsteht Gesundheit?" Gesundheit ist demnach kein eindimensionales Konstrukt, das durch die Aneinanderreihung von Krafttrainingsreizen entsteht. Sie ist vielmehr ein mehrdimensionales Geschehen, das im sozialen und kulturellen Kontext verbunden ist. Kerngedanke einer präventiven Sportmedizin sollte also die Fragestellung sein „Wie entsteht Gesundheit durch sportliches Training?"

► **Training und Trainierbarkeit.** Der Begriff des sportlichen Trainings umfasst die Anpassung des Körpers (auf physischer, motorischer, kognitiver und affektiver Ebene) auf einen Trainingsreiz [2]. Die Trainierbarkeit hängt von endogenen (z. B. Körperbau, Alter) und exogenen (z. B. Ernährung, Umweltbedingungen) Faktoren ab. Sie gibt den Grad der Anpassung an Trainingsbelastungen wieder und umfasst die Komponenten der Kondition und die Koordination:

- Zu den Komponenten der **Kondition** gehören Kraft, Schnelligkeit, Ausdauer und Beweglichkeit. Sie weisen eine höchst unterschiedliche interindividuelle Trainierbarkeit auf. Die größten Zuwächse durch sportliches Training sind für die Ausdauerkomponente beschrieben. Die Schnelligkeit ist vor allem genetisch determiniert und somit schlecht trainierbar. Vereinfacht werden diese beiden Endpunkte der Trainierbarkeit im Satz: „Zum Sprinter ist man geboren, Marathon kann jeder laufen!"
- Eine Kraftsteigerung ist z. B. auch durch ein Training der intramuskulären **Koordination** möglich (u. a. Frequenzierung und Rekrutierung motorischer Einheiten).

Es gibt weitere, vielfältige Überschneidungen zwischen Koordination und Kondition.

► **Breiten- und Leistungssport.** Es ist nicht immer leicht, zwischen Freizeitsport, Breitensport, ambitioniertem Breitensport, Leistungssport und Hochleistungssport zu unterscheiden. Die alleinige Angabe von Trainingsstunden spiegelt nicht die komplexen Prozesse sportlichen Trainings und ihrer unterschiedlichen Ausprägungen wider. Die reinen Trainingsvolumina (in Trainingsstunden pro Woche) eines ambitionierten Breitensportlers im Langdistanztriathlon können weitaus höher sein als in Randsportarten mit geringer Leistungsdichte selbst im Weltklassebereich.

Die meisten Sportler in der sportmedizinischen Praxis sind Freizeit- und Breitensportler, die den Sportmediziner u. a. mit der Frage nach einer sinnvollen **Trainingssteuerung** konfrontieren. Einem Jogger (Anfänger) sollte z. B. empfohlen werden, zunächst die Trainingshäufigkeit pro Woche zu erhöhen, dann den Umfang pro Trainingseinheit (z. B. von 20 auf 35 Minuten) und zuletzt die Intensität (Prinzip der ansteigenden Belastung). Bei ambitionierten Breitensportlern, Leistungssportlern und Hochleistungssportlern spielt dann auch die Zyklisierung des Trainings eine Rolle, wobei dieser strukturierte Trainingsprozess entweder eine jahrelange Trainingserfahrung oder die Trainingsplanerstellung durch einen Trainer voraussetzt.

Während die Trainingssteuerung in den metrischen Sportarten (vor allem Ausdauersportarten) durch die Verwendung von Herzfrequenz- und Wattmessgeräten gut standardisiert werden kann, gelingt dies in den nicht metrischen Sportarten wie Fußball, Basketball, Turnen oder Tennis nur bedingt. Ein weiteres Problem stellt sich im Mannschaftssport. Weil der Fitnesszustand der Sportler innerhalb eines Teams sehr verschieden sein kann, bedeutet eine vorgegebene *Belastung* nicht für jeden Sportler die gleiche *Beanspruchung*. Außerdem lassen sich nicht alle Beanspruchungen in der Sportpraxis messen: Während die Herzfrequenz beim Laufen (kardiopulmonale Beanspruchung) oder das Laktat beim Radfahren bestimmt werden können (Beanspruchung des Energiestoffwechsels [Laktat als Endprodukt der anaeroben Glykolyse]) [3], ist dies bei der Beanspruchung des passiven Bewegungsapparats (vor allem Sehnen und Knorpel) in der täglichen Sportpraxis nicht möglich [2].

1.2 Gesundheitsförderung und Prävention

Sport und Bewegung haben angesichts des demografischen Wandels mit steigendem Durchschnittsalter eine zunehmende Bedeutung. Auf der einen Seite ist die körperliche Fitness für viele ein Mittel, um Jugendlichkeit und Gesundheit zu erhalten, und durch die sportmedizinische Forschung ist nachgewiesen, dass regelmäßige moderate Aktivität zahlreichen Erkrankungen und Gesundheitsstörungen vorbeugen kann. Auf der anderen Seite können diese Aktivitäten auch im Fitnesswahn enden oder zu einem Übertrainingssyndrom führen.

> **Merke** M!
>
> Mediziner werden im Praxisalltag täglich mit sportmedizinischen Problemen und Fragestellungen konfrontiert.

1.2.1 Gesundheitsförderung

► **Trimm-Dich-Bewegung.** Um die deutsche Bevölkerung in gesunde Bewegung zu bringen, hat der Deutsche Sportbund 1970 die Trimm-Dich-Bewegung ins Leben gerufen. Durch Unterstützung von Politik, Krankenkassen und Wirtschaft wurde den zunehmenden Herz-Kreislauf-Erkrankungen und dem Übergewicht durch Ausdauersport entgegengewirkt. Städte und Gemeinden haben sog. Trimm-Dich-Pfade installiert. Auf der Basis sportärztlicher Empfehlungen brachte später die Aktion „Trimming 130“ Millionen von Menschen in Bewegung. Leider führten jährlich neue Zielsetzungen und fehlende Gelder, um die Trimm-Dich-Pfade instand zu halten, zu einer weiter abnehmenden Zahl der Trimm-Aktion-Teilnehmer.

► **Tri-Trimming.** Krankenkassen fördern Bewegung durch Aktionen wie „Deutschland bewegt sich“ oder „Mit dem Rad zur Arbeit“. Die neue Gesundheitsaktion Tri-Trimming besteht aus den Ausdauersportarten Schwimmen, Radfahren und Laufen, da die Kombination dieser 3 Sportarten für die Gesundheit besonders förderlich ist. Durch die Abwechslung der Bewegungsmuster treten auch bei Anfängern weniger häufig Sportschäden oder Sportverletzungen auf. Tri-Trimming für Einsteiger umfasst einen „Volkstriathlon“ mit 500 m Schwimmen, 20 km Radfahren und 5 km Laufen pro Woche (www.tri-trimming.de).

► **Betriebliche Gesundheitsförderung.** Handlungsfelder der betrieblichen Gesundheitsförderung sind verhaltens- und verhältnisorientierte Gesundheitsförderungsmaßnahmen. Dazu gehören auch Bewegungs- und Freizeitangebote (Rücken- und Bewegungsprogramme, Sportgruppen sowie externe Kursangebote). Nicht nur weil die betriebliche Gesundheitsförderung steuerlich absetzbar und im Präventionsgesetz verankert ist, sollte diese in jedem Unternehmen durchgeführt werden, um Gesundheit und Wohlbefinden am Arbeitsplatz zu gewährleisten.

1.2.2 Prävention durch Sport

Bewegung ist das einzige Mittel, das
- zur Verhinderung von Erkrankungen (Primärprävention: z. B. Adipositas),
- zur Eindämmung ihres Fortschreitens bzw. der Chronifizierung (Sekundärprävention: z. B. Diabetes mellitus) sowie
- zur Rehabilitation von Erkrankungen (Tertiärprävention: z. B. Koronarsport)

Anwendung findet. Wie andere medizinische Therapien ist auch der Sport auf dem Weg, sich als Therapie evidenzbasiert und leitlinienorientiert zu etablieren.

► **Wirkungen eines Ausdauertrainings.** Ein körperliches Ausdauertraining hat die folgenden Wirkungen:
- Es verbessert die allgemeine Fitness und insbesondere die Leistungsfähigkeit des Herz-Kreislauf-Systems, senkt die Herzfrequenz in Ruhe und unter körperlicher Belastung und den Blutdruck.
- Bei Übergewichtigen führt es zur Abnahme des Körpergewichts.
- Im Stoffwechsel senkt es erhöhte Blutfettwerte und den Blutzuckerspiegel, verbessert den Muskelstoffwechsel und die Fettverbrennung und erhöht die Sauerstofftransportfähigkeit des Blutes.
- Ein gut dosiertes Ausdauertraining unter ärztlicher Anleitung verbessert die Immunabwehr und Reparaturmechanismen. Dadurch wird Infekten und malignen Erkrankungen vorgebeugt.
- Eine erhöhte körperliche Aktivität verändert das Ernährungsverhalten und reduziert den Nikotinabusus.

- Der Belastungsstoffwechsel könnte zentralnervöse Effekte hervorrufen, die ähnlich wie die bei Depression eingesetzten Pharmaka wirken.
- Durch ein effektives Senken von Stresshormonen wird Stresskrankheiten vorgebeugt.

M!

Merke

Es wird ein täglicher Kalorienverbrauch von zusätzlich mindestens 1000 kcal/Woche oder durch eine intensive körperliche Belastung von 200–300 kcal täglich gefordert.

▶ **Verbesserung der Lebensqualität.** Die Empfehlung des American College of Sports Medicine (ACSM) zur Verbesserung der Lebensqualität ist ein 30-minütiges moderates Training (50–70 % der maximalen Herzfrequenz) an mindestens 5 Tagen pro Woche. Alternativ sind auch 10-Minuten-Einheiten dreimal täglich bei intensiver Intensität möglich (deutlicher Anstieg von Herz- und Atemfrequenz, Schwitzen). Zusätzlich wird ein Krafttraining bis zweimal pro Woche zu einem sonst aktiven Alltag empfohlen.

▶ **Krafttraining im Alter.** In höherem Lebensalter zeigt sich eine Sarkopenie, also ein Abbau von Skelettmuskulatur. Dadurch sind alte Menschen meist nicht nur weniger kräftig, sondern können auch leichter stürzen. Auch im Alter kann die Kraft jedoch gut trainiert werden, wobei ein Krafttraining nicht nur zum Zuwachs der Muskelkraft führt, sondern auch die Gehgeschwindigkeit und das Gangbild verbessert. Mehrgelenkige Kraftbelastungen und Balancetraining führen zu einer Sturzprophylaxe. Dabei gelten die folgenden Empfehlungen:

- Für ein Muskelquerschnittstraining ist eine submaximale Trainingsintensität für eine mittlere bis längere Belastungsdauer und mindestens 2 Belastungen pro Muskelgruppe und Woche sinnvoll.
- Die intramuskuläre Koordination wird üblicherweise verbessert, indem man die Intensität erhöht, die Wiederholungszahl reduziert und die Pausen verlängert.
- Für den Bereich des sensomotorischen Trainings hat sich eine Mindestbelastung von 8–10 Einzelreizen pro Übung zweimal wöchentlich mit einem begleitenden Beweglichkeitstraining als sinnvoll erwiesen.

1.2.3 Prävention im Sport

Bei der Prävention im Sport geht es darum, Sportler vor gesundheitlichen Schäden zu bewahren. Zum einen kann man mit einer Sportvorsorgeuntersuchung frühzeitig Gesundheitszustände erkennen, die Gesundheitsstörungen oder Sportschäden bedingen können. Zum anderen eignen sich verschiedene Maßnahmen zur Verletzungsprävention in der Sportausübung.

Sportvorsorgeuntersuchung

Die präventive Wirkung von Sport zur Krankheitsvorbeugung, zur Therapie von Erkrankungen und zur Rehabilitation ist unbestritten. Das darf jedoch nicht dazu führen, dass jedem Patienten ohne Vorbedingung und ohne Voruntersuchung eine sportliche Betätigung empfohlen wird. Die tägliche Praxis zeigt aber, dass Sportler in der Regel zum Sportmediziner kommen, wenn es bereits zu Sportschäden oder Sportverletzungen gekommen ist, nicht aber vorher, um die Gefahr genau dieser Sportfolgen zu minimieren. Dazu tragen sicher auch leistungsdiagnostische Untersuchungen zur Trainingssteuerung bei, die aufgrund computergestützter Automatisierung von selbst ernannten Leistungsdiagnostikern durchgeführt werden.

Cave!

Eine sportliche Betätigung zur Prävention sollte nur empfohlen werden, wenn auch die Sporttauglichkeit nachgewiesen ist.

▶ **Verpflichtende Untersuchung.** Verpflichtende Sportvorsorgeuntersuchungen findet man in den Sportarten Tauchen, Motorsport, Flugsport, Schwimmen und, wenn Jugendliche am Wettkampfsport der Aktiven teilnehmen. Kaderuntersuchungen werden von speziellen Untersuchungsstellen ausschließlich bei Kaderathleten durchgeführt. In Italien und Frankreich ist eine nachgewiesene Sporttauglichkeit Voraussetzung zur Teilnahme an Laufveranstaltungen. Vor dem Hintergrund zunehmender Klagen Geschädigter ist eine ähnliche Vorgehensweise auch in Deutschland zu empfehlen.

▶ **Bedeutung der Untersuchung.** Vor dem Hintergrund möglicher juristischer Folgen sollten z. B. Krankenkassen, Unternehmen im Rahmen der betrieblichen Gesundheitsförderung sowie Sportvereine, Physiotherapiepraxen und Fitnessunternehmen ohne Sporttauglichkeitsuntersuchungen keine allgemeinen Empfehlungen zum Sporttreiben mit dem Sinn der Prävention aussprechen. Sportvorsorgeuntersuchungen sollten ausschließlich von qualifizierten Sportmedizinern durchgeführt werden. Ohne weitere Untersuchung eine Sporttauglichkeit zu attestieren, ist grob fahrlässig.

▶ **Umfang der Untersuchung.** Der Umfang dieser Untersuchung orientiert sich in der Regel an der S 1-Leitlinie der Deutschen Gesellschaft für Sportmedizin und Prävention und umfasst die Anamneseerhebung (medizinisch und sportorientiert), eine körperliche internistische und orthopädische Untersuchung, ein Ruhe-EKG und eine Spirometrie [1]. Bei Risikofaktoren oder leistungsorientiertem Training gehört dazu auch eine Ergometrie mit Laktat-Leistungsdiagnostik. Die Kosten für die Basisuntersuchung betragen ca. 60€, für die um die Leistungsdiagnostik erweiterte Untersuchung ca. 150€. Eine Sportvorsorgeuntersuchung sollte in der Regel alle 2 Jahre durchgeführt werden.

Praxistipp

Viele Krankenkassen haben mittlerweile erkannt, dass Sportvorsorgeuntersuchungen medizinisch sinnvoll sind und erstatten daher zumindest den größten Teil der Kosten, wenn diese beim qualifizierten Sportmediziner durchgeführt werden. Aktuelle Informationen unter www.dgsp.de oder www.check4sports.de.

Verletzungsprävention

▶ **Einflussfaktoren.** Zahlreiche intrinsische und extrinsische Faktoren können Sportverletzungen forcieren oder verschlimmern: mangelhafte Ausrüstung, Sportgeräte und Wettkampfanlagen, Witterung, mangelhafte Hilfestellung, Fremdeinwirkungen, sportartspezifische Risiken, mangelhafte Technik und Kondition, Regelverstöße, Übermüdung, Infekte und nicht auskurierte Sportverletzungen und -schäden.

Merke

Durch ein individuell angepasstes und geplantes sportliches Training können Verletzungen im Alltag und insbesondere in der Sportausübung reduziert werden.

▶ **Ziel der Verletzungsprävention.** Ziel der Verletzungsprävention sind das Training der Rumpfstabilität, der Beinachsenstellung bzw. funktionellen Kniegelenksstabilität, die Korrektur fehlerhafter Bewegungsmuster, die Beseitigung von Funktionseinschränkungen von Gelenken und Weichteilen, die Verbesserung der Balancefähigkeit sowie der Ausdauer.

Zur Evidenz der Ablehnung des präventiven Einsatzes von Dehnungsübungen und Aufwärmen zur unmittelbaren und langfristigen Verletzungsprophylaxe besteht noch dringender Forschungsbedarf.

1.3 Literatur

[1] Deutsche Gesellschaft für Sportmedizin und Prävention. S 1-Leitlinie Vorsorgeuntersuchung im Sport. Im Internet: http://dgsp.de/_downloads/allgemein/leitlinie_vorsorgeuntersuchung_4.10.2007-1-19.pdf; Stand: 28.08.2015

[2] Radlinger L, Bachmann W, Homburg J et al. Rehabilitative Trainingslehre. Stuttgart: Thieme; 1998

[3] Weineck J. Sportbiologie. Balingen: Spitta; 2009

▶ **Weiterführende Literatur**

[4] Weineck J. Optimales Training. Balingen: Spitta; 2009

2 Sportmedizinische Untersuchungen

C. Raschka, L. Nitsche, M. Jahnecke

Im folgenden Kapitel werden die Sportorthopädie und die Auskultation des Herzens detailliert dargestellt. Auf die weitere internistische Untersuchung wird nur kurz eingegangen.

2.1 Anamnese

C. Raschka

Vor der körperlichen Untersuchung steht wie in allen anderen klinischen Fächern die Anamnese, die sich zunächst nicht von der bei der allgemeinmedizinisch-internistischen Untersuchung unterscheidet (Leitsymptome, aktuelle Anamnese, Krankheitsvorgeschichte, Operationen, Allergien, Medikamentenanamnese, psychosoziale Aspekte, Familienanamnese, Berufsanamnese u. a.). Sie wird jedoch ergänzt durch eine spezielle Sportanamnese.

- Anamnese beim Sportler als Patient:
  - Leistungsvermögen von Kindern/Jugendlichen gegenüber Gleichaltrigen
  - Beschwerden bei körperlicher Belastung bzw. beim Sporttreiben; Belastungsdyspnoe/Belastungsangina beim Treppensteigen
  - physische Beanspruchung im Beruf
  - Grund für sportliche Betätigung/Motivation
  - bevorzugte Sportart/Sportdisziplin und Belastungsausmaß
  - Beherrschung der aktuellen Sportart oder Anfängerstadium
  - sportliche Aktivität in früheren Jahren
  - Trainingsziele
    - sportliches Ziel (z. B. Stadtmarathon, Sportabzeichen, Schwimmabzeichen)
    - touristisches Ziel (z. B. Trecking in Tibet, Jakobsweg)
  - ggf. Ursachen für Abbruch/Unterbrechung der sportlichen Tätigkeit
- Anamnese bei aktiven Hobby- und Leistungssportlern:
  - Beginn des systematischen Trainings (Trainingsalter)
  - Trainingsumfang
    - Nettozeitumfang: z. B. in Stunden pro Tag oder Woche bzw. Monat
    - Distanzumfang: z. B. gelaufene/geschwommene/geradelte/geskatete/gekletterte/geruderte Kilometer pro Tag oder Woche bzw. Monat
  - aktuelles Stadium der Trainingsphase – Periodisierung (beispielsweise: Vorbereitungsphase – Wettkampfperiode – Übergangsperiode), spezielle Aspekte der Trainingsintensität (z. B. bewältigte Höhenmeter pro Tag, Höhentraining)
  - aktueller Einsatz der Trainingsformen (Grundlagenausdauer – Intervalltraining – Fahrtspiel usw.)
  - Historie der Wettkampfergebnisse (undulierender, aszendierender, deszendierender Verlauf)
  - Zeitpunkt der letzten Trainingseinheit/des letzten Wettkampfes
  - subjektiver Regenerationseindruck: (un)vollständige Erholung
  - gegenwärtige Einschränkungen/Beschwerden bei der Sportausübung
  - Zeitpunkt der letzten längeren Trainingsunterbrechung und Ursachen (Prüfungen, Urlaub, Schwangerschaft, Krankheit, Psyche, andere Gründe)
  - letzte sportärztliche Intervention – Ursachen (z. B. Sportunfall, Sportschaden, Leistungsdiagnostik)
  - betriebener Ausgleichssport
  - bezüglich der Familienanamnese:
    - Alter der Eltern, Körperhöhe/Körpergewicht der Eltern
    - evtl. Todesursachen der Eltern oder naher Blutsverwandter
    - sportliche Aktivitäten und Erfolge von Eltern und/oder Geschwistern

2.2 Kardiale Auskultation

M. Jahnecke

Die kardiale Auskultation ist ein wesentlicher Bestandteil der internistisch-sportmedizinischen Untersuchung. Ausgehend von der Anamnese (z. B. Dyspnoe, Nykturie, Angina pectoris, Synkopen) ist sie in der Regel in die allgemeininternistische Inspektion eingebunden und sollte auch die Palpation arterieller Pulse, z. B. der A. carotis oder der A. radialis, einschließen. Hierbei sollte neben der Pulsfrequenz der Rhythmus beachtet werden. Die kardiale Auskultation selbst setzt keine besondere

Begabung voraus. Sie kann und muss vielmehr durch ein intensives jahrelanges Training erlernt werden [3].

2.2.1 Praktisches Vorgehen

Mithilfe des zeitgleich zu palpierenden Pulses der A. radialis gelingt es, den 1. Herzton eindeutig zuzuordnen. Nachdem man ihn differenziert beurteilt hat, konzentriert sich das Gehör auf den 2. Herzton. Anschließend werden die Systole und die Diastole beurteilt, um zusätzliche Herztöne und Herzgeräusche zu erfassen. Mit einer orientierenden Auskultation im 3. oder 4. ICR links parasternal (Erb'scher Punkt) kann man normale Herztöne, zusätzliche Herztöne und auch die allermeisten Herzgeräusche gut hören. An den 4 weiteren Auskultationspunkten (▶ Abb. 2.1) gelingt es häufig, pathologische Geräusche bis zu ihrem Punctum maximum zu verfolgen.

Pathologische Geräusche sind auf eine eventuelle Fortleitung zu überprüfen (z. B. Axilla bei Mitralvitien oder A. carotis bei Aortenklappenvitien). Durch einfache Umlagerungsmanöver des Patienten gelingt es häufig, Geräuschphänomene besser hörbar zu machen. So kann man Geräusche an der Mitralklappe besser in Linksseitenlage und Aortenklappengeräusche besser beim nach vorne gebeugten Patienten hören.

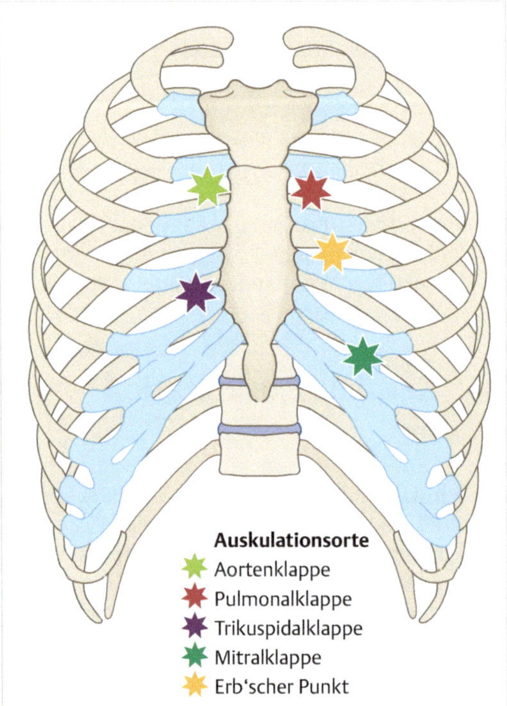

Abb. 2.1 Kardiale Auskultationspunkte.

2.2.2 Auskultationsphänomene

Herztöne

Physiologischerweise hört man 2 Herztöne:

- Der 1. Herzton entsteht durch den Schluss der Mitral- und der Trikuspidalklappe (bzw. durch die Anspannung der Herzmuskulatur, die zum Klappenschluss führt) und markiert den Beginn der Systole.
- Der 2. Herzton entsteht durch den Schluss der Aorten- und der Pulmonalklappe und markiert das Ende der Systole. Weil die Leerung des rechten Ventrikels physiologischerweise etwas länger dauert als die des linken Ventrikels, schließt die Pulmonalklappe etwas später als die Aortenklappe, was als physiologische atemabhängige Spaltung in der Inspiration zu hören ist (< 0,03s). Kommt es zu einer weiteren Spaltung, kann dies auf eine Rechtsherzbelastung hinweisen (z. B. bei pulmonaler Hypertonie oder Lungenembolie).

Der gelegentlich zu auskultierende 3. Herzton, ein Extraton niedrigerer Frequenz, wird durch die frühdiastolische Kammerfüllung hervorgerufen. Er kommt physiologischerweise bei jungen Patienten mit hyperdynamer Kreislaufsituation vor, aber auch bei Schwangeren, bei Patienten mit Fieber oder eben bei Sportlern. Er hat keinen unbedingten Krankheitswert.

Herzgeräusche

Herzgeräusche sind länger anhaltende Schallphänomene, die durch turbulente Strömungen des Blutflusses an den Herzklappen oder in den herznahen Gefäßen entstehen. Sie sollten in Bezug auf Lautstärke, zeitliche Zuordnung, zeitlichen Verlauf, Charakter, eventuelle Ausstrahlung und Veränderung durch Atmung oder Umlagerung weiter charakterisiert werden:

- Die Lautstärke von Herzgeräuschen wird mit der Sechstel-Regel charakterisiert: Ein 1/6-Geräusch hört man nur in ruhiger Umgebung, ein 6/6-Geräusch auch ohne Stethoskop.
- Je nach zeitlicher Zuordnung unterscheidet man systolische oder diastolische Geräusche (▶ Tab. 2.1).

Tab. 2.1 Herzgeräusche und ihre Interpretation.

Systolische Geräusche	Diastolische Geräusche
Insuffizienz der AV-Klappen (Geräuschcharakter ist in der Regel ein bandförmiges Decrescendo, das unmittelbar nach dem 1. Herzton beginnt) • Mitralklappeninsuffizienz • Trikuspidalklappeninsuffizienz	Stenose der AV-Klappen (Geräuschcharakter meist ein Decrescendo und vor dem 1. Herzton nochmals ein Crescendo-Geräuschphänomen) • Mitralstenose • Trikuspidalklappenstenose
Stenose der Semilunarklappen oder im Bereich der linksventrikulären Ausflussbahn (Geräuschcharakter spindelförmig, meist vom 1. Herzton abgesetzt) • Aortenklappenstenose • Pulmonalklappenstenose • hypertrophe obstruktive Kardiomyopathie • Aortenisthmusstenose (Geräusche am lautesten zwischen den Schulterblättern) • Ventrikelseptumdefekte (Geräuschphänomen ist je nach hämodynamischer Bedeutung unterschiedlich)	Insuffizienz der Semilunarklappen (Geräuschcharakter Decrescendo) • Aortenklappeninsuffizienz • Pulmonalklappeninsuffizienz
Kontinuierlich systolische/diastolische (Maschinen-)Geräusche: treten auf bei Shuntverbindungen zwischen Hoch- und Niederdrucksystem. Mögliche Ursachen sind ein offener Ductus Botalli oder ein aortopulmonales Fenster, Koronarfisteln oder arteriovenöse Fisteln (z. B. bei einem Lungenangiom oder posttraumatisch)	

- Beim zeitlichen Verlauf von Herzgeräuschen unterscheidet man insbesondere Decrescendo-Geräusche (das Geräusch ist anfangs laut und wird langsam leiser), spindelförmige Geräusche (gleichmäßiges an- und abschwellendes Geräuschphänomen), bandartige Geräusche (gleichmäßiges kontinuierliches Geräusch) und Crescendo-Geräusche (erst leise beginnendes Geräusch, dann zum Ende hin lauter werdendes Geräuschphänomen).
- Die Differenzierung zwischen pathologischen Herzgeräuschen und sog. funktionellen Herzgeräuschen, wie sie z. B. in hyperdynamen Kreislaufsituationen oder bei Jugendlichen in 70–90 % der Fälle auftreten können, ist manchmal schwierig. Für ein funktionelles Systolikum sprechen ein weicher und musikalischer Klangcharakter, häufig ein wanderndes Punctum maximum, eine variable Lautstärke, eine fehlende Fortleitung, kein Schwirren und ein i. d. R. mesosystolisches Geräusch geringer Lautstärke.

Praxistipp

Abklärung von Herzgeräuschen

Wird bei der Untersuchung ein Herzgeräusch festgestellt, sind weitere systematische Untersuchungen erforderlich [9]:

- diastolische oder kontinuierliche Geräusche → Echokardiografie (und ggf. weitere invasive Diagnostik)
- systolische Geräusche ≥ 3/6 oder holosystolisch oder spätsystolisch → Echokardiografie (und ggf. weitere Diagnostik)

M!

Merke

Die Auskultation erfordert zwar Übung, kann aber von jedem überall eingesetzt werden, um gerade auch in der Sportmedizin Risikopatienten herauszufiltern.

2.3 Nichtkardiale internistische Untersuchung

C. Raschka

Zur sportärztlichen Untersuchung gehören auch:
- die Palpation der Schilddrüse
- die Palpation der Lymphknotenstationen, wobei Lymphknotenschwellungen als Reaktion auf entzündliche Erkrankungen eher bei jüngeren als bei älteren Patienten zu finden sind und Lymphknoten vor allem in der Leiste sportbedingt vergrößert sein können [5]
- der Gefäßstatus (▸ Abb. 2.2)

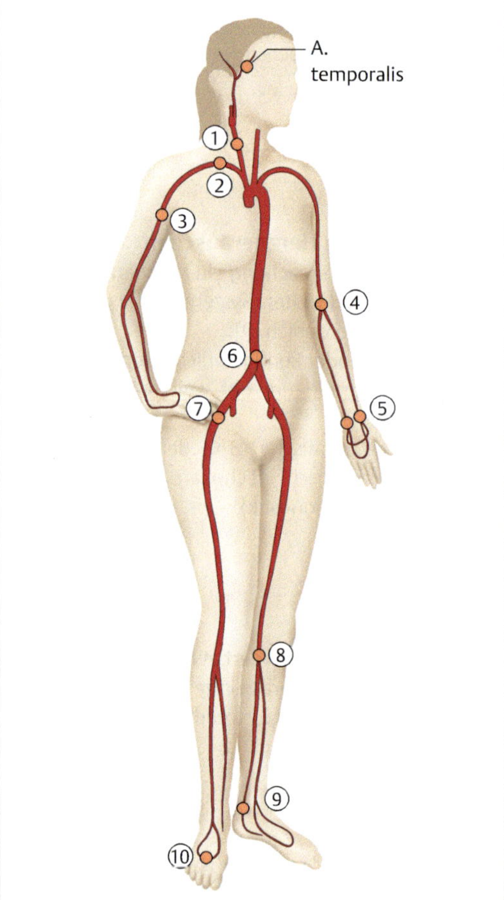

Abb. 2.2 Erfassung des Gefäßstatus. 1 = A. carotis, 2 = A. subclavia, 3 = A. axillaris, 4 = A. brachialis, 5 = A. radialis/ulnaris, 6 = A. abdominalis, 7 = A. femoralis, 8 = A. poplitea, 9 = A. tibialis anterior, 10 = A. dorsalis pedis (Quelle: [7]).

- die Untersuchung von Thorax und Lunge:
  - Inspektion → Fassthorax, Flachthorax, Trichterbrust u. a.
  - Palpation → Atemexkursionen
  - Perkussion → Projektion der Lungengrenzen auf die Thoraxwand (▸ Abb. 2.3)
  - Auskultation → Atemgeräusche
    - vesikuläres bzw. alveoläres Atemgeräusch → normales Atemgeräusch über dem größten Teil der Lunge mit deutlicher Entfernung von Trachea und großen Bronchien
    - Bronchial- bzw. Röhrenatmen → üblicherweise nahe der großen Luftwege; kann über den peripheren Abschnitten Infiltrationen bedeuten
    - bronchovesikuläres Atemgeräusch → parasternal normal, kann an anderer Stelle auf ein Infiltrat hinweisen
    - inspiratorische Nebengeräusche (Stridor) → Einengungen der Luftwege im oberen Respirationstrakt
    - exspiratorisches Pfeifen, Giemen (höherfrequent) oder Brummen (tieferfrequent) als trockene Nebengeräusche → Einengungen der unteren Luftwege
    - feuchte Rasselgeräusche → z. B. bei Herzinsuffizienz oder Pneumonie (s. a. Kap. 3.3)
- die Palpation und Perkussion der Abdominalorgane (Nieren, Milz, Blase, Leber, ggf. mit Kratzauskultation) und die Untersuchung der Bruchpforten (indem der intraabdominale Druck per Hustenstoß erhöht wird); bei entsprechenden (doppler/duplex-)sonografischen Befunden kann die Untersuchung des Abdomens, der Schilddrüse, der Gefäße ergänzt werden.

Ergänzend ist eine klinisch-chemische Untersuchung möglich (▸ Tab. 2.2).

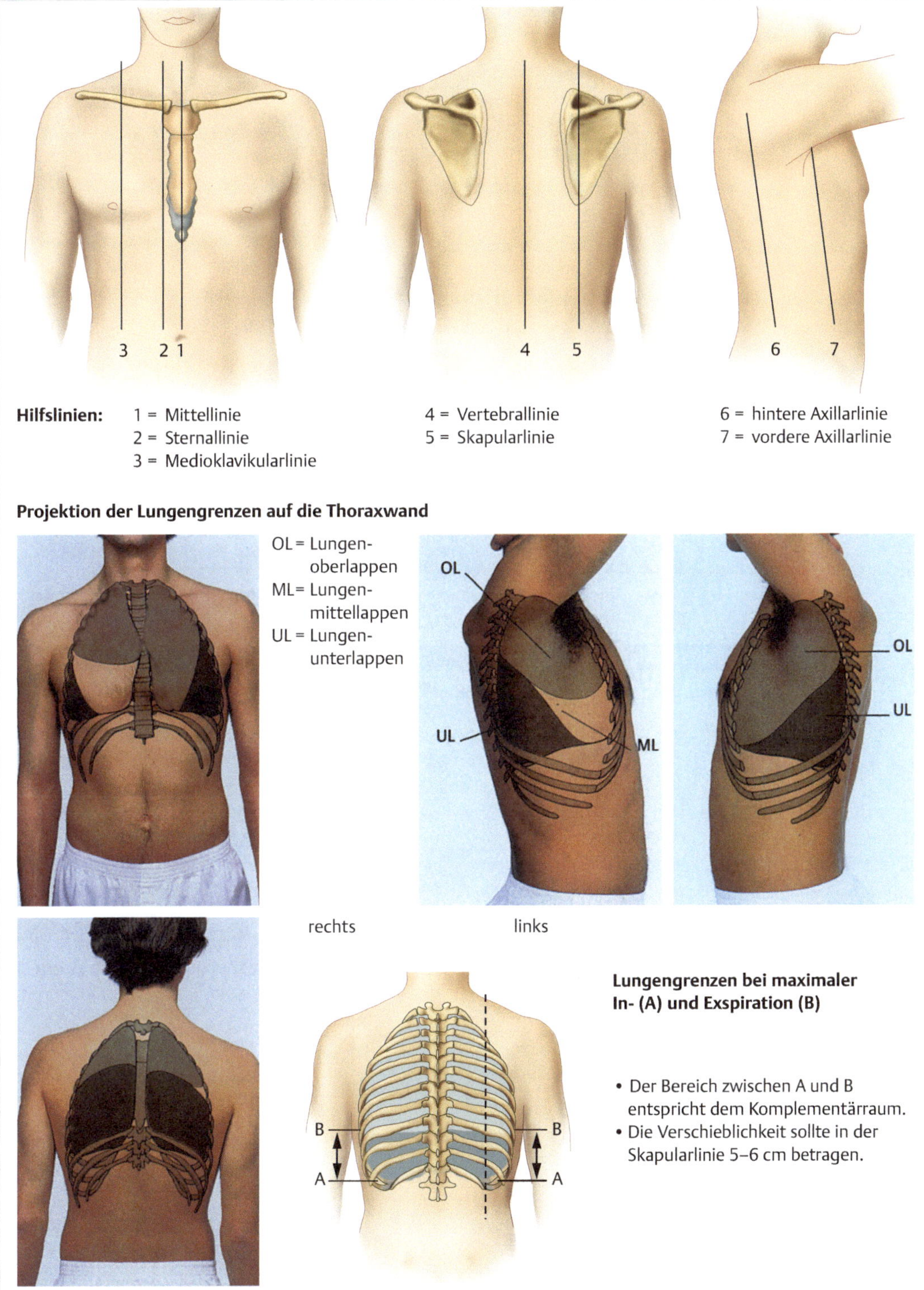

Abb. 2.3 Projektion der Lungengrenzen auf die Thoraxwand.

Tab. 2.2 Ausgewählte Parameter des allgemeinmedizinischen Routinelabors, die bedeutsame sportassoziierte Veränderungen aufweisen können.

Parameter	Veränderung – Verlauf	Quelle
Blutbild	Leukozytose bis 20 000/µl 6h nach Belastung, Normalisierung innerhalb von 24h	[5]
	Leukozytose bis 50 000/µl nach langen Läufen (z. B. Marathon) mit Neutrophilie, Eosinopenie und Lymphopenie, Normalisierung nach 2–3d	[4]
	Hämatokritanstieg nach intensiven oder längeren Belastungen um 6 %	[5]
	Hämoglobin: ***Cave*** Sport-(„Läufer"-)Anämie	[1]
Kreatinin	Anstieg auf 107–117 % der Ausgangswerts, bei Gewichthebern Werte bis 2 mg/dl	[4]
Harnstoff	Anstieg bis 80 mg/dl bei langer, intensiver Belastung, Normalisierung innerhalb von 24–48h	[5]
Harnsäure	Anstieg bis 11–13 mg/dl in 1h nach intensiver, langer Belastung, Rückbildung in 1–2d	[5]
CRP (C-reaktives Protein)	Erhöhung über mehrere Tage nach intensiver Belastung	[5]
Kreatinkinase	Anstieg > 1000 U/l nach extensiver Ausdauerbelastung und > 5 000 U/l bei exzentrischer Kraftbelastung (Anstieg nach 12–48h, Rückbildung bis 7d)	[5]
weitere Serumenzyme	in der Regel parallel zur CK auch Mitanstieg von LDH, GOT, GPT, aber kein Mitanstieg der γ-GT	[5], [4]
Ferritin	20–30 % zu hoch nach akuter intensiver Beanspruchung	[4]
Urinstatus	leichte Sporthämaturie nach akuten intensiven und/oder extensiven Belastungen bis zu 24h nach Belastungsende	[5]

LDH = Laktatdehydrogenase, GOT = Glutamat-Oxalazetat-Transaminase, GPT = Glutamat-Pyruvat-Transaminase

2.4 Orthopädisch-traumatologische Untersuchung

L. Nitsche

2.4.1 Umfang

Die orthopädisch-traumatologische Untersuchung setzt eine genaue Anamnese voraus (Kap. 2.1), damit die Untersuchung zielgerichtet ablaufen kann (Kap. 2.4.3). Dokumentiert wird die Gelenkbeweglichkeit mit der Neutral-Null-Methode. Hierzu kann ein handelsübliches Goniometer eingesetzt werden (▶ Abb. 2.4).

Die **Neutral-Null-Methode** wird zur Messung der Gelenksbeweglichkeit angewendet. Die Nullstellung bezieht sich auf die anatomische Normalstellung: aufrechter Stand, Beine parallel, hängende Arme und Daumen nach vorne zeigend. Passiert ein Gelenk die Nullstellung, kommt die Null in die Mitte. Rechts und links der Null werden die beiden Extreme (z. B. Extension/Null/Flexion: 5°/0°/140°) notiert. Besteht eine Kontraktur, so wird der Betrag dieser Position anstatt der Null notiert und an der Stelle der Extremstellung der Wert Null. Wird die Nullstellung nicht erreicht, so kommt sie vor oder hinter die beiden anderen Zahlen, je nachdem auf welcher Seite (Flexion oder Extension, Supination oder Pronation, etc.) das Defizit besteht.

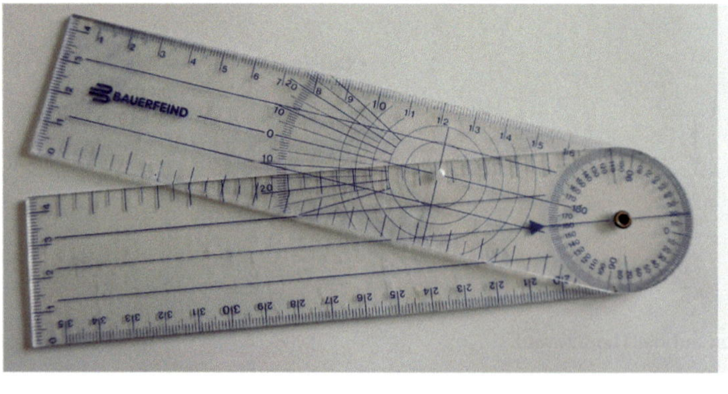

Abb. 2.4 Goniometer. Messinstrument zur Bestimmung der Gelenkbeweglichkeit nach der Neutral-Null-Methode.

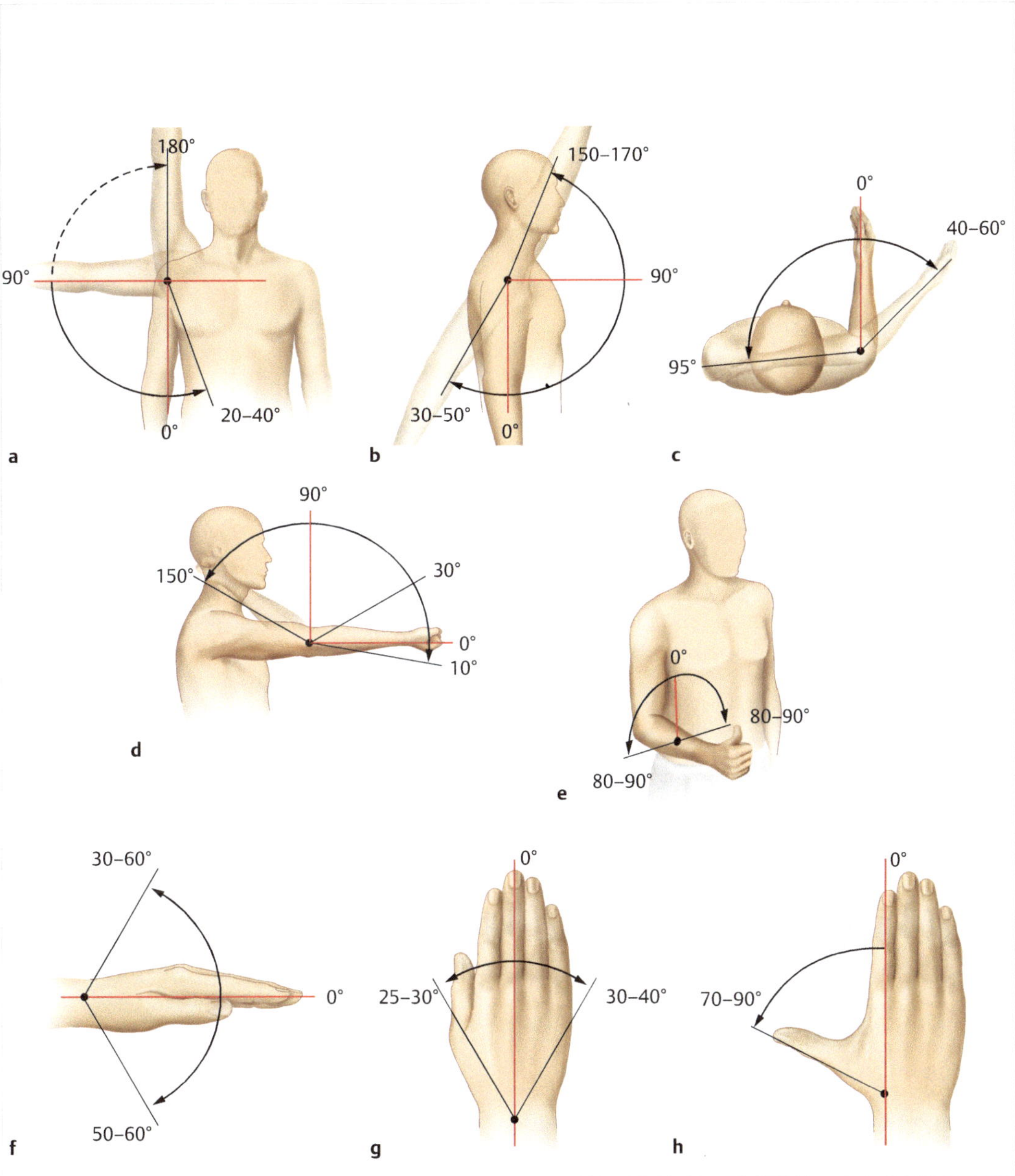

Abb. 2.5 Normalwerte der Bewegungsausmaße nach der Neutral-Null-Methode (Quelle: [14]).

a Schultergelenk: Abduktion/Adduktion.
b Schultergelenk: Anteflexion/Retroflexion.
c Schultergelenk: Innenrotation/Außenrotation.
d Ellenbogengelenk: Beugung/Streckung.
e Unterarm: Pronation/Supination.
f Handgelenk: Volarflexion/Dorsalextension.
g Handgelenk: Radialabduktion/Ulnarabduktion.
h Daumenab- und adduktion.

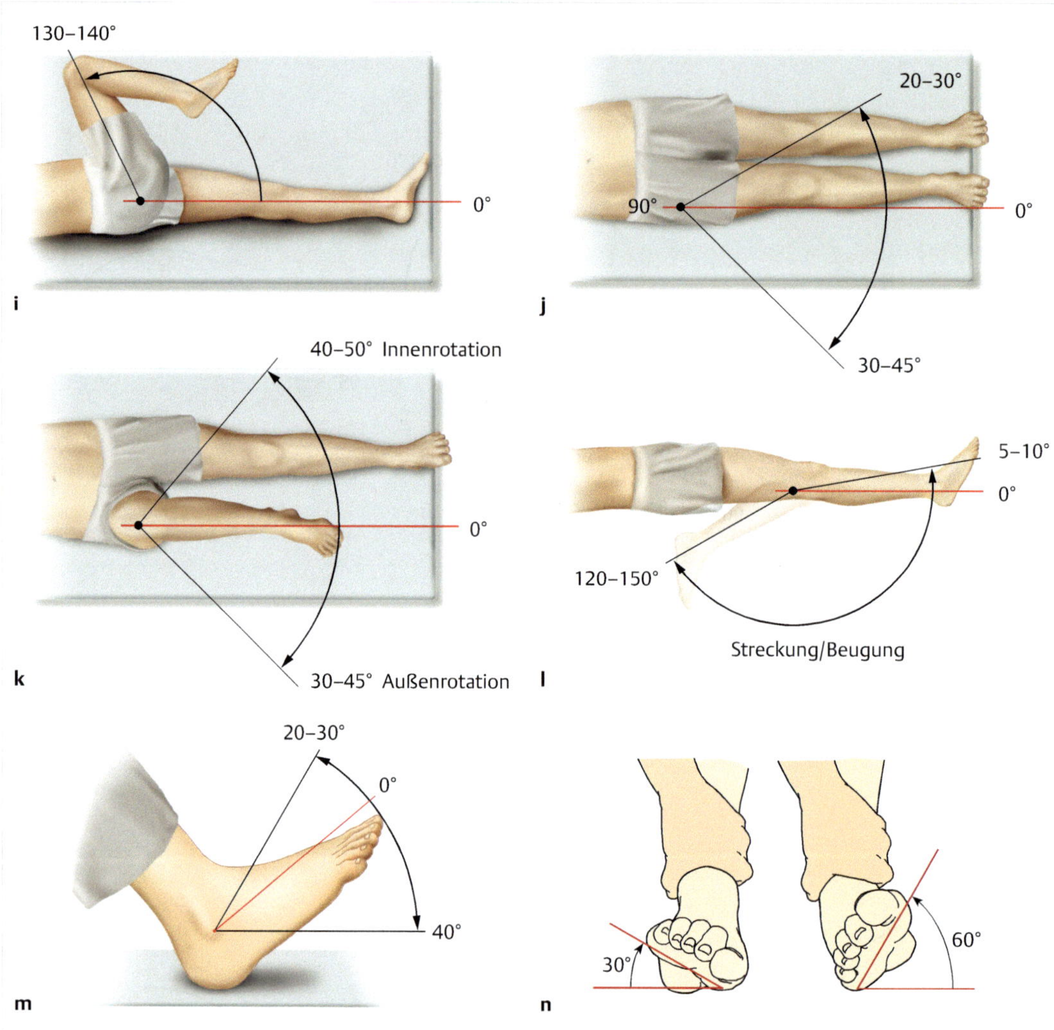

Abb. 2.5 Normalwerte der Bewegungsausmaße nach der Neutral-Null-Methode Fortsetzung.
i Hüftgelenk: Beugung/Streckung.
j Hüftgelenk: Abduktion/Adduktion.
k Hüftgelenk: Innenrotation/Außenrotation.
l Kniegelenk: Beugung/Streckung.
m Oberes Sprunggelenk: Plantarflexion/Dorsalflexion.
n Unteres Sprunggelenk: Eversion/Inversion (Kalkaneusachse).

Fallbeispiel

B

Bei einem 62-jährigen Patienten besteht aufgrund einer Gonarthrose ein Streckdefizit von 15° und eine Verminderung der Beugefähigkeit von 30-40°. Ausgedrückt in der Neutral-Null-Methode bedeutet dies eine passive Kniegelenksbeweglichkeit von Extension/Flexion: 0°/15°/100°, bei einer normwertigen Kniegelenksbeweglichkeit von 0°/0°/130-140° (s. a. Normbegriff in der Sportmedizin).

Außerdem sollte der **Gefäßstatus** geprüft (Tasten der peripheren Pulse, Kap. 2.3) und der Patient **neurologisch untersucht** werden. Die neurologische Untersuchung beinhaltet die Überprüfung der Sensibilität (Dys- und Hypästhesien), Motorik (Kraftgrade nach Janda) und des Reflexstatus (Eigen- und Fremdreflexe).

Muskelverkürzungstests können sportartspezifische Anpassungsreaktionen bzw. ungenügendes Ausgleichstraining (v. a. Stretching) aufdecken (▶ Abb. 2.17).

2.4.2 Techniken

▶ **Inspektion.** Bei der Inspektion (von allen Seiten!) des stehenden Sportlers sollte besonders auf Asymmetrien im Muskelrelief, Tiefstand von Gelenken (z. B. Schultertiefstand), Hautveränderungen (z. B. Rhagaden, übermäßige Hornhaut), Schwellungen bzw. Entzündungszeichen und Narben geachtet werden. Achsabweichungen der Beine und der Wirbelsäule sind besonders zu beachten, weil diese den Großteil der Körperlast tragen (▶ Abb. 2.6). Außerdem sollte das Gangbild beurteilt werden. Hierbei ist vor allem auf Hinken (z. B. Schmerz-, Verkürzungs-, Insuffizienzhinken) zu achten.

Das **Insuffizienzhinken** tritt zum Beispiel bei muskulär bedingter Hüftinstabilität auf. Dabei kommt es aufgrund einer Schwäche der Glutealmuskulatur zum Absinken des Beckens auf der Gegenseite. In unklaren Fällen kann die Untersuchung auch im Einbeinstand erfolgen (Trendelenburg-Zeichen: positiv). L 5-Wurzelsyndrome und Coxarthrosen können z. B. zur Glutealmuskelschwäche mit einem Insuffizienzhinken führen.

Das **Verkürzungshinken** führt zu einem Absinken des Körperschwerpunkts des kürzeren Standbeines. Ursachen können anatomische oder funktionelle Beinlängendifferenzen sein.

Beim **Schmerzhinken** ist die Zeit des Bodenkontakts reduziert. Es erfolgt nur eine Teilbelastung des betroffenen Beins. Ein kompletter Abrollvorgang ist in der Ganganalyse nicht zu erkennen.

Weiterhin ist auf ein mögliches **Versteifungshinken** in der Ganganalyse zu achten. Für die Hüfte bedeutet dies eine Drehung des ganzen Beines

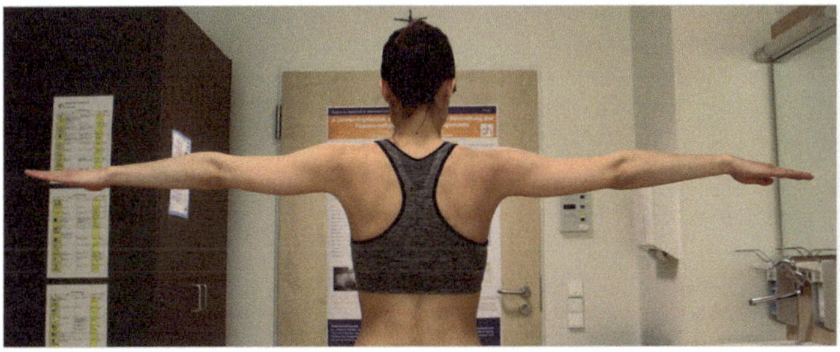

Abb. 2.6 Inspektion. Inspektion der oberen Extremität und des Rumpfs von hinten. Im Gegensatz zur Inspektion mit hängenden Armen, können bei der Kombination mit einer aktiven Schulterabduktion eine Muskelatrophie oder Skapuladyskinesien besser dargestellt werden.

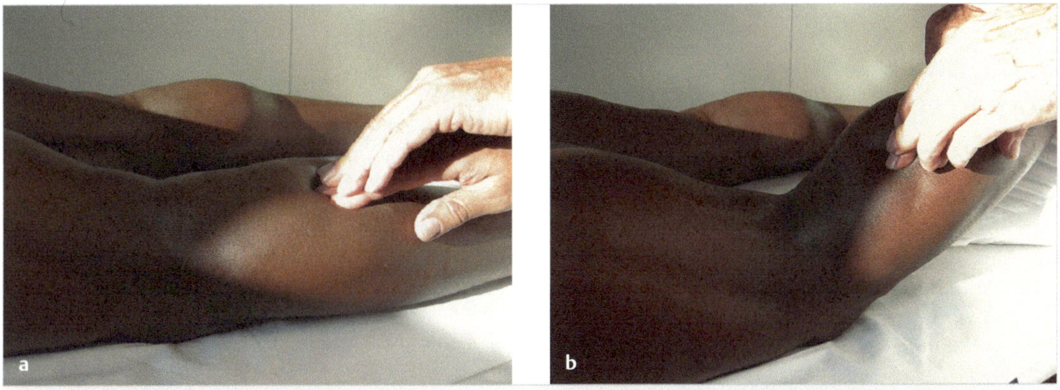

Abb. 2.7 Muskelpalpation. (Quelle: [10]).
a Muskelpalpation bei entspannter Muskulatur.
b Muskelpalpation bei leicht gespannter Muskulatur.

(Zirkumduktion) unter Hebung des Körperschwerpunkts (Zehenspitzengang) der gegenüberliegenden Seite. Diese Form des Versteifungshinkens kann beispielsweise bei der ankylosierenden Coxarthrose auftreten. Ein ähnliches Gangbild wird auch beim versteiften Kniegelenk beobachtet.

Ein **Lähmungshinken** wird zum Beispiel bei Lumboischialgien mit radikulären Zeichen (Nervenwurzel L5) einer Muskelparese der Fußheber beobachtet (Fußheberschwäche). Es kommt zum Aufsetzen des Großzehenballens vor der Ferse (sog. **Steppergang**). Bei der L5-Nervenwurzelläsion ist eine vertebragene Ursache für den Steppergang auszumachen. Differenzialdiagnostisch sollte immer an periphere Läsionen des N. peronaeus gedacht werden. Diese können zum Beispiel nach zirkulären Gipsanlagen des Kniegelenks mit Druckschädigung des N. peronaeus am Fibulaköpfchen oder durch intraoperative Verletzung auftreten.

▶ **Palpation.** Bei der Palpation ist neben Druckdolenzen, Schwellungen und Ergüssen auch auf Krepitationsphänomene (z.B. retropatellar bei Chondromalazie) und Veränderungen der Hautkonsistenz zu achten. Eine Muskelverletzung palpiert man sowohl bei leicht gespannter als auch bei entspannter Muskulatur (▶ Abb. 2.7). Dies wird sowohl auf der betroffenen als auch auf der nicht betroffenen Gegenseite durchgeführt. Nur in seltenen Fällen ist in der klinischen Untersuchung von Muskelverletzungen eine Delle palpabel. Dies ist vor allem bei den Major-Muskelverletzungen zu beobachten. Das adäquate Untersuchen von Muskelverletzungen erfordert ein kontinuierliches Training der Palpationsfertigkeit, ggf. unter Supervision durch einen erfahrenen Untersucher.

2.4.3 Untersuchung bestimmter Körperregionen

Wirbelsäule und Becken

▶ **Wirbelsäule.** Die Wirbelsäule wird vor allem von hinten und von der Seite inspiziert. Man achtet auf eine lotrechte Wirbelsäule (C7 bis Rima ani) und symmetrische Taillendreiecke (▶ Abb. 2.8). Ein Lendenwulst und Rippenbuckel, wie er bei der Skoliose vorkommt, wird in der Vorneigung am deutlichsten (▶ Abb. 2.9). In der seitlichen Ansicht achtet man vor allem auf eine vermehrte Kyphose (Adoleszentenkyphose bei Morbus Scheuermann) oder vermehrte Lordose bzw. auf einen Flachrücken.

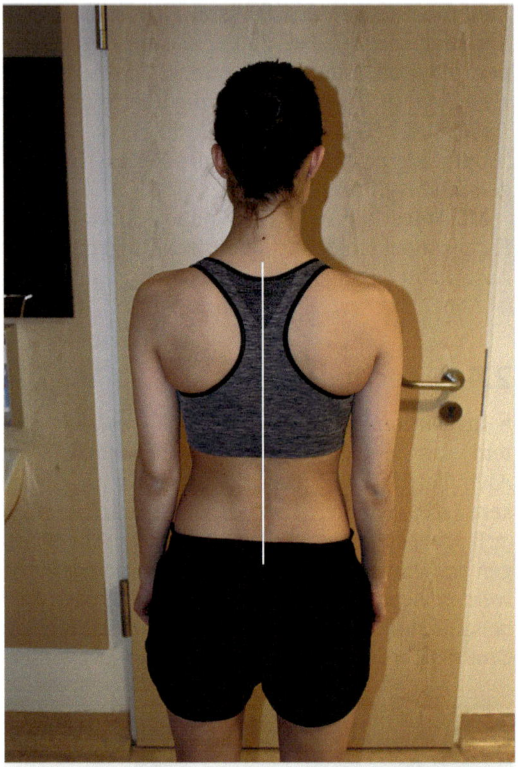

Abb. 2.8 Inspektion der Wirbelsäule. Beurteilung der Lotrechte der Wirbelsäule vom Dornfortsatz C7 bis zur Rima ani und Beurteilung der Symmetrie der Taillendreiecke.

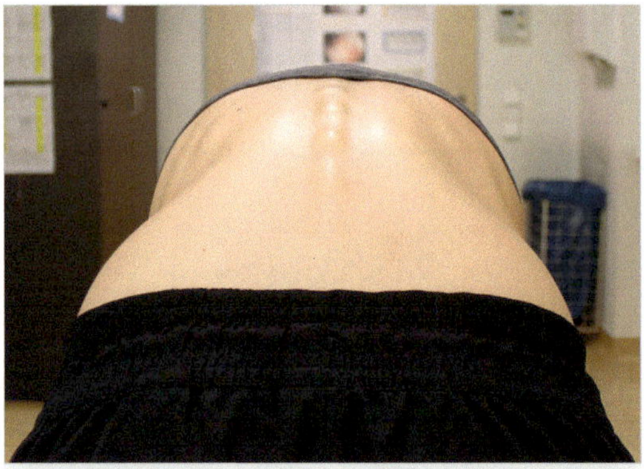

Abb. 2.9 Inspektion der Wirbelsäule in der Vorneigung. Beurteilung eines eventuellen Rippenbuckels und Lendenwulsts.

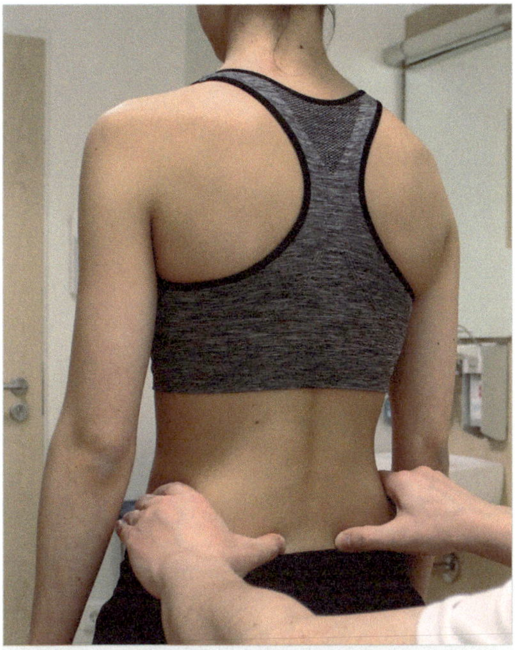

Abb. 2.10 **Prüfung des Beckentiefstands.** Prüfung auf Beckenschiefstand bzw. Beinlängendifferenz.

Praxistipp

Bei der klinischen Untersuchung sollte auf die **Entzündungszeichen**

- Schwellung
- Rötung
- Übererwärmung
- Funktionseinschränkung
- Schmerzen

geachtet werden.

▸ **Beckentiefstand.** Zur Prüfung eines Beckenschiefstandes oder einer Beinlängendifferenz werden die Beckenkämme von hinten palpiert (▸ Abb. 2.10). Bei adipösen Patienten kann dies problematisch sein. Man unterscheidet reelle (absolute) von funktionellen Beinlängendifferenzen (z. B. bei ISG-Dysfunktion oder Hüftbeugekontraktur bei Coxarthrose).

▸ **Lasègue-Test.** Der Lasègue-Test ist ein Nervendehnungstest für den N. ischiadicus. Der Patient liegt in Rückenlage, das betroffene (gestreckte)

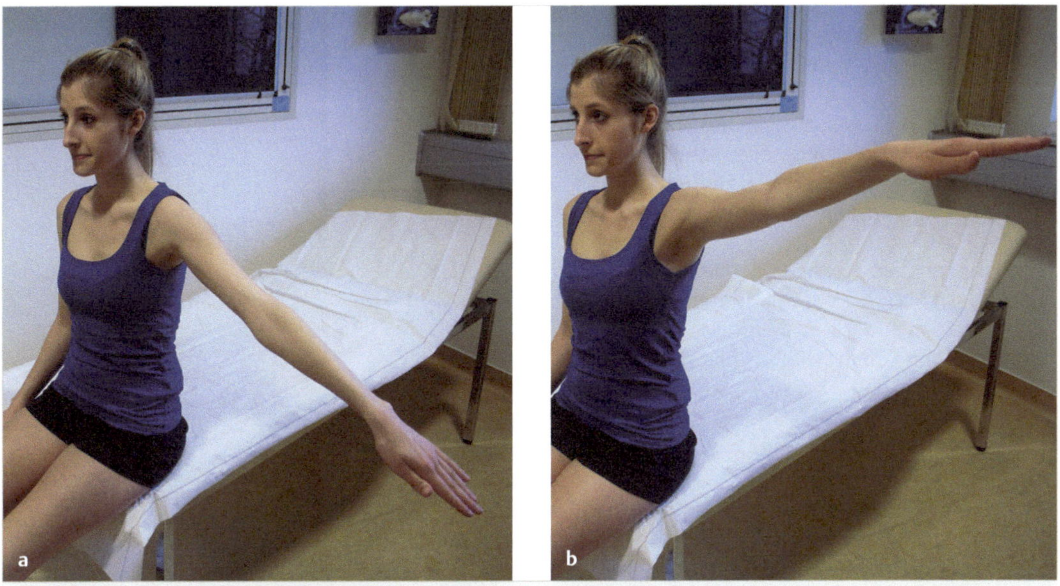

Abb. 2.11 **Painful-Arc-Test.** Überprüfung eines Impingements mit dem Painful-Arc-Test.
a Von 0° bis 60° wird die Abduktion des Arms als nicht schmerzhaft angegeben.
b Zwischen etwa 60° und 120° ist die weitere Abduktion schmerzhaft und anschließend wieder schmerzfrei möglich.

Bein wird vom Untersucher im Hüftgelenk gebeugt. Gibt der Patient bereits bei 30° Hüftbeugung einen Schmerz im gesamten Bein an, so ist der Lasègue-Test positiv. Werden die Schmerzen erst bei > 70° angegeben, ist dies meist ein Dehnungsschmerz der ischiokruralen Muskulatur (sog. Pseudo-Lasègue-Zeichen).

▶ **Beinlängendifferenz (BLD).** Eine **anatomische BLD** kann zum Beispiel nach Hüft-TEP-Implantation aufgrund einer Fehlpositionierung (Hüftschaft zu tief) oder postoperativer Schaftsinterung entstehen. Eine kompensatorische Skoliose (konvex zur Gegenseite) kann die Folge sein.

Eine **funktionelle BLD** kann z. B. aufgrund von Blockaden des Iliosakralgelenks (ISG), Beckentorsionen und Streckdefiziten, vor allem der Knie- und Hüftgelenke, entstehen.

Schulter

Bei der Palpation der Schulter ist vor allem auf Druckdolenzen im Bereich des Akromioklavikulargelenks, des Tuberculum majus und der langen Bizepssehne (LBS) zu achten.

▶ **Impingementtests.** Der Sportmediziner sollte Tests zur Bestimmung eines Impingements der Schulter (Kap. Rotatorenmanschettenläsion, (S. 186)) beherrschen:

- Auffällig ist der sog. schmerzhafte Bogen bzw. „painful arc" bei Abduktion der Schulter von 60–120° (▶ Abb. 2.11). Manchmal ist dieser jedoch nur beim Absenken des Arms präsent („reversed painful arc").
- Der Impingementtest nach Kennedy/Hawkins (▶ Abb. 2.12) ist bei vielen Schultererkrankungen (schmerzhaft) positiv und hilft, Schulterbeschwerden von Zervikobrachialgien zu unterscheiden.

▶ **Prüfung der Rotatorenmanschette.** Die häufig betroffene Rotatorenmanschette (am häufigsten die Supraspinatussehne) kann mit dem Empty-Can-Test nach Jobe überprüft werden (▶ Abb. 2.13). Beurteilt werden Schmerzen bei der Testdurchführung und Kraftdefizite („drop arm sign" bei höhergradigen Läsionen des M. supraspinatus).

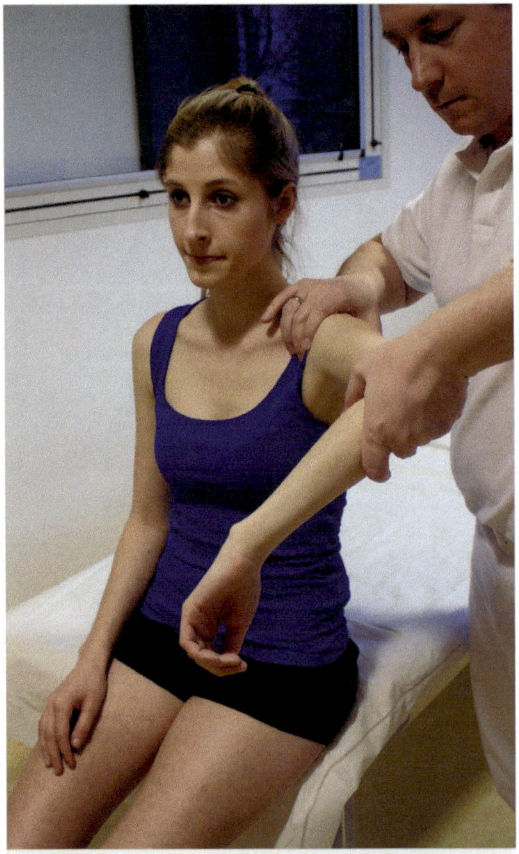

Abb. 2.12 Impingementtest nach Kennedy/Hawkins. Überprüfung eines Impingements mit dem Test nach Kennedy/Hawkins. Die Schulter wird 90° abduziert und forciert innenrotiert.

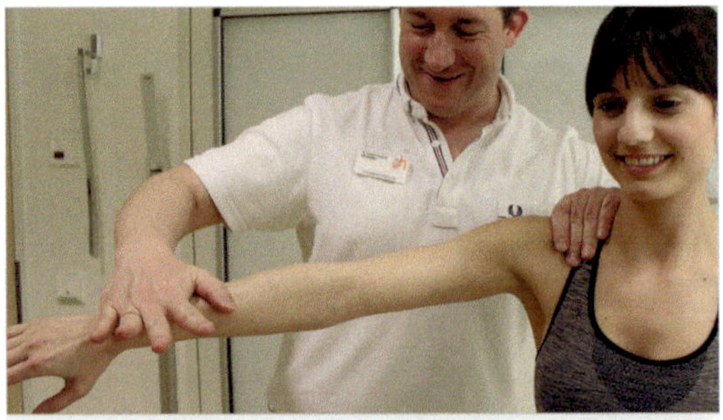

Abb. 2.13 Überprüfung des M. supraspinatus. Jobe-Test mit Anspannung gegen manuellen Widerstand des Untersuchers in 90° Abduktion und 30° Anteversion mit innenrotiertem Arm („empty can") zur Überprüfung des M. supraspinatus.

► **GIRD.** Wurf- bzw. Überkopfsportler weisen eine Besonderheit in der klinischen Untersuchung der Mobilität der Schulter auf: ein kombiniertes Defizit der Innenrotation bei erhöhter Außenrotationsfähigkeit (GIRD = glenohumerales Innenrotationsdefizit). Die Grenze zum Pathologischen ist nicht eindeutig.

► **Weitere Schultertests.** Die weiteren Schultertests sollten von einem erfahrenen Untersucher (Orthopäde/Unfallchirurg) durchgeführt werden. Leider ist die Spezifität der einzelnen schulterspezifischen Tests nicht sehr hoch, sodass meist eine zusätzliche bildgebende Diagnostik (Sonografie, Röntgen, MRT) notwendig ist.

Ellenbogen

Bei der Palpation am Ellenbogen ist auf einen Druckschmerz am radialen Epicondylus zu achten. Er ist typisch für den sog. Tennisellenbogen (Epicondylopathia humeri radialis). Um den Verdacht auf einen Tennisellenbogen zu erhärten, ist ein Provokationstest möglich: Die Extension im Handgelenk gegen den Widerstand des Untersuchers löst ebenfalls Schmerzen am radialen Epicondylus aus (► Abb. 2.14).

Hüftgelenk und Beinachse

Bei der Inspektion der Beinachse ist auf eine Varus- oder Valgusstellung zu achten (► Abb. 2.15). Die Beinachse sollte auch im Einbeinstand und in der Funktion (einbeinige Kniebeuge) kontrolliert werden, um muskulär bedingte Ausweichbewegungen zu erfassen. Außerdem ist auf Rotations- und Torsionsfehler zu achten.

► **Femoroazetabuläres Impingement.** Am Hüftgelenk junger Sportler kann es zu einem Impingement kommen (femoroazetabuläres Impingement = FAI). Der Sportler gibt meist Schmerzen in

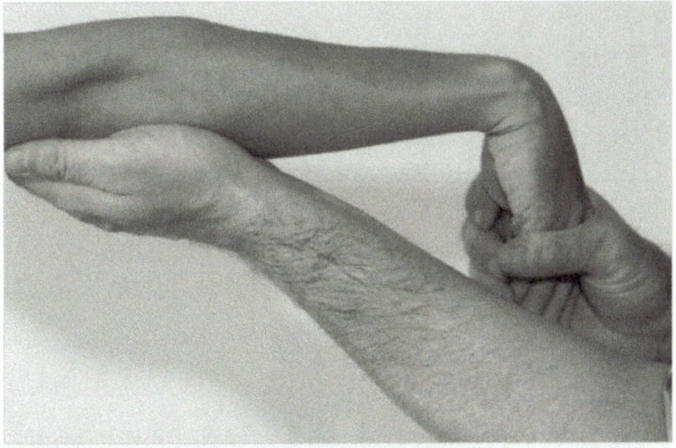

Abb. 2.14 Untersuchung bei Epicondylopathia humeri radialis. Typische Schmerzauslösung am radialen Epicondylus bei gestrecktem Ellenbogen, gebeugtem Handgelenk und Versuch der Handgelenkextension gegen den manuellen Widerstand des Untersuchers (Quelle: [13]).

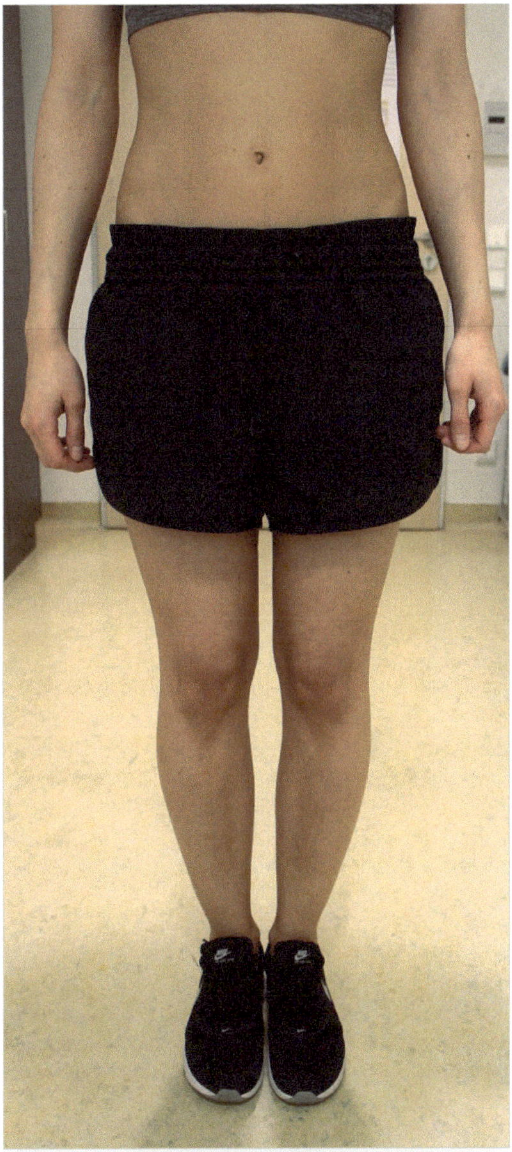

Abb. 2.15 Inspektion der Beinachse. Beurteilung der Beinachsen (auf Varus- oder Valgusfehlstellung).

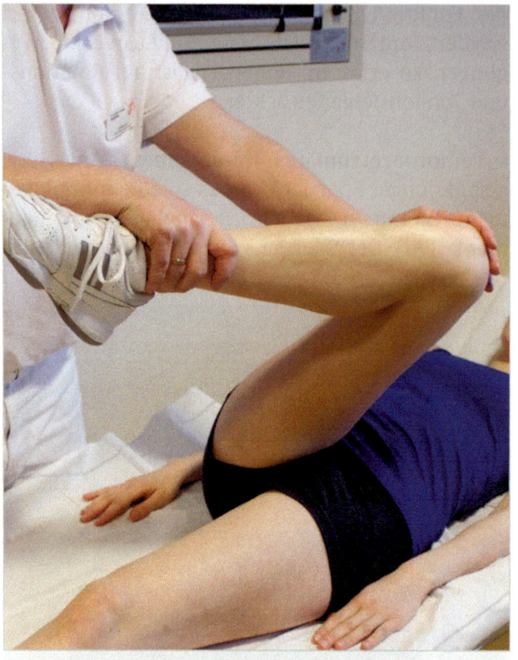

Abb. 2.16 Impingementtest der Hüfte. Der Test ist positiv bei femoroazetabulärem Impingement (FAI).

tiefer Beugung während des Sports bzw. bei längerem Sitzen an. Der Provokationstest besteht in einer Flexion, Adduktion und forcierten Innenrotation der Hüfte (▸ Abb. 2.16). Werden dabei Schmerzen in der Leiste angegeben, ist eine weiterführende Diagnostik mit Röntgen und ggf. (Arthro-)MRT sinnvoll. Vor allem bei Kampfsportlern finden sich dann oft Veränderungen am Labrum acetabuli und am Schenkelhals. Dieser Test kann zur Differenzialdiagnose einer Sportlerleiste wertvolle Dienste erbringen. Die Palpation der Leiste, gekoppelt mit einem Valsalva-Manöver, kann eine Bruchpforte aufdecken und somit die Diagnose eines Leistenbruchs festigen [11].

▸ **Beugekontraktur.** Patienten mit einer fortgeschrittenen Coxarthrose weisen meist eine funktionelle Beinlängendifferenz aufgrund einer Beugekontraktur auf. Der Thomas-Handgriff kann dieses Streckdefizit des Hüftgelenks darstellen (▸ Abb. 2.17).

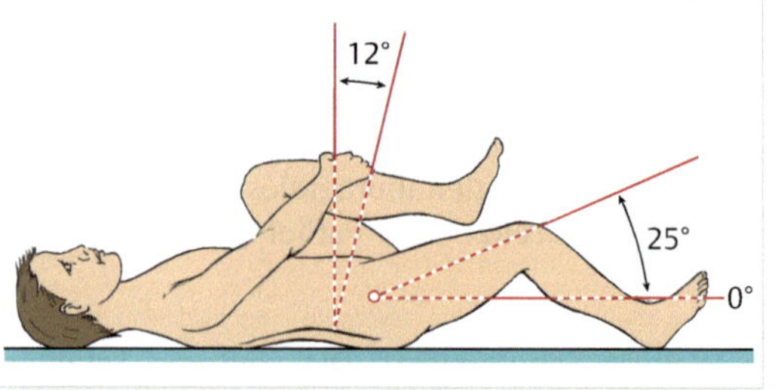

Abb. 2.17 Thomas-Handgriff. Mit dem Thomas-Handgriff lässt sich ein Streckdefizit der Hüfte darstellen (hier 25°). Der Normalbefund zeigt eine Überstreckung der Hüfte von ca. 10–15° (entspricht dem Ausgleich der physiologischen LWS-Lordose von 12°) bei komplett aufliegendem rechten Bein und Ausgleich der LWS-Lordose. (Quelle: [8]).

Kniegelenk

▸ **Gelenkerguss.** Manchmal sind Kniegelenkergüsse bereits bei der Inspektion als Anschwellung des Gelenks zu erkennen, müssen jedoch von einer ubiquitären Kapselverdickung bei arthrotischen Veränderungen unterschieden werden. Bei mittleren und größeren Gelenkergüssen lässt sich eine tanzende Patella palpieren.

> **Merke** M!
>
> Bei der Palpation des Kniegelenks werden besonders die Menisken, die Seitenbänder, das Lig. patellae (s. a. ▸ Abb. 4.16) und die Quadrizepssehne beachtet.

▸ **Kniegelenkstabilität.** Die initiale Prüfung der Kniegelenkstabilität (mediolateral und a. p.) sollte vom Sportmediziner geübt und beherrscht werden. Dabei ist der Vergleich mit der nicht betroffenen Seite immer hilfreich. Die Kniegelenke werden vor allem durch die Seiten- und Kreuzbänder, aber auch durch die Kapsel und umgebenden Weichteile stabilisiert:

- Die Seitenbänder testet man durch Valgus- und Varusstress in 0° und 30° (▸ Abb. 2.18).
- Bei den Kreuzbändern sorgt das hintere Kreuzband (HKB) für die Stabilität des Kniegelenks nach hinten, das vordere Kreuzband (VKB) dementsprechend für die vordere Stabilität. Ist ein Kreuzband verletzt (VKB häufiger als HKB), ist die Translation (nach vorne oder hinten) im Seitenvergleich vermehrt und der Anschlag eher

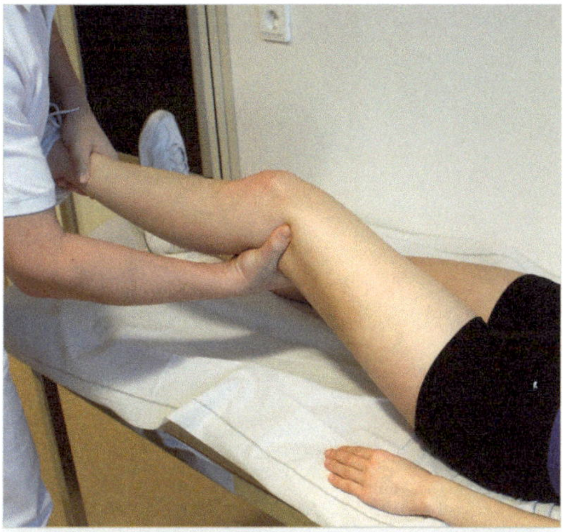

Abb. 2.18 Valgusstresstest. In 30° Kniegelenkbeugung fixiert die rechte Hand des Untersuchers den Oberschenkel direkt oberhalb des Kniegelenks, die linke Hand übt einen Valgusstress aus, d. h., sie drückt den Unterschenkel nach außen. Eine Instabilität des medialen Seitenbands führt zur Aufklappbarkeit auf der Innenseite.

weich als hart. Das bedeutet, dass der Unterschenkel stärker als normal nach vorne gezogen (VKB) oder nach hinten gedrückt werden kann (HKB).

- Vordere und hintere Schubladen werden in 90° Kniebeugung untersucht (▸ Abb. 2.19).
- Zunächst inspiziert man das gebeugte Kniegelenk. Manchmal kann man eine HKB-Verletzung schon „sehen", weil der Unterschenkel gegenüber dem Oberschenkel weiter nach hinten verschoben ist als auf der gesunden Gegenseite (spontane hintere Schublade, „posterior sag sign").
- Nun umfasst man die Tibia mit beiden Händen von hinten und legt die Daumen auf die Tibiavorderkante und den Gelenkspalt.
- Zusätzlich zur Inspektion prüft man eine HKB-Verletzung, indem man den Unterschenkel mit beiden Händen nach hinten drückt. Dabei bewertet man den hinteren Anschlag (hart oder weich) und beurteilt das Ausmaß der Translation im Vergleich zur nicht betroffenen Gegenseite.
- Erst jetzt prüft man auch das VKB, indem man den Unterschenkel nach vorne zieht.

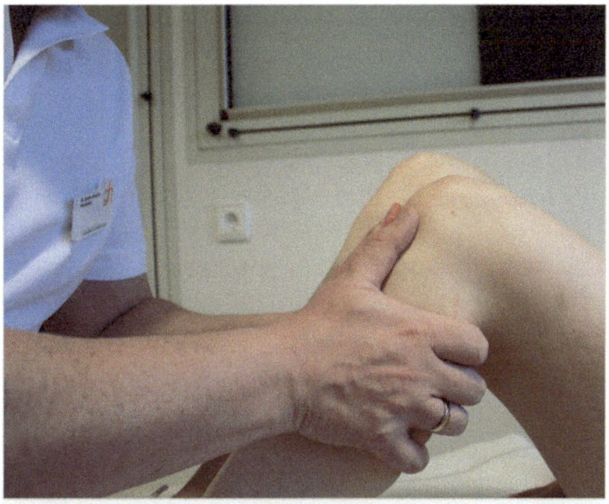

Abb. 2.19 Schubladentest. Der Schubladentest in 90° Kniebeugung dient der Überprüfung des vorderen bzw. hinteren Kreuzbands.

Praxistipp

In der Akutsituation ist der Muskeltonus schmerzbedingt erhöht und verhindert die suffiziente Untersuchung der vorderen Schublade. Daher wird häufiger der Lachman-Test verwendet. Dieser wird in 30° Kniebeugung und Rückenlage durchgeführt. Der Untersucher umgreift mit einer Hand das distale Femur und mit der anderen Hand die proximale Tibia. Dann wird eine anteriore Translationsbewegung ausgeführt und nach o. g. Kriterien bewertet (▸ Abb. 2.20).

Praxistipp

Fallstricke bei der klinischen Untersuchung der Kreuzbandruptur

- Eine HKB-Ruptur bei intaktem VKB kann eine vermehrte anteriore Translation suggerieren, wenn bereits zu Beginn der Untersuchung eine spontane hintere Schublade vorliegt. Der in diesem Fall vorliegende harte vordere Anschlag passt jedoch nicht ins Bild.
- Ist die Gegenseite bereits rupturiert oder operativ versorgt, verbleibt am frisch verletzten Knie häufig nur noch die Beurteilung des Anschlags, da die Gegenseite nicht mehr als echte Referenz verwendet werden kann.

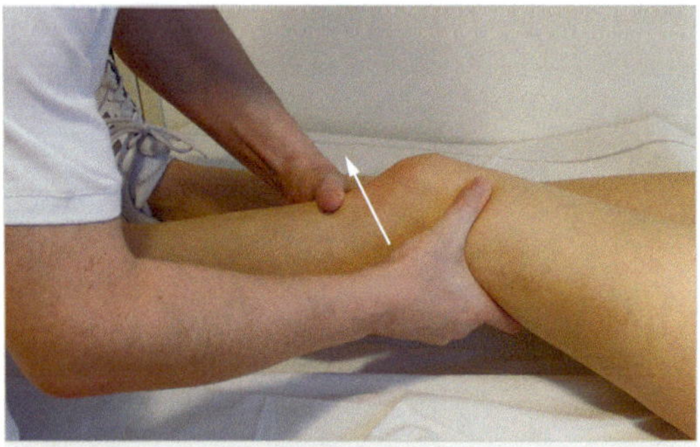

Abb. 2.20 Lachman-Test. Mit dem Lachman-Test überprüft man die a.-p. Translation (Pfeil) der Tibia bei Verdacht auf Ruptur des vorderen Kreuzbands.

▸ **Meniskusverletzungen.** Bei Meniskusverletzungen kann das betroffene Kniegelenk schmerzen, anschwellen und u. U. auch blockieren (u. a. Streckhemmung beim eingeklemmten Korbhenkelriss). Es gibt eine Vielzahl von Meniskustests mit teilweise unterschiedlicher Sensitivität und Spezifität. Erst die Kombination mehrerer positiver Meniskustests festigt die klinische Diagnose Meniskusläsion [2]:

- Um den häufig betroffenen Innenmeniskus zu untersuchen, ist für ungeübte Untersucher vor allem die Palpation des medialen Gelenkspalts zu empfehlen (Joint-Line-Tenderness). Diese Empfindlichkeit des Gelenkspalts weist auch im Vergleich zu anderen Meniskustests eine vergleichsweise hohe Sensitivität auf (▸ Abb. 2.21).
- Beim Steinmann-1-Zeichen wird der Unterschenkel außenrotiert (▸ Abb. 2.22). Bei einer Läsion des Innenmeniskus können dabei Schmerzen auf der Medialseite des Kniegelenks entstehen.
- Der Apley's Grind-Test wird in Bauchlage bei gebeugtem Knie ausgeführt. Der Untersucher übt Druck auf den Fuß (und somit auch auf das Kniegelenk und den Meniskus) in Kombination mit einer Unterschenkelrotation aus. Verschwinden die Schmerzen bei Distraktion, gilt der Test als positiv für eine Meniskusläsion.

Praxistipp

Der Sportmediziner sollte sich 2 oder 3 Tests aneignen, diese sehr gut beherrschen und über deren Aussagekraft Bescheid wissen (▸ Abb. 2.23).

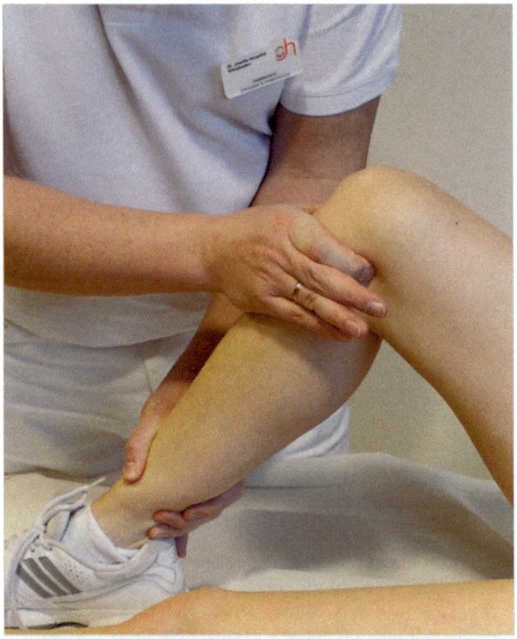

Abb. 2.21 Überprüfung der Joint-Line-Tenderness. Palpation des medialen Kniegelenkspalts über dem Innenmeniskushinterhorn.

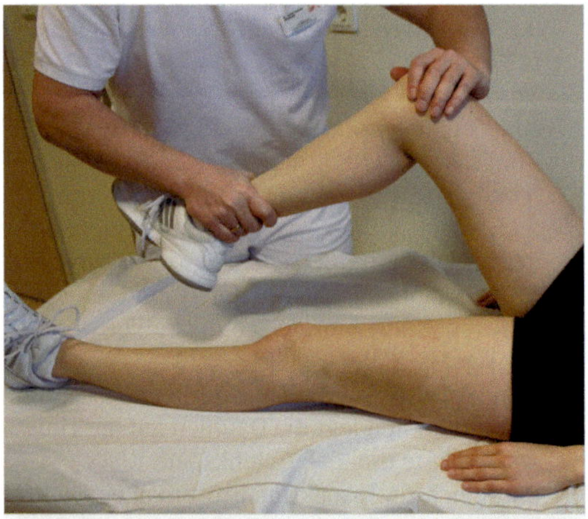

Abb. 2.22 Steinmann-1-Zeichen. Die linke Hand fixiert den Oberschenkel, mit der rechten Hand wird der Unterschenkel außenrotiert und das Kniegelenk gebeugt und gestreckt. Bei einer Läsion des Innenmeniskus gibt der Patient Schmerzen auf der Medialseite des Kniegelenks an.

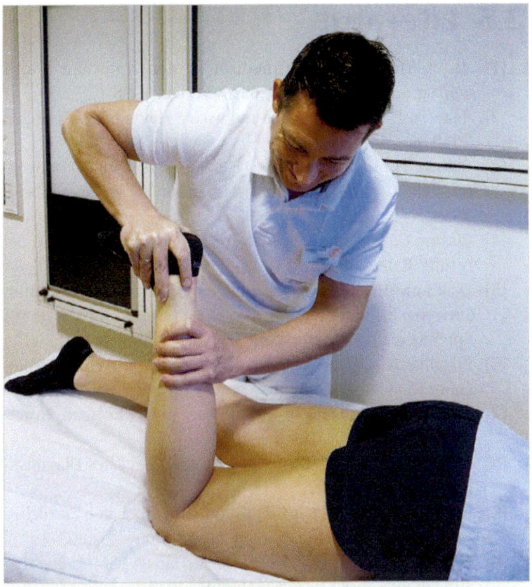

Abb. 2.23 Apley's Grind-Test zur Testung einer Innenmeniskusläsion (bei Testung in Innenrotation wird der Außenmeniskus untersucht).

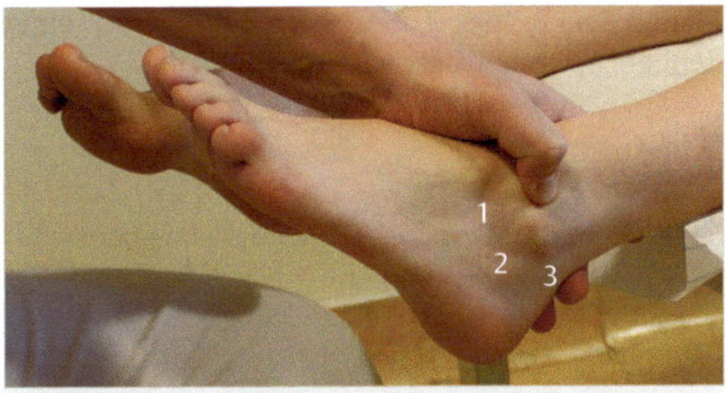

Abb. 2.24 Palpation des OSG. Druckschmerz über der vorderen Syndesmose und Palpationspunkte des lateralen Bandapparats des oberen Sprunggelenks:
1 = Lig. talofibulare anterius, 2 = Lig. calcaneofibulare, 3 = Lig. talofibulare posterius.

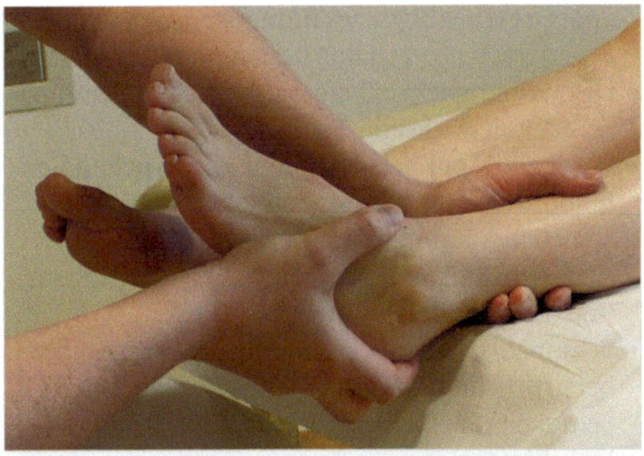

Abb. 2.25 Prüfung der lateralen Aufklappbarkeit des OSG.

Sprunggelenk

Distorsion des oberen Sprunggelenks

Die Distorsion des oberen Sprunggelenks (OSG) ist die häufigste Sportverletzung überhaupt [6]. Anamnestisch ist in der Regel ein Supinationstrauma zu eruieren. Meist sind die lateralen Strukturen am OSG betroffen (lateraler Bandapparat, Peronealsehnenruptur). Differenzialdiagnostisch kommen jedoch eine Fibulafraktur oder eine Metatarsale-V-Fraktur infrage. Der Übergang von der Überdehnung zur (Teil-)Ruptur des lateralen Bandapparats ist fließend (Kap. Distorsionen, (S. 172)). Meist sind das Lig. talofibulare anterius und ggf. das Lig. calcaneofibulare betroffen (▸ Abb. 2.24), während das weiter hinten gelegene Lig. talofibulare posterius nur selten beteiligt ist.

Die primäre Diagnostik nach einem Supinationstrauma ist die klinische Untersuchung. Bei Beschwerdepersistenz und/oder Geh- und Stehunfähigkeit („Ottawa ankle rules“, [12]) ist eine Röntgenaufnahme in 2 Ebenen erforderlich, um eine Fraktur auszuschließen. Meist ist eine Differenzierung durch klinische Tests (Talusvorschub und laterale Aufklappbarkeit in 30° Plantarflexion [▸ Abb. 2.25], jeweils im Seitenvergleich) in der Akutphase wegen der mehr oder minder starken Schmerzen nicht möglich. Nach 3–5 Tagen sind die initialen Schmerzen meist deutlich zurückgegangen, sodass die laterale Aufklappbarkeit und der Talusvorschub beurteilt werden können. In unklaren Fällen sollte der Patient nach der Erstversorgung und einer Röntgenuntersuchung in der Notaufnahme erneut – von einem Facharzt für Orthopädie/Unfallchirurgie – untersucht werden. Hier kann nach selteneren Verletzungen wie Syndesmosenrupturen und/oder Peronealsehnenpathologien gesucht werden.

Achillessehnenruptur

Bei einer Sehnenruptur geht die Funktion der jeweiligen Sehne verloren. Bei der Achillessehne lässt sich dies mit dem **Thompson-Test** überprüfen. Dabei umfasst der Untersucher die Wadenmuskulatur des auf dem Bauch liegenden Patienten und drückt sie zusammen. Bei intakter Sehne kann man eine

Plantarflexion des Fußes beobachten, bei einer Sehnenruptur bewegt sich der Fuß nicht.

Merke

M!

- Thompson-Test positiv: Achillessehne gerissen
- Thompson-Test negativ: Achillessehne intakt

2.4.4 Sporttauglichkeit

Die Erteilung der Sporttauglichkeit aus orthopädischer/traumatologischer Sicht ist höchst individuell und von folgenden Faktoren abhängig:

- betroffene Sportart (cave: Risikosportarten)
- Intensität, Häufigkeit und Umfang der jeweiligen Sportart (Leistungs- vs. Breitensportler, Ski- oder Wanderurlaub (1x/Jahr) vs. Jogging (5x/Woche))
- chronologisches und biologisches Sportleralter (Kinder, Erwachsene, Senioren)
- Vorliegen einer geistigen oder körperlichen Behinderung
- sportlicher Könnensstand (z. B. erhöhtes Sturzrisiko beim Skilanglauf nach endoprothetischem Gelenkersatz bei Anfängern)
- orthopädische Vorerkrankung der hauptbeanspruchten Region und des Achsenskeletts
- Seitigkeit (Sprungbein: rechts/links, Rechts-/Linkshänder)
- Heilungsphase und Funktionszustand der betroffenen Körperregion nach einer Verletzung (return to play)

Vor allem der letzte Aspekt bereitet im Leistungssport Probleme. Nicht selten kollidiert die medizinische Vorstellung vom Zeitpunkts des sportlichen Wiedereinstiegs auf Wettkampfniveau mit den Interessen von Trainern, Managern, Physiotherapeuten und Athletiktrainern. Nitsche und Jessen wiesen in einer Befragung der Fußballbundesligamannschaftsärzte bei Spitzenfußballern einen Zeitraum von 7,3 Monaten bis zum Return to play nach Rekonstruktion des vorderen Kreuzbands nach [15]. Als wichtigstes objektives Kriterium wurde die postoperative Zeitdauer genannt. In der wissenschaftlichen Literatur gibt es jedoch keine Evidenz für einen definitiven Zeitpunkt des Return to play [3].

2.5 Literatur

[1] Arndt KH (Hrsg). Sportmedizin in der ärztlichen Praxis. Leipzig: Johann Ambrosius Barth Verlag; 1998

[2] Beaufils P, Verdonk R. The meniscus. Heidelberg: Springer; 2010

[3] Blömer H. Auskultation des Herzens und ihre hämodynamischen Grundlagen. München: Urban & Schwarzenberg; 1969

[4] Clasing D, Siegfried I. Sportärztliche Untersuchung und Beratung. Balingen: Spitta Verlag; 2002

[5] Dickhuth HH. Internistisch-allgemeinmedizinische Untersuchung. In: Dickhuth HH, Mayer F, Röcker K, Berg A (Hrsg). Sportmedizin für Ärzte. Köln: Deutscher Ärzteverlag; 2007

[6] Engelhardt M (Hrsg). Sportverletzungen. 3. Auflage. München: Elsevier; 2016

[7] Füeßl HS, Middeke M. Anamnese und Klinische Untersuchung. Stuttgart: Thieme; 2014

[8] Hepp R, Locher HA, Graf R et al. Orthopädisches Diagnostikum. Thieme; 2014

[9] Leschke M. Kardiale Auskultation – Symbol der ärztlichen Kunst. Der Allgemeinarzt 2012, 34: 12–16

[10] Müller-Wohlfahrt HW, Ueblacker P, Hänsel L. Muskelverletzungen im Sport. Stuttgart: Thieme; 2014

[11] Muschaweck U, Gollwitzer H, Conze J. Sportlerleiste – Begriffsbestimmung, Differentialdiagnostik und Therapie. Orthopäde 2015; 44: 173–185

[12] Stiell IG, McKnight RD, Greenberg GH et al. Implementation of the Ottawa ankle rules. JAMA 1994; 271: 827–832

[13] Wölk T. Ellenbogen und Unterarm. In: Ruchholtz S, Wirtz DC, Hrsg. Orthopädie und Unfallchirurgie. 2. Aufl. Stuttgart: Thieme; 2012: 384–409

[14] Hettenkofer H-J, Schneider M, Braun J. Rheumatologie. 6. Aufl. Stuttgart: Thieme; 2014

▶ Weiterführende Literatur

[15] Strauzenberg SE, Gürtler H, Hannemann D, Tittel K (Hrsg). Sportmedizin. Leipzig: Johann Ambrosius Barth Verlag; 1990

[16] Valderabano V, Engelhardt M, Küster HH. Fuß & Sprunggelenk und Sport, Köln: Deutscher Ärzte-Verlag; 2009

3 Leistungs- und Funktionsdiagnostik

3.1 Körperbau und Körperzusammensetzung (Sportanthropologie)

C. Raschka

3.1.1 Definitionen

▶ **Sportanthropologie.** Sportanthropologie als Teilgebiet der naturwissenschaftlichen Anthropologie wird als vergleichende Biologie des Sport treibenden Menschen definiert [85]. Die Sportanthropologie umfasst als wesentliche Kerngebiete

- die Sportanthropometrie,
- die Konstitutionstypologien der Sportler, aber auch
- klinisch-anthropologische sowie evolutionsbiologische Aspekte des körperlichen Leistungsvermögens [91], [98].

Die sportanthropologische Forschung sollte allerdings nicht bei einer reinen Feststellung und Beschreibung starrer Typensysteme stehen bleiben wie das z. B. in der karikaturhaft übersteigerten Darstellung verschiedener Sportarten- und Sportdisziplinen der Fall war (▶ Abb. 3.1 und ▶ Tab. 3.1) [72].

Aufgaben der modernen Sportanthropologie sind:

- die Klärung der Ursachen ihrer deskriptiven Befunde, beispielsweise über die Analyse der Beziehung zwischen Körperbau und Endokrinium [85]
- die Weiterentwicklung von Methoden zur Ermittlung der Körperzusammensetzung [104]
- die Untersuchung der Zusammenhänge zwischen Anthropometrie und der Größe der inneren Organe [85], [103] sowie zwischen Nahrungszufuhr und Körperbautypen [93], [85]
- die Untersuchung der Änderungen anthropometrischer Kenngrößen unter besonderen Belastungsarten bzw. speziellen Belastungsformen [59]
- die Implementierung neuartiger Untersuchungsmethoden in der Sportanthropologie (z. B. Ultraschall [46], 3D-Ganzkörper-Scanning [79])
- der Einsatz der Anthropometrie in der Biomechanik [83]

Tab. 3.1 Sporttypologie nach Maas, vgl. ▶ Abb. 3.1, (Quelle: [72]).

Sporttyp	Beschreibung
Basketballspieler	groß, relativ leicht, schmale Schultern und Hüften, relativ geringe Umfänge, schlank
Eisschnellläufer	mittlere Größe und Gewicht, relativ breite Hüften, sehr variabel
100m-Läufer	schlank, langer Rumpf, breite und muskulöse Schultern, schmale Hüften, kurze Unterschenkel, kleine Hände
400m-Läufer	groß, schlank, leicht, schmale Hüften und Schultern, kurzer Rumpf, lange Beine, besonders lange Unterschenkel, kleine Hände
Judoka	relativ schwer gebaut, breit und muskulös, rumpf- und halsbetont
Kanut	mittlere Größe und Gewicht, breite Schultern, schmale Hüften, muskulöser Rumpf/Schultern/Arme, große Hände aber relativ kleine Füße
Radsportler	mittlere Größe und Gewicht, langer Rumpf, kurze Beine, tiefe Brust, sehr variabel
Ruderer	groß und schwer, muskulöse Beine und Unterarme, große Hände und Füße, relativ schmale Schultern, breite Hüften
Schwimmer	groß und breitschultrig, große Hände und Füße, typische Form der Brustmuskulatur
Skilangläufer	klein und muskulös, relativ breite Schultern und Hüften, große Hände, lange Beine
Tennisspieler	schlank und drahtig, relativ schmale Schultern, relativ breites Becken, schlanke Arme, sichtbare Seitendifferenz zu Gunsten des dominanten Arms
Turner	klein, muskulöse Arme und Brust, breite Schultern, mittlere Hüftbreite, kurze Oberarme und -schenkel
Volleyballspieler	groß, schlank, relativ schmale Schultern und breite Hüften, mittlere Umfänge, große Füße, lange Extremitäten, besonders lange Oberarme und -schenkel
Wasserballspieler	groß, massive Erscheinung, große Umfangsmaße, tiefe Brust

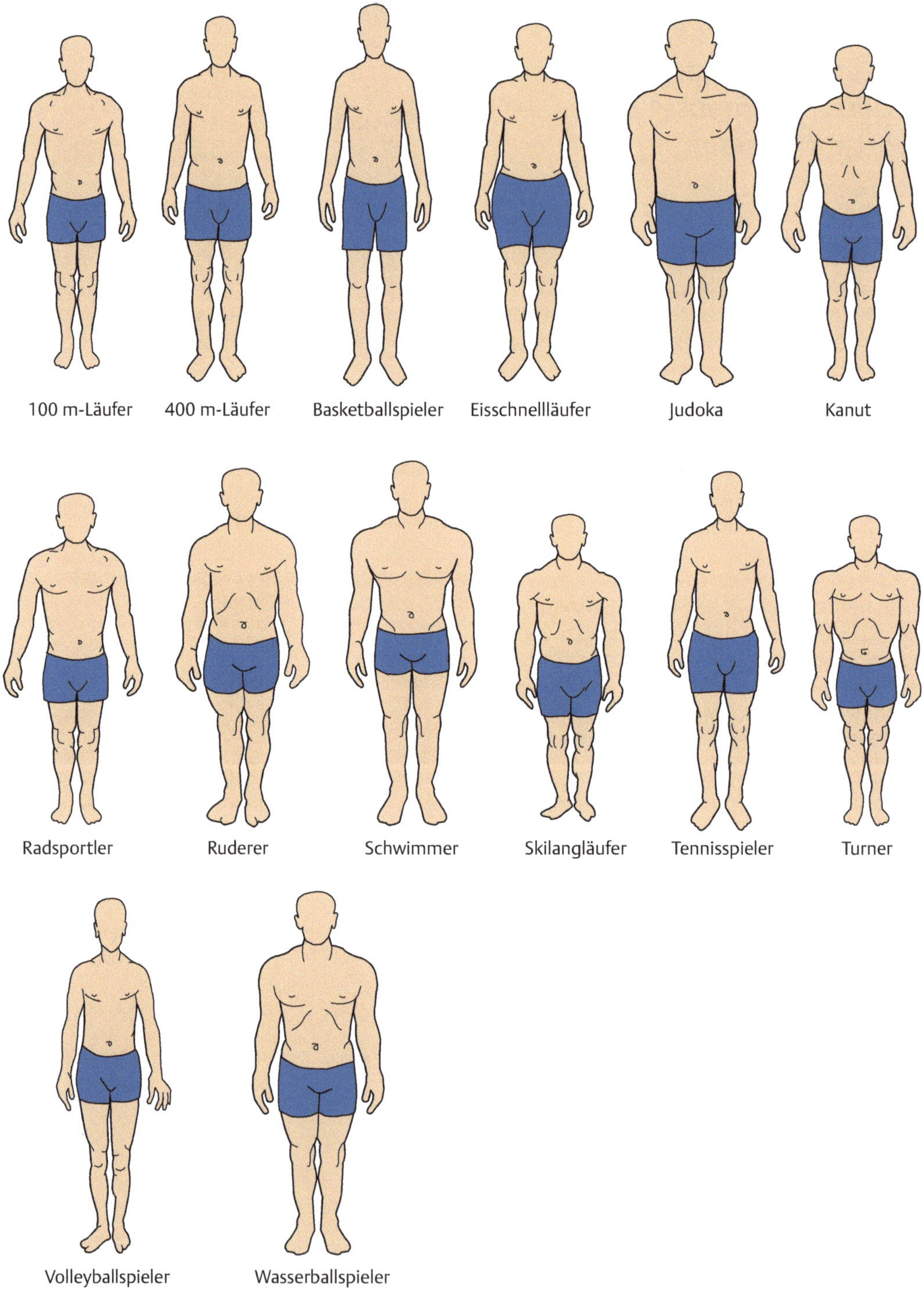

Abb. 3.1 Sporttypen nach Maas [72], vgl. ▶ Tab. 3.1.

▸ **Sportanthropometrie.** Die Sportanthropometrie ist ein wichtiges Teilgebiet der Sportanthropologie. Sie beschreibt das Erscheinungsbild und die Körpereigenschaften in Form von Merkmalen, die sowohl Voraussetzungen als auch Ergebnis von sportlicher Leistung sind [61].

Zur Erfassung dieser morphologischen Maße sind nach Koinzer [61] Wägungen, Längen-, Breiten-, Tiefen-, Umfangs- und Volumenmessungen erforderlich.

Die Kinanthropometrie entspricht international näherungsweise der Sportanthropometrie und wird auf der Homepage der International Society for the Advancement of Kinanthropometry (ISAK) definiert.

Die Kinanthropometrie beurteilt den Körper aus morphologischer und bewegungswissenschaftlicher Sicht u. a. über die Erhebung der Körperbaukomponenten, der anthropometrischen Körpermaße, der Proportionen, der Körperzusammensetzung, der Körperform und der Individualentwicklung, aber auch relevanter motorischer und leistungsphysiologischer Eigenschaften sowohl beim Freizeit- als auch beim (Hoch-)leistungssportler, unter Berücksichtigung u. a. von Lebensstil, Ernährung und ethnischen Einflussfaktoren.

Die Kinanthropometrie stellt somit ein Verbindungsstück zwischen Anatomie und Anthropologie auf der einen und Bewegungswissenschaft auf der anderen Seite dar [116].

3.1.2 Anthropometrie

Höhenmessungen

Durchführung

▸ **Messposition.** Der zu Messende steht aufrecht auf einer ebenen Fläche in straffer Haltung an einer Wand, die er möglichst mit Fersen, Gesäß und Rücken berühren sollte [117]. Der Kopf soll ohne Kontakt zur Wand in der sog. Ohr-Augen-Ebene gehalten werden (sog. Frankfurter Horizontale). Sie verläuft definitionsgemäß durch beide Tragia (= Oberrand des Tragus) und beide Orbitalia (= tiefster Punkt des Augenhöhlenrandes). Der Vorteil dieser Ebene besteht in einer Kopfhaltung, die der normalen physiologischen Position am nächsten kommt.

▸ **Messinstrument.** Das klassische Messinstrument für die Erhebung der vertikalen Längen- bzw. Höhenmaße ist das Anthropometer nach Martin [74]. Es besteht aus Leichtmetall und ist ein in 4 Teile zerlegbarer Hohlstab mit einer Millimetereinteilung von 0 bis 2100 mm. Zusätzlich ist es mit einem Schieber versehen, an dem sich ein horizontal verlaufendes, bewegliches Stahllineal befindet. Dies enthält ebenfalls eine Millimetereinteilung. Eine preiswerte Alternative ist das Laseranthropometer nach Raschka auf der Basis eines handelsüblichen Laser-Entfernungsmessers (▸ Abb. 3.2).

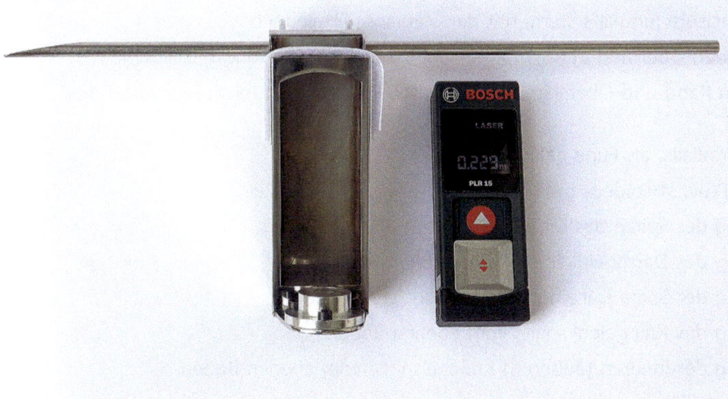

Abb. 3.2 Laseranthropometer nach Raschka zum Eigenbau. Gehäuse mit ca. 25 cm langem, gegenüber dem Gehäuse verschiebbaren Lineal (links) und Laser-Entfernungsmesser (rechts). Um das Gehäuse waagrecht halten zu können, ist eine Libelle eingebaut.

Cave!

Bei Verwendung eines Laserentfernungsmessers gelten die üblichen Vorsichtsmaßnahmen zum Augenschutz!

▸ **Ermittlung der Längenmaße.** Zur Erfassung der Längenmaße des Arms soll die zu messende Person das Ellenbogengelenk gestreckt halten. Beide Handballenflächen liegen dem Oberschenkel an. Der Mittelfinger muss dagegen ausgestreckt werden. Bis auf die Sitzhöhe werden alle Körperhöhen (▸ Tab. 3.2) mit einem Anthropometer im aufrechten Stand gemessen (▸ Abb. 3.3). Aus Vergleichsgründen sollte man sich auf eine Seite festlegen (rechts, links, nur dominante oder nicht-dominante Seite).

Berechnete Längenmaße

Aus den Höhenmaßen berechnen sich die Längenmaße (▸ Tab. 3.3, ▸ Abb. 3.4). Dabei kann der Oberrand des Femurkopfs mit keinem in der Anthropologie anwendbaren Maß direkt erfasst werden. Man muss daher auf Hilfskonstruktionen zurückgreifen, um die morphologische Beinlänge zu berechnen. Meistens geht man vom Iliospinale aus und subtrahiert bei einer Körperhöhe ≤ 130 cm 1,5 cm; bei 131–150 cm 2,0 cm; bei 151–165 cm 3,0 cm, bei 166–175 cm 4,0 cm und bei ≥ 176 cm 5,0 cm [74]. Alternativ geht man vom Symphysion aus und addiert 3,8 cm als mittleren Wert bei Erwachsenen hinzu [74].

Proportionsfiguren

Nach Bach [4] bietet die Proportionsfigur in der Anthropologie eine Möglichkeit, Unterschiede in mehreren Körpermaßen darzustellen. Für die Anfertigung einer solchen Figur (▸ Abb. 3.5) rechnet man sämtliche Körpermaße in Prozente der Körpergröße um. Man zeichnet dann eine Senkrechte von 100 mm Länge (Grundlinie) als Mittellinie des Körpers. Von ihr trägt man die Beinlänge ab. Von dem gefundenen Punkt aus markiert man nach rechts und links die halbe Beckenbreite, von deren Endpunkten man bis zur Grundlinie die Beinlänge einzeichnet. Dann trägt man, vom Fußpunkt der Körpergrößenlinie ausgehend, die Akromionhöhe ab. Von diesem Punkt aus soll nach rechts und links die halbe Schulterhöhe gezeichnet werden. An die Endpunkte sind noch die Arme anzuhängen. Schließlich werden noch vom oberen Ende der Körpergrößenlinie die Kopf-, Hals- und Stammlängen abgetragen und an den Extremitäten die einzelnen Segmentabschnitte (Oberarm-, Unterarm-, Hand-, Oberschenkel-, Unterschenkellänge und Sphyrionhöhe) markiert.

Tab. 3.2 Höhenmaße der Anthropometrie.

Höhenmaß	Anatomisch-anthropologische Beschreibung
Körperhöhe Vertex	vertikale Entfernung des Scheitels vom ebenen Erdboden, höchster Punkt der Mediansagittalebene
Gnathion	unterster Kinnpunkt in der Mediansagittalebene bei geschlossenem Mund
Suprasternale	Schnittpunkt der Incisura jugularis sterni mit der Mediansagittalebene
Symphysion	Schnittpunkt zwischen Oberrand der Symphysis pubica und der Mediansagittalebene
Akromiale	zwischen seitlichem Rand und Oberseite des Akromion-Prozesses im mittleren Drittel des Deltamuskels
Radiale	Articulatio humeroradialis, als Fuge palpabel
Stylion	distaler Punkt des Proc. styloideus radii
Daktylion	vertikale Entfernung der Spitze des Mittelfingers vom ebenen Boden
Iliocristale	vertikale Entfernung des Darmbeinkamms vom ebenen Boden
Iliospinale	vertikale Entfernung der Spina iliaca anterior superior vom Boden
Tibiale	vertikale Entfernung des Kniegelenkspalts vom ebenen Boden
Sphyrion	vertikale Entfernung der inneren (äußeren) Knöchelspitze vom ebenen Boden

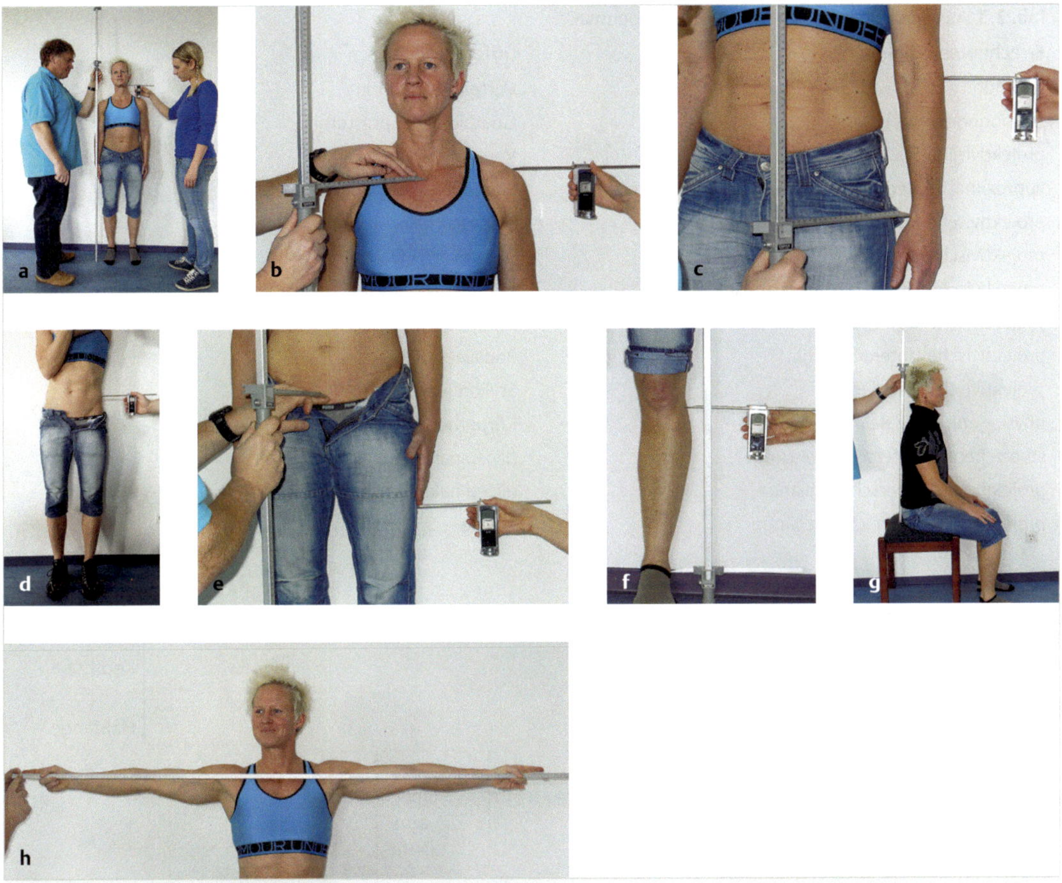

Abb. 3.3 Höhenmessungen mit dem (Laser-)Anthropometer.
a Messung der Körperhöhe mit dem Anthropometer und des Gnathions mit dem Laseranthropometer.
b Messung des Suprasternale mit dem Anthropometer und des Akromiale mit dem Laseranthropometer.
c Messung des Radiale mit dem Laseranthropometer und des Stylions mit dem Anthropometer.
d Messung des Iliocristale mit dem Laseranthropometer.
e Messung des Symphysions mit dem Anthropometer und des Daktylions mit dem Laseranthropometer.
f Messung des Tibiale mit dem Laseranthropometer und des Sphyrions mit dem Anthropometer.
g Messung der Sitzhöhe (vertikale Entfernung des Vertex von der Sitzfläche) mit dem Anthropometer.
h Messung der Armspannweite (geradlinige Entfernung der beiden Mittelfingerspitzen bei gestreckten, horizontal abduzierten Armen) mit dem Anthropometer.

Tab. 3.3 Aus den Höhenmaßen berechnete Längenmaße.

Errechnetes Längenmaß	Differenz
Kopfhöhe	Vertex – Gnathion
physiognomische Halslänge	Gnathion – Suprasternale
projektivische Stammhöhe	Vertex – Symphysion
approximative Beckenhöhe	Sitzhöhe – (Vertex – Iliocristale)
projektivische Rumpfhöhe	Suprasternale – Symphysion
projektivische Armlänge	Akromiale – Daktylion
projektivische Oberarm-Unterarm-Länge	Akromiale – Stylion
projektivische Oberarmlänge	Akromiale – Radiale
projektivische Unterarmlänge	Radiale – Stylion
projektivische Handlänge	Stylion – Daktylion
physiognomische Beinlänge	Körperhöhe – Sitzhöhe
Oberschenkel-Unterschenkel-Länge	(Iliospinale – Sphyrion) – 4 %
projektivische Oberschenkellänge	(Iliospinale – Tibiale) – 7 %
projektivische Unterschenkellänge	Tibiale – Sphyrion

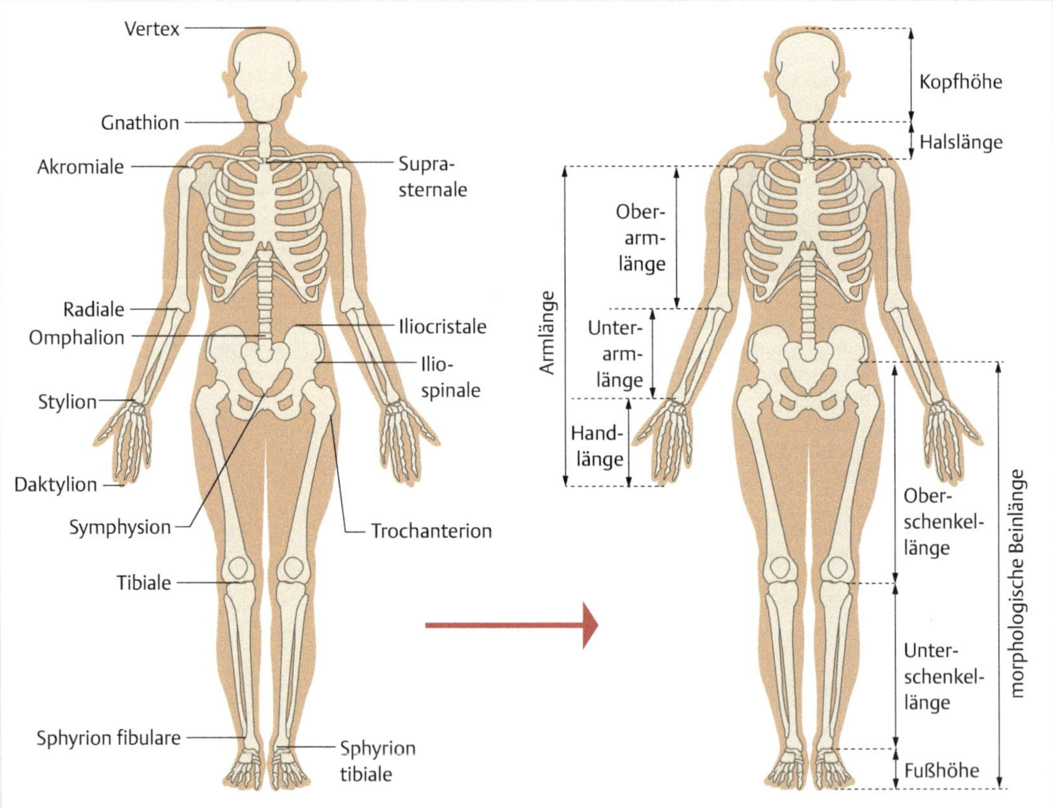

Abb. 3.4 Höhen- und Längenmaße. Sportanthropologische Höhenpunkte (links) und abgeleitete Längenmaße (rechts) (Quelle: [85]).

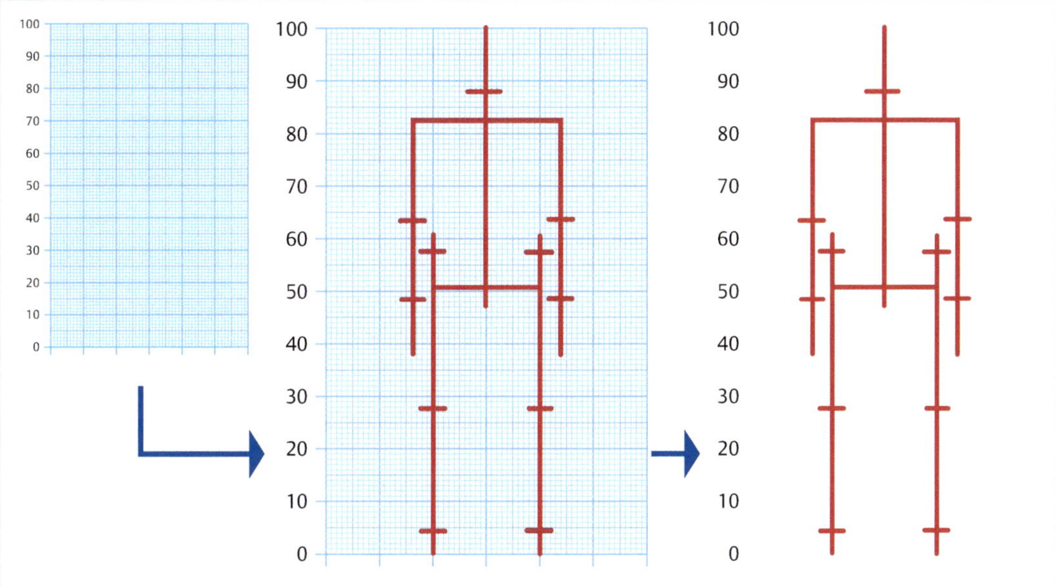

Abb. 3.5 Bach-Proportionsfigur. Entstehung einer Proportionsfigur nach Bach (Erläuterung s. Text) (Quelle: [85]).

Breitenmessung

Durchführung

▸ **Messinstrument.** Die Breitenmaße (▸ Tab. 3.4) werden traditionell mit dem kleinen und großen Tasterzirkel sowie dem Gleitzirkel bestimmt, die jedoch alle relativ teuer sind. Ohne wesentlichen Informationsverlust genügt für die Sportanthropometrie gewöhnlich auch der weitaus preiswertere, aus der Geburtshilfe bekannte Beckenzirkel (▸ Abb. 3.6).

Fußmaße

Nicht zu den eigentlichen Breitenmaßen gehören folgende Parameter, die aber in diesem Abschnitt aufgeführt werden, weil sie ebenfalls mit dem Beckenzirkel gemessen werden (▸ Abb. 3.7):

- anthropologische Fußlänge: geradlinige Entfernung zwischen dorsalem Fersenpunkt unter Belastung (= Pternion) und distalstem Punkt der Großzehe
- technologische Fußlänge: geradlinige Entfernung zwischen Pternion und distalstem Punkt der 3. Zehe

Tab. 3.4 Breitenmaße der Anthropometrie.

Breitenmaße	Anatomisch-anthropologische Beschreibung
Schulterbreite	geradlinige Entfernung zwischen den beiden Schulterhöhen (Akromialia)
sagittale Brustweite bzw. Brusttiefe	geradlinige Entfernung von einem Sternum-Punkt in Höhe der 4. Rippe in der Mediansagittalebene bis zum Dornfortsatz der Brustwirbelsäule
transversale Brustbreite bzw. Brustkorbbreite	geradlinige Entfernung der Punkte am Brustkorb, die sich am stärksten nach außen vorwölben, auf den Rippen liegend
Beckenbreite	geradlinige Entfernung der beiden Iliocristalia
Spinalabstand	geradlinige Entfernung der beiden Iliospinalia
Bicondylarbreite des Femurs	geradlinige Entfernung zwischen medialstem Punkt des Epicondylus medialis und lateralstem Punkt des Epicondylus lateralis des Femurs
Malleolenabstand	geradlinige Entfernung zwischen medialstem Punkt des Innenknöchels und lateralstem Punkt des Außenknöchels
Breite der Humerus-epiphyse	geradlinige Entfernung der inneren und äußeren Gelenkknorren des Oberarmknochens (Humeralia)
Radioulnarbreite	geradlinige Entfernung des Ellenköpfchens und des Griffelfortsatzes der Speiche (Supracar-palia)
Handbreite	geradlinige Entfernung der Außenseite des zweiten und Innenseite des fünften Mittel-handknochen-Köpfchens in Supinationsstellung (Metacarpalia)
Fersenbreite	geradlinige Entfernung des medialsten Ferseninnenrands und des lateralsten Fersenaußen-rands
schräge Fußbreite	geradlinige Entfernung zwischen lateralstem Punkt des Kleinzehengrundgelenks und medialstem Punkt des Großzehengrundgelenks

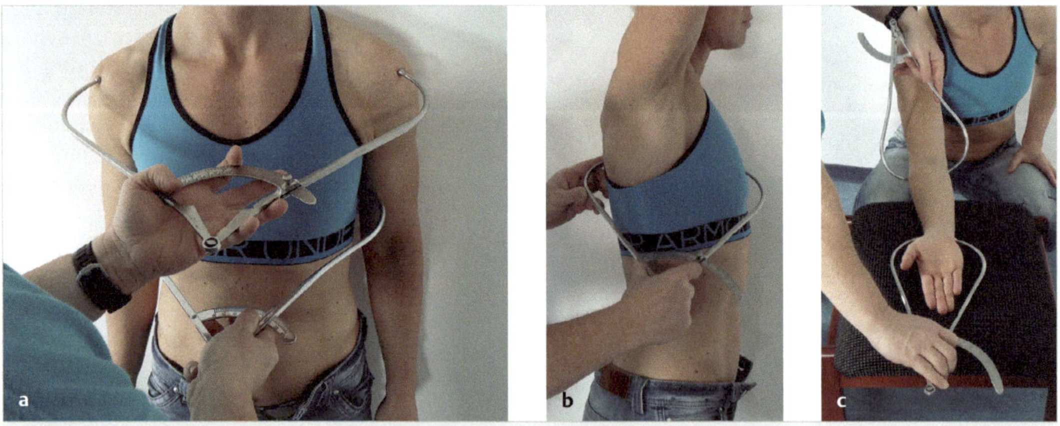

Abb. 3.6 Breitenmaße. Bestimmung der Breitenmaße mit dem Zirkel.
a Messung von Schulter- und transversaler Brustkorbbreite.
b Messung der Brusttiefe.
c Messung von Breite der Humerusepiphyse und Radioulnarbreite.

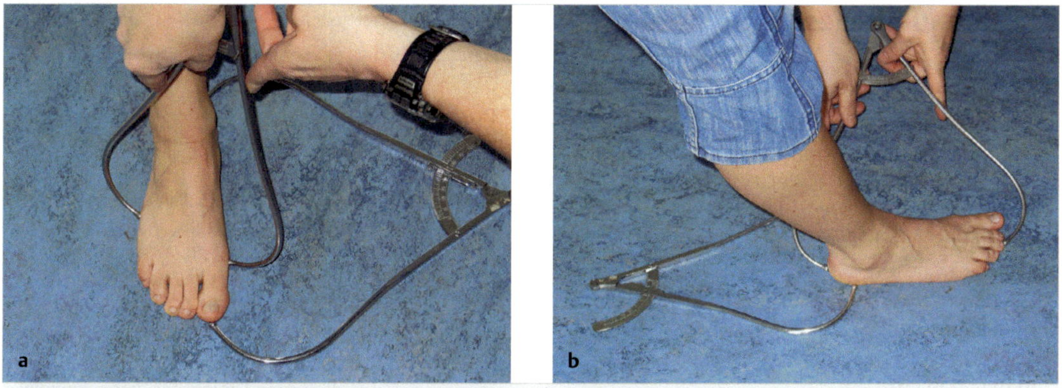

Abb. 3.7 Fußmaße. Breitenmessungen am Fuß und Bestimmung weiterer Fußmaße.
a Messung von anthropologischer Fußlänge und schräger Fußbreite.
b Messung von technologischer Fußlänge und Fersenbreite.

Tab. 3.5 Umfangsmaße der Anthropometrie.

Umfangsmaß	Anatomisch-anthropologische Beschreibung
Halsumfang	kleinster Umfang unterhalb des Kehlkopfs
Brustumfang • in Atemmittelstellung • nach maximaler Inspiration • nach maximaler Exspiration	dorsal bei beiden Geschlechtern Führung des Maßbandes unter den unteren Schulterblattwinkeln, ventral beim Mann über Mamillen, bei der Frau oberhalb des Ansatzes der Mammae
Taillenumfang	kleinster Umfang des Rumpfs oberhalb der Hüfte
Hüftumfang	am weitesten ausladende Hüftprominenz und stärkste Gesäßstelle
Oberarm-(Bizeps-)Umfang • schlaff • gebeugt	Aufsuchen der Stelle bei Bizepskontraktion unter rechtwinkliger Beugung des Arms im Ellenbogengelenk und Anhebung im Schultergelenk zur Horizontalen
Unterarmumfang maximal	Messung in entspanntem Zustand über größter seitlicher Vorwölbung des M. brachioradialis
Unterarmumfang minimal	Messung oberhalb des Proc. styloideus
Handumfang	Messung schräg zur Handlängsachse bei abgespreiztem Daumen über 2. bis 5. Mittelhandknochen
Oberschenkelumfang	größter Horizontalumfang unterhalb der Gesäßfurche
Wadenumfang	stärkste Ausbuchtung der Wadenmuskulatur
Unterschenkelumfang minimal	kleinster Umfang knapp oberhalb der Malleoli
Fußumfang	Umfang schräg von Kleinzehengrundgelenk bis zum Großzehengrundgelenk gemessen

Umfangsmessung

Zur Bestimmung der Umfangsmaße (▶ Tab. 3.5) eignen sich handelsübliche Rollmaßbänder aus Kunststoff besser als Stahlmessbänder, weil sie sich der Körperform besser anschmiegen. Darüber hinaus stehen auch elektronische Umfangsmessgeräte zur Verfügung [74].

Körperbau-Indizes

Einfache abgeleitete Parameter der Sportanthropometrie sind die sog. Körperbau-Indizes. Beispiel für einen Index ist der Körpermasseindex (Body Mass Index) zur Bestimmung des Übergewichts (Körpermasse [in kg] in Relation zur quadrierten Körperhöhe [in m]). Beispiele für weitere häufig verwendete Indizes sind (m = Körpermasse, h = Körperhöhe):

- Quetelet-Index (Zentimetergewicht) = m/(h × 100)
  m in g, h in cm
- Rohrer-Index = m × 100/h^3
  m in g, h in cm
- Livi-Index = Ponderal-Index = $\sqrt[3]{(m \times 10)}/h$
  m in g, h in cm
- Height-Weight-Ratio = $h/\sqrt[3]{m}$
  m in kg, h in cm
- Pelidisi-Index = 1000 × $m^{1/3}$/Sitzhöhe
  m in 1/10 kg, Sitzhöhe in cm

Hautfettfalten

► **Messinstrument.** Hautfettfalten (► Tab. 3.6) werden mit einem geeichten sog. Hautfettfalten-Caliper bestimmt (Caliper = engl. für Greifzirkel oder Schublehre). Diese Geräte haben eine Ablesegenauigkeit von 0,1 mm und üben einen konstanten Messdruck pro Quadratmillimeter Zangenbackenfläche aus. Nur damit sind die Messwerte verlässlich.

► **Durchführung.** Man greift die Hautfettfalte mit Daumen und Zeigefinger in einem Abstand von nur 3–5 mm zwischen greifenden Fingern und Caliper (► Abb. 3.8). Beim Ablesevorgang sind 2 Phasen zu beachten:

1. Der Zeiger fällt relativ schnell, bis die Zangenbacken auf die Hautfettfalte treffen.
2. Danach fängt die Nadel für einen kürzeren oder längeren Moment zu tanzen an: Der erste Ruck auf der Skala entspricht dem gesuchten Wert. Bewegt sich der Zeiger danach noch langsam weiter, entspricht dies einer forcierten Gewebekompression. Um diesen Effekt zu vermeiden, muss das Ergebnis innerhalb von 4 Sekunden nach Kontakt des Calipers mit der Haut abgelesen werden [9].

Tab. 3.6 Hautfettfalten.

Hautfettfalte (HFF)	Anatomisch-anthropologische Beschreibung
Trizeps-HFF	Abnahme am hängenden Oberarm in der Mitte zwischen Schulter und Ellenbogen, längs
Subskapular-HFF	Abnahme am Rücken unter dem Angulus inferior scapulae (quer in Richtung des Schulterblatts in einem 45°-Winkel zur Vertikalen)
Brust-HFF (thorakale HFF)	Abnahme bei Männern in diagonaler Richtung zwischen vorderer Axillarlinie und Brustwarze (bei Frauen am Ende des ersten Drittels der Verbindungslinie zwischen vorderer Axillarlinie und Brustwarze)
Suprailiakal-HFF	Abnahme über Spina iliaca anterior superior in schräger Richtung parallel zum Rippenverlauf (45°-Winkel zur Körperlängsachse)
Achselmitte-HFF	Abnahme in vertikaler Richtung in der mittleren Axillarlinie auf Höhe des sternalen Schwertfortsatzes
Abdominal-HFF	Abnahme in vertikaler Richtung 2,5 cm rechts neben Umbilicus
Oberschenkel-HFF	Abnahme vertikal in der Mitte der Oberschenkelvorderseite zwischen Patellaoberrand und Leistenfalte parallel zur Beinlängsachse
Unterschenkel-HFF	Abnahme in der Mitte der Unterschenkelrückseite zwischen Kniekehle und Sprunggelenk parallel zur Beinlängsachse

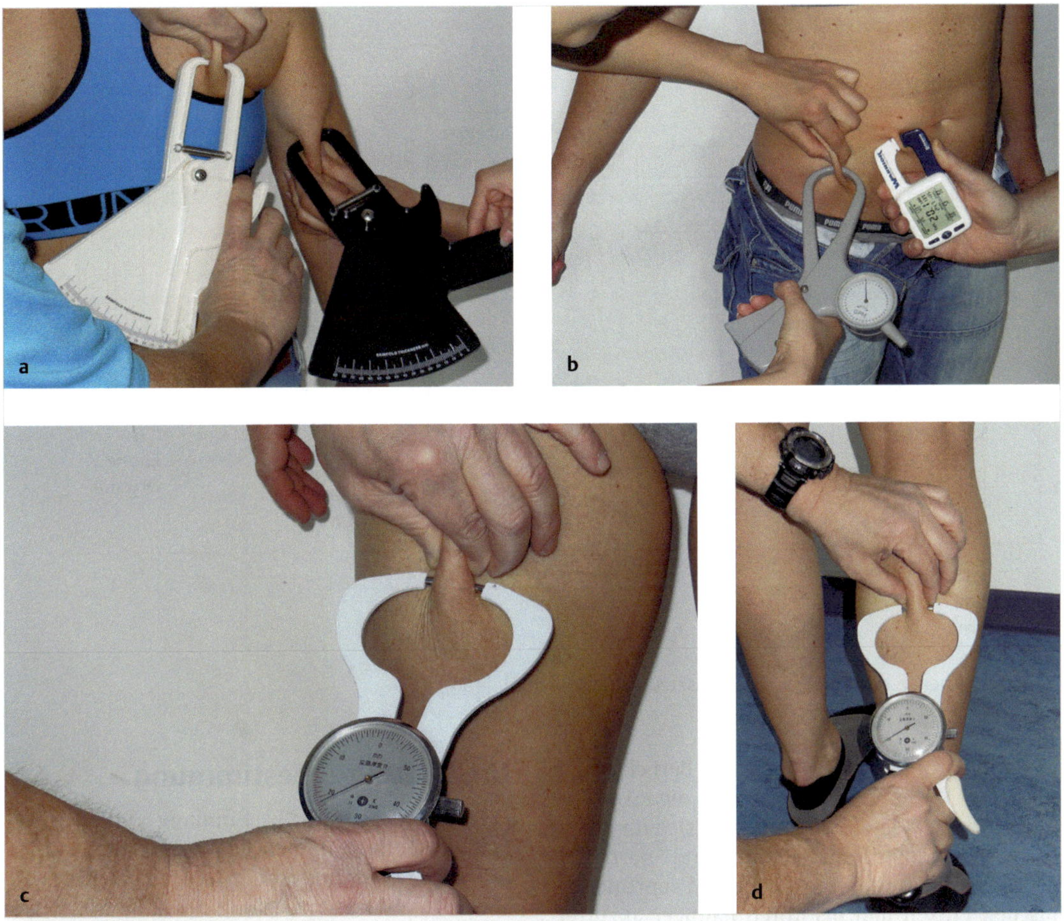

Abb. 3.8 Hautfettfaltenmessungen.
a Messung von Subskapular- und Trizeps-HFF mit konventionellen Calipern.
b Messung von Suprailiakal- und Abdominal-HFF mit konventionellem und elektronischer Caliper.
c Messung der Oberschenkel-HFF.
d Messung der Waden-HFF.

3.1.3 Bestimmung der Körperzusammensetzung

Die Methoden für die Erforschung der Körperzusammensetzung werden auch als somatolytische Techniken bezeichnet. Dabei kann man entweder die integrale Größe des gesamten Körpers (z. B. densitometrisch) messen oder man nutzt die Korrelation einzelner Komponenten des menschlichen Körpers (▶ Abb. 3.9) mit bestimmten physikalischen Eigenschaften und greift partiell auf Zusatzangaben der jeweils untersuchten Menschen zurück.

Die Techniken, die für die Bestimmung der Körperzusammensetzung eingesetzt werden können, sind:

- die Hautfettfaltenbestimmung
- Ultraschall
- ein Infrarotverfahren
- die Verteilungsmessung stabiler Isotope
- die bioelektrische Impedanzanalyse (BIA)

Die ersten 3 Verfahren fokussieren auf das Fettgewebe, die Verteilungsmessung von stabilen Isotopen auf das Gesamtkörperwasser und die BIA auf das Gesamtkörperwasser und die Körperzellmasse, die wiederum aus Zellmembranmasse und

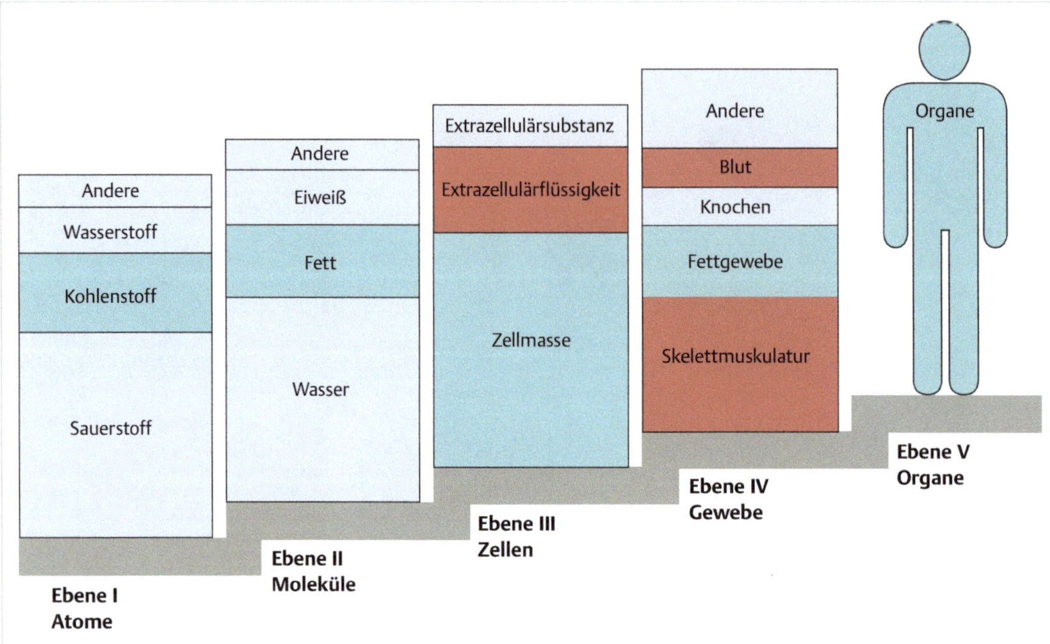

Abb. 3.9 Ebenen der Körperzusammensetzung. (Quelle: [85], [104]).

intrazellulärer Flüssigkeit besteht. Berücksichtigt man die Kosten-Nutzen-Relation, die Strahlenexposition und den Komfort, eignen sich für die direkte Anwendung beim Patienten und Sportler eigentlich nur 3 Verfahren, die auch in sportmedizinischen Praxen und Instituten häufiger anzutreffen sind: Infrarotverfahren, Hautfettfaltenbestimmung und BIA.

Hautfettfaltenbestimmung

Bei der Hautfettfaltenbestimmung wird der prozentuale Fettanteil über die Hautfettfalten gemessen. Für Männer und Frauen werden unterschiedliche Formeln zur Ermittlung des Körperfetts verwendet (▸ Tab. 3.7).

Tab. 3.7 Ermittlung des Körperfetts durch Hautfettfaltenbestimmung.

Männer	Frauen
Gleichung nach Ball, Altena, Swan [7] für Männer von 18–62 Jahre, gültig für Kaukasier, Afroamerikaner und Asiaten: %Körperfett = 0,465 + 0,180 × (∑ 7 HFF) – 0,0 002 406 × (∑ 7 HFF)² + 0,06 619 × Alter (in Jahren) die 7 HFF (in mm) sind: Trizeps-HFF, Suprailiakal-HFF, Oberschenkel-HFF, Brust-HFF, Subskapular-HFF, Achselmitte-HFF und Abdominal-HFF	Gleichung nach Ball, Swan und de Simone [8] für Frauen von 18–55 Jahre, gültig für Kaukasierinnen, Afroamerikanerinnen und Asiatinnen: %Körperfett = –6,40 665 + 0,41 946 × (∑ 3 HFF) – 0,00 126 × (∑ 3 HFF)² + 0,12 515 × Hüftumfang (In cm) + 0,06 473 × Alter (in Jahren) die 3 HFF (in mm) sind: Trizeps-HFF, Suprailiakal-HFF und Oberschenkel-HFF
Gleichung nach Parízková u. Buzkova [81] für den mitteleuropäischen Raum: %Körperfett = 3,08 + 0,092 × Trizeps-HFF (in mm) + 0,143 × Subskapular-HFF (in mm) + 0,709 × Suprailiakal-HFF (in mm)	

HFF = Hautfettfalte

Bioelektrische Impedanzanalyse

▸ **Prinzip.** Die bioelektrische Impedanzanalyse (BIA) fokussiert primär auf den Flüssigkeitshaushalt. Mit einem schwachen Wechselstrom wird über 2 Elektroden ein elektromagnetisches Feld im Körper aufgebaut. Mit 2 weiteren Elektroden lassen sich als Vierleitermessung Spannungsabfall und Phasenverschiebung der Signalspannung messen. Wasser- und elektrolytreiche Gewebe wie Liquor, Blut oder Muskulatur verfügen über eine hohe Leitfähigkeit, Fett, Knochen und luftgefüllte Hohlräume wie die Lunge werden dagegen als Hochwiderstands- oder dielektrische Gewebe bezeichnet ▸ Abb. 3.10.

▸ **Störgrößen.** Werden Elektroden nur an den Armen oder Beinen platziert, können sich Besonderheiten der regionalen Fettverteilung (z. B. Reithosentyp) erheblich auf das Ergebnis auswirken. Weitere Störgrößen können z. B. unkontrollierte schwerkraftbedingte Rückverteilungsvorgänge der Körperflüssigkeiten, kurz zurückliegende sportliche Betätigungen, die Aufnahme von Flüssigkeiten, Phasen des Menstruationszyklus oder auch die Umgebungstemperatur darstellen [24], [90].

Infrarot-Reflexionsmessung

▸ **Prinzip.** Der Messkopf sendet an einem definierten Punkt des M. biceps brachii des dominanten Arms (mittig auf der Vorderseite des Oberarms zwischen Schulterhöhe und Ellenbogenfalte) einen Nah-Infrarot-Lichtstrahl mit einer bestimmten Wellenlänge in das Oberarmgewebe. Aus der Absorptionsdifferenz, die in Fett und Muskulatur (Wasser) unterschiedlich ist, wird auf das Gesamtkörperfett geschlossen ▸ Abb. 3.11.

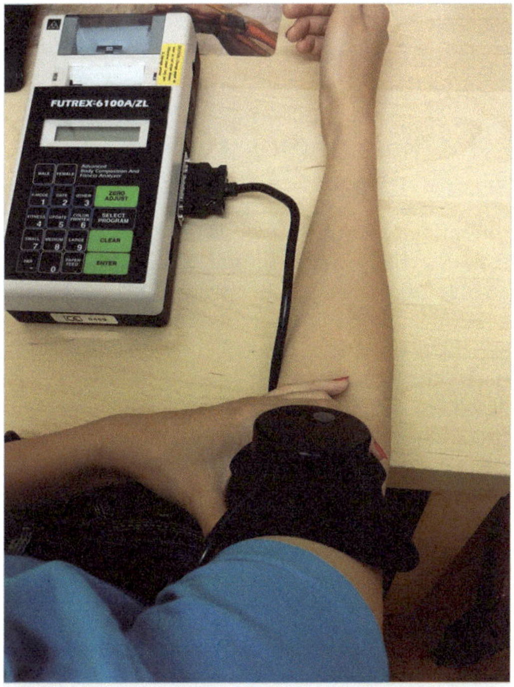

Abb. 3.11 Infrarot-Reflexionsmessung. Infrarot-Reflexionsmessung über dem M. biceps brachii.

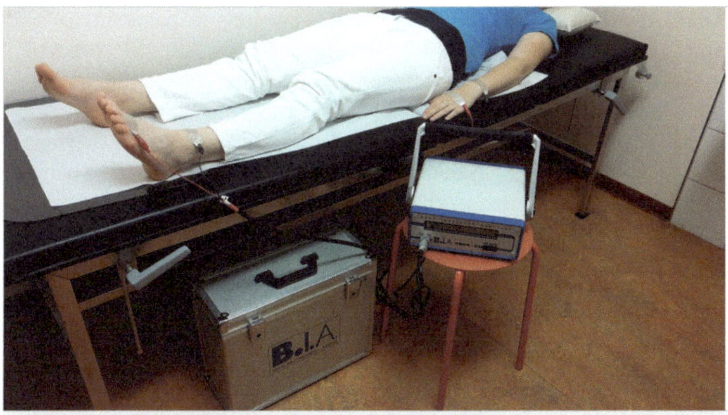

Abb. 3.10 Bioelektrische Impedanzanalyse. Über die beiden äußeren Elektroden wird die Spannung angelegt (rote Krokodilklemmen), über die beiden inneren Elektroden (schwarze Krokodilklemmen) wird der Widerstand gemessen. Die Handgelenkselektrode (Messelektrode) wird über den höchsten Punkt des Ulnarköpfchens, die Fingergelenkselektrode (Signalelektrode) über die höchsten Punkte des 2. und 3. Fingergrundgelenks, die Sprunggelenkselektrode (Messelektrode) wird über die höchsten Punkte von Außen- und Innenknöchel, die Zehengelenkselektrode (Signalelektrode) über die höchsten Punkte vom 2. und 3. Zehengrundgelenk lokalisiert.

► **Kritikpunkte.** Das Verfahren ist zwar im Vergleich zur BIA relativ unabhängig von bestimmten Mess-Rahmenbedingungen wie kürzlich erfolgter Flüssigkeitsaufnahme oder Miktion [100]. Kritikpunkte sind aber der Rückschluss auf den Gesamtfettgehalt des menschlichen Körpers aus einer einzigen subkutanen Fettschichtdicke und der im Vergleich zur Hautfettfaltenmethode relativ teure Preis.

3.1.4 Konstitutionstypen – Somatotypen – Sporttypen

Unter der Konstitution eines Individuums versteht man das relativ überdauernde, ganzheitliche Gefüge der körperlichen und seelischen Grundzüge eines Individuums, wobei für den körperbaulichen Aspekt verschiedene Typologien (zwei-, drei-, vierpolar, bipolare Variationsreihen, endokrine Typen, geschlechtsaffine Körperbautypologien, geografische Konstitutionen und Sondereinteilungen für extrem Adipöse) üblich sind. Neben der reinen Körperzusammensetzung spielen im Sport nicht selten die Körperbautypen (Konstitutionstypen) eine in bestimmten Disziplinen relevante Rolle für den potenziellen Wettkampferfolg. Die Bedeutung der konstitutionellen Leistungsvoraussetzungen kommt in manchen Sportarten bereits im Kindes- und Jugendalter zum Tragen.

Kretschmer-Typologie

In Deutschland begründete 1921 der Psychiater Ernst Kretschmer seine dreipolige Typologie [64]. Ihr Hauptnachteil sind die sog. „reinen" Typen (Pykniker – Athletiker – Leptosomer), denen höchstens 10 % der Bevölkerung entsprechen, während 90 % aller Individuen als „Legierungen" klassifiziert werden müssen.

Eine genetische Basis für den Athletiker-Typus könnte der bei verschiedenen Säugetieren wie Rindern (Blanc-Bleu Belge, Piedmonteser), Mäusen, Hunden („Bully Whippets") sowie Schafen, aber auch beim Menschen dokumentierte Myostatin-Defekt darstellen. Bei mangelnder Myostatinwirkung können sich die Muskeln auf das Zwei- bis Dreifache der normalen Größe entwickeln. Im Jahre 2004 beschrieben Schuelke et al. die von Spöttern als „Schwarzenegger-Gen" apostrophierte Mutation des Myostatin-Gens auch beim Menschen: ein Kind, das bereits mit kräftigen muskulösen proximalen Extremitäten auf die Welt kam [139]. Dass der Myostatin-Defekt sich möglicherweise wirklich positiv auf sportliche Erfolge auswirken könnte, demonstriert vielleicht das im Internet vielfach diskutierte Beispiel eines deutschen, auf Kurzzeitdisziplinen spezialisierten Bahnradsportlers Robert Förstemann, der mit einem Oberschenkelumfang von 73 cm Weltmeister und olympischer Bronzemedaillengewinner im Teamsprint wurde und nach eigenen Angaben unter einer angeborenen Fehlfunktion des Proteins Myostatin leiden soll [36].

Sheldon- und Heath-Carter-Somatotypen

Sheldon entwickelte in Nordamerika 1940 eine ähnliche Typologie wie Kretschmer und benannte seine 3 Typen nach den 3 Keimblättern. Er klassifizierte den menschlichen Körperbau (Somatotyp) nach 3 konstitutionellen Komponenten (Endomorphie – Mesomorphie – Ektomorphie), von denen jede nach einem 7-Punkte-Schema beurteilt wird (1 = Merkmal kaum vorhanden, 7 = Merkmal stark ausgeprägt). In einem 3-Komponenten-Index (1. Komponente = Endomorphie, 2. Komponente = Mesomorphie, 3. Komponente = Ektomorphie) kann man damit den Somatotyp exakt beschreiben. Dieser Index wird in ein Diagramm, das die Form eines gleichseitigen, sphärischen Dreiecks hat, den sog. Somatochart, eingetragen. Im Zentrum liegt der Somatotyp 4/4/4 (3/3/3) mit ausgewogenen Proportionen und annähernden Durchschnittsmaßen.

Heath und Carter erweiterten das Prinzip 1967 auf ein 9-Punkte-Schema für die Mesomorphie und Endomorphie. Fett- und Muskelmassezunahme als potenzielle Folgen von veränderter Ernährungssituation und anderem Bewegungsverhalten der Nachkriegsgenerationen ließen sich so differenzierter darstellen, wobei einige Konstitutionstypen auch außerhalb des Dreiecks zu liegen kommen (► Abb. 3.12).

Zur Bestimmung des Heath-Carter-Somatotyps werden die 3 Komponenten aus verschiedenen anthropometrischen Werten berechnet.

► **Bestimmung der 1. Komponente (Endomorphie).** Als erster Schritt wird die Hautfettfaltensumme (HFF-Σ, in mm) für die Trizeps-HFF, Subskapular-HFF und Suprailiakal-HFF gebildet. Diese HFF-Σ wird anschließend auf die individuelle Körperhöhe (h) durch Multiplikation mit dem Faktor

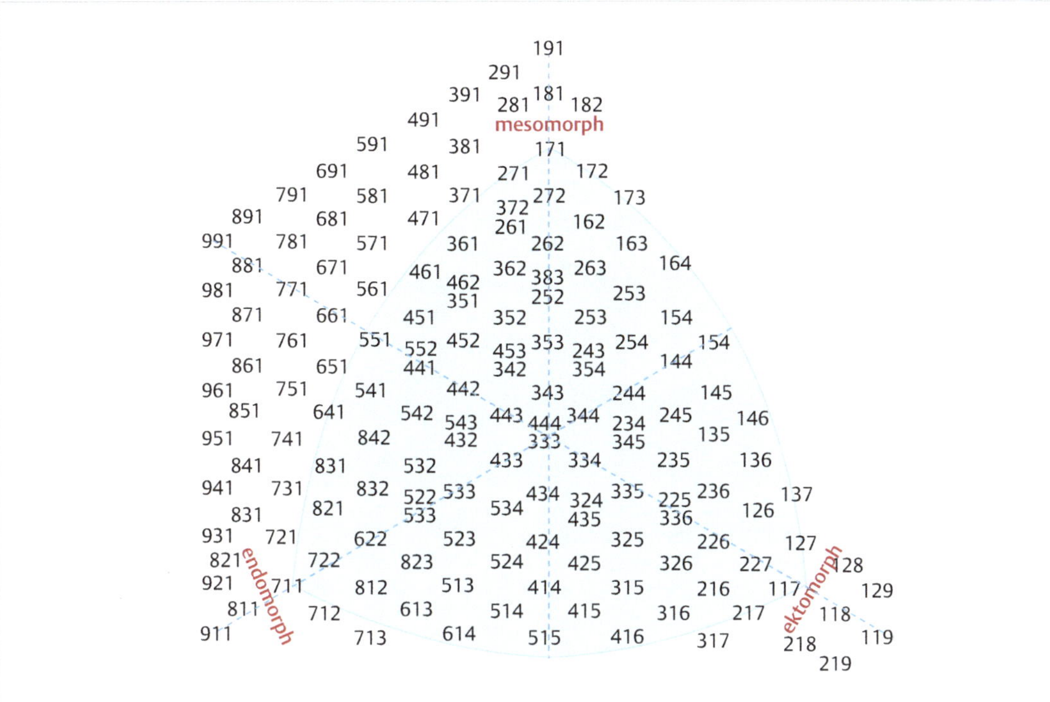

Abb. 3.12 Somatochart nach Heath und Carter. Somatochart nach Heath und Carter (Quelle: [44]).

(170,18 dividiert durch die Körperhöhe) gewichtet. Hieraus resultiert die korrigierte HFF-Σ (HFF-Σ_{corr}):

HFF-Σ_{corr} = (170,18/h) × HFF-Σ

Die Endomorphie (ENDO) wird dann nach folgender Formel berechnet:

ENDO = –0,7 182 + 0,1451 × (HFF-Σ_{corr}) – 0,00 068 × (HFF-$\Sigma_{corr})^2$ + 0,0 000 014 × (HFF-$\Sigma_{corr})^3$

▶ **Bestimmung der 2. Komponente (Mesomorphie).** Zunächst müssen Oberarm- und Wadenumfang (OU und WU, jeweils in cm) durch Subtraktion der Trizeps-HFF (in cm) und der Waden-HFF (in cm) auf den Status von Muskelumfängen mathematisch korrigiert werden:

OU_{corr} = OU (in cm) – Trizeps-HFF (in cm)

WU_{corr} = WU (in cm) – Waden-HFF (in cm)

Unter Einbeziehung der individuellen Körperhöhe (h), der Breite der Humerusepiphyse in cm (Hu) und der Femurepiphyse in cm (Fe) kann die Mesomorphie (MESO) nach folgender Formel ausgerechnet werden:

MESO = 4,5 – 0,131 × h + 0,858 × Hu + 0,601 × Fe + 0,188 × OU_{corr} + 0,161 × WU_{corr}

▶ **Bestimmung der 3. Komponente (Ektomorphie).** Die Ektomorphie (EKTO) als „relative Länge" errechnet sich aus dem reziproken Wert des Ponderal-Index, der auch als Height-Weight-Ratio (HWR) bezeichnet wird, auf der Basis der Körperhöhe (h) und der Körpermasse (m):

HWR = $h/\sqrt[3]{m}$

Die endgültige Bestimmung der Ektomorphie hängt dann von 3 differierenden Voraussetzungen ab:

- Ist HWR > 40,75, dann ist Ekto = 0,732 × HWR – 28,58
- Ist HWR < 38,25 dann ist Ekto = 0,1
- Ist 38,25 < HWR < 40,75, dann ist Ekto = 0,463 × HWR – 17,63

Merke

Im angloamerikanischen Raum dominiert das dreipolige Somatotypensystem. Im Somatochart kann jedem Individuum über einen dreiziffrigen Index exakt eine Position zugeteilt werden. Jede der 3 Ziffern bewertet den Ausprägungsgrad von Endomorphie, Mesomorphie und Ektomorphie nach einem 7- bis 9-Punkte-Schema.

Zweipoliges Körperbautypensystem nach Conrad

Conrad löste sich 1941 von den 3- bzw. 4-poligen Typensystemen, stellte die Polarität von Leptomorphen und Pyknomorphen stärker heraus und ergänzte diese Primärvarianten des Körperbaus durch eine hyperplastisch-hypoplastische Variationsreihe zu einem zweipoligen Typensystem. Hier steht an einem Ende der athletische (= hyperplastische) Typus, der Parallelen zu Kretschmers Athletiker und Sheldons Mesomorphem erkennen lässt, am anderen Ende der zierliche Hypoplastiker, der Kretschmers leptosomer Extremvariante, dem Astheniker, nahekommt. Die hypoplastisch-hyperplastische Variationsreihe kombiniert sich mit der leptomorph-pyknomorphen Variationsreihe nach Art eines schachbrettmusterartigen Koordinatensystems, in dem jede untersuchte Person nach beiden Koordinaten einen bestimmten Platz einnimmt. Dieses System findet man ausschließlich in Deutschland im Einsatz. Für die Konstitutionstypbestimmung nach Conrad benötigt man den Metrik- und den Plastikindex.

Metrik-Index

Für die Positionierung in seiner Schachbrettmustergrafik lieferte Conrad (1963) die in ▶ Tab. 3.8 und ▶ Tab. 3.10 angegebene Klassifizierung [17]. Damit gibt es für den Metrik-Index 9 verschiedene Klassen, die mit den Buchstaben „A" bis „I" benannt wurden. „A" impliziert die am stärksten pyknomorphen, „I" die extrem leptomorphen Ausrichtungen. Der Buchstabe „E" liegt genau in der Mitte und determiniert die metromorphe Proportion.

Tab. 3.8 Klasseneinteilung des Metrik-Index bei Männern und Jungen (Quelle: [17]).

Wert	Klasse
≥ 1,1	Ultra A
von + 0,8 bis + 1,0	A
von + 0,5 bis + 0,7	B
von + 0,2 bis + 0,4	C
von −0,1 bis + 0,1	D
von −0,4 bis −0,2	E
von −0,7 bis −0,5	F
von −1,0 bis −0,8	G
von −1,3 bis −1,1	H
von −1,6 bis −1,4	I
≤ −1,7	Ultra I

Der Metrik-Index berechnet sich bei Männern und Jungen wie folgt:
−0,464
− 0,042 × Körperhöhe (in cm)
+ 0,134 × Brustbreite (in cm)
+ 0,162 * Brusttiefe (in cm)

Tab. 3.9 Klasseneinteilung des Metrik-Index bei Frauen und Mädchen (Quelle: [17]).

Wert	Klasse
≥ 0,9	Ultra A
von + 0,6 bis + 0,8	A
von + 0,3 bis + 0,5	B
von + 0,0 bis + 0,2	C
von −0,3 bis −0,1	D
von −0,6 bis −0,4	E
von −0,9 bis −0,7	F
von −1,2 bis −1,0	G
von −1,5 bis −1,3	H
von −1,8 bis −1,6	I
≤ −1,9	Ultra I

Der Metrik-Index berechnet sich bei Frauen und Mädchen wie folgt:
-2,177
- 0,037 × Körperhöhe (in cm)
+ 0,161 × Brustbreite (in cm)
+ 0,177 × Brusttiefe (in cm)

Plastik-Index

Zur Bestimmung des Plastik-Index summiert man die Werte der Schulterbreite, des maximalen Unterarm- und Handumfangs (in cm) und wandelt sie mittels der geschlechtsspezifischen Einteilung in ▶ Tab. 3.10 und ▶ Tab. 3.11 in eine Klasse des Plastik-Index um. Die Klasse „1" kennzeichnet die extrem hypoplastischen, „9" die extrem hyperplastischen Werte.

Metrik- und Plastikindex ergeben einen individuellen Schnittpunkt in einem schachbrettmusterartigen Koordinatensystem (▶ Abb. 3.13a). Während der Individualentwicklung kann sich die Position in der Schachbrettmustergrafik charakteristischerweise ändern, typischerweise in Form einer Rechtsverschiebung (▶ Abb. 3.13b) [117]. Dabei ist die lepto-pyknomorphe Position relativ konstanter, die hypo-hyperplastische dagegen weitaus variabler [117]. Spitzensportler lassen sich wie in ▶ Abb. 3.14 angegeben in die Schachbrettmustergrafik einordnen.

M!

Merke

Im deutschsprachigen Raum ist die Schachbrettmustergrafik Conrads verbreitet, auf der jedem Individuum durch anthropometrisch bestimmte Metrik- und Plastik-Indizes exakt eine bestimmte Position zugeteilt werden kann. Hier steht an einem Ende der athletische (= hyperplastische) Typus, am anderen Ende der zierliche Hypoplastiker. Diese hypoplastisch-hyperplastische Variationsreihe wird um die leptomorph-pyknomorphe Variationsreihe ergänzt.

Tab. 3.10 Klasseneinteilung des Plastik-Index bei Männern und Jungen, ausführliche Darstellung mit Ultra-Klassen (Quelle: [17]).

Männer	Klasse
55,2 bis 57,7	UK 7
57,8 bis 60,3	UK 6
60,4 bis 62,9	UK 5
63,0 bis 65,5	UK 4
65,6 bis 68,1	UK 3
68,2 bis 70,7	UK 2
70,8 bis 73,3	UK 1
≤ 73,3	Ultra 1
73,4–75,9	1
76,0–78,5	2
78,6–81,1	3
81,2–83,7	4
83,8–86,3	5
86,4–88,9	6
89,0–91,5	7
91,6–94,1	8
94,2–96,7	9
≥ 96,8	Ultra 9

Der Plastik-Index ergibt sich aus der Summe von Akromialbreite, Handumfang und Unterarmumfang. UK = Ultra Kind.

Tab. 3.11 Klasseneinteilung des Plastik-Index bei Frauen und Mädchen, ausführliche Darstellung mit Ultra-Klassen (Quelle: [17]).

Frauen	Klasse
50,1 bis 52,4	UK 7
52,5 bis 54,8	UK 6
54,9 bis 57,2	UK 5
57,3 bis 59,6	UK 4
59,7 bis 62,0	UK 3
62,1 bis 64,4	UK 2
64,5 bis 66,8	UK 1
≤ 66,8	Ultra 1
66,9–69,2	1
69,3–71,6	2
71,7–74,0	3
74,1–76,4	4
76,5–78,8	5
78,9–81,2	6
81,3–83,6	7
83,7–86,0	8
86,1–88,4	9
≥ 88,5	Ultra 9

Der Plastik-Index ergibt sich aus der Summe von Akromialbreite, Handumfang und Unterarmumfang. UK = Ultra Kind.

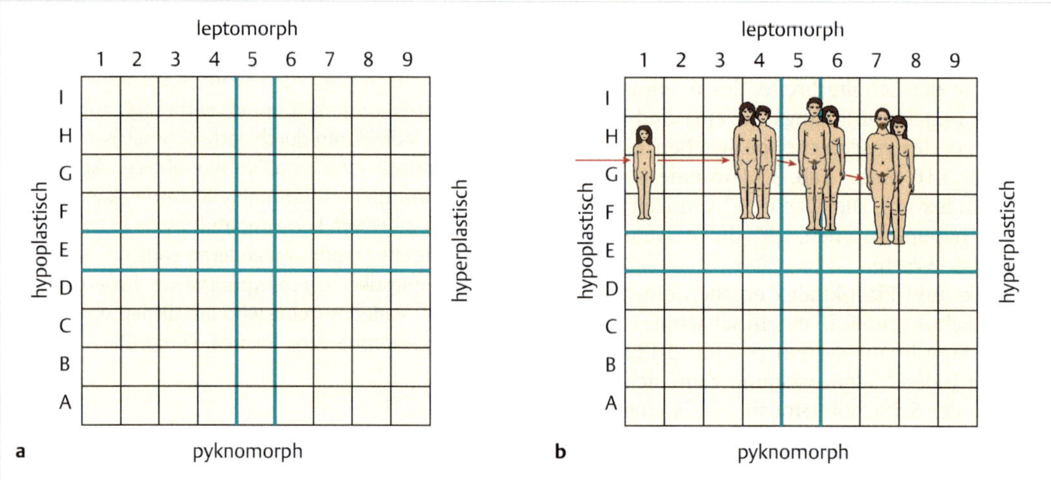

Abb. 3.13 Conrads Schachbrettmustergrafik. Traditionelle Darstellung ohne Ultra-Klassen (vgl. ► Tab. 3.10, ► Tab. 3.11) (Quelle: [17], [85], [117])

a Grundsätzlicher Aufbau des Schachbrettmusters.

b Rechtsverschiebung der konstitutionellen Position während der Individualentwicklung von der Kindheit bis zum Adulten in der Schachbrettmustergrafik.

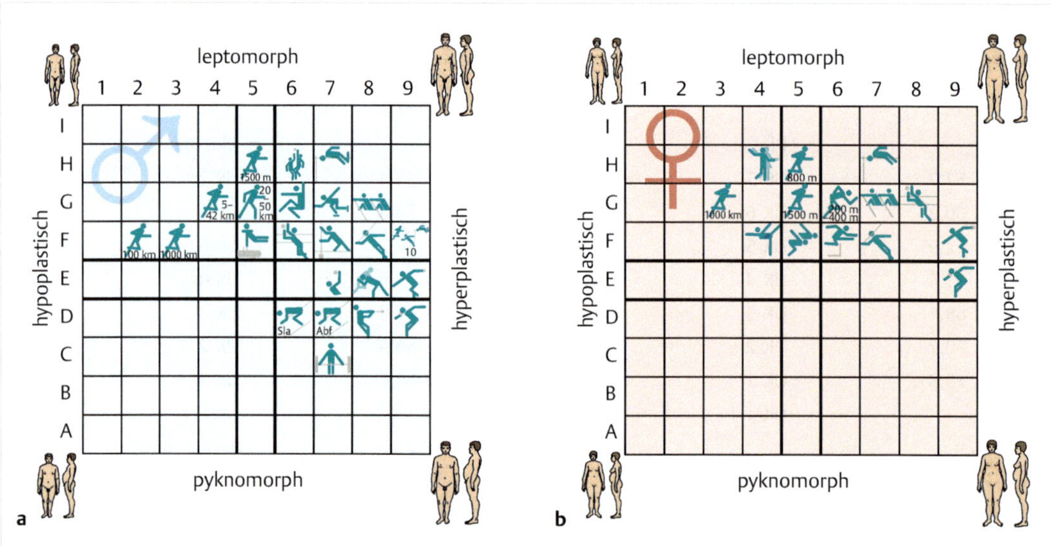

Abb. 3.14 Spitzensportler in Conrads Schachbrettmustergrafik. (Quelle: [17], [85])

a Spitzensportler.

b Spitzensportlerinnen.

Aktive-Körper-Substanz-Index

Beim AKS-Index nach Tittel und Wutscherk [117] wird zunächst die aktive Körpersubstanz (AKS = Lean Body Mass = LBM) bestimmt, indem man den prozentualen Fettanteil in absolute Fettmasse umrechnet. Dieser Anteil muss von der Gesamtkörpermasse subtrahiert werden. Der AKS-Index wiederum ist der Quotient aus aktiver Körpersubstanz und Körperhöhe:

AKS-Index = AKS (in g) × 100/Körperhöhe³ (in cm³)

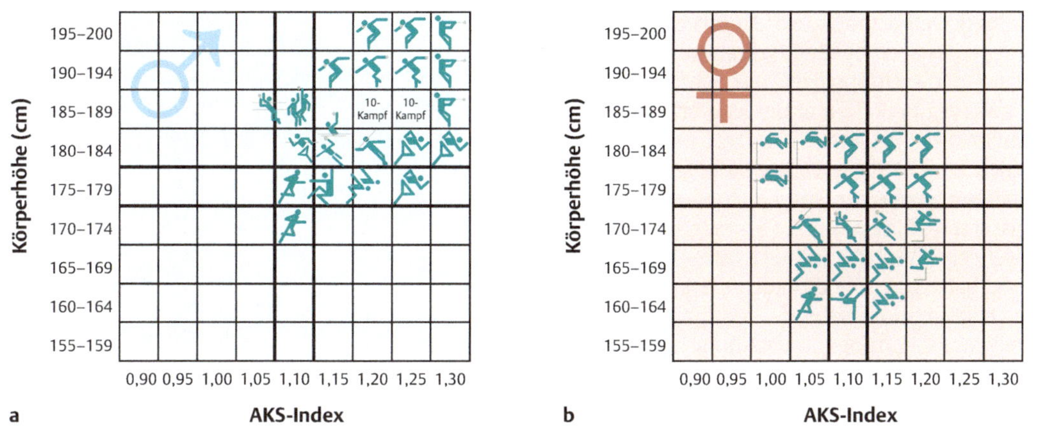

Abb. 3.15 AKS-Index-Körperhöhen-Diagramm. Spitzensportler im AKS-Index-Körperhöhen-Diagramm nach Tittel und Wutscherk (Quelle: [85]).
a Spitzensportler.
b Spitzensportlerinnen.

Die Leistungsstärksten in jeder Sportart lassen sich am besten in einem Koordinatensystem darstellen, das sowohl die Körperhöhe als auch den AKS-Index impliziert [117]. Bei den Läufern vermindert sich der AKS-Index mit zunehmender Streckenlänge. Hürdenläufer weisen geringere Indexwerte auf als die Läufer auf den Flachstrecken. Die Springer entsprechen mit Ausnahme der stärker athletisch geprägten Stabhochspringer den Hürdenläufern. Extrem hohe Werte werden von den Werfern erreicht (▶ Abb. 3.15).

Referenzwerte verschiedener (Sportler-)Kollektive, die sowohl mit der Somatotypisierung als auch der Konstitutionstypbestimmung nach Conrad untersucht wurden, sind in folgender Literatur zu finden: Aerobic [102], Badminton [28], [99], Basketball [97], Feuerwehrleute [87], Fußball [26], [101], Handball [101], [95], Inline-Skating [75], Judo (Kinder) [3], Diabetessportgruppe [96], Ju-Jutsu [92], Karate [40], [39], [41], [89], Karate (Kinder) [3], Muay Thai [65], REHA-Patienten [88], Rugby [94], Sportstudenten [26], Taekwondo [38], [37], Tanzsport [78], Tennis [58], [99], Ultralangstreckenlauf [85].

3.1.5 Fazit

Sicher ist die Sportanthropometrie auf den ersten Blick eine relativ aufwendige Methode für die hausärztliche Praxis. Grundsätzlich benötigt der Sportarzt aber aus der Auswahl der vorgestellten Verfahren nur jeweils eine Methode zur Bestimmung der Körperzusammensetzung und des Konstitutionstyps:

- Das preisgünstigste, auch von der MFA durchführbare Verfahren zur Bestimmung der Körperzusammensetzung ist die Hautfettfaltenmethode, die ggf. bei entsprechenden Fragestellungen durch eine BIA oder Infrarot-Reflexionsmessung ergänzt werden kann. Deren Stärke liegt wiederum in der Reliabilität bei einer Verlaufskontrolle (z. B. nach einer Reduktionsdiät oder zur Wettkampfvorbereitung).
- Das zeiteffektivste Verfahren zur Bestimmung des Konstitutionstyps, das auch von der MFA erledigt werden kann, ist die Methode nach Conrad, für die außer Körperhöhe, Hand- und Unterarmumfang nur die Messung von Schulterbreite, Brustbreite und Brusttiefe benötigt werden, d. h. dazu müsste man sich lediglich einen Beckenzirkel anschaffen.

Damit hat die schon in die Jahre gekommene Sportanthropometrie gerade auch unter wirtschaftlichen Gesichtspunkten selbst noch im

21. Jahrhundert ihren Stellenwert, da sich die kostenintensiven Laboruntersuchungen zur Bestimmung eines eventuellen Myostatindefekts oder anderer sportanthropologischer Marker zumindest in unserer Generation in der Hausarztpraxis kaum durchsetzen dürften.

Die körperbauliche Vermessung liefert nicht nur die Grundlagen zur sportanthropologischen Voraussetzung für bestimmte Sportarten (z. B. leichtathletische Wurfdisziplinen, American Football, Basketball, etc.), sondern auch die Basis für multiple trainingsoptimierende Maßnahmen (Sporternährungsberatung, Krafttraining, ect.) mit der Zielsetzung der bestmöglichen, individuellen Sportentwicklung und Sportlerbetreuung vom Nachwuchs- bis zum Hochleistungssportler (Talent → Entwicklung, Höhenprädiktion).

3.2 Kardiale Funktionsdiagnostik

M. Jahnecke

3.2.1 Definitionen

Die kardiale Funktionsdiagnostik beginnt bei der einfachen Pulsmessung (Kap. 3.2.2) als Messung der Herzfrequenz, die alleine noch keine ausreichend zuverlässigen Rückschlüsse auf die Leistungsfähigkeit eines Sportlers erlaubt. Für den in den Gefäßen herrschenden Druck, den Blutdruck, gibt es in Ruhe und bei Belastung (Kap. 3.2.3) verlässlichere Referenzwerte als für den Ruhepuls, sodass Aussagen zu einer eventuellen Hypertonie und einem normalen oder pathologischen Blutdruckanstieg unter Belastung möglich sind. Mit dem EKG werden die elektrischen Aktivitäten der Herzmuskulatur erfasst. Die EKG-Untersuchungen in Ruhe (Kap. 3.2.4), unter Belastung (Kap. 3.2.5) und als Langzeit-EKG (Kap. 3.2.6) erlauben Aussagen zur kardialen Adaptation, aber auch zur Gefährdung eines Sportlers. Sie gehören nur noch teilweise zur Routinediagnostik. Die Echokardiografie, der Ultraschall des Herzens (Kap. 3.2.7), ist dann bereits eine weiterführende Untersuchung, mit der offen gebliebene Fragen geklärt werden können.

3.2.2 Ruhepuls

In der Regel entspricht die Pulsfrequenz der Herzfrequenz und damit den Kontraktionen in der jeweiligen Zeiteinheit (pro min, engl. beats/min). Bei ventrikulären Extrasystolen kann jedoch ein Pulsdefizit entstehen, weil die verringerte Auswurfleistung des Herzens im Rahmen der Extrasystolie keine fühlbare Pulswelle produziert.

► **Einflussfaktoren/Regulierung.** Die Herzfrequenz ist Stellgröße in einem vernetzten Regelkreis und wird durch zahlreiche nervale und humorale Faktoren beeinflusst. Besonders der Vagus und der Sympathikus steuern über die intrinsische Aktivität des Sinusknotens die Herzfrequenz [69]. Zahlreiche weitere Faktoren, wie z. B. Medikamente, Einfluss von z. B. Koffein oder Nikotin, aber auch Allgemeinerkrankungen wie z. B. Fieber oder Stress beeinflussen ebenfalls die Ruhe-Herzfrequenz.

► **Durchführung.** Sinnvollerweise wird die Ruhe-Herzfrequenz unmittelbar nach dem morgendlichen Aufwachen – noch im Bett liegend – bestimmt. Alternativ dazu sollte vor der Bestimmung einer Ruhefrequenz immer eine mindestens 10-minütige Ruhephase im Liegen gewährleistet sein, um vergleichbare Ergebnisse zu erzielen. Die Pulsfrequenz wird an der A. radialis oder A. carotis gemessen. Alternativ dazu ist, zumindest beim Fehlen von ventrikulären Extrasystolen, auch eine Herzfrequenzmessung mit einem Pulsgurt möglich.

► **Referenzwerte.** Für das Herzfrequenzverhalten, sowohl in Ruhe als auch unter Belastung, liegen zahlreiche Referenzwerte vor, die jedoch aufgrund unterschiedlicher Methodik und sehr differenter Kollektive insgesamt nur schwer vergleichbar sind. Bewährte Werte für die Ruhe-Herzfrequenz sind Frequenzen von 60–100/min; von einer Bradykardie spricht man unter 60/min und von einer Tachykardie bei über 100/min.

► **Aussagekraft/Bedeutung.** Eine Krankheit kann nur anhand der Frequenz ohne EKG-Diagnostik nicht oder nur in wenigen Fällen diagnostiziert werden. Beim Sportler erlaubt die Ruhe-Herzfrequenz selbst keine ausreichend zuverlässigen Rückschlüsse auf die Leistungsfähigkeit. Allerdings wird man bei dauertrainierten Probanden häufiger in Ruhe eine bradykarde Frequenz finden. Eine manifeste Tachykardie hingegen spricht eher gegen eine gute Leistungsfähigkeit. Erfasst ein Sportler über einen längeren Zeitraum morgendlich seine Ruhe-Herzfrequenz, erlaubt ihm das Rückschlüsse über die Verbesserung seines Trainingszustandes (durch regelmäßiges Training sind in der Literatur doch deutliche Senkungen der Ruhe-Frequenz beschrieben).

Praxistipp

Sportler sollten auf die Bedeutung eines plötzlichen Anstiegs der Ruhe-Herzfrequenz hingewiesen werden. So sind deutliche Herzfrequenzanstiege häufig Vorboten z. B. von Infekten oder evtl. auch Kennzeichen einer Übertrainingssituation.

3.2.3 Ruheblutdruck/Belastungsblutdruck

Der Blutdruck ist der in den Gefäßen herrschende Druck, im engeren Sinne versteht man darunter den arteriellen Blutdruck. Er ist eine Funktion von Herzminutenvolumen und peripherem Widerstand.

► **Einflussfaktoren/Regulierung.** Der Blutdruck wird durch verschiedene Regulationsmechanismen kurz- und längerfristig auf einem möglichst konstanten Wert gehalten bzw. dem jeweiligen Durchblutungsbedarf der Organe angepasst:

- Für die kurzfristige Regulierung des arteriellen Blutdrucks stehen Barorezeptoren im Karotissinus und im Aortenbogen bzw. Dehnungsrezeptoren in den Vorhöfen und in den Koronararterien zur Verfügung, die durch vagale afferente Fasern die aktuellen Blutdruckwerte ermitteln.
- An langfristigeren Regulationsvorgängen des Blutdrucks sind Änderungen des extrazirkulären Flüssigkeitsvolumens und die Aktivierung von Hormonsystemen (z. B. Renin-Angiotensin-System, Vasopressin, ADH und natriuretisches Peptid) beteiligt. Hier setzt man auch zahlreiche moderne antihypertensive Medikamente ein, um entsprechende Gegenregulationen bei Hypertonikern hervorzurufen [69].

Während in Ruhe vor allem die Aktivierung des Sympathikus die wesentliche Rolle für eine Blutdrucksteigerung spielt, wird der Blutdruck bei körperlicher Belastung insbesondere über Chemorezeptoren und Muskelrezeptoren reguliert. Eine arterielle Drucksteigerung ergibt sich generell über eine Zunahme des Herzminutenvolumens und/oder einen Herzfrequenzanstieg sowie über die Änderung bzw. Zunahme des peripheren Widerstandes. Bei einer Belastung verringert sich zwar der periphere Widerstand, über die Chemo- und Muskelrezeptoren steigt der Blutfluss jedoch überproportional an und weil die Herzfrequenz gleichzeitig ansteigt, erhöht sich letztlich auch der Blutdruck. Diastolische Werte hingegen steigen bei körperlicher Belastung nur wenig an (wobei diese Werte nichtinvasiv nur sehr schwer nachzuweisen sind und daher oft fehlerhaft bestimmt werden).

Merke

Während körperlicher Belastung nimmt der systolische Druck zu, der mittlere arterielle Druck bleibt weitgehend konstant, der diastolische Druck nimmt gering zu oder bleibt gleich.

► **Durchführung.** In den aktuellen Leitlinien der Deutschen Hochdruckliga von 2014 werden für Blutdruckmessungen im Sitzen die folgenden Empfehlungen gegeben:

- Vor der Messung sollte eine ca. 3–5-minütige Ruhepause eingehalten werden.
- Der Blutdruck sollte mindestens zweimal in Abständen von 1–2 min gemessen werden. Weitere Bestätigungsmessungen sind sinnvoll. Patienten mit Arrhythmien sollten öfter gemessen werden, um die Genauigkeit zu erhöhen.
- In der Regel sollte eine Standardmanschette (12-13 cm breit, 35 cm lang) verwendet werden. Für Armumfänge über 32 cm bzw. auch für dünnere Arme gibt es angepasste Manschetten.
- Insbesondere bei Erstuntersuchungen sollte immer der Blutdruck an beiden Armen gemessen werden, der höhere Blutdruckwert ist dann der Referenzwert. Unter Ruhebedingungen gibt es exakt definierte Grenzwerte, die nicht überschritten werden sollten.

► **Referenzwerte.** Die aktuelle Einteilung der Deutschen Hochdruckliga unterscheidet 7 Kategorien des Blutdrucks bei Erwachsenen (► Tab. 3.12) [33].

Unter Belastung steigt der systolische Blutdruck an. Dabei gelten Werte von 190–220 mmHg bei 100 Watt noch als normal [119]. Werte über 210 mmHg gelten als Belastungshypertonie, die nach aktuellen Erkenntnissen eine Ruhehypertonie vorhersagen kann.

► **Aussagekraft/Bedeutung.** Zwischen Ergometerbelastungen und der Höhe des systolischen Blutdrucks besteht eine weitgehend lineare Beziehung, die einen kontinuierlichen Anstieg zeigt. In der Erholungsphase kehrt der Blutdruck bei Trainierten in der Regel schneller zurück als bei Untrainierten.

Prinzipiell muss man zu der Belastungshypertonie sagen, dass die Grenzwerte für die Belastungsstufen sehr uneinheitlich definiert werden, selbst das oft verwendete Abbruchkriterium bei einem Belastungs-EKG von 250/120 mmHg scheint bei gemessenen Spitzenwerten in einzelnen Phasen maximaler Belastungen (z. B. bei Kraftsportlern) von bis zu 320/250 mmHg und darüber hinaus [68] zumindest diskussionswürdig.

Eine auch bei Sportlern vorkommende Sonderform ist die isolierte systolische Hypertonie (► Tab. 3.12). Sie kommt insbesondere bei einem sog. Sportlerherz vor, das gekennzeichnet ist durch ein hohes Ruheschlagvolumen und einen hohen „cardiac output“ bei einem niedrigen Puls und einem niedrigen peripheren vaskulären Widerstand. Auch bei Sportlern gelten in diesem Zusammenhang die allgemeinen diesbezüglichen Therapieempfehlungen.

Bei Patienten mit arterieller Hypertonie wurde nachgewiesen, dass sie durch ein regelmäßig ausgeführtes Training die Effektivität einer medikamentösen Therapie unterstützen können [62]. Den gleichen Effekt hat auch ein Krafttraining mit moderater Intensität [68]. Bedeutsam ist dabei, dass diese Patienten die kardiovaskuläre Mortalität um bis zu 70 % senken können [32].

Praxistipp

Sollten im Rahmen der Betreuung von Sportlern hypertensive Werte nachgewiesen werden, empfiehlt sich eine weitere Abklärung mit Ruhe-EKG, spezifischen Laboruntersuchungen gemäß den Empfehlungen der Fachgesellschaften [33] sowie einer Belastungsuntersuchung und ggf. Echokardiografie.

3.2.4 Ruhe-Elektrokardiogramm

Regelmäßiges Training führt bei Sportlern zur kardialen Adaptation:

- Ausdauersport geht mit einer isotonischen Volumenbelastung einher und führt zur einer exzentrischen Hypertrophie des Herzmuskels mit größerem enddiastolischem Volumen, größerem Schlagvolumen und größerer Auswurfleistung („cardiac output“).
- Reines Krafttraining führt über die isometrische Druckbelastung durch den erhöhten Blutdruck eher zu einer konzentrischen Hypertrophie.

Prinzipiell findet man aber bei den meisten Sportarten Komponenten beider Belastungsformen [5]. Die funktionellen strukturellen Adaptionen des Herzens und die physiologische Anpassung des Vegetativums führen daher bei Sportlern häufig zu trainingsbedingten Veränderungen des Ruhe-EKGs, wobei Normvarianten teilweise nur schwer von pathologischen EKG-Veränderungen abzugrenzen sind [108]. Die aktuellen Empfehlungen der Europäischen Gesellschaft für Kardiologie

Tab. 3.12 Definition und Klassifikation der Hypertonie (Quelle: [33]).

Systolischer Blutdruck	Diastolischer Blutdruck	Verknüpfung	Kategorie
< 120	< 80	und	optimal
120–129	80–84	und/oder	normal
130–139	85–89	und/oder	hochnormal
140–159	90–99	und/oder	Hypertonie Grad I
160–179	100–109	und/oder	Hypertonie Grad II
≥ 180	≥ 110	und/oder	Hypertonie Grad III
≥ 140	< 90	und	isolierte systolische Hypertonie

(ESC) zur Interpretation des Sportler-EKGs [19] differenzieren zwischen gewöhnlichen, trainingsbedingten und ungewöhnlichen, nicht trainingsbedingten (und somit eventuell pathologischen) EKG-Veränderungen. Die sog. Seattle-Kriterien unterscheiden bei den ungewöhnlichen, nicht trainingsbedingten EKG-Veränderungen einerseits Kardiomyopathien [30] und andererseits primär elektrische Herzerkrankungen [29]. Die Aussagefähigkeit der Seattle-Kriterien wurde unlängst in einer Arbeit von Sheikh [111] überprüft und zeigte eine sehr gute Korrelation zu den klinischen Ereignissen.

M!

Merke

Bei mehr als 4h Sport pro Woche zeigen bis zu 40 % der Sportler-EKGs Veränderungen.

Gewöhnliche, trainingsbedingte Veränderungen des Elektrokardiogramms

Trainingsbedingte EKG-Veränderungen sind häufig und können, je nach zugrundeliegender Studie und Definition der Veränderung zwischen 40 und 80 % der Sportler betreffen [19].

► **Sinusbradykardie.** Eine Sinusbradykardie mit einer Herzfrequenz von unter 60 ist die häufigste sportbedingte EKG-Veränderung.

► **Arrhythmien.** Arrhythmien, wie z. B. ektope Vorhofrhythmen, asymptomatische AV-junktionale Ersatzrhythmen oder auch ventrikuläre Ersatzrhythmen und Parasystolien, treten gehäuft bei ausgeprägter Bradykardie auf. Ihnen ist gemeinsam, dass sie typischerweise bei ansteigender Herzfrequenz unter Belastung verschwinden. Auch eine ausgeprägte atemabhängige Sinusarrhythmie ist häufig bei Sportlern vorzufinden und auf einen erhöhten Vagotonus zurückzuführen. Bei trainierten Sportlern kann man zudem einen AV-Block I° und einen AV-Block II° Typ Wenckebach (Mobitz-Typ 1) finden. Auch hier ist die Ursache der erhöhte Vagotonus bzw. die niedrige sympathische Aktivität.

► **Erhöhte QRS-Amplituden.** Durch die physiologische Hypertrophie des Herzens kommt es bei Sportlern zu isoliert erhöhten QRS-Amplituden. Auch die veränderte Körperzusammensetzung mit niedrigerem Körperfettanteil ändert die Ableitungsbedingungen und vergrößert damit die QRS-Amplituden im Vergleich zu nicht trainierten Personen.

► **Inkompletter Rechtsschenkelblock.** In über der Hälfte der EKGs bei Sportlern (insbesondere bei Männern) findet man einen inkompletten Rechtsschenkelblock. Es wird angenommen, dass er Folge der trainingsbedingten Größenzunahme des rechten Ventrikels ist und nicht, wie bei einem „herkömmlichen" Rechtsschenkelblock, einer Veränderung des spezifischen Erregungsleitungssystems entspricht. In der Regel ist diese Veränderung durch eine Trainings- oder Sportpause reversibel.

► **Frühe Repolarisation.** Die trainingsbedingte Hypervagotonie führt bei Sportlern häufig zu einer frühen Repolarisation, die durch eine erhöht abgehende konkavförmige ST-Strecke mit einem erhöhten J-Punkt charakterisiert ist. Bei niedriger Herzfrequenz sind diese Veränderungen ausgeprägter und gehen gelegentlich mit erhöhten und spitz-positiven T-Wellen einher. Bei höheren Herzfrequenzen nehmen sie ab oder verschwinden. Durch eine Reduktion des Trainings oder eine Trainingspause sind auch diese Veränderungen häufig regredient [108].

M!

Merke

Als Physiologische EKG-Veränderungen können Sinusbradykardie, AV-Block I°, atriale oder AV-junktionale Rhythmen, inkompletter Rechtsschenkelblock, isolierte Voltagekriterien für linksventrikuläre Hypertrophie und frühe Repolarisation vorkommen.

Alle anderen EKG-Veränderungen sind pathologisch, insbesondere T-Negativierungen und ST-Veränderungen bedürfen einer weiteren kardiologischen Abklärung. Bei pathologischen EKG-Veränderungen sind die folgenden Maßnahmen indiziert:

- Anamnese und Familienanamnese
- Echokardiografie
- belastungslimitierende Ergometrie
- Langzeit-EKG-Aufzeichnungen
- bei negativem Echo ggf. kardiales MRT (bessere diagnostische Vorhersagbarkeit bei Kardiomyopathien)

Ungewöhnliche, nicht trainingsbedingte Veränderungen des Elektrokardiogramms

Bei ca. 5% der Sportler können ungewöhnliche, nicht trainingsbedingte EKG-Veränderungen beobachtet werden, die auf kardiovaskuläre Erkrankungen hinweisen können und daher immer abgeklärt und ggf. im Verlauf kontrolliert werden sollten.

Ventrikuläre Extrasystolen

Die QRS-Morphologie, welche die ventrikuläre Extrasystolie zeigt, erlaubt Hinweise auf ihren Entstehungsort. Ventrikuläre Extrasystolen aus dem rechtsventrikulären Ausflusstrakt sind in der Regel linksschenkelblockartig verändert. Sie sind meist gutartig, da sie nicht unbedingt mit einer strukturellen Herzerkrankung verbunden sind. Ventrikuläre Extrasystolen mit linksschenkelblockartiger Morphologie und negativen QRS-Komplexen in den Hinterwandableitungen können auf eine arrhythmogene rechtsventrikuläre Kardiomyopathie (ARVC) hindeuten.

Veränderungen des Elektrokardiogramms mit Verdacht auf Kardiomyopathien und pathologische Hypertrophien

Im Gegensatz zu den oben beschriebenen physiologischen EKG-Veränderungen bei Sportlern findet man bei Kardiomyopathien und anderen pathologischen Herzerkrankungen meist zusätzliche charakteristische EKG-Veränderungen.

► **Pathologische Q-Zacken.** Q-Zacken, die über 0,3 mV oder breiter als > 40 ms sind und in mehr als 2 Ableitungen auftreten, wobei die Ableitung III und aVR hierfür nicht herangezogen werden sollten, werden als pathologische Q-Zacken bezeichnet.

► **Schenkel- und Hemiblöcke.** Komplette Schenkelblöcke (QRS > 120 ms) und Hemiblöcke kommen bei den verschiedensten Herzerkrankungen vor (z. B. Kardiomyopathien, Myokarditiden, koronare Herzkrankheit). Während der komplette Rechtsschenkelblock in 20–30% auch durchaus ohne eine greifbare kardiovaskuläre Erkrankung beobachtet wird, ist ein Linksschenkelblock quasi immer pathologisch.

> **Praxistipp**
>
> Eine Kombination aus Hemiblock und Schenkelblock weist auf ausgedehnte Veränderungen im Reizleitungssystem einher, sodass die Gefahr höhergradiger AV-Blockierungen besteht.

Unspezifische intraventrikuläre Reizleitungsverzögerungen ohne Kriterien eines kompletten Schenkelblocks können auf eine Herzmuskelerkrankung hinweisen, müssen dies aber nicht. Intraventrikuläre Reizleitungsstörungen, die über 140 ms hinausgehen, gelten hingegen als eindeutig pathologisch.

► **Veränderungen des Lagetyps.** Ein überdrehter Linkstyp kann z. B. sekundäres Zeichen einer pathologischen Hypertrophie sein und sollte weiter abgeklärt werden. Ebenso ist ein überdrehter Rechtstyp bei herzgesunden Sportlern extrem selten und sollte abgeklärt werden. Ebenso sollte man bei der EKG-Beurteilung auf die geltenden Zeichen von vergrößerten Vorhöfen achten, wie z. B. durch das Auftreten eines P pulmonale oder eines P mitrale.

► **ST-Streckenveränderungen.** Bedeutsam sind ST-Streckenveränderungen, z. B. in Form einer negativen T-Welle, oder pathologische ST-Streckensenkungen oder -hebungen. Auch hier ist eine weitere kardiologische Abklärung immer indiziert.

► **Supraventrikuläre Arrhythmien .** Sie sind bei jüngeren Sportlern eher selten (< 0,01 %), während das Vorhofflimmern bei Ausdauersportlern im mittleren [53] und höheren Lebensalter [6] und langer Trainingsanamnese häufiger vorkommen kann als bei gleichaltrigen Inaktiven.

Veränderungen des Elektrokardiogramms mit Verdacht auf primär elektrische Herzerkrankungen

► **Präexzitationssyndrome.** Präexzitationssyndrome wie z. B. das Wolff-Parkinson-White-Syndrom sind bei Sportlern und Untrainierten extrem selten. Die Patienten werden häufig erst symptomatisch, wenn es zu supraventrikulären Tachykardien kommt. Patienten mit einem WPW-Syndrom sind aber durch Vorhofflimmern gefährdet, weil das Risiko eines plötzlichen Herztodes erhöht ist.

Da Vorhofflimmern bei Sportlern vorkommt, sollten die EKG-Kriterien eines WPW-Syndroms bekannt sein (PQ-Zeit unter 120 ms, Deltawelle, träger Anstieg des R, Abfall des Q, verbreiterter QRS-Komplex meist über 120 ms, sekundäre Erregungsrückbildungsstörungen).

Merke

Prinzipiell sollte man beim anamnestischen Verdacht auf Herzrhythmusstörungen immer eine EKG-Aufzeichnung anstreben, ggf. auch mit Langzeit-EKG und Telemetrie. Gerade die supraventrikulären Tachykardien wie z. B. AVNRT (AV-nodale Reentry-Tachykardie), aber auch Vorhofflimmern und Vorhofflattern, können elektrophysiologisch sehr gut diagnostiziert und häufig auch kurativ behandelt werden.

Praxistipp

Beim sog. verborgenen WPW-Syndrom ist es möglich, dass keine Delta-Welle zu sehen ist, weil das in den Reentry-Mechanismus eingebundene Kent-Bündel nur retrograd leitet.

Beim Verdacht auf ein WPW-Syndrom ist eine kardiologische Diagnostik dringend indiziert.

► **Long-QT-Syndrom.** Bei den Ruhe-EKGs im Rahmen der Diagnostik sollte man immer die QT-Zeit bestimmen – idealerweise in den Ableitungen II, V_3 und V_5. Bei Sportlern ist die QT-Zeit aufgrund der meist vorliegenden Bradykardie in der Regel etwas länger. Zieht man jedoch das frequenzkorrigierte QT-Zeit-Intervall hinzu, liegt dieses im Normbereich. Als eindeutig pathologisch gilt eine QT-Zeit von über 500 ms. Aufmerksam sollte man sicherlich sein, wenn die QT-Zeit bei Männern über 450 ms und bei Frauen über 460 ms liegt. Näherungsweise hilft es, die QT-Zeit abzuschätzen.

Praxistipp

Geht das Ende der QT-Zeit über die Hälfte des Abstandes zwischen 2 QRS-Komplexen hinaus, ist eine genauere Betrachtung empfehlenswert, weil ein Long-QT-Syndrom wahrscheinlich ist.

Diese Patienten sind gefährdet, ventrikuläre Arrhythmien, Torsade-de-pointes-Tachykardien und Kammerflimmern oder einen plötzlichen Herztod zu erleiden. Aus sportmedizinischer Sicht ist es wichtig, dass bei Patienten mit einem Long-QT-Syndrom körperliche Belastung als problematisch gilt und so Sport unter Wettkampfbedingungen absolut kontraindiziert ist, aber auch moderate Belastungen, wie z. B. Schwimmen, Tauchen oder Schnorcheln als sehr kritisch anzusehen sind.

Fallbeispiel

Eine 18-jährige Patientin stellt sich wegen einer fraglichen Synkope vor. In der Anamnese gab sie an, bereits in der Kindheit und Adoleszenz zweimal ähnliche Symptome gehabt zu haben. Ihre leibliche Mutter sei im Alter von 38 Jahren gestorben, wobei die genaue Ursache wohl unklar gewesen sei.

Bei der Analyse des Ruhe-EKGs fällt die sehr lange QT-Zeit auf, die allerdings in einzelnen Ableitungen auch durchaus mit einer U-Welle verwechselt werden kann (► Abb. 3.16). Wenig später zeigte sich bei dieser Patientin dann eine Torsade-de-pointes-Tachykardie (► Abb. 3.17), die zu einer Kammertachykardie und zu Kammerflimmern degenerierte und letztlich einer Defibrillation bedurfte.

Bei der Patientin wurde, neben einer Betablockertherapie, die Indikation zur Implantation eines ICD („implantable cardioverter defibrillator") gestellt.

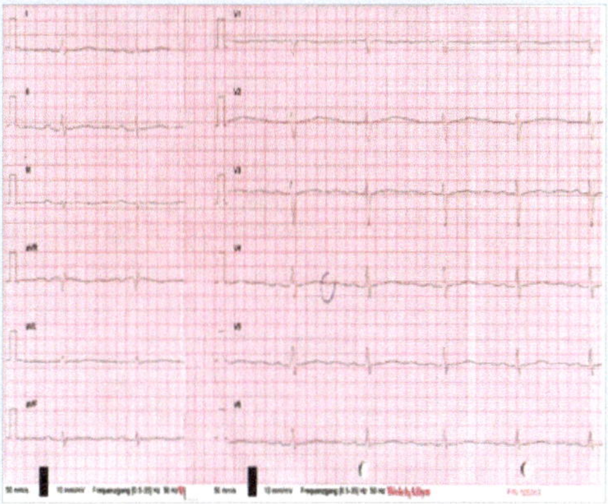

Abb. 3.16 Long-QT-Syndrom. Ausschnitte aus dem 12-Kanal-EKG bei der Patientin mit Long-QT-Syndrom. Während die anderen Ableitungen das Ende der T-Welle nur schlecht zeigen, ist besonders in V_2 die QT-Zeit deutlich zu lang.

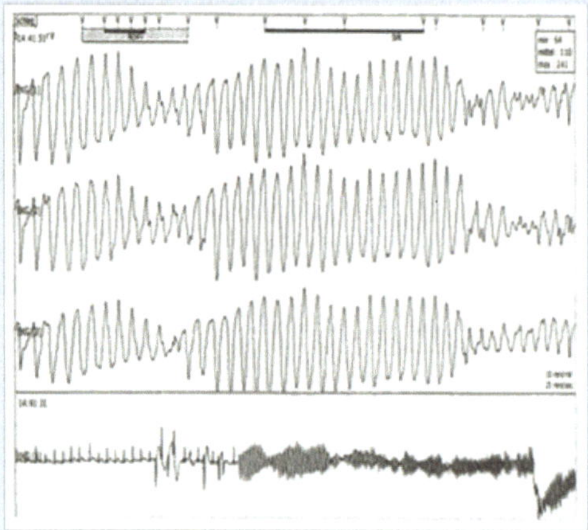

Abb. 3.17 Torsade-de-pointes-Tachykardie. Telemetrie der gleichen Patientin wie in ▶ Abb. 3.16, jetzt mit Torsade-de-pointes-Tachykardie.

▶ **Short-QT-Syndrom.** Eine auf unter 330 ms verkürzte QT-Zeit kann pathologisch sein und auf ein Short-QT-Syndrom hinweisen, das ebenfalls mit einem erhöhten Risiko für den plötzlichen Herztod und mit ventrikulären Tachykardien verbunden ist. Sowohl bei Long-QT- als auch bei Short-QT-Syndrom sind ST-Strecken- und T-Wellenveränderungen häufig. Beachten sollte man in diesem Zusammenhang auch, dass z. B. die QT-Zeit-Verlängerung bei Hypokalzämie und die kurze QT-Zeit bei Hyperkalzämie vorkommt (vgl. hierzu auch Kap. Long-QT-Syndrom (S. 126)).

▶ **Brugada-Syndrom.** Das genetisch determinierte Brugada-Syndrom ist ebenfalls mit einem erhöhten Risiko des plötzlichen Herztodes verbunden. Auffällig ist in den Brustwandableitungen V_1 bis V_2/V_3 ein erhöhter ST-Streckenabgang mit entweder gewölbten ST-Strecken, mit T-Negativierungen oder mit sattelförmigen ST-Strecken bei positiver T-Welle. Das EKG der Patienten ist jedoch dynamisch, sodass es vollkommen unauffällige EKGs geben kann. Besteht also der Verdacht auf ein Brugada-Syndrom, ist es in diesen Fällen notwendig, die EKG-morphologischen Veränderungen im sog. Ajmalin-Test erst sichtbar zu machen.

▶ **KPVT.** Schildern Sportler Synkopen, insbesondere unter Belastung oder bei starken Emotionen, sollte man immer an eine katecholaminerge polymorphe ventrikuläre Tachykardie (KPVT) denken. Letztlich hilft bei diesen Patienten, die meist ein unauffälliges Ruhe-EKG haben, nur die Ausbelastung im Belastungs-EKG, um damit die entsprechenden höhergradigen Rhythmusstörungen auf ventrikulärer Ebene nachzuweisen.

3.2.5 Belastungselektrokardiogramm

Mit dem Belastungs-EKG steht eine weitere kardiologische Funktionsdiagnostik zur Verfügung, um eine eventuelle Gefährdung von Sportlern, aber auch die Leistungsfähigkeit von Patienten prinzipiell oder nach eventuellen Erkrankungen, zu beurteilen. Bei den Belastungsformen sollten standardisierte reproduzierbare und dosierbare Belastungsformen bevorzugt werden – also in der Regel Fahrrad- oder seltener auch Laufbandergometrien.

▶ **Indikationen.** Bei asymptomatischen Patienten besteht im Rahmen einer Routineuntersuchung keine Indikation für ein Belastungs-EKG (Evidenz-Klasse 3, für Männer über 40 Jahre und Frauen über 55 Jahre vor Beginn einer Trainingsbelastung jedoch eine Klasse-2b-Empfehlung) [69]. Liegen Risikofaktoren wie ein Diabetes vor, wird die Evidenz-Klasse mit 2a bis 2b angegeben. Mit dem Framingham-Score [127] (differenziert, ob ein kardiales Risiko vorliegt) gelingt eine weitere Risikodifferenzierung. Dabei haben Patienten, die noch keine 60 Jahre alt sind:

- keine Indikation zur Ergometrie bei einem Score unter 2
- eine klare Indikation zum Belastungs-EKG bei einem Score über 2 (weil es sich dann um eine Hochrisikogruppe handelt).

Bei allen Patienten, die symptomatisch sind, also eine typische oder atypische Angina pectoris haben, deren Ruhe-EKG pathologisch ist oder die Manifestationen einer Arteriosklerose wie z. B. eine pAVK (periphere arterielle Verschlusskrankheit) aufweisen, sollte ein Belastungs-EKG durchgeführt werden.

▶ **Fahrradergometrie.** Vor der Untersuchung sollte eine Ruhephase von 3 Minuten eingehalten werden. Die gesamte, nach standardisierten Bedingungen durchgeführte Untersuchung sollte nicht länger als 15 Minuten dauern. In der Regel beginnt man mit 50 Watt (bei Patienten mit 25 Watt, bei

Trainierten auch mit 100 Watt oder mehr) und steigert die Belastung stufenweise (alle 2 Minuten, eventuell auch alle 3 oder 5 Minuten), wobei man je nach Leistung bzw. Trainingszustand in 50- bzw. 25-Watt-Stufen vorgeht. Abschließend sollte man noch 1–2 Minuten ohne Widerstand belasten. Die Nachbeobachtung sollte sich über einen Zeitraum von mindestens 6 Minuten hinziehen. Bei der Fahrradergometrie sollte auf eine ausreichende Drehzahl geachtet werden.

► **Laufbandergometrie.** In der sportmedizinischen Leistungsdiagnostik ist die Laufbandergometrie die Regel, die man meist mit einer Belastung von 2,5–3,0 m/s bzw. 8 km/h beginnt und entsprechend alle 3 Minuten um 0,5 m/s bzw. 2 km/h steigert. Der Neigungswinkel sollte über 1 % liegen. Durch die Umrechnung über das metabolische Äquivalent (MET) ist ein Vergleich mit anderen Belastungsformen möglich. Die Ausbelastung beurteilt man

- mit objektiven Kriterien (die häufig schwierig zu erheben sind) oder
- mit Hilfsgrößen (z. B. dem Vergleich zur Soll-Leistung), wobei die Ausbelastung bei über 75 % der Soll-Leistung liegen sollte, oder
- über die erzielte Herzfrequenz mit Näherungsformeln von 200 – Alter beim Fahrradergometer, wobei auch Frequenzwerte eine hohe Streubreite haben.

Neben den Abbruchgründen ist eine Ausbelastung gelegentlich nicht möglich, weil es z. B. zu einer sichtbaren Dyspnoe oder muskulären Erschöpfung kommt (symptomlimitierte Belastung). Diese Abbruchgründe sind zu beurteilen.

► **Ischämienachweis.** Im Rahmen des Belastungs-EKGs ist insbesondere auf einen Ischämienachweis zu achten. Vor allem eine ST-Streckensenkung (horizontal oder deszendierend verlaufend) in den Brustwandableitungen von > 0,2 mV ist als pathologisch anzusehen. Wichtig ist dabei auch die Nachbelastung, weil insbesondere eine ST-Senkung in der Erholungsphase als Hinweis auf eine hochgradige Koronarstenose gilt und abgeklärt werden sollte. Pathologisch sind auch ST-Streckenhebungen von > 0,1 mV und selbstverständlich muss auch eine Angina pectoris ohne ST-Senkung kritisch gewertet werden. Blockbilder unter Belastung können auf eine koronare Herzkrankheit hinweisen und sollten ebenfalls weiter abgeklärt werden.

Praxistipp

Da beim Belastungs-EKG Komplikationen auftreten können, muss der betreuende Arzt die Patienten darüber aufklären und dies dokumentieren, um ggf. Haftungsprobleme zu vermeiden. Er muss auch über entsprechende notfallmedizinische Kenntnisse verfügen, um eventuelle Komplikationen beherrschen zu können.

3.2.6 Langzeitelektrokardiogramm

Beim Verdacht auf Herzrhythmusstörungen gelingt es häufig, mit einem standardisierten Langzeit-EKG (oder auch Holter-EKG) Herzrhythmusstörungen zu erfassen, die sich dem Ruhe-EKG primär entziehen. Neben der üblichen Rhythmusanalyse mit entsprechendem Augenmerk auf bradykarde und tachykarde Herzrhythmusstörungen erlauben es die modernen Langzeit-EKG-Geräte, stumme Myokardischämien mittels ST-Streckenanalyse zu erfassen. Bei speziellen Fragestellungen wie dem Verdacht auf die seltenen AV-Knoten-Reentry-Tachykardien kann es hilfreich sein, sog. Telemetrie-EKGs anzufertigen. Hierbei erhält der Patient ein ambulantes Aufzeichnungsgerät, das er bei entsprechender Symptomatik aktiviert. Dadurch können auch Zeiträume von über einem Monat und mehr erfasst werden.

3.2.7 Echokardiografie

Die Ultraschalluntersuchung des Herzens ist in der Hand eines erfahrenen Anwenders, in der Regel eines kardiologisch ausgebildeten Arztes, eine kostengünstige, nicht invasive und sehr breit verfügbare Methode und sollte dementsprechend häufig eingesetzt werden. Die Methode selbst hat keine Kontraindikation, erfordert aber einen Zeitaufwand von mindestens 15 Minuten. Bei einer Basisuntersuchung erfolgt die 2D-Echokardiografie in Kombination mit M-Mode, mit konventionellem gepulstem (PW), kontinuierlichem (CW) und Farbdoppler. Bei bestimmten Fragestellungen kann es sinnvoll sein, spezifische Methoden wie Gewebedoppler, 3D-Echokardiografie oder auch transösophageale und Stressechokardiografie hinzuzufügen.

► **Indikationen.** In der Sportmedizin wird die Echokardiografie eingesetzt, um auffällige herzbezogene Befunde abzuklären, z. B.:

- Schwindel, Synkopen
- unklare Krampfanfälle
- klinische Untersuchungsergebnisse, z. B. Marfan-Habitus, pathologische Herzgeräusche, Bluthochdruck
- EKG-Veränderungen, z. B. Repolarisationsstörungen, Hinweise auf atriale Vergrößerungen, Rechts- oder Linksherzbelastungszeichen, Extrasystolie oder bestehende Ischämiezeichen

Die Stärke der Echokardiografie liegt in der Beurteilung des linken Ventrikels sowie der Herzklappen, des Perikards und der Aorta. Sie ist eine sehr wichtige Methode zur Diagnosestellung hypertropher Kardiomyopathien, aber auch, um ggf. Nebenwirkungen eines langjährigen Doping-Missbrauchs, z. B. eine linksventrikuläre Hypertrophie, festzustellen. Patienten mit bekannten Risikofaktoren oder manifesten Herz-Kreislauf-Erkrankungen sollten im Langzeitverlauf regelmäßig echokardiografisch untersucht werden, um die körperliche Belastbarkeit beurteilen und akute Risiken abschätzen zu können.

Für Freizeitsportler gehört die Echokardiografie in der Regel nicht zum Basisscreening, ist aber eine der wichtigen weiterführenden Untersuchungen. Bei Bundeskaderathleten ist die Echokardiografie Bestandteil der sportmedizinischen Gesundheitsbeurteilung und sollte Bestandteil der ersten Untersuchung sein. In Sportarten mit hoher kardiozirkulatorischer Beanspruchung sollte sie alle weitere 2 Jahre stattfinden. Im Deutschen Fußballbund ist die Echokardiografie für alle Spieler der 1. und 2. Bundesliga Pflichtuntersuchung bei der jährlichen Feststellung der Sporttauglichkeit.

► **Diagnostische Möglichkeiten.** Mit den unterschiedlichen Echokardiografiemethoden kann der erfahrene Untersucher typische Veränderungen vor allem bei folgenden Erkrankungen nachweisen:

- hypertrophe (► Abb. 3.18) oder dilatative Kardiomyopathie
- linksventrikuläre Hypertrophien
- Herzklappenstenosen und -insuffizienzen, Mitralklappenprolaps
- global eingeschränkte kardiale Pumpfunktion bei Myokarditiden oder dilatativer Kardiomyopathie

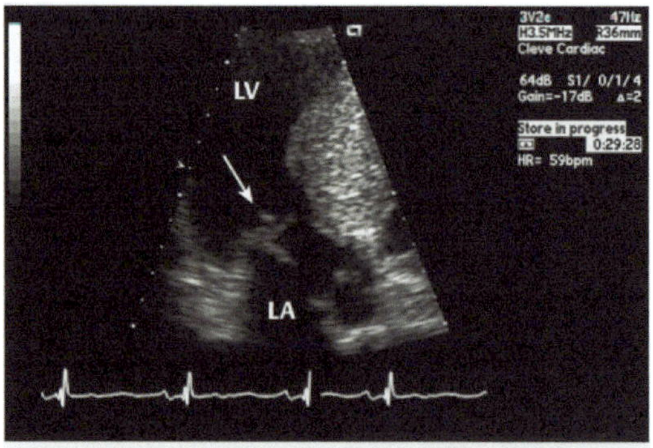

Abb. 3.18 Hypertroph-obstruktive Kardiomyopathie. Beispiel einer HOCM im 2D-Bild [34], man erkennt u. a. ein deutlich hypertrophiertes Septum, der Pfeil zeigt das systolische Vorwölben des anterioren Mitralsegels.

- regionale Wandbewegungsstörungen bei koronarer Herzerkrankung
- Veränderungen der Aortenwurzel (z. B. beim Marfan-Syndrom)
- Perikarderguss bei Perikarditiden
- Hinweise auf Klappenvegetationen bei Endokarditiden
- Nachweis intrakardialer Tumoren oder Thromben

Bei guten Schallbedingungen sind durchaus auch rechtsventrikuläre Dysplasien oder Anomalien im Koronararterienabgang nachzuweisen.

► **Leistungsphysiologie.** Auch in der Leistungsphysiologie hilft die Echokardiografie sehr. Mit ihr ist es möglich, das Herzvolumen zur Beurteilung der kardialen Adaptation und die linksventrikuläre Muskelmasse zu bestimmen. Mit modernen Techniken wie der Strainrate-Analyse (Beurteilung der Deformation des Myokards als Ausdruck der myokardialen Mechanik), die die standardechokardiografische Untersuchung erweitern, kann man quantitative Informationen über die globale und segmentale myokardiale Mechanik erhalten. Dadurch erreicht man, kombiniert mit dem Gewebedoppler, die beste Differenzierung pathologischer Hypertrophieformen.

► **Ausblick.** In Zukunft dürften Verfahren wie der Gewebedoppler (TVE = „tissue engineering") oder die neuen 3D-echokardiografischen Methoden sportmedizinisch relevant sein, um frühzeitig drohende pathologische Entwicklungen zu erkennen.

Neben den Untersuchungen in Ruhe ist auch eine Belastungsechokardiografie möglich, in der Regel als dynamische Echokardiografie unter definierter Ergometerbelastung oder unter medikamentöser Belastung (z. B. durch Gabe von Dobutamin oder Adenosin). Damit kann man die globale und regionale linksventrikuläre Funktion, aber auch dynamische intrakardiale Druckgradienten, z. B. bei Klappenstenosen, beurteilen.

Merke

Bei Sportlern mit hohem Trainingsumfang ist die Echokardiografie ein wichtiger Bestandteil der Gesundheitsvorsorge. Bei Risikopatienten ist sie hilfreich, um ihre individuelle Gefährdung nachzuweisen.

3.3 Pulmonologische Funktionsdiagnostik

A. R. Koczulla, T. Boeselt

3.3.1 Definitionen

Ein häufig eingesetztes Verfahren in der Lungenfunktionsdiagnostik ist die **Spirometrie** (Kap. 3.3.2). Mit ihr ist die Messung von (relativen) dynamischen bzw. statischen Lungenfunktionskenngrößen und von oralen Atemflüssen relativ einfach möglich. Die Messwerte werden dabei entweder kontinuierlich oder mithilfe von forcierten Atemmanövern ermittelt. Ein aufwendigeres Verfahren ist die **Ganzkörperplethysmografie** (Kap. 3.3.3), die unter Berücksichtigung der Umfangsveränderung des Körpers eine grafische Darstellung zum Atemwegswiderstand und zum intrathorakalen Gasvolumen liefert. Im Vergleich zur Spirometrie kann sie auch komplexe Ventilationsstörungen darstellen.

Speziell beim Asthma werden auch **Biomarker** zur Diagnostik oder Verlaufskontrolle eingesetzt, z. B. das fraktionierte exhalierte Stickstoffmonoxid oder die Eosinophilie im Differenzialblutbild (Kap. 3.3.4)

3.3.2 Spirometrie

▶ **Verfahren.** Die Spirometrie ist ein einfaches und schnelles diagnostisches Verfahren zur Messung von statischen und dynamischen Lungenfunktionsparametern sowie Atemflüssen am Mund. Zur Bestimmung von definierten Volumina und Atemstromstärken muss eine kontinuierliche Messung der Ventilation oder ein maximales Atemmanöver (forcierte Spirometrie) erfolgen. Die Bestimmung der Werte erfolgt entweder über einen Volumen- oder Strömungssensor. Nach heutigen Standards werden überwiegend offene Systeme auf der Grundlage der Pneumografie oder Ultraschalltechnik verwendet, um den Atemfluss zu messen. Die Anwendung von Turbinen dient primär der Messung des Volumenstroms. Alle gemessenen Atemvolumina, -strömungen und die daraus errechneten Parameter werden vereinbarungsgemäß auf BTPS-Bedingungen (body temperature pressure saturated) normiert. Dies besagt, dass die gemessenen Werte für 37 °C und 100 % relativer Luftfeuchte bei gegebenem Luftdruck gelten ▶ Abb. 3.19.

▶ **Bedeutung in der klinischen Praxis.** Die Spirometrie ist zur (weiteren) Diagnostik bei folgenden Symptomen bzw. bei den folgenden Erkrankungen indiziert:

- Dyspnoe, Husten oder Auswurf
- Screening (Gesundheitsuntersuchungen)
- Verdacht auf Erkrankungen von Atemwegen, Lunge oder Herz sowie muskuloskelettale Erkrankungen mit Auswirkung auf die Atmung
- arbeitsmedizinische Überwachung und Vorsorge (z. B. Rauchbelastungen und bei Exposition gegenüber Allergenen)
- Therapiekontrolle bronchopulmonaler Erkrankungen
- Diagnostik von Atemwegserkrankungen (z. B. COPD, Asthma bronchiale)
- Früherkennung von Schäden durch inhalative Noxen
- Verdacht auf Erkrankung der Atempumpe (Atemzentrum, zugehörige Nerven und Muskeln)
- präoperative Diagnostik

▶ **Kontraindikationen**

- ausgedehnter Pneumothorax
- Abdomen-/Thoraxoperationen (1–4 Wochen postoperativ)
- akut lebensbedrohliche Gesundheitszustände

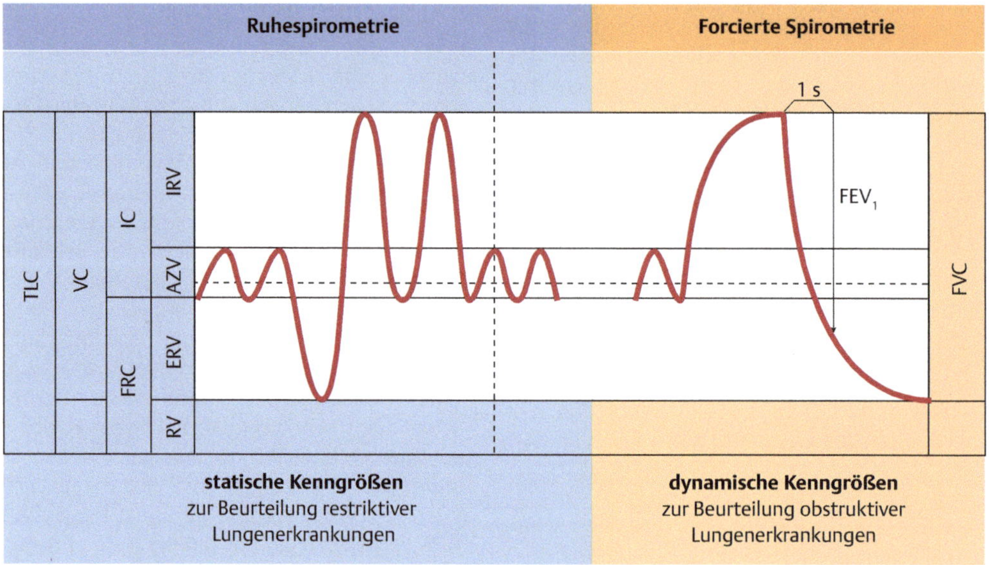

Abb. 3.19 Kenngrößen der Spirometrie. Mit der Spirometrie können dynamische und statische Lungenfunktionskenngrößen und maximale exspiratorische Flüsse bestimmt werden, das Residualvolumen (RV) und die totale Lungenkapazität (TLC) jedoch nicht. Das Verhältnis von FEV_1 zu forcierter Vitalkapazität (FVC) wird als Tiffeneau-Index bezeichnet; ERV = exspiratorisches Reservevolumen, AZV = Atemzugvolumen, IRV = inspiratorisches Reservevolumen, VC = Vitalkapazität, IC = inspiratorische Kapazität (Quelle: [66], [115]).

Häufig wird die Spirometrie zur Diagnostik der obstruktiven Ventilationsstörungen eingesetzt. Sie dient in erster Linie dazu, den Schweregrad der Obstruktion festzulegen und hilft in der Beschreibung von Krankheitsverlauf, Therapie und Prognose. Unterschieden werden statische und dynamische Lungenfunktionsparameter. Die statischen Parameter (z. B. IVC = inspiratorische Vitalkapazität) hängen nicht vom zeitlichen Ablauf des Spirogramms ab, wogegen die dynamischen Parameter (z. B. FEV_1 = Einsekundenkapazität) vom zeitlichen Verlauf abhängig sind.

Eine obstruktive Ventilationsstörung ist durch eine Verminderung des Tiffeneau-Index (FEV_1/FVC) auf Werte unterhalb der 5. Perzentile (entsprechend dem unteren Grenzwert, „lower limit of normal" = LLN) definiert. Der Tiffeneau-Index lässt sich mit der Spirometrie bestimmen, die verminderte Vitalkapazität (FVC) kann jedoch auch Ausdruck einer restriktiven Ventilationsstörung sein, die durch eine Verminderung der totalen Lungenkapazität (TLC) auf Werte unterhalb der 5. Perzentile (LLN) definiert ist (▶ Abb. 3.20). Da die TLC nur in der Bodyplethysmografie (Kap. 3.3.3), aber nicht in der Spirometrie bestimmt werden kann, ist zur Differenzialdiagnose einer Lungenüberblähung eine bodyplethysmografische Messung der TLC notwendig.

Praxistipp

Neue spirometrische Referenzwerte, erhoben an mehr als 74 000 gesunden Probanden im Alter von 3–95 Jahren, wurden 2012 publiziert [84]. Sie sollten zur Bestimmung des unteren Grenzwerts (LLN) und zur Abschätzung des Schweregrades von Ventilationsstörungen verwendet werden. Die Leitlinie zur Spirometrie beschreibt die Standardisierung der Spirometrie und ihre Befundinterpretation unter Berücksichtigung der neuen Referenzwerte [20].

▶ **Bedeutung in der Sportmedizin.** In der Sportmedizin wird die Spirometrie nicht selten in Verbindung mit einer Ergometrie verwendet (s. Kap. 3.4.4) und demnach als Spiroergometrie bezeichnet. Dieses Verfahren dient der Bestimmung der Gesamtventilation (insbesondere O_2-Aufnahme und CO_2-Abgabe) unter Belastung und gibt einen

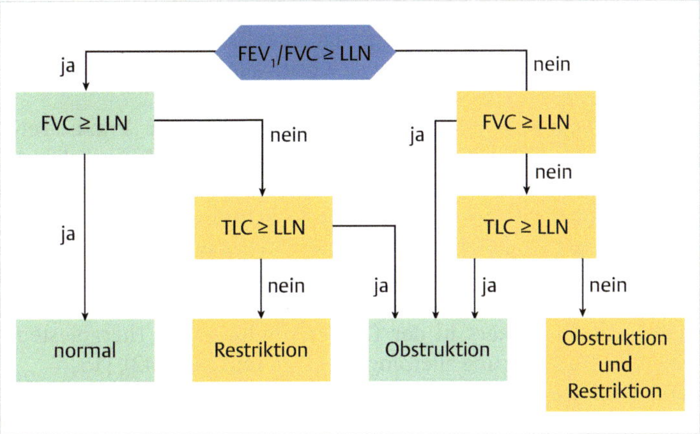

Abb. 3.20 Lungenfunktionsalgorithmus. Vereinfachter Lungenfunktionsalgorithmus für die klinische Anwendung; LLN = „lower limit of normal" (unterer Grenzwert) (Quelle: [82]).

Aufschluss über die kardiopulmonale Leistungsfähigkeit. Diese wird je nach Fragestellung, z. B. allgemeiner Gesundheitszustand oder Operabilität, eingesetzt. Weiterhin unterziehen sich eine Vielzahl von Ausdauerathleten einer regelmäßigen leistungsdiagnostischen Spiroergometrie. Ziel der Untersuchung ist die Feststellung der individuellen Leistungsfähigkeit. Als relevante Größe der Leistungsbeschreibung dient die maximale Sauerstoffaufnahme (in ml/kg/min = VO_2max). Auch hierbei werden wieder zwei Systeme voneinander unterschieden.

Die isolierte Spirometrie hat ebenfalls eine wichtige Bedeutung in der Sportmedizin. Zum einen wird mit Hilfe der Spirometrie Asthma diagnostiziert (www.ginasthma.org), zum anderen hat die Spirometrie eine wichtige Bedeutung in der Einschätzung der kardiorespiratorischen Leistungsfähigkeit bei Patienten mit kardiorespiratorischen und ggf. orthopädischen oder auch neuromuskulären Erkrankungen, die rehabilitiert bzw. trainiert werden.

3.3.3 Ganzkörperplethysmografie (Bodyplethysmografie)

▶ **Verfahren.** Der zu Untersuchende sitzt während der Messung in einer luftdicht geschlossenen Kabine, in der sich der Druck beim Ein- und Ausatmen ändert (▶ Abb. 3.21). Über dieses Kabinendrucksignal lassen sich das gesamte Gasvolumen im Brustkorb, die totale Lungenkapazität, der Alveolardruck und der Atemwegswiderstand ermitteln. Der Atemwegswiderstand ist im Wesentlichen der Strömungswiderstand der zentralen Atemwege. Der

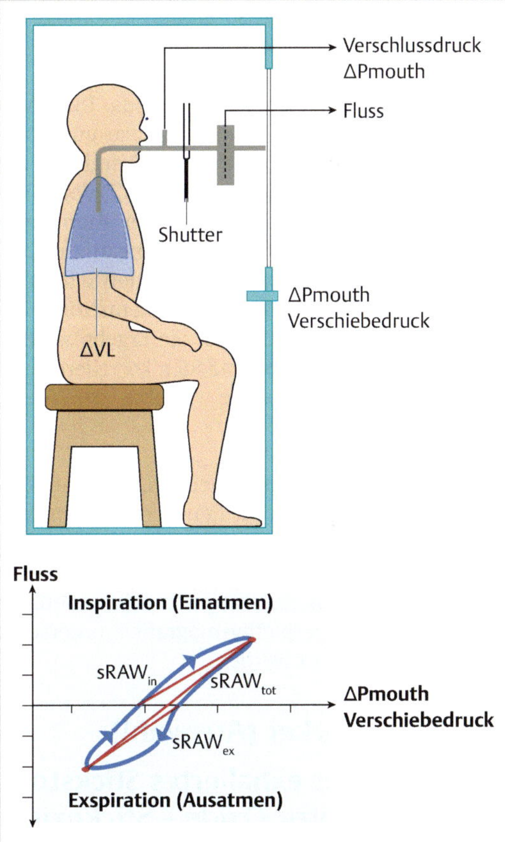

Abb. 3.21 Ganzkörperplethysmografie. Physikalische Grundlagen der Bodyplethysmografie mit Flussdiagramm; ΔPmouth = relative Munddruckänderung, ΔVL = Änderung des Lungenvolumens, $sRAW_{in}$ = spezifischer Atemwegswiderstand bei der Einatmung, $sRAW_{ex}$ = spezifischer Atemwegswiderstand bei der Ausatmung, $sRAW_{tot}$ = totaler spezifischer Atemwegswiderstand (Quelle: [13], [82]).

spezifische Atemwegswiderstand wird in der Diagnostik als sRAW bezeichnet. Dieser setzt sich zusammen aus dem Verschiebevolumen, das sich spiegelbildlich zum Atemwegswiderstand und Lungenvolumen verhält. Das Lungenvolumen wird mit einem speziellen Manöver, der Verschlussdruckmessung, bestimmt. Am Ende einer normalen Ausatmung wird der Atemstrom durch einen Shutter blockiert. Der Patient wird angehalten, weiter gegen den Verschluss zu atmen. Dabei erzeugt er Schwankungen in den Alveolardrücken mit entsprechenden Verschiebevolumina – es kommt zu entsprechenden Schwankungen des Drucks in der Kabine. Der R_{AW}-Wert beschreibt die Kraft, die der Patient für die Ein- und Ausatmung aufbringen muss. Das sR_{AW} ist ein Maß für die Arbeit, die der Patient dabei leisten muss. Bei einem doppelt so großen R_{AW} muss der sR_{AW} ebenfalls doppelt so groß sein [21].

▸ **Bedeutung in der klinischen Praxis.** Die Ganzkörperplethysmografie kann komplexe und kombinierte Ventilationsstörungen im Vergleich zur herkömmlichen Spirometrie (Kap. 3.3.2) detaillierter darstellen. Der Schweregrad der Atemwegsobstruktion wird während der Ruheatmung bestimmt und nicht wie bei der Spirometrie indirekt anhand der Einschränkung des Atemstroms bei forcierter Ausatmung. Obwohl die Ergebnisse beider Untersuchungen miteinander korrelieren, erfassen sie unterschiedliche Aspekte der Atemmechanik.

▸ **Bedeutung in der Sportmedizin.** Die Ganzkörperplethysmografie hat für den in der Sportmedizin Tätigen eine Funktion in der Diagnosestellung beim Sportlerasthma ebenso wie in der Verlaufskontrolle von kardiorespiratorisch Erkrankten, die mittels Ganzkörperplethysmografie untersucht und nachkontrolliert werden.

3.3.4 Biomarker (Auswahl)

Fraktioniertes exhaliertes Stickstoffmonoxid – Nitric Oxide – Stickoxid

▸ **Definition.** FeNO ist die Abkürzung für „fraktioniertes exhaliertes Stickstoffmonoxid (NO)". FeNO wird über die induzierbare NO-Synthase (iNOS) des respiratorischen Epithels freigesetzt und ist ein Biomarker der lokalen T_{H2}-vermittelten Inflammation der bronchialen Mukosa. TH2 bzw. T2 vermittelte Inflammation: durch TH2 Zellen vermittelte Reaktion. TH2 Zellen stellen eine Lymphozyten-Subgruppe dar. Die TH2 vermittelte Infalammation findet sich beim allergischen Asthma.

▸ **Bedeutung in der klinischen Praxis.** FeNO wurde zur Diagnose und Verlaufskontrolle des Asthma bronchiale eingesetzt, nachdem 1993 am Karolinska-Institut in Schweden ein Zusammenhang von FeNO und Asthma erstbeschrieben wurde. Die aktuellen Leitlinien für Asthma und schweres Asthma haben die Bedeutung dieses Biomarkers in der Diagnosefindung und Therapiesteuerung allerdings deutlich reduziert [42], [15].

▸ **Bedeutung in der Sportmedizin.** Beim Sportlerasthma scheint das FeNO keine relevante Rolle zu spielen [120]. Da bislang keine großen Kohorten untersucht wurden, kann für den Sportler keine generelle Aussage getroffen werden. Beim Asthmatiker konnte interessanterweise gezeigt werden, dass die FeNO-Werte durch Sport herunterreguliert werden [77]. Dieses Phänomen könnte als antiinflammatorischer Effekt von Sport gedeutet werden.

Praxistipp

In der Gesamtschau der Befunde kann FeNO im Einzelfall zusätzliche diagnostische Informationen liefern und sollte nach Ansicht der Autoren nach aktuellem Wissensstand, wenn es zur Verfügung steht, auch gemessen werden.

Eosinophile im Blut

▸ **Bedeutung in der klinischen Praxis.** Die Zahl der eosinophilen Granulozyten im Blut wird als Biomarker des Asthmas diskutiert. Bislang ist noch keine Entscheidung gefallen, ob die absolute Zahl der Eosinophilen, z. B. 150–300/µl, oder der prozentuale Anteil an Eosinophilen, z. B. ≥ 2 %, zur Differenzierung herangezogen werden soll. Über die Antagonisierung von Interleukin 5 kann speziell das hypereosinophile Asthma behandelt werden, wobei Mepolizumab (Anti-IL-5) voraussichtlich 2016 zugelassen wird. In einer Subanalyse der Mepolizumab-DREAM-Studie hatten Patienten mit einer absoluten Eosinophilenzahl > 150/µl 72 % weniger Exazerbationen nach Gabe von Anti-IL-5. Bei Patienten mit weniger als 150/µl Eosinophilen betrug dieser Wert 30 % [54].

▸ **Bedeutung in der Sportmedizin.** Die Bedeutung der Eosinophilen bei Sportlerasthma bzw. der belastungsinduzierten Obstruktion ist bislang nicht verstanden. Die Eosinophilen als Produktionsort inflammatorischer Mediatoren werden allerdings in diesem Zusammenhang diskutiert [43]. Zumindest bei Wintersportlern scheint die Eosinophilie allerdings keine relevante Rolle zu spielen [52].

Praxistipp

Aus klinischer Sicht macht die Bestimmung der eosinophilen Granulozyten im Rahmen des Differenzialblutbildes aus Sicht der Autoren Sinn, da bei hypereosinophilen Patienten mit der oben genannten Therapie sehr spezifische Therapieoptionen zur Verfügung stehen, wobei die Haltung der WADA und NADA zu diesen Medikamenten bislang nicht vorhersehbar ist. Nachdem mit Omalizumab (Anti-IgE) aber ein Medikament aus der Gruppe der „Biologicals" auch im Leistungssport verwendet werden kann, ist zu erwarten, dass auch bei Anti-IL-5 wegen des spezifischen Angriffsortes eine Genehmigung erteilt werden wird.

3.4 Ausdauerleistungsdiagnostik

M. Krüll

3.4.1 Definitionen

Die Leistungsdiagnostik unter sportmedizinischen und sportwissenschaftlichen Aspekten umfasst eine Reihe von Untersuchungs- und Testverfahren, die Informationen über den aktuellen Gesundheitszustand, vor allem aber über den Trainings- und Leistungsstand und die Gesamtbelastbarkeit des Sportlers liefern. Auf Basis dieser Informationen können Trainingsmaßnahmen differenziert kontrolliert und konsequent optimiert werden. Dies spielt nicht nur bei den klassischen Ausdauersportarten mit überwiegend aerobem Leistungsprofil eine Rolle, sondern auch bei einigen Sportarten, die eine ausgewogene Balance zwischen aeroben und anaeroben Reserven abverlangen. Jedes dieser Testverfahren hat Stärken und Schwächen, daher ist im Einzelfall eine Kombination aus den verschiedenen Methoden hilfreich. Die Genauigkeit (Reliabilität) der Verfahren ist unterschiedlich, mitunter ist die Variabilität der Ergebnisse deutlich (bis zu 10 % bei Test-Retest-Vergleichen). Vor allem in Bezug auf den letzten Aspekt ist es daher wichtig, die Testabläufe, so gut es geht, zu standardisieren und mögliche störende Faktoren zu eliminieren.

Unter „Ausdauerleistungsfähigkeit" versteht man die Fähigkeit, eine definierte Leistung über einen möglichst langen Zeitraum durchhalten zu können. Neben der reinen physischen Ermüdungswiderstandsfähigkeit spielen auch mentale Aspekte hierbei eine wichtige Rolle. Wesentliche Kenngröße ist hierbei die maximale Sauerstoffaufnahme (VO_2max), die als sog. „Bruttokriterium" der „kardiopulmonal-metabolischen" Kapazität gilt [51] und in Abhängigkeit von Alter, Gewicht, Größe, Geschlecht und Trainingszustand variiert. Sie ist nur mit einem erheblichen zeitlichen und gerätetechnischen Aufwand in der Spiroergometrie (= kardiopulmonaler Belastungstest, „cardio-pulmonary exercise testing", CPX), zu erfassen.

Dieses Kapitel beschäftigt sich mit einer Reihe von Testverfahren, die sich auch als „Feldtests" eignen und daher das Potenzial haben, das Leistungsspektrum einer größeren Gruppe zu erfassen. Wesentliche Voraussetzung für die Teilnahme an allen Leistungstests ist, dass die Probanden körperlich gesund und sporttauglich im Sinne der aktuellen Empfehlungen der Deutschen Gesellschaft für Sportmedizin und Prävention, DGSP, sind [22].

3.4.2 Cooper-Test

Definition

Der Cooper-Test ist ein einfaches Verfahren zur Bestimmung der allgemeinen Leistungsfähigkeit. Die Teilnehmer laufen dabei 12 Minuten am Stück mit dem Ziel, die größtmögliche Strecke zurückzulegen. Die Leistungsfähigkeit wird dann anhand von Vergleichstabellen beurteilt.

Historisches

Der Cooper-Test ist benannt nach dem amerikanischen Sportmediziner Kenneth H. Cooper, der in den 1970er Jahren einen Test erschaffen wollte, mit dem man viele Personen gleichzeitig auf ihre Leistungsfähigkeit hin untersuchen konnte. Er untersuchte hierfür 1 968 115 männliche Offiziere. Diese mussten mindestens zweimal einen Lauf von 12 Minuten mit der Vorgabe absolvieren, in dieser Zeit so weit wie möglich zu laufen. Weitere Details über den Ablauf, z. B. die Ansage von Zwischenzeiten, sind in der Arbeit nicht dokumentiert. Im Verlauf wurde zudem spästestens 3 Tage nach dem 12-Minuten-Lauf mit jedem Teilnehmer ein Laufbandtest zur Bestimmung der maximalen Sauerstoffaufnahme (VO_2max) durchgeführt. Da Cooper in diesem Setting eine hochsignifikante Korrelation zwischen der gemessenen VO_2max und der Leistung im 12-Minuten-Lauf erhielt, folgerte er, dass die VO_2max und damit die aerobe Ausdauerleistung anhand der tatsächlich gelaufenen Distanz im Test regressiv abgeschätzt werden kann [18].

Obwohl bereits Cooper selbst einschränkend feststellte, dass die Genauigkeit der Schätzung und vor allem die tatsächlich gelaufene Strecke in einem hohen Maße von der Motivation der Teilnehmer abhängt [18], entwickelte sich dieser Test in den folgenden Jahren international schnell zu einem einfach umzusetzenden Feldtest, um den Fitnessstand einer größeren Gruppe zu erfassen und mittels Laufweite im Cooper-Test auf die aerobe Ausdauerleistungsfähigkeit zurückzuschließen, vor allem auch deshalb, weil keinerlei physiologische Parameter erfasst werden müssen (noch nicht einmal die Herzfrequenz), sondern allein die Laufleistung in einer festgelegten Zeit.

Durchführung

Um ein größtmögliches Maß an Reproduzierbarkeit und Vergleichbarkeit zu erhalten, sollte der Test unter kontrollierten Bedingungen durchgeführt werden, in der Regel auf der 400-Meter-Tartanbahn. Die Außentemperatur sollte zwischen 20 und 25 °C, die Luftfeuchtigkeit bei maximal 70 % liegen. Die Teilnehmer laufen dabei 12 Minuten am Stück, Ziel ist es, die größtmögliche Strecke zurückzulegen. Anhand festgelegter Tabellen (▸ Tab. 3.13, ▸ Tab. 3.14) lässt sich dann aus der gelaufenen Gesamtstrecke die Leistungsfähigkeit ablesen [110].

Verwendung

Der Cooper-Test wird sowohl im Schul- und Breitensport als auch im Profisport häufig dann eingesetzt, wenn es gilt, die allgemeine Ausdauer einer großen Population zu erfassen. In einigen Bundesländern (Berlin, Baden-Württemberg) dient er nicht nur zur Erfassung der Ausdauer der Schülerinnen und Schüler, sondern spielt auch eine Rolle bei der (Leichtathletik-)Notenvergabe für Sportabiturienten. Das österreichische Bundesheer setzt ihn im Rahmen von Eignungstests ebenso ein wie Polizei, Bundespolizei und Feuerwehr in Deutschland. Während die ligatechnische Qualifikation der Handball- und Hockeyschiedsrichter noch auf Basis des Cooper-Tests erfolgt, wurde er in der FIFA (Fédération Internationale de Football Association) bereits 2008 durch einen neuen („Helsen“, FIFA-Fitness-)Test abgelöst, der die tatsächliche Laufbelastung von Fußballschiedsrichtern besser simuliert.

Tab. 3.13 Übersicht über die im Rahmen des Cooper-Tests geforderte Laufstrecke (in Metern) von Jungen und Mädchen. Diese Tabelle ist in einigen Bundesländern Grundlage für die Notenvergabe im Schulsport (Quelle: [110]).

Bewertung	Geschlecht	11 Jahre	12 Jahre	13 Jahre	14 Jahre	15 Jahre	16 Jahre	17 Jahre	18 Jahre
ausgezeichnet	m	2800	2850	2900	2950	3 000	3 050	3 100	3 150
	w	2500	2550	2600	2650	2700	2750	2800	2850
sehr gut	m	2600	2650	2700	2750	2800	2850	2900	2950
	w	2300	2350	2400	2450	2500	2550	2600	2650
gut	m	2200	2250	2300	2350	2400	2450	2500	2550
	w	1900	1950	2000	2050	2100	2150	2200	2250
befriedigend	m	1800	1850	1900	1950	2000	2050	2100	2150
	w	1500	1550	1600	1650	1700	1750	1800	1850
ausreichend	m	1500	1550	1600	1650	1700	1750	1800	1850
	w	1200	1250	1300	1350	1400	1450	1500	1550
mangelhaft	m	1200	1250	1300	1350	1400	1450	1500	1550
	w	900	950	1000	1050	1100	1150	1200	1250

m = männlich, w = weiblich

Tab. 3.14 Übersicht über die im Rahmen des Cooper-Tests geforderte Laufstrecke von Männern und Frauen (in Metern).

Alter	Geschlecht	sehr gut	gut	genügend	ungenügend
15–19	m	2650	2250–2650	1850–2240	< 1850
	w	> 2350	1950–2350	1550–1940	< 1550
20–29	m	> 2800	2400–2800	2000–2390	< 2000
	w	> 2500	2100–2500	1710–2090	< 1700
30–39	m	> 2650	2250–2650	1850–2240	< 1850
	w	> 2350	1950–2350	1550–1940	< 1550
40–49	m	> 2500	2100–2500	1700–2090	< 1700
	w	> 2200	1800–2200	1400–1790	< 1400
50–59	m	> 2350	1950–2350	1550–1940	< 1550
	w	> 2050	1650–2050	1250–1640	< 1250
60–64	m	> 2100	1700–2100	1300–1690	< 1300
	w	> 1800	1400–1800	1000–1390	< 1000
65 +	m	> 2000	1600–2000	1200–1590	< 1200
	w	> 1700	1300–1700	900–1290	< 900

m = männlich, w = weiblich

Kritik

Der Cooper-Test ist in den letzten Jahren aus vielerlei Gründen in die Kritik geraten:

- Als normierter Test muss er unter standardisierten Bedingungen durchgeführt werden, um ein hohes Maß an Reproduzierbarkeit und Vergleichbarkeit zu erhalten, dies ist jedoch häufig nicht der Fall.
- Zudem ist der Test nicht nur für Sportler anspruchsvoll, da die zurückgelegte Strecke zwischen einer Mittel- und Langstrecke liegt. Das Ergebnis wird daher nicht nur durch die reine aerobe Ausdauerleistungsfähigkeit bestimmt, sondern auch durch erhebliche anaerobe Anteile. Optimale Ergebnisse erzielt man daher nur mit einer taktisch geschickten Zeit- und Kräfteeinteilung.
- Vor allem unerfahrene Ausdauersportler haben bei diesem Test mit deutlichen Problemen zu kämpfen, weil sie nicht wissen, mit welchem Tempo sie starten sollen. Kompliziert wird dies dadurch, dass keine Zwischenzeiten angesagt werden.
- Verschiedene Studien haben gezeigt, dass die VO_2max kein valider Marker für die tatsächliche Ausdauerleistungsfähigkeit ist, und daher Zweifel aufkommen lassen, ob die aerobe Ausdauerleistungsfähigkeit über den Cooper-Test wirklich abgeschätzt werden kann [51].

Es gibt daher durchaus Bestrebungen, den Cooper-Test nicht mehr zur Notenbildung heranzuziehen und sogar ganz aus den Lehrplänen zu entfernen.

M!

Merke

- Vorteile: Untersuchung großer Populationen möglich, einfache Durchführung, nicht invasiv, keine teure Apparatur nötig
- Nachteile: keine Möglichkeit zur Objektivierung der Intensität, Ausbelastung nötig, in hohem Maße von der Motivation abhängig, Erfassung der Ausdauerleistungsfähigkeit nur ungenau (Ausdauer oder Taktik?), Ergebnisse geben keine Basis für Trainingsempfehlungen

3.4.3 Laktatleistungsdiagnostik

Die Arbeiten von Hollmann zum „Punkt des optimalen Wirkungsgrades der Atmung (PoW)“ [49] sowie von Wasserman und McIlroy zur „anaerobic threshold“ [122] markieren den Beginn einer Ära laktatbasierter Schwellenkonzepte zur Ausdauerleistungsdiagnostik und Belastungssteuerung im Ausdauertraining. Eine zentrale Bedeutung hat die Laktatdiagnostik und -darstellung in Form sog. Laktatleistungskurven im weiteren Verlauf erlangt – vor allem in Europa und insbesondere in den ausdauerbetonten Sportarten zur Beurteilung des aktuellen Leistungsniveaus und der Trainingssteuerung [80], [16].

Definition

Bei der Laktatleistungsdiagnostik werden Laktatwerte unter steigender Intensität bis zur Ausbelastung im Kapillarblut gemessen. Weil immer auch die Herzfrequenz bestimmt wird, ergibt sich eine Laktat-Herzfrequenz-Leistungskurve, aus der dann die individuelle anaerobe Schwelle (IAS) abgeleitet werden kann.

Physiologie

► **Glykolyse.** Wie in allen anderen Zellen auch, wird in den arbeitenden Muskelzellen Glukose zur Energiegewinnung umgesetzt. Der erste Schritt hierbei ist die Glykolyse, bei der in der Gesamtbilanz pro Molekül Glukose 2 Moleküle Pyruvat gebildet und 2 Moleküle Adenosintriphosphat (ATP) und 2 Atome Wasserstoff ($NADH + H^+$) freigesetzt werden. Hierbei wird kein Sauerstoff verbraucht (anaerober Stoffwechsel).

Unter ruhigen Bedingungen oder allenfalls geringer Belastung wird nahezu das gesamte anfallende Pyruvat in den Zitratzyklus eingeschleust. Hier entstehen neben 2 weiteren Molekülen ATP 8 Wasserstoffatome. Die anfallenden Wasserstoffatome können dann in der Atmungskette zu größeren Mengen ATP verstoffwechselt werden, sodass bei optimaler Sauerstoffversorgung (aerober Stoffwechsellage) aus einem Molekül Gukose insgesamt 38 Moleküle ATP gebildet werden können.

► **Laktatentstehung.** Bei intensiver körperlicher Belastung und gesteigerter Glykolyse fällt mehr Pyruvat an, als im Zitratzyklus verstoffwechselt werden kann. Dieses wird durch die Laktatdehydrogenase, LDH, in Laktat überführt. Mit steigender Belastung wächst somit auch die Blutlaktatkonzentration als Ausdruck der anaeroben Energiebereitstellung. Dieses tritt bei steigender Konzentration aus den Muskelzellen ins Blut über und wird im Verlauf vor allem in Herz, Niere und Leber durch Oxidation und Glukoneogenese abgebaut.

► **Individuelle anaerobe Schwelle.** Bis zu einer gewissen Belastungsintensität („Dauerleistungsfähigkeit") stellt sich im Blut ein Gleichgewicht zwischen Laktatbildung und -abbau ein („Steady-State"). Wird diese Schwelle überschritten, bricht das Gleichgewicht zusammen und der Laktatspiegel steigt an. Durch wiederholte Laktatbestimmung unter steigender Belastung kann der Bereich abgeschätzt werden, in dem sich die individuelle anaerobe Schwelle, IAS, befindet. Die maximale Belastung, die gerade noch zu einem Gleichgewicht aus Laktatproduktion und -elimination führt, zeigt diese Schwelle an.

Durchführung und Ablauf

► **Sportartspezifische Ausbelastung.** Der Laktatleistungstest wird immer als Stufentest aufsteigender Intensität durchgeführt. Hierfür stimmt man im Vorfeld mit dem Sportler die Dauer und die Intensität der Leistungsstufen ab, um eine optimale Ausbelastung zu erzielen. Es sollte immer eine sportartspezifische Belastungsform gewählt werden. Die Testdurchführung findet gewöhnlich unter „Laborbedingungen" statt (z. B. Laufband, Ergometer, Ruderergometer, Schwimmen), allerdings ist auch die Messung größerer Kohorten (Fußballmanschaft, Laufgruppen, etc.) im Sinne eines Feldtests möglich. Registriert werden neben der erbrachten Leistung (Watt, Geschwindigkeit) und den Laktatwerten aus kapillärem Blut immer auch die Herzfrequenz und das subjektive Belastungsempfinden (z. B. mittels Borg-Skala).

► **Dauer der Stufen.** Es gibt unterschiedliche Auffassungen über die Dauer der einzelnen Stufen. Je länger die einzelnen Stufen bei der Ergometrie dauern, desto höher wird der gemessene Laktatspiegel auf der einzelnen Stufe, da das Erreichen eines Laktat-Steady-State bis zu 20 Minuten dauern kann [123]. Wählt man die Stufen allerdings zu lange, setzt mitunter schon eine muskuläre Ermüdung ein, noch bevor eine vollständige Ausbelastung erfolgt ist. Üblicherweise liegt die Dauer der Intervalle bei 4–6 Minuten (s. u., Bestimmung der anaeroben Schwelle). Die Ergebnisse werden dann grafisch in einer Laktat-Herzfrequenz-Leistungskurve aufgetragen. Aus dieser kann dann auch die individuelle anaerobe Schwelle (IAS) abgeleitet werden (s. u.).

Vorbereitung und Probengewinnung

► **Testbedingungen.** Die zu messende Blutlaktatkonzentration wird durch vielerlei Faktoren bestimmt, die sich nur zum Teil beeinflussen lassen. Um das Maß der Variabilität so niedrig wie möglich zu halten, sollten die zu beeinflussenden Faktoren minimiert werden und der Sportler immer vergleichbar vorbereitet zum Test erscheinen, idealerweise vorbereitet wie für den Wettkampf. Die Untersuchung selbst sollte nach Möglichkeit immer unter den gleichen äußeren Bedingungen (Raumtemperatur 22 °C, Luftfeuchtigkeit 40 %, gleiche Tageszeit und gleiche Meereshöhe der Untersuchung bei Verlaufskontrolle) durchgeführt werden, Abweichungen hiervon sollte man dokumentieren.

► **Vorbelastung und Ernährung.** Die Vorbelastung und Ernährung des Sportlers in den Tagen vor dem Leistungstest haben einen relevanten Einfluss auf das Testergebnis:

- Eine allgemeine körperliche Erschöpfung/Ermüdung sowie die Entleerung der Glykogenspeicher führen zu einer verminderten Laktatproduktion mit tiefer Baseline, submaximalen Laktatwerten und falsch hohen Schwellenwerten. Etwa 48 Stunden vor dem Test sollten daher keine intensiven Trainingseinheiten (z. B. Tempodauerläufe, Intervalltraining), sondern nur noch lockeres regeneratives Training durchgeführt werden.
- Die Füllung der Glykogenspeicher wird wesentlich durch die Ernährungsgewohnheiten des Sportlers bestimmt. So beobachtet man bei diätetischen Maßnahmen mit < 30 % Kohlenhydraten nur eine suboptimale Füllung der Glykogenspeicher. Vergleichbares gilt auch für Trennkost und Diäten zur Gewichtsreduktion. Steigert man den Kohlenhydratanteil auf > 70 %, kann man die Speicher wiederum aktiv auffüllen („Carboloading"). Alkohol hemmt die Glukoneogenese und kann auf diesem Weg eine optimale Füllung der Speicher verhindern. Unklar ist der Effekt von Koffein auf die Glykogenspeicherfüllung, de facto ist zumindest die (Ruhe-)Herzfrequenz hierunter gesteigert. Idealerweise sollte man innerhalb der 48 Stunden vor dem Test seine Ernährungsgewohnheiten nicht ändern, auffällige diätetische Maßnahmen (z. B. Trennkost, Carboloading) müssen nicht unterbrochen werden, sollten nur im Vorfeld abgefragt und dokumentiert werden und dann in die Gesamtbeurteilung der Ergebnisse mit einfließen.

► **Probengewinnung.** Nicht zuletzt muss neben der fach- und sachgemäßen Vorbereitung und Bedienung des Laktatmessgeräts entsprechend den Richtlinien der Gerätehersteller (einschließlich einer regelmäßigen Kalibration) auch auf eine standardisierte und saubere Probengewinnung geachtet werden, sodass sich der Blutstropfen an der Entnahmestelle nicht mit Schweiß, Wasser (Schwimmbad) oder Desinfektionsmittel vermischt. Da sich bei Entnahme am Ohr oder am Finger unterschiedliche Laktatwerte messen lassen, sollte zudem ohne starkes Quetschen immer an der gleichen Stelle abgenommen werden (► Abb. 3.22).

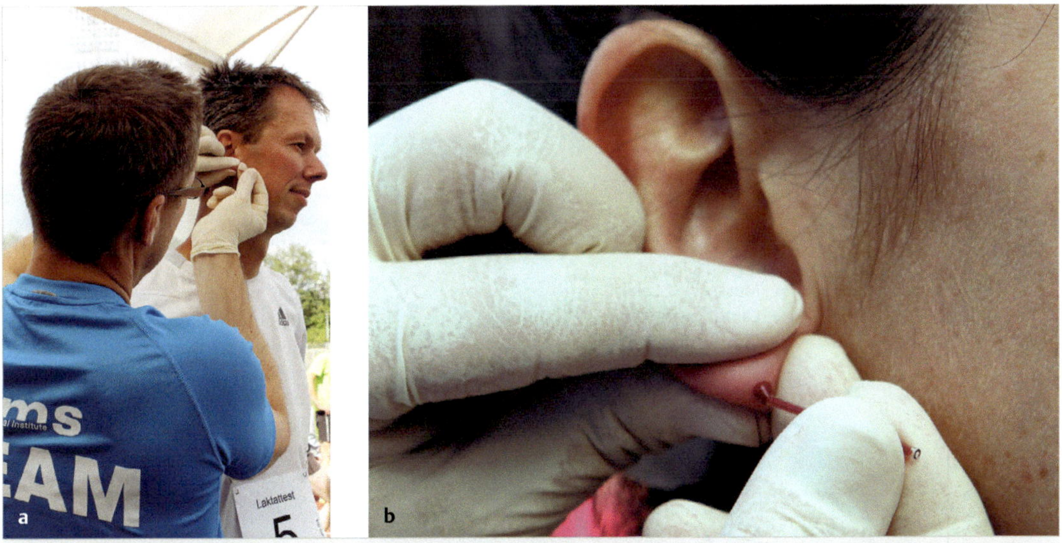

Abb. 3.22 Laktatmessung.

a Das Blut wird idealerweise aus dem hyperämisierten Ohrläppchen immer am Ende einer Belastungsstufe entnommen. Hierbei sollte weder kräftig gedrückt noch die Probe durch Schweiß o. Ä. „verunreinigt" werden. Dies ist im Rahmen von Feldtests problemlos auch bei größeren Kohorten möglich.

b Detailansicht.

Bestimmung der (individuellen) anaeroben Schwelle

► **Maximaler Laktat-Steady-State.** Das Prinzip der Laktatdiagnostik beruht auf einer belastungsabhängigen Höhe der Laktatkonzentration im Blut als Ausdruck einer metabolischen Aktivität des Muskels, welche je nach Level des Ausdauerleistungsvermögens unterschiedlich ausfällt. Als genauestes Kriterium hierfür gilt die Leistung beim sog. maximalen Laktat-Steady-State (maxLaSS). Dies ist die höchste Belastung, bei der die Laktatproduktion und die Laktatelimination gerade noch im Gleichgewicht sind. Die Blutlaktatkonzentration steigt hierbei über einen Zeitraum von 20 Minuten um nicht mehr als 1 mmol/l an. Die Leistung beim maxLaSS wird auch als anaerobe Schwelle (AS) bezeichnet. Je höher die Leistung beim maxLaSS ist, desto besser ist das Dauerleistungsvermögen [11], [55], [45]. Dies zeigt bereits, dass ein hoher zeitlicher Aufwand nötig ist, um in einem Stufentest die Leistung beim maxLaSS bestimmen zu können (2–5 mindestens 20 min dauernde Testabläufe an unterschiedlichen Tagen).

► **Test mit kürzerer Stufendauer.** Aufgrund dieses hohen Aufwandes wurde versucht, in einem kürzeren Testverfahren einen Leistungswert zu bestimmen, welcher der Leistung bei maxLaSS entspricht. Es konnte gezeigt werden, dass Messwerte, die in einem Stufentest mit kürzerer Stufendauer erhoben wurden, gut mit dem maxLaSS korrelieren [11]. Dabei hat sich ein Testprotokoll mit stufenförmiger Belastungssteigerung etabliert. Hierbei hat die Stufendauer einen wesentlichen Einfluss auf die gemessenen Laktatkonzentrationen. Bei einer längeren Stufendauer entspricht die gemessene Blutlaktatkonzentration eher der effektiven Laktatkonzentration bei Langzeitbelastungen, da genügend Zeit zur Diffusion des anfallenden Laktats aus den Muskelzellen in die Blutbahn besteht. So werden nach 5 Minuten Stufendauer ca. 90 % des Laktatgleichgewichts erreicht, nach 2 Minuten sind es dagegen erst gut 60 %. International bewährt haben sich daher mittlerweile Stufenprotokolle mit 3–4 Minuten Belastung und 30 Sekunden Pause zum Blutabnehmen (keine Pause beim Fahrradergometertest).

► **Laktatleistungskurve und IAS.** Das Verhältnis der Blutlaktatwerte zur jeweiligen Belastungsstufe lässt sich dann grafisch in einer Laktatleistungskurve darstellen (► Abb. 3.23, ► Abb. 3.24). Aus dieser Kurve kann mittels unterschiedlicher Rechenmodelle die individuelle anaerobe Schwelle (IAS) extrapoliert werden. Eines der ersten Modelle wurde 1976 von Mader begründet [73], er legte die Schwelle bei einem Laktatwerte von 4 mmol/l

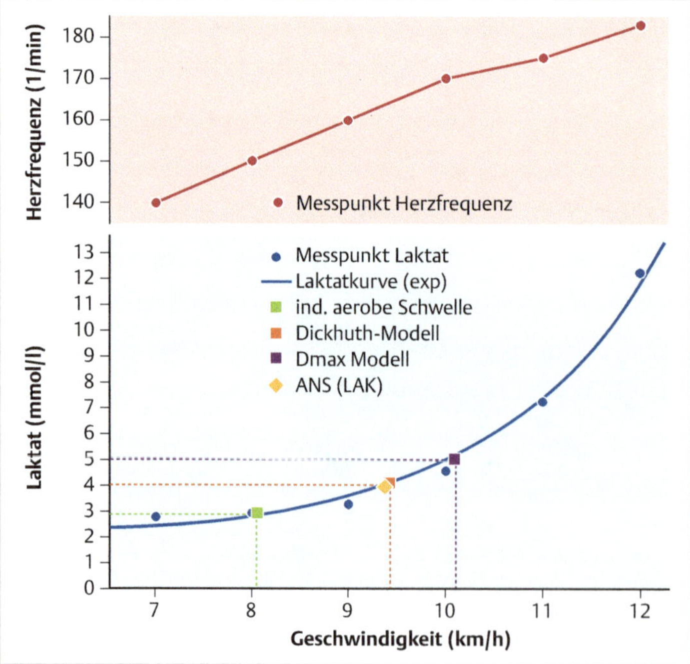

Abb. 3.23 Laktat-Schwellenkonzept. Bestimmung der individuellen anaeroben Schwelle (IAS) nach verschiedenen Modellen. Dargestellt sind die Entwicklung der Herzfrequenz (oben, rot; '/min) und der Laktatwerte (unten, grün; Werte in mmol/l) eines Sportlers, der sich einem Stufentest auf dem Laufband unterzogen hat (5 min, 0,5 % Steigung, Laktatkontrolle am Ende jeder Stufe). Im unteren Bereich sieht man den extrapolierten Verlauf der Laktatbildung sowie die nach unterschiedlichen Modellen errechneten (individuellen) aeroben Schwellen. Auffallend ist die erhebliche Differenz dieser Schwellen je nach angewendetem Schwellenkonzept.

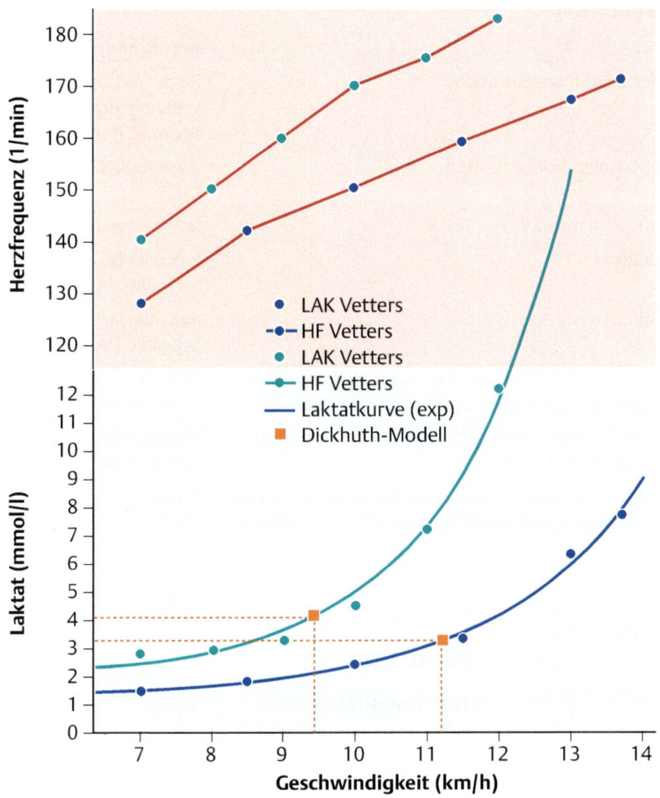

Abb. 3.24 Laktatkurve nach Optimierung des Trainingszustandes. Dargestellt sind Entwicklung der Herzfrequenz (blaue Punke; '/min) und der Laktatwerte (grüne Punkte; Werte in mmol/l) eines Sportlers nach Optimierung des Trainingszustandes. Die IAS wurde nach dem Dickhuth-Modell [23] berechnet. Auffallend sind die deutlich niedrigeren Herzfrequenzen und Laktatwerte auf den gleichen Belastungsstufen nach 12 Monaten Training. Auch die IAS hat sich trainingsbedingt in einen Bereich höherer Belastung verschoben.

fest. Dieses Modell hat sich für viele Sportler als zu starr herausgestellt. Eine auf der festen „4-mmol/l-Schwelle" basierende Trainingsempfehlung wurde nur von Sportlern mit geringer Ausdauerleistungsfähigkeit toleriert. Solche mit einer hohen Ausdauerleistungsfähigkeit waren zu hoch belastet. Hieraus resultierte die Annahme eines mit zunehmender Ausdauer abnehmenden Laktatwertes an der Schwelle und führte zu der Entwicklung von Schwellenkonzepten mit einem individuellen Schwellenwert.

▸ **Vielfalt der Verfahren.** Mittlerweile gibt es über 25 verschiedene Verfahren zur grafischen und mathematischen Auswertung (▸ Tab. 3.15), bei denen sich die ermittelten Schwellenleistungen um bis zu 25 % unterscheiden (z. B. [45], [73], [23]). Jedes dieser Modelle hat Stärken und Schwächen, weshalb sich auch keine Referenz- oder Standardwerte für Laktatschwellen finden lassen. Nicht alle Schwellenmodelle bestimmen das maxLaSS für einzelne Sportarten ausreichend präzise. Die größte Korrelation konnte mit den Schwellenmodellen des „IAS"-Modells nach Dickhuth [23] sowie nach Simon erreicht werden (zur Übersicht s. a. [45]).

Cave!

Die alleinige Verwendung der Parameter „Laktatkonzentration und - schwelle" zur Leistungsdiagnostik und Trainingsoptimierung erscheint somit nicht nur vor dem Hintergrund der vielfältigen, die Laktatfreisetzung beeinflussenden Faktoren, sondern auch der unterschiedlichen Schwellenmodelle fraglich, und sollte zumindest im Hochleistungssport durch Hinzunahme weiterer Parameter (z. B. ventilatorische Variablen wie $paCO_2$, VO_2 und VCO_2) ergänzt werden.

Kritik

▸ **Reproduzierbarkeit.** Der Stellenwert der Laktatmessung und der diversen Schwellenkonzepte in der Leistungsdiagnostik und Trainingsplanung

Tab. 3.15 Gängige Laktat-Schwellenmodelle (Auswahl).

Modell (Autor)	Beschreibung	Bezeichung
Hollmann [49]	nichtlinearer Anstieg der Laktatkonzentration	Punkt des optimalen Wirkungsgrades der Atmung (PoW)
Wasserman [122]	erster Anstieg über der basalen Konzentration	„anaerobic threshold" (AT)
Marder [73]	fixe Laktatkonzentration bei 4 mmol/l	aerob-anaerobe Schwelle
Keul [45]	51° Tangente zur Laktatkurve	individuelle anaerobe Schwelle (IAS)
Freiburger Modell (Simon [45])	45° Tangente zur Laktatkurve	individuelle anaerobe Schwelle (IAnS)
Stegmann und Kindermann [55]	Zeitpunkt bzw. Belastung, an dem bzw. der die maximale Eliminationsrate und die Diffusionsrate des Laktats im Gleichgewicht stehen	individuelle aerobe Schwelle (IAS)
Dickhuth [23]	Laktatkonzentration von 1,5 mmol/l oberhalb des minimalen Laktatäquivalents (= Basislaktatkonzentration)	individuelle aerobe Schwelle (IAS)
Cheng 1992 [14]	Punkt mit der maximalen Distanz orthogonal zu einer Tangente, welche die Laktatwerte auf der LLK zu Beginn und bei Belastungsabbruch verbindet	Dmax

LLK = Laktatleistungskurve

wird unterschiedlich diskutiert. Problematisch sind neben der Methodenvielfalt auch die unterschiedlichen (störenden) Einflussgrößen, sodass eine Reproduzierbarkeit schwierig ist. Unabdingbar ist daher eine konsequente Standardisierung der Untersuchungsbedingungen. Trotz alledem gibt es nur wenige objektive Referenzwerte („Evidenz"), eine wesentliche Rolle bei der Beurteilung der Ergebnisse spielt immer noch die Erfahrung des Untersuchers („Eminenz").

▸ **Übertragbarkeit.** Die meisten Untersuchungen und Studien wurden zudem an einem gesunden Normalkollektiv durchgeführt. Die Übertragbarkeit auf Sportler mit Einschränkungen der körperlichen Leistungsfähigkeit oder mit chronischen Erkrankungen ist nur unter sehr vielen Vorbehalten möglich.

Merke

- Vorteile: Untersuchung großer Populationen möglich, einfache Durchführung, keine Ausbelastung nötig, exakte Bestimmung von Trainingsbereichen und Monitoring von Trainingsprogrammen möglich
- Nachteile: invasiv, Ergebnis bestimmt durch viele Einflussfaktoren, multiple Rechenmodelle zur Bestimmung der individuellen anaeroben Schwelle mit hoher Variabilität ihrer Aussagen, komplex in der Durchführung, teuer

Praxistipp

Trainingsbereiche

- Kompensationsbereich
  - bis 2,0mol/l Laktat
  - regeneratives Training, Grundlagenausdauer, Ökonomisierung von Herz und Kreislauf
- Stabilisierungsbereich
  - 2,0–3,0 mmol/l Laktat
  - Grundlagenausdauer, Stabilisierung der aeroben Ausdauerfähigkeit
- Entwicklungsbereich
  - 3,0–5,0 mmol/l Laktat
  - entwickelndes Training, Entwicklung der aeroben Ausdauerfähigkeit
- Grenzbereich
  - 5,0–8,0 mmol/l Laktat
  - Grenzbereich

3.4.4 Spiroergometrie

Definition

Die Spiroergometrie ist ein diagnostisches Verfahren, bei dem durch Messung der in- und exspiratorischen Atemgase und -volumina sowie der Atem- und Herzfrequenz während zunehmender körperlicher Aktivität die Leistungsfähigkeit und das Zusammenspiel der Atmung, des Gasaustauschs, der peripheren Sauerstoffausschöpfung und des kardiovaskulären Systems untersucht wird. Die Spiroergometrie ist eines der wichtigsten diagnostischen Verfahren zur qualitativen und quantitativen Abschätzung der kardiopulmonalen (Ausdauer-)Leistungsfähigkeit und gibt einen guten Überblick über das Zusammenspiel von Lunge/Atmung, kardiovaskulärem System, Muskulatur und Stoffwechsel unter Belastung.

Sie liefert zudem wesentliche differenzialdiagnostische Hinweise auf die möglichen Ursachen einer unklaren Belastungsdyspnoe. In der Sportmedizin und Trainingswissenschaft wird der Fokus häufig auf die (maximale) Sauerstoffaufnahme VO_2max und die verschiedenen respiratorischen Schwellen gesetzt. Die mittlerweile als „Goldstandard" eingesetzte grafische Umsetzung der Daten als „9-Felder-Grafik" trägt hier wesentlich dazu bei, den Überblick über die Vielzahl an Informationen und Daten zu behalten und eine Systematik und Standardisierung in der Auswertung zu erreichen.

Historisches

Erste Versuche, den menschlichen Gasstoffwechsel bei körperlicher Arbeit zu messen wurden bereits 1789 von Marie und Antoine Laurent de Lavoisier und Armand-Jean François Seguin durchgeführt [48]. 1929 wurde von Knipping erstmalig ein Handkurbelergometer zusammen mit einem Spirografen zur klinischen Erfassung des Gasstoffwechsels in Ruhe und unter Belastung eingeführt [60]. 1959 entwickelten Hollmann und Kollegen bei stufenförmig ansteigender Belastung den sog. Punkt des optimalen Wirkungsgrades der Atmung („POW"). Dieser entspricht der heutigen aerob-anaeroben Schwelle (AT) [50]. Die Spiroergometrie in der Form, wie sie heute eingesetzt wird, vor allem die Methoden der Auswertung und der grafischen Darstellung als „9-Felder-Grafik" (9-FG), gehen maßgeblich auf die Arbeit von Karlman Wasserman aus den 1960er und 1970er Jahren zurück [121]. Dank der modernen Mess- und Analysetechnik können die Daten mittlerweile Atemzug für Atemzug („breath by breath") erfasst und in Echtzeit grafisch aufbereitet werden.

Verwendung

In der Sportmedizin und Trainingswissenschaft wird die Spiroergometrie eingesetzt, um die Ausdauerleistungsfähigkeit zu beurteilen und das Training zu steuern, indem die ventilatorischen Schwellen bestimmt werden. Ergänzt werden die Daten in der Regel durch Laktatwerte auf den einzelnen Belastungsstufen (Kap. 3.4.3). Der Fokus liegt auf der Bestimmung

- der maximalen Sauerstoffaufnahme (VO_2max) bezogen auf das Körpergewicht sowie
- der ventilatorischen Schwellen VT 1 (ehemals respiratorische AT [124]) und VT 2 (ehemals „respiratorischer Kompensationspunkt", RCP, [124], [125], s. u.).

Ein wesentlicher Marker zur Beurteilung der kardialen Leitungsfähigkeit ist auch der Sauerstoffpuls (O_2-Puls, Feld 2), d. h. die Menge an Sauerstoff, die pro Herzschlag aufgenommen wird. Dieser Wert korreliert direkt mit dem Schlagvolumen des Herzens und zeigt damit die kardiale Anpassungsmöglichkeit unter Belastung.

Medizinische Indikationen für eine Spiroergometrie sind die Abklärung einer unklaren Dyspnoe (Differenzierung herz-/lungen-/stoffwechselbedingte Ursachen), Beurteilung der kardiopulmonalen Leistungsfähigkeit, Einschätzung des Operationsrisikos (Herz- und Lungenoperationen/-transplantationen, große abdominelle Operationen), Prognoseeinschätzung bei Herzinsuffizienz, Beurteilung von Therapie- und Trainingseffekten unter kardiopulmonaler Medikation und Beurteilung der maximalen und Ausdauerleistungsfähigkeit unter beruflichen, berufsgenossenschaftlichen und (sozial)versicherungsrechtlichen Aspekten. Hierbei stehen insbesondere die Aspekte Atemmechanik, Atemvolumina, alveoläre Ventilation, Totraumventilation/VQ-Mismatch, Gasaustausch, Diffusionskapazität, Atemeffizienz, Herzfrequenzreserve und Sauerstoffpuls im Vordergrund (zur Übersicht s. a. [67]).

Physiologie

Aus den gemessenen Werten (Kap. Definition (S. 84)) lässt sich eine Reihe weiterer Parameter errechnen (respiratorischer Quotient, Atemäquivalente, Atemzugvolumen, Atemeffizienz, Sauerstoffpuls/Schlagvolumen u. a.m). Da die Leistungsfähigkeit der Atmung nicht durch den Atemtrakt alleine gewährleistet wird, sondern durch ein komplexes Zusammenspiel von Herz, Kreislauf, muskuloskelettalem Status (Trainingszustand) sowie Stoffwechsel („Zellatmung"), geben die Ergebnisse somit einen qualitativen und quantitativen Überblick über das optimale Zusammenspiel der verschiedenen Organsysteme und damit die Gesamtleistungsfähigkeit des Körpers.

Die bekannteste Kenngröße für die Ausdauerleistungsfähigkeit ist die maximale Sauerstoffaufnahme, VO_2max. Sie kann bei einem hochtrainierten Ausdauersportler bis zu 90 ml/min/kgKG betragen, bei einem 30-jährigen gesunden, untrainierten Mann liegt sie zwischen 35 und 45 ml/min/kgKG. Bei Frauen sind die Werte aufgrund der geringeren Muskelmasse meist 10–15 % niedriger (▶ Tab. 3.16). Von einer VO_2max kann allerdings nur gesprochen werden, wenn auch eine maximale körperliche Ausbelastung erfolgt ist. Da dies jedoch ein Aspekt ist, der durch vielerlei Faktoren (z. B. „Tagesform", Mitarbeit, metabolische Beanspruchung) bestimmt wird, ist sie zur Beurteilung von Trainingseffekten nur wenig geeignet, hierfür eignen sich besser diverse spiroergometrisch zu bestimmende Schwellen (Kap. Schwellenkonzepte (S. 89)).

Durchführung und Ablauf

▶ Kontraindikationen und Abbruchkriterien. Vor einer Spiroergometrie sollte geprüft werden, ob absolute Kontraindikationen vorliegen (▶ Tab. 3.17). Während der Untersuchung muss sorgfältig auf potenzielle Abbruchkriterien geachtet werden (▶ Tab. 3.17).

▶ Protokoll. Die Spiroergometrie kann mittels Rampen- oder Stufenprotokoll durchgeführt werden:

- Beim Rampenprotokoll sollte eine Ausbelastung innerhalb von 12–15 Minuten erreicht werden, um einer frühzeitigen muskulären Ermüdung vorzubeugen. Es wird meist bei den rein „medizinischen" Spiroergometrien eingesetzt. Zudem lassen sich anhand der im Rampenprotokoll gewonnenen Daten besser die ventilatorischen Schwellen ableiten (s. u.).
- Das Stufenprotokoll wird häufig bei den klassischen „Leistungsanalysen" mit sport- und trainingswissenschaftlichen Fragestellungen durchgeführt. Hierbei sollten Dauer und Intensität der Leistungsstufen im Vorfeld mit dem Sportler abgestimmt werden, um eine optimale Ausbelas-

Tab. 3.16 Normwertetabelle mit den perzentilen Werten für eine altersgruppierte maximale Sauerstoffaufnahme (VO_2max in ml/min/kgKG) (Quelle: [2]).

Perzentile	20–29 Jahre	30–39 Jahre	40–49 Jahre	50–59 Jahre	Über 60 Jahre
Männer					
90	51,4	50,4	48,2	45,3	42,5
80	48,2	46,8	44,1	41,0	38,1
70	46,8	44,6	41,8	38,5	35,3
60	44,2	42,4	39,9	36,7	33,6
50	42,5	41,0	38,1	35,2	31,8
40	41,0	38,9	36,7	33,8	30,2
30	39,5	37,4	35,1	32,3	28,7
20	37,1	35,4	33,0	30,2	26,5
10	34,5	32,5	30,9	28,0	23,1
Frauen					
90	44,2	41,0	39,5	35,2	33,4
80	41,0	38,6	36,3	32,3	31,2
70	38,1	36,7	33,8	30,9	29,4
60	36,7	34,6	32,3	29,4	27,2
50	35,2	33,8	30,9	28,2	25,8
40	33,8	32,3	29,5	26,9	24,5
30	30,6	28,7	26,5	24,3	22,8
20	28,4	26,5	25,1	22,3	20,8

Tab. 3.17 Kontraindikationen, Ausbelastungs- und Abbruchkriterien bei der Spiroergometrie (Quelle: [67], [118]).

Absolute Kontraindikationen	Ausbelastungskriterien	Abbruchkriterien
• floride systemische oder kardiale Infektion • instabile Angina pectoris oder Myokardinfarkt • schwere Aorten(klappen)stenose • schwere Herzinsuffizienz • akute respiratorische Insuffizienz • akute pulmonale Infektion • akute Thrombose der unteren Extremitäten ± Lungenembolie	• 85 % der maximalen Herzfrequenz (220 – Lebensalter) erreicht • Plateau der $V'O_2$-Kurve • Atemreserve („breathing reserve", BF) < 28 % • respiratorischer Quotient, RQ > 1,1 • Laktat > 8 mmol/l • Borg-Skala > 16	• Angina pectoris • Ischämiezeichen im EKG • Arrhythmien (komplexe Extrasystolen, AV-Block II° oder III°) • Blutdruckabfall systolisch > 10 mmHg gegenüber Ausgangswert • Abfall des Sauerstoffpulses • Zeichen einer Durchblutungsstörung: Zyanose, Blässe • respiratorische Insuffizienz • Koordinationsstörung, Verwirrung, Schwindel • hypertone Blutdruckwerte (> 250 mmHg systolisch und/oder 115 mmHg diastolisch)

tung zu erzielen. Üblicherweise liegt die Dauer der einzelnen Stufen bei 3–5 Minuten. Es sollte immer eine sportartspezifische Belastungsform gewählt werden. Ähnlich wie bei den Laktattests findet der Test gewöhnlich unter „Laborbedingungen" (z. B. Laufband, Ergometer, Ruderergometer) statt. Mittlerweile sind jedoch auch mobile Spiroergometriesysteme für den Außeneinsatz verfügbar, die die Daten entweder direkt an eine Empfängerstation übertragen oder aber auf entsprechenden Speichermedien aufzeichnen. Idealerweise kombiniert man für eine optimale Leistungsanalyse beide Untersuchungstechniken (Spiroergometrie und Laktatanalyse).

► **Vorbereitung.** Auch die Vorbereitung einer Spiroergometrie gleicht der eines Laktattests. Zwei Tage vor dem Test sollten lang anhaltende Dauerbelastungen und hochintensive, erschöpfende Trainingseinheiten vermieden werden – idealerweise wird ein Ruhetag vor dem Test eingelegt. Zwei bis drei Stunden vor Untersuchungsbeginn sollte der Sportler eine gut verdauliche kohlenhydratreiche Mahlzeit, aber keine koffeinhaltigen Getränke mehr zu sich nehmen. Zudem ist auf genügend Schlaf und eine ausreichende Flüssigkeitszufuhr zu achten. Es empfiehlt sich, Verlaufskontrollen immer mit demselben Gerät durchzuführen.

► **9-Felder-Grafik.** Die gemessenen und errechneten Daten werden dann in der 9-Felder-Grafik dargestellt (► Abb. 3.25). Ergänzt werden diese Informationen durch eine zusätzliche „Intrabreathmessung" sowie (kapilläre) Blutgasanalysen, um die alveoloarterielle Sauerstoffdruckdifferenz ($AaDO_2$) und die arterioendtidale (= alveoläre) Partialdruckdifferenz für CO_2 ($P[a\text{-}ET]CO_2$) bestimmen zu können [67].

Im ersten Schritt der Analyse sollte man prüfen, ob eine vollständige kardiovaskuläre und pulmonale Ausbelastung stattgefunden hat (► Tab. 3.17). Aufgrund der großen Datenmenge hat es sich bewährt, die Auswertung nach einem standardisierten Schema durchzuführen, um keine relevanten Aspekte zu vergessen oder zu übersehen:

► **Kardiale Ausbelastung.** Als Zeichen einer kardialen Limitation gelten – neben entsprechenden EKG-Veränderungen – Plateauwerte oder gar abfallende Werte des Sauerstoffpulses sowie eine reduzierte VO_2max oder auch eine reduzierte VO_2 an der VT 1. Bei chronischer, vor allem rechtskardialer Insuffizienz oder auch pulmonaler Hypertonie ist zudem eine pathologische Steigerung der $V'E/V'CO_2$ nachweisbar (= Atemeffizienzstörung, Menge an Luft die ventiliert werden muss, um einen Liter CO_2 abzuatmen, Steigung > 34, Feld 4). Das Maß der Steigung korreliert signifikant negativ mit der Prognose der kardialen Erkrankung. Über die Analyse der Atemeffizienz lassen sich rechtskardiale Einschränkungen bereits lange vor entsprechenden echokardiografischen Veränderungen nachweisen.

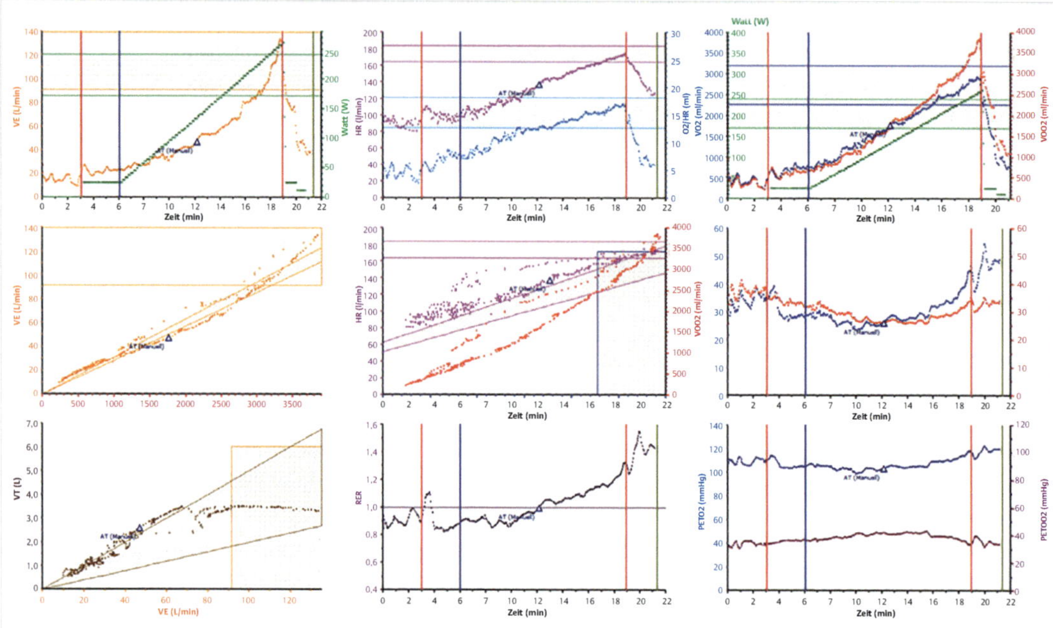

Abb. 3.25 9-Felder-Grafik. Dargestellt ist die 9-Felder-Grafik einer unauffälligen Untersuchung eines gesunden 46-jährigen Mannes. Durchgeführt wurde eine Rampenbelastung mit einer Steigerung von 20 W/min, erreicht wurden maximal 262 W (grün); die Felder werden von oben links nach unten rechts durchnummeriert. In den Feldern 2, 3 und 5 werden die kardiovaskulären Belastungsdaten abgebildet, in den Feldern 1 und 7 die ventilatorischen, in Feld 4 Aspekte aus beiden Systemen. In den Feldern 6 und 9 werden die Daten des Gasaustauschs unter Belastung erfasst. V'E = Ventilation; HR = Herzfrequenz; O_2/HR = Sauerstoffpuls, V'O_2 = Sauerstoffaufnahme, V'CO_2 = Kohlendioxidabgabe, EqO_2 = Atemäquivalent für Sauerstoff (V'E/V'O_2), EqCO_2 = Atemäquivalent für Kohlendioxid (V'E/V'CO_2), VTex = exspiratorisches Atemzugvolumen, RER = respiratorischer Quotient, PETO_2 = endtidaler Sauerstoffpartialdruck, PETCO_2 = endtidaler Kohlendioxidpartialdruck.

▶ **Pulmonale Ausbelastung.** Zeichen einer pulmonalen Limitierung ist – neben einem verminderten maximalen Atemminutenvolumen – auch eine Einschränkung der Atemreserve:

- Das Tidalvolumen beträgt in Ruhe altersabhägig ca. 400–800 ml. Hieraus ergibt sich ein Atemminutenvolumen (AMV) von 5–8 l/min. Die Ruheatemfrequenz von ca. 12–16 Atemzügen/min lässt sich unter Belastung auf maximal 40–50/min, in Extremsituationen auch 60/min steigern. Das Tidalvolumen steigt dann unter Belastung auf ca. 55 % der Vitalkapazität an. Hieraus ergibt sich eine von Lebensalter, Geschlecht und Größe abhängige, für eine maximale Leistung nötige erforderliche Ventilation VE_{max} von bis zu 200 l/min. Dieser Wert wird in Relation gesetzt zu der aus der Literatur entnommenen und softwaretechnisch meist hinterlegten „Soll-Ventilation“ ($VE_{predicted}$) und ermöglicht somit einen Vergleich der ventilatorischen Leistungfähigkeit mit anderen Individuen.
- Die VE_{max} wird zudem mit dem „maximalen voluntären (Atem)volumen“ (MVV) korreliert. Das MVV ist der individuell erreichbare Maximalwert der Ventilation. In der Praxis lässt sich dieser durch eine über 12 s andauernde maximale Ventilation messen. Das Volumen wird dann mit 5 multipliziert und auf eine Minute hochgerechnet. Aufgrund einer völlig unphysiologischen Atemweise wird dieses Verfahren jedoch nicht mehr angewandt, sondern praktikabler errechnet, indem man den aktuell gemessenen FEV_1-Wert mit einem Faktor (35 = Erfahrungswert) multipliziert.
- Der Anteil des VE_{max} am MVV kennzeichnet den Grad der ventilatorischen Ausbelastung. Als Atemreserve („breathing reserve“, BR) bezeichnet man hierbei die Differenz zwischen dem maximal vorhergesagten MVV und dem tatsächlich erreichten AMV. Diese beträgt in der Regel ca. 15 l/min bzw. > 25 % des individuellen Sollwertes und wird beim Atemgesunden in der Regel nicht

ausgeschöpft. Ein „tiefes Ausschöpfen" der BR (< 25 %) bis zur atemmechanischen Grenze ist allerdings in gewissem Maße „trainierbar" und somit kein verlässliches Maß einer pulmonalen Limitierung im (Hochleistungs-)Sport.

- Ein weiteres Zeichen der pulmonalen Einschränkung kann auch das pathologisch gesteigerte $V'E/V'CO_2$ sein (Atemeffizienzstörung), dies ist z. B. bei einer vermehrten Totraumventilation oder auch bei Störungen des regionalen Gasaustauschs wie bei einer Lungenembolie der Fall.

Bei entsprechenden Veränderungen sollten die Daten durch weiterführende Untersuchungen ergänzt werden (z. B. Blutgasanalyse).

Durch Aufzeichnen der Atemschleife während der Untersuchung und Durchführung zusätzlicher Atemmanöver (tiefe Inspiration) können zudem atemmechanische Limitierungen wie eine dynamische Flusslimitierung oder ein dynamisches Überblähen („dynamic hyperinflation" oder „airtrapping") erfasst werden. Diese Messmanöver sind mitunter jedoch vor allem im oberen Belastungsbereich schwierig umzusetzen.

Schwellenkonzepte

Schon Wasserman et al. konnten eine charakteristische ventilatorische Reaktion auf eine ansteigende Belastung nachweisen [125]. Die beiden in diesem Zusammenhang etablierten Schwellen kennzeichnen den Beginn und das Ende des aerob-anaeroben Übergangsbereichs [55], wobei dieser unterschiedlich lang sein kann, und mitunter ausgeprägte individuelle, aber auch sportartspezifische Unterschiede aufweist. Die 1. Schwelle der beiden Schwellen wurde bis dato als die anaerobe Schwelle („respiratorische AT") und die 2. Schwelle als respiratorischer Kompensationspunkt (RCP) bezeichnet. Diese Terminologie ist mittlerweile jedoch verwirrend, weil vor allem für die 1. Schwelle unterschiedliche Begriffe wie „aerobe" und „anaerobe" Schwelle benutzt werden. Es gibt daher Empfehlungen, eine klare Benennung in ventilatorische Schwelle 1 (VT 1, ehemals "respiratorische AT") und ventilatorische Schwelle 2 (VT 2, ehemals „RCP") vorzunehmen [124].

> **Merke**
>
> An der VT 1 beobachtet man eine Steigerung der Ventilation und der CO_2-Abgabe (im Verhältnis zur O_2-Aufnahme) aufgrund von vermehrt anfallendem CO_2 aus der Laktatpufferung, an der VT 2 eine weitere respiratorische Kompensation der zunehmenden metabolischen Azidose [12], [112].

Kritik

Die Spiroergometrie ist sicherlich die differenzierteste und valideste, aber zugleich auch aufwendigste Methode, um Aussagen zur kardiopulmonalen Gesamtbelastbarkeit und zum Trainingszustand zu erhalten (▶ Tab. 3.18). Neben den reinen leistungsphysiologischen Aspekten müssen bei der Beurteilung der Ergebnisse zudem auch immer die (sport-)medizinischen Aspekte der 9-Felder-Grafik beachtet und entsprechende Auffälligkeiten frühzeitig erkannt werden (z. B. Zeichen der Herz- oder Ateminsuffizienz).

▶ **Keine eindeutige Diagnose möglich.** Allerdings kann auch mit einer auffälligen Spiroergometrie alleine meist keine eindeutige Diagnose gestellt werden. Vor dem Hintergrund entsprechender anamnestischer Daten und Symptome helfen die gewonnenen Informationen allerdings, Schwerpunkte in der weiterführenden Diagnostik zu setzen und somit einen gezielten Ansatz zu wählen, die beschriebene Symptomatik zu objektivieren.

▶ **Aufwand und Untersuchererfahrung.** Neben einem hohen gerätetechnischen Aufwand und der damit verbundenen geringen Anzahl an Unter-

Tab. 3.18 Vor- und Nachteile der Spiroergometrie.

Vorteile	Nachteile
• valideste Technik zur Erfassung der kardiopulmonalen Gesamtbelastbarkeit • individuelle Trainingssteuerung möglich	• komplex in der Durchführung aufgrund des hohen apparativen Aufwandes • komplex in der Auswertung aufgrund der Vielzahl an gewonnenen Daten • teuer • keine Gruppen- oder Feldtests möglich

suchungsplätzen und -zentren spielt die Erfahrung des Untersuchers in der Bewertung der Untersuchungsergebnisse eine entscheidende Rolle bei der qualifizierten Auswertung der Untersuchungsergebnisse. Die Auswertung der Daten setzt daher in einem besonderen Maße die Erfahrung des Untersuchers in beiden Bereichen voraus.

3.4.5 Herzfrequenzvariabilität

Definition

Beim gesunden Menschen wird der Herzschlag durch einen elektrischen Impuls aus dem Sinusknoten als zentralem Taktgeber des autonomen Erregungsbildungssystems des Herzens ausgelöst. Dieser wiederum unterliegt dem Einfluss des übergeordneten vegetativen Nervensystems mit aktivierenden (Sympathikus) und dämpfenden Komponenten (Parasympathikus). Hierdurch variiert nicht nur die Herzfrequenz selbst, sondern auch der Abstand zwischen 2 aufeinanderfolgenden Herzschlägen. Diese Veränderung des zeitlichen Abstands aufeinanderfolgender Herzschläge wird als Herzfrequenzvariabilität (HRV) bezeichnet.

Historisches

Die erste Beschreibung des Phänomens des Herzfrequenzvariabilität (HRV, „heart rate variability") wird dem chinesischen Gelehrten Wang Shu-Ho zugeschrieben, der im 3. Jahrhundert in seinen Schriften „Mai Ching/The Knowledge of Pulse Diagnosis" die Variabilität des Herzschlags unabhängig von der Höhe der Herzfrequenz als ein Zeichen für Gesundheit beschrieb (*„Wenn der Herzschlag so regelmäßig wie das Klopfen eines Spechtes oder das Tröpfeln des Regens auf dem Dach wird, wird der Patient innerhalb von vier Tagen sterben."*). Da es zum damaligen Zeitpunkt noch keine hochsensitiven Messinstrumente wie ein EKG gab, musste man sich allein durch das Fühlen des Pulses und das Wahrnehmen verschiedener Körpersignale auf einen Patienten einstellen, um krankhafte Zustände zu erfassen. In der modernen Wissenschaft gewinnt die Analyse der HRV in den 1960er Jahren im Rahmen der Kardiotokografie in der Geburtshilfe erstmals an Bedeutung und misst der Variabilität der fetalen Herzfrequenz eine wichtige prognostische Bedeutung zu. Seit den 1980er Jahren wird die HRV als Marker für die Aktivität des vegetativen Nervensystems akzeptiert [27].

Mittlerweile messen viele kardiologische Intensivstationen die HRV mit einem Langzeit-EKG, weil eine reduzierte HRV u. a. als unabhängiger Mortalitätsfaktor bei Postherzinfarktpatienten erkannt wurde [57].

Physiologie

▶ **NN-Intervalle.** Die Dauer von Herzschlag zu Herzschlag ist unterschiedlich lang, dies vor allem unter Ruhebedingungen und in entspannten Situationen. Bei einer Ruheherzfrequenz von 60 Schlägen pro Minute liegen zwischen 2 Schlägen somit nicht genau 1 Sekunde bzw. 1000 Millisekunden, sondern unterschiedliche Zeiten, wobei Schwankungen von mehr als 100 Millisekunden nicht ungewöhnlich sind. Tatsächlich vereint die HRV eine Vielzahl mathematisch berechneter Parameter, welche die Varianz, Rhythmik oder Komplexität einer Zeitreihe aufeinanderfolgender Herzaktionen – den sog. NN-Intervallen („normal-to-normal") – kennzeichnet (▶ Abb. 3.26).

▶ **Vagaler Ruhetonus und HRV.** In der Ruhesituation und bei nur geringer Belastung überwiegt die vagale, parasympathische Steuerung der Herzfrequenz die sympathischen Einflüsse. Der vagale Ruhetonus ist umso höher, je besser das Herz an die Bewältigung hoher physischer Belastungen angepasst ist, weshalb Trainierte (z. B. Ausdauersportler) neben einer geringeren Ruhefrequenz auch eine höhere HRV haben. Eine hohe HRV deutet also auf einen entspannten Zustand des Körpers hin, in dem sehr sensibel auf unterschiedliche Anforderungen reagiert werden kann.

▶ **HRV zur Leistungsanalyse.** Nicht zuletzt diese Erkenntnisse machen die HRV interessant für sportmedizinische Fragestellungen. In verschiedenen Studien konnte gezeigt werden, dass sich die HRV möglicherweise als leistungsdiagnostisches Kriterium eignet, da durch diesen Marker des ve-

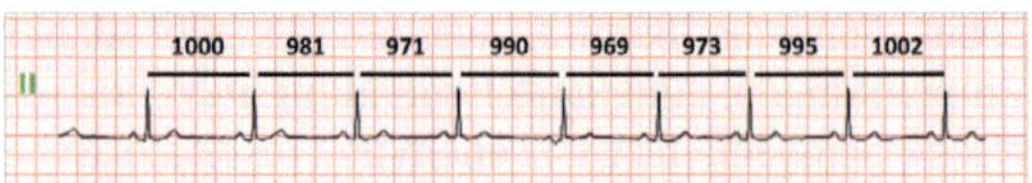

Abb. 3.26 Herzfrequenzvariabilität. Dargestellt ist der Rhythmusstreifen aus dem Ruhe-EKG eines Ausdauersportlers, der kurze Zeit die Luft angehalten hat, um respiratorische Arrhythmien auszuschließen (Ableitung II, HF: 60/min). Auffallend ist die Variabilität der Abstände aufeinanderfolgender Herzaktionen (sog. NN-Intervalle, Abstände in ms).

getativen Nervensystems am Übergang zwischen einer aeroben zu einer anaeroben Belastung Anpassungsvorgänge des Körpers an eine neue Stoffwechsellage sichtbar gemacht werden können (zur Übersicht s. a. [105]). Die einfache Messung der Zeitabstände zwischen 2 Herzschlägen lässt jedoch nur bedingt Aussagen über den Zustand des vegetativen Nervensystems zu, für jede HRV-Analyse muss also zunächst eine für die Fragestellung sinnvolle Analysemethode ausgewählt werden.

Messtechnik und -verfahren

Die Voraussetzung für eine Erfassung der HRV und damit der Abstände zwischen 2 Herzaktionen ist eine EKG-genaue Messung jedes einzelnen Herzschlags. Hierbei müssen die Hardware zur Erfassung und die Auswerteverfahren hohe Qualitätsstandards erfüllen.

▸ **Geräte.** Die nicht invasive Registrierung übernehmen entweder stationäre EKG-Geräte (Labor, Intensivmedizin), mobile Messsysteme (z. B. 24-Stunden-EKG für Langzeitvariabilitätsmessung) oder immer häufiger – im (Freizeit-)Sport – auch Brustgurte mit Elektroden und Speichern im Gurt oder in externen Empfängern/Pulsuhren. In diesen Systemen wird allerdings kein EKG aufgezeichnet. Neben einer hohen Sensitivität in der Erfassung der Daten wird von den modernen Geräten vor allem im Freizeitbereich eine mechanische Robustheit und Rückwirkungsfreiheit (z. B. bei Feldtests mit mehreren parallel laufenden Empfängern, ▸ Abb. 3.27) erwartet. Allen Methoden und Model-

3

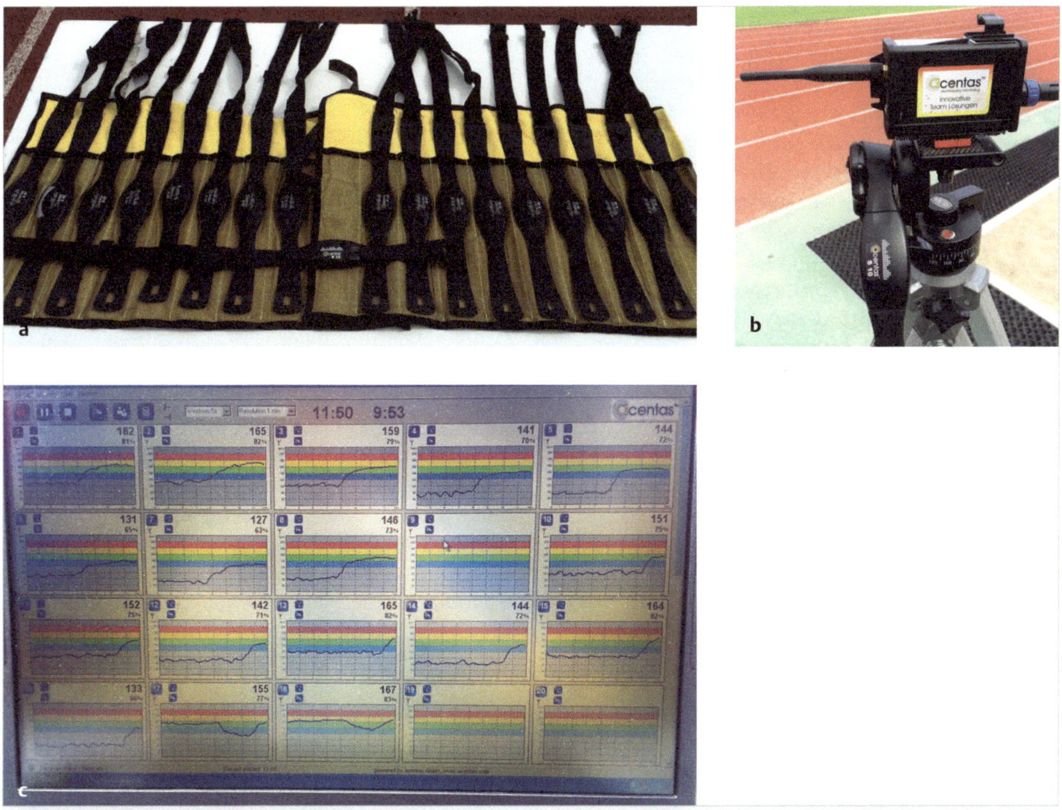

Abb. 3.27 Photos-Acentas-Feldtest.

a Moderne Herzfrequenzbrustgurte erfassen die Herzfrequenz und teilweise sogar einzelne EKG-Ableitungen des Sportlers.

b Die Daten werden per Funk (über eine größere Distanz) an eine zentrale Auswerteeinheit übertragen.

c Dort ist eine Extrapolation der HRV und perspektivisch auch eine HRV-basierte Trainingskontrolle in größeren Kohorten (Feldtest) möglich.

len gleich ist eine „beat-to-beat" Aufzeichnung mit hoher Abtastrate (idealerweise mind. 1000 Hz), um die aufeinanderfolgenden Herzaktionen bzw. die NN-Intervalle mit hoher zeitlicher Genauigkeit erfassen zu können. Beachtet werden müssen weitere Einflussfaktoren wie die zirkadiane Rhythmik.

► **Aufzeichnung.** Idealerweise wird vor jeder Messung ein Ruhe-EKG aufgezeichnet, um bereits vorhandene Herzrhythmusstörungen zu erkennen. Wichtig ist auch ein ausreichend langer Aufzeichnungszeitraum mit repräsentativen NN-Intervallen – ventrikuläre und supraventrikuläre Extrasystolen stören die Messung erheblich. Die Artefaktkontrolle sollte entweder visuell oder automatisch (geräteintegriert) erfolgen.

► **Auswertemethoden.** Zur Erfassung der verschiedenen Aspekte der Herzfrequenzvariabilität stehen mehrere Parameter zur Verfügung, die HRV lässt sich mit Methoden des Zeit- und Frequenzbereichs und mit Methoden der nichtlinearen Analyse (z. B. Poincaré-Plots) quantifizieren [1], [76]:

- Bei der Zeitbereichsanalyse werden die zeitlichen Abstände zwischen den Herzaktionen ausgewertet. Eine einfache statistische Größe zur Bestimmung der Streuung ist hierbei die Standardabweichung der aufeinanderfolgenden Herzaktionen, der NN-Intervalle.
- In der Frequenzanalyse werden die HRV-Parameter anhand von Frequenzgehalten des EKGs wiedergegeben und mittels verschiedener mathematisch-physikalischer Verfahren aufgearbeitet und in frequenzbezogene Daten umgewandelt. Aus kontinuierlichen Veränderungen der Spektral- oder Energiedichteverteilung werden dann Frequenzbereiche oder daraus ableitbare Größen berechnet. Entsprechend den autonomen Verhältnissen ergeben sich Frequenzanteile, die dem Vagus („high frequency") oder dem Sympathikus („low frequency") zugeordnet werden können.

Merke

Entsprechende Messanalysen der HRV sind heute Bestandteil jedes Holter-EKG, aller computergestützter EKG-Geräte sowie vieler Herzfrequenz-/Pulsmessgeräte im Freizeit- und Leistungssport.

Herzfrequenzvariabilität und Training

► **Aussagen zum An- bzw. Entspannungszustand.** Die Messung der Herzfrequenz liefert nicht nur direkte Informationen über die aktuelle Funktionsfähigkeit des Herz-Kreislauf- und Atmungssystems, sondern ermöglicht indirekt darüber hinausgehend auch Aussagen, ob der Körper „gestresst" bzw. eingeschränkt „anpassungsfähig" ist. Transportable Herzfrequenzmessgeräte mit integrierter HRV-Analyse erlauben somit „real-time" aktuelle Aussagen zum An- bzw. Entspannungszustand des Organismus, sodass sich darauf aufbauend entsprechende Feedbackprozesse umsetzen und Empfehlungen zum Stress- und Regenerationszustand aussprechen lassen. Luskin et al. konnten z. B. bei Patienten mit schwerer Herzinsuffizienz zeigen, dass nach einer sechswöchigen HRV-angepassten Trainingsperiode das Stressniveau und das Maß der Depression deutlich ab- und die Belastbarkeit deutlich zugenommen hatten [71].

► **Optimierung von Trainingsplänen.** Auch im Freizeit- und Leistungssport können durch regelmäßige Kontrollen der HRV Veränderungen im vegetativen Zustand des Sportlers erfasst werden. Die Abnahme der HRV kann nach intensiver Trainingsbelastung z. B. auf eine unzureichende Regeneration hinweisen. Umgekehrt wiederum konnte gezeigt werden, dass Sportler, die ihr Trainingspensum mit den Veränderungen der HRV abstimmten, einen höheren Leistungszuwachs hatten, als diejenigen, die ein Standardprogramm vergleichbarer Intensität durchführten [56]. Mithilfe der HRV-Messung und standardisierten Analyseverfahren ist es also perspektivisch möglich, vor allem den individuellen Regenerationszustand zu überwachen und Trainingspläne individuell(er) und optimiert und an die Tagesform angepasst zu gestalten. Hieraus lässt sich nachfolgend eben auch ein Bild vom aktuellen Trainingszustand und den aeroben und anaeroben Leistungsreserven entwickeln.

Praxistipp

Moderne Pulsuhren und zunehmend auch Smartphone-Apps in Verbindung mit einem Herzfrequenzbrustgurt haben mittlerweile schon eine Reihe von mehr oder weniger potenten HRV-Erfassungsmodalitäten und -algorithmen und erleichtern hierüber das Monitoring des Trainingszustandes.

Kritik

Die HRV-Analyse ist ein vielversprechender Ansatz, über die Erfassung des Stress- und Regenerationszustandes die Trainingsintensität zu steuern. Die Methode hält über die moderne Technik der Pulsuhren und Smartphone-Apps bereits einen rasanten Einzug in alle Level sportlicher Aktivität. Trotz einer deutlich wachsenden Zahl von Untersuchungen und Studien gibt es bisher allerdings noch keine größeren randomisierten, doppelverblindeten Untersuchungen, die Verifizierbarkeit und Validität der Methode evaluiert haben. Zudem fehlen bisher auch noch einheitliche, standardisierte Auswertemodelle und -methoden, die eine Vergleichbarkeit der ermittelten Daten erlauben.

Merke M!

- Vorteile: „individuelle" Trainingssteuerung großer Populationen möglich, einfache Durchführung, nicht invasiv, geringer technischer Aufwand
- Nachteile: bisher noch schlecht objektiviert und validiert, derzeit keine allgemeingültigen Grenzwerte für HRV-Parameter, bisher vor allem Erfassung des Regenerationslevels, noch keine direkte Messung der Leistungsfähigkeit

3.5 Leistungsdiagnostik des Bewegungsapparats

L. Nitsche

3.5.1 Definitionen

Die sportmedizinische Leistungsdiagnostik hat sich auf der Basis immer leistungsfähigerer EDV-basierter Analysesysteme in den letzten Jahren rasant entwickelt. Am Beispiel Fußball lässt sich dies verdeutlichen: Während in den frühen Jahren der Auswertung lediglich die Laufstrecke eines Spielers aufgezeichnet wurde, sind es heute zusätzlich z. B. Passgenauigkeit, Sprints, Ballkontakte und Fehlpässe. Das aktuell verwendete Verfahren basiert auf einem Kamerasystem (und dazugehöriger Software), das nach dem Motion-Capturing-Prinzip alle Spiele der 1. und 2. Fußballbundesliga auswertet.

Am Bewegungsapparat umfasst die Leistungsdiagnostik multiple Verfahren, u. a. verschiedene Verfahren der Kraftmessung (Kap. 3.5.2), der Beweglichkeitsmessung (Kap. 3.5.3) und Bewegungsanalyse (Kap. 3.5.4), der Druck(verteilungs)messung (Kap. 3.5.5), des Weiteren die Elektromyografie (Kap. 3.5.6) und die Messung der Sensomotorik (Kap. 3.5.7).

3.5.2 Kraftmessung

Eine **Umfangsmessung** (z. B. am Oberschenkel) gibt dem Sportmediziner lediglich Informationen über eine mögliche Atrophie des verletzten Beins im Vergleich zur gesunden Gegenseite. Sie lässt keine qualitativen Aussagen über das Kraftniveau des Patienten oder Sportlers zu. Die manuelle **Muskelfunktionsdiagnostik nach Janda** weist das Problem der mangelnden Differenzierung beim Kraftgrad 5 (Bewegung in vollem Umfang, sogar gegen einen starken äußeren Widerstand) auf. Demnach wären Untrainierte, Breiten- und Hochleistungssportler alle dem Kraftgrad 5 zuzuordnen, obwohl wesentliche Unterschiede in der Ausprägung des Kraftniveaus bestehen.

▶ **Verfahren.** Man unterscheidet zwischen ein- und mehrgelenkiger Kraftdiagnostik. Ein Beispiel für eine eingelenkige Kraftdiagnostik ist die Messung der Kniegelenkextension mittels Isokinetik. Die Messung des Einer-Wiederholungs-Maximums an der Funktionsstemme/Beinpresse ist ein Beispiel für eine mehrgelenkige Kraftdiagnostik (▶ Abb. 3.28). Beide Verfahren haben Vor- und Nachteile:

- Die Isokinetik ist mit einem hohen personellen und finanziellen Aufwand verbunden, hat aber den Vorteil, dass mit ihr eine Kraftmessung auch unter submaximalen Lastbedingungen möglich ist. Vor allem in der Rehabilitation kann dies von Vorteil sein. Die Isokinetik ist in der wissenschaftlichen Literatur sehr gut beschrieben. Es liegen vielfältige Daten für unterschiedliche Sportarten vor.
- Die Messung des Einer-Wiederholungs-Maximums ist mit einem geringen Kostenfaktor verbunden, allerdings ist nur die Bewertung der Gesamtbewegung möglich. Das schwächste Glied dieser mehrgelenkigen Komplexbewegungen limitiert den Wert des Testergebnisses.

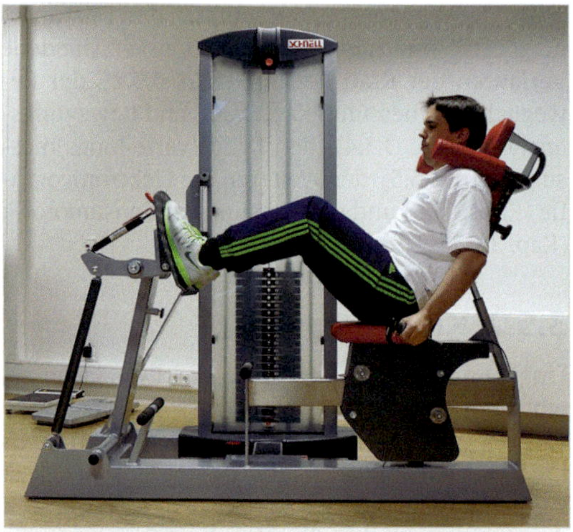

Abb. 3.28 Funktionsstemme. Bestimmung des Einer-Wiederholungs-Maximums an der Funktionsstemme. Mit freundlicher Genehmigung von Axel Racky, MED4SPORTS.

► **Einflussfaktoren.** Die Interpretation der Testergebnisse und deren Bewertung für die sportmedizinische Praxis gestaltet sich komplex. Folgende Einflussfaktoren auf das Testergebnis der Kraftmessung sind zu beachten:

- Testzeitpunkt (zirkadiane Rhythmik [Vormittag/Nachmittag/Abend], vor oder nach einer hochintensiven Trainingsphase)
- Saisonzeitpunkt (Übergangs-, Vorbereitungs- oder Wettkampfperiode)
- ein- oder mehrgelenkige Messung
- uni- oder bilaterale Messung
- Körperposition (sitzend, liegend, stehend)
- Lage des Drehpunkts
- Alter
- Geschlecht
- Beschwerdebild (v. a. Schmerzen)
- Art und Effizienz von Stabilisierungsmaßnahmen zur Vermeidung von Ausweichbewegungen
- Gelenkstellung (v. a. bei statischen Messungen)
- Maximalkraft- oder Kraftausdauermessung
- unterschiedliche Formen der Muskelaktion (dynamisch vs. statisch, konzentrisch/exzentrisch oder Dehnungsverkürzungszyklus)
- offene oder geschlossene Kette

M!

Merke

In der **offenen Kette** kann das distale Segment eine freie Bewegung durchführen und der Widerstand greift am distalen Segment an. Bei Bewegungen in der **geschlossenen Kette** wird das Gelenk mit dem Körpergewicht belastet und das distale Segment ist fixiert (z. B.: Kniebeuge, s. ► Abb. 3.28).

► **Bewertung der Ergebnisse.** Nach der Messung werden die Ergebnisse bewertet. Es gibt jedoch keine Normwerte in der Kraftdiagnostik (vgl. Kap. Normbegriff in der Sportmedizin (S. 171)). Es bleibt meist nur der Vergleich mit der gesunden Gegenseite, präoperativen Werten oder Referenzwerten.

► **Messung der Sprunghöhe.** Die Sprunghöhe kann durch die Verwendung von Kraftmessplatten, Kontaktmatten und Druckmesssohlen ermittelt werden. Ermittelt man die Sprunghöhe und die Bodenkontaktzeit, lassen sich Rückschlüsse auf die Reaktivkraft ziehen.

Praxistipp

Kontaktmatten sind wesentlich günstiger als in den Boden integrierte Kraftmessplatten.

► **Timed-up-and-go-Test.** Zur alltagsrelevanten Kraft- und Mobilitätsmessung von geriatrischen Patienten kann der Timed-up-and-go-Test verwendet werden. Hierbei wird die Zeit gemessen, die der Patient benötigt, um aus einem Stuhl mit Armlehnen aufzustehen, 3 Meter zu gehen, umzudrehen und sich wieder zu setzen. Werte von unter 10 Sekunden bedeuten eine uneingeschränkte Alltagsmobilität, Werte über 20 Sekunden eine funktionell relevante Mobilitätseinschränkung.

► **Handkraft.** Die Handkraft lässt sich elegant und ohne großen Aufwand mit dem Hand-Dynamometer messen. Es gilt der beste Wert von 3 Versuchen.

3.5.3 Beweglichkeitsmessung

Man unterscheidet zwischen der **aktiven** und der **passiven Beweglichkeit**. Meist ist die passive Beweglichkeit größer als die aktive. Die Beweglichkeit kann durch unterschiedliche Faktoren limitiert werden: knöcherner Anschlag, weicher Anschlag (vor allem bei Adipositas) oder gering ausgeprägte Dehnfähigkeit (z. B. der ischiokruralen Muskulatur).

Praxistipp

Zur klinischen Überprüfung der Beweglichkeit eignet sich die manuelle Muskelfunktionsdiagnostik nach Janda.

▶ **Verfahren.** Zur klinischen Überprüfung der Beweglichkeit eignet sich die manuelle Muskelfunktionsdiagnostik nach Janda. Im Gegensatz zur Kraftdiagnostik lassen sich Verkürzungen der Muskulatur mit klinischer Relevanz gut untersuchen und reproduzieren. Genau wie bei der Kraftdiagnostik unterscheidet man zwischen ein- und mehrgelenkigen Messverfahren. Ein Beispiel für ein mehrgelenkiges Messverfahren ist der **Finger-Boden-Abstand (FBA).** Er ist eine Kombination aus der Dehnfähigkeit der ischiokruralen Muskulatur, der Hüftgelenks- und der Wirbelsäulenbeweglichkeit. Nicht immer ist der limitierende Faktor dabei klar zu bestimmen. Ähnlich wie beim FBA ist auch eine Messung im Langsitz (**Sit&Reach-Test**) möglich. Der Vorteil besteht in einer besseren Kontrolle der Kniegelenksstellung. Bei der Testausführung muss auf permanenten Bodenkontakt der Kniegelenke geachtet werden. Problematisch wird die Testdurchführung bei einseitigen Beweglichkeitsdefiziten v. a. der Hüft- und Kniegelenke (z. B. Streckdefizit bei Gonarthrose).

Präzise **Messungen unter Laborbedingungen** (Elektromyografie, Myomechanografie) zur Ermittlung der Dehnungsspannung, des viskoelastischen Widerstands oder der elektrischen Aktivierung der Muskulatur während der Dehnung sind in der alltäglichen sportmedizinischen Praxis von untergeordneter Bedeutung.

Die **Messung der Beweglichkeit** kann sehr einfach mit einem handelsüblichen Goniometer unter Verwendung der Neutral-Null-Methode durchgeführt werden.

3.5.4 Bewegungsanalyse

▶ **Indikationen.** Die Analyse von Bewegungen hat in der Sportwissenschaft eine große Tradition. Sie kann zur Technikanalyse und -optimierung (z. B. in den leichtathletischen Sprung- und Wurfdisziplinen) eingesetzt werden. Außerdem kann sie als leistungsdiagnostisches Kriterium im Fußball (s. o.) zur Anwendung kommen. In der Sportmedizin ist die Bewegungsanalyse vor allem zur Bestimmung von pathologischen Bewegungsmustern von Interesse. Im kommerziellen Bereich wird sie vor allem im Laufschuhfachhandel und neuerdings auch in der Sitzpositionsanalyse im Radsport angewendet. Problematisch bei der Interpretation ist, genau wie bei der Kraftdiagnostik, die klare Abgrenzung zwischen physiologischer Schwankungsbreite und pathologischen Messwerten.

▶ **Verfahren.** Die *Kinematik* befasst sich z. B. mit der Messung von Winkelgeschwindigkeiten über längere Zeit (räumlich-zeitliche Parameter). Die *Kinetik* erfasst v. a. die wirkenden Kräfte (Impuls, Kraft, Energie und Drehmoment). Kombiniert man anthropometrische Kennwerte, kinematische und kinetische Daten, kann man die resultierenden Gelenkkräfte berechnen bzw. abschätzen [10]. Diese Methode der inversen Dynamik kann z. B. zum Vergleich verschiedener Bewegungsabläufe (Nordic Walking vs. Walking vs. Laufen) angewandt werden [113].

Am häufigsten wird die Bewegungsanalyse in Form der Laufbandanalyse angewendet. Von besonderem Interesse sind die maximal gemessenen Winkel, der Zeitpunkt des Auftretens des Maximalwinkels, die Winkelgeschwindigkeit sowie der zeitliche Verlauf von Winkel und Winkelgeschwindigkeit. Besonders der Fersenbeinwinkel (γ-Winkel) und der Achillessehnenwinkel (β-Winkel) beschreiben das Ausmaß der Pronation beim Laufen [10].

▶ **Kritikpunkte.** Einer der schwerwiegendsten Kritikpunkte ist die teilweise eingeschränkte Validität der Messung. Nahezu alle Verfahren beruhen auf der Messwertgenerierung mittels Haut- bzw. Oberflächenmarkern und den daraus abgeleiteten Rückschlüssen auf knöcherne Landmarken und deren Bewegungen zueinander. Nicht bei allen Patienten lassen sich reproduzierbare Messungen darstellen. Besonders bei adipösen Patienten entspricht die Hautbewegung nur näherungsweise der Bewegung der knöchernen Landmarken (vor allem Trochanter major). Die tibiale Translation wird bei der Verwendung von Oberflächenmarkern deutlich überschätzt [10]).

3.5.5 Druckverteilungsmessung

► **Indikationen.** Die Messung der Druckverteilung in der Sportmedizin kann vielfältig angewendet werden. Klassischerweise wird die Pedobarografie von Orthopädieschuhmachern/Sportwissenschaftlern zur Ermittlung von Druckbelastungen des Fußes beim Gehen und Laufen verwendet. Beim sportlich aktiven Diabetiker dient sie vor allem zur Vorsorge von Ulzera aufgrund zu hoher plantarer Spitzendrücke [70].

► **Verfahren.** Bei den Messsystemen unterscheidet man zwischen Messplattformen, die in den Boden eingelassen sind, und Sohlensystemen, die die Druckbelastung zwischen Schuh und Fuß messen.

► **Beispiele.** Die typische Kraft-Zeit-Kurve beim Barfußlaufen zeigt einen zweigipfligen Verlauf. Der erste Peak entspricht der Landung bzw. dem Aufsetzen der Ferse, der zweite dem Abstoßen des Vorfußes vom Boden.

Ein weiteres Beispiel für eine Druckverteilungsmessung ist die Sattel- und Lenkerdruckmessung in der Sitzpositionsanalyse und -optimierung im Radsport (► Abb. 3.29).

3.5.6 Elektromyografie

Die Elektromyografie (EMG) erfasst die Muskelerregung bzw. -kontraktion.

► **Indikationen.** Die EMG wird vor allem in der Orthopädie, Neurologie, Bewegungsanalyse und in der Rehabilitation eingesetzt. Beispielsweise können muskuläre Defizite nach Kreuzbandoperationen dargestellt werden. Der Rehabilitationsverlauf und somit die Reduktion des muskulären Defizits kann mit dieser Methode quantifiziert werden.

► **Verfahren.** Am häufigsten kommt das Oberflächen-EMG mittels bipolarer Ableitung zum Einsatz (► Abb. 3.30).

► **Einflussfaktoren.** Folgende Einflussfaktoren sind beschrieben [63]:

- Gewebeeigenschaften
- physiologischer Crosstalk zwischen benachbarten Muskeln
- Distanzänderung zwischen Muskeln und Elektroden
- externe Störspannung
- Elektroden und Verstärker

Das Roh-EMG-Signal wird mittels Software bearbeitet (Invertierung aller negativen Signalanteile (gleichgerichtetes EMG), Glättung, Zeitnormierung). Die Auswertung erfolgt an der zuvor durchgeführten Kalibrierung mittels maximaler Willkürkontraktion (MVC).

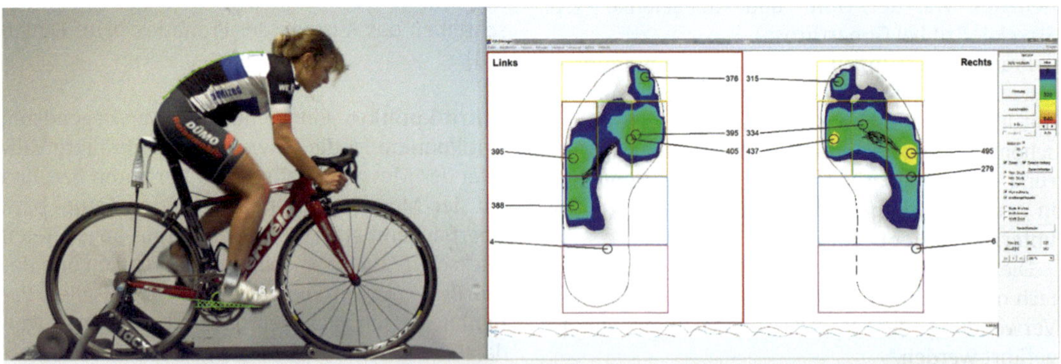

Abb. 3.29 Druckverteilungsmessung. Fuß- und Satteldruckmessung bei einer Sitzpositionsanalyse im Radsport.

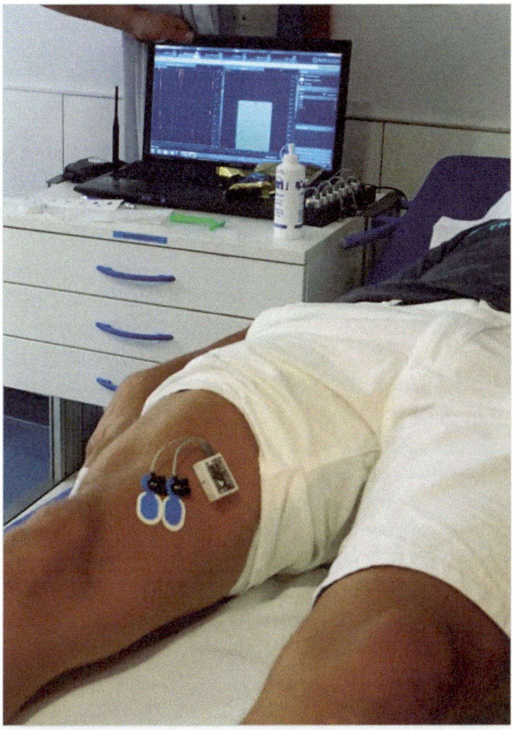

Abb. 3.30 Elektromyografie. Drahtlose Elektromyografie (EMG) des M. vastus medialis.

3.5.7 Messung der Sensomotorik

► **Verfahren.** Die Sensomotorik lässt sich im Labor mit Winkel- und Kraftreproduktionstests sowie der Posturografie messen. Diese Verfahren sind jedoch teuer und aufwendig. In der alltäglichen sportmedizinischen Sprechstunde bewähren sich einfache klinische bzw. sportmotorische Tests, wie der **Einbeinstand** (mit geöffneten oder geschlossenen Augen [erhöhter Schwierigkeitsgrad]) oder auch der **Tandemstand** (ein Fuß direkt vor dem anderen). Es wird die Zeit bis zum Bodenkontakt des Spielbeins gemessen.

Praxistipp

Vor allem bei Kindern und Senioren kann dieser einfache Test zur Abschätzung der motorischen Entwicklung (Kinder) oder eines bestehenden Sturzrisikos (Senioren) eingesetzt werden.

► **Bewertung.** Durchschnittliche Werte liegen bei 10 Sekunden. Werte unter 5 Sekunden sind als schlecht zu bewerten.

3.6 Sonografie des Bewegungsapparats

H. Sattler, T. N. Sattler

3.6.1 Definitionen

Bereits Ende der 1970er Jahre wurde die Sonografie erstmals in Rheumatologie, Orthopädie und Sportmedizin angewendet. Heute gehört sie zu den am meisten genutzten bildgebenden Verfahren, weil sie nichtinvasiv und sicher ist und die Patienten nicht belastet. Besonders vorteilhaft ist es, Bewegungsorgane in Funktion anschauen zu können. Viele Pathologien (frühe Exsudationen) lassen sich nur so erfassen.

Bereits frühzeitig entstanden standardisierte Untersuchungstechniken aller Extremitätengelenke [106], die später nur wenig modifiziert wurden. Die Deutsche Gesellschaft für Ultraschall (DEGUM) hat diese im Arbeitskreis Bewegungsorgane aufgelistet und verabschiedet. Beispiele für Weiterentwicklungen sind:

- Mit der Arthrosonografie wurden Punktionen sicherer und effizienter.
- Schmalere Applikatoren verbesserten die Anwendung und bis dahin gebrauchte Vorlaufstrecken wurden überflüssig [107].
- Die farbcodierte Duplexsonografie, basierend auf dem Doppler-Verfahren, revolutionierte die herkömmlichen B-Bild-Techniken. Befunde an Gefäßen wie z. B. Perfusionssteigerungen im Pannus [114] machten entzündliche Aktivitäten erkennbar und kontrollierbar. Die darstellbare Neoangiogenese zeigt pathologische Gefäßeinsprossungen und ist ein gravierender Befund in der Sehnenpathologie [47]. Die sonografische Diagnostik einer Vaskulitis [109] ist Standard geworden.
- Die Elastografie ist ein neues bildgebendes Verfahren zur Erfassung der elastischen Eigenschaften.
- Die Hersteller verbessern die Bildqualität mit jeder neuen Geräteversion und reduzieren die Artefakte.

M!

Merke

Am Bewegungsapparat ist die Sonografie fest etabliert und liefert typische Befunde [106], [107], [114].

3.6.2 Typische sonografische Befunde

Die folgenden wichtigen Befunde haben bereits Eingang gefunden in die tägliche Praxis:

- Arthritis: echoarme gefäßführende Synovialitis perikapital/perikondylär im Gelenkspalt und initial an den Umschlagsfalten der Recessi sowie als „Usur" im Knochen; besonders wichtig ist das Erkennen einer „Früharthritis"
- Arthrose: leicht erkennbare osteophytäre Appositionen, Exsudationen mit Vaskularisationen, Bursitiden und Zysten als Begleiterkrankungen
- Tenovaginitis: echoarme liquide Füllungen der Sehnenscheide mit Vaskularisationen und Erosionen der Sehnenoberfächen
- Bursitis: echoarme Füllungen der Schleimbeutel mit Vaskularisationen der Bursenwandungen an typischer Stelle
- Synovialzysten: echoarme bis echofreie „liquide" Füllungen der Zysten, ggf. mit Kalkherden und oder Ossikeln und Gefäßen in der Zystenwandung
- Weichteiltumore: echoarme bis echoreiche Raumforderungen mit Vaskularisation (buntes Bild)
- Ganglion: echofrei, glatt begrenzter Tumor, am häufigsten an der Hand
- Abszesse: echoarme /echofreie Raumforderungen mit typischen Randvaskularisationen an typischer Stelle mit entsprechender Klinik
- Serome: echoarme /echofreie „liquide" Raumforderungen im Wundbereich
- Nervenkompressionssyndrom (z. B. Karpaltunnelsyndrom): Veränderungen am N. medianus mit Aufhebung eines typischen Wabenmusters und Flächenvergrößerung prä- und poststenotisch sowie erkennbarer spindelförmiger Ausdünnung durch die Kompression
- Gefäßerkrankungen: Gefäße in Sehnen und im Pannus als Angioneogenese, aber auch Arteriosklerose, Aneurysmata und Venenthrombosen

3.6.3 Spezielle sportmedizinisch-traumatologische Befunde

Sehnenrupturen

Die größte, dem Ultraschall besonders gut zugängliche Sehne ist die Achillessehne. Alle Befunde, die hier gezeigt werden, sind aber im Prinzip auch an anderen Sehnen zu erfassen.

► **Lagerung.** Die Sehne wird in Längs- und Querachse untersucht. Um die Sehne in Bewegung zu sehen, muss der Fuß so gelagert werden, dass das Sprunggelenk frei liegt (Lagerung über eine Rolle oder das Ende der Liege).

► **Doppler-Technik.** Die Doppler-Technik muss genutzt werden, um Gefäße in der Sehne nachzuweisen. Dazu sind 2 Einstellungen unbedingt erforderlich:

- Die Farbstärke wird eingestellt, indem man die Farbstärke (Farb-Gain) so lange aufdreht, bis die ersten Farbartefakte erscheinen.
- Der PRF-Regler (Pulsrepetitionsfrequenz) wird so eingestellt, bis pulsierende Farbsignale auftreten. Bei langsamen Strömungen liegt die PRF zwischen 0,5 und 1,5 kHz. Der Anpressdruck des Applikators muss gering, die Muskulatur sehr entspannt und das Bein darf nicht zu kalt sein, um Perfusionen innerhalb der Sehne zu erkennen (Angioneogenese).

► **Befunde.** Veränderungen der Achillessehne und ihre Klinik werden gerne zusammenfassend als **„Achillodynie"** bezeichnet. Mit der Sonografie kann man diese ungenaue klinische Bezeichnung differenzieren:

- chronische Tendopathie (► Abb. 3.31): echoarme Areale, Aufhebung des normalerweise fibrillären Musters, inhomogene Verbreiterung der Sehne, evtl. Kalzifikationen (echoreiche Herde mit Schallschatten), Gefäßneubildungen (Angioneogenese)
- Insertionstendinopathie: Kalzifikationen an der Ansatzstelle, Bursitis subcutanea calcanei, Gefäßneubildungen an der Insertion
- Peritendinitis calcanei: echoarme Verbreiterung des Peritendineum calcanei (es gibt an der Achillessehne keinen „synovialen" Schlauch wie an der Bizepssehne)
- begleitende Bursitiden: echofrei/echoarm verbreiterte Bursae, die palpatorisch kontrolliert schmerzhaft sind (Bursitis subtendinea calcanei und Bursitis subcutanea calcanei)

Alle diese Erkrankungen der Achillessehne können der Wegbereiter für eine Ruptur sein.

Bei einer **Ruptur der Achillessehne** zeigt sich die Dehiszenz der Rupturenden in Bewegung (wichtigstes Zeichen). Des Weiteren ist ein echoarmes irreguläres intratendinöses Areal nachzuweisen (▶ Abb. 3.32).

Merke

Die Ruptur der Achillessehne ist nur selten Folge einer akuten großen Verletzung, sondern vielmehr Folge repetitiv auftretender kleiner Traumata mit Degenerationen, sodass ein letzter kleiner „Unfall" genügt, um die Ruptur auszulösen [47].

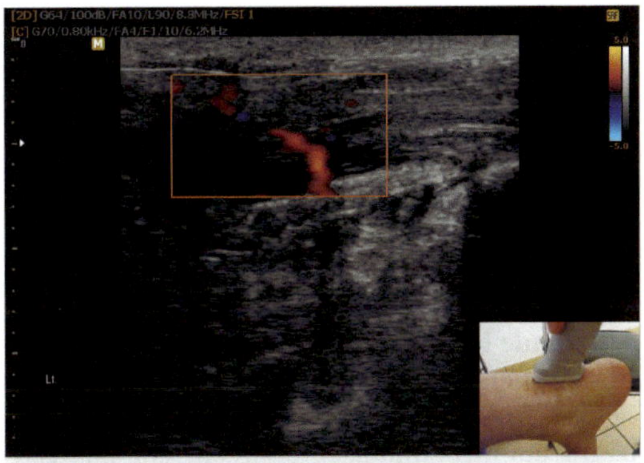

Abb. 3.31 Tendopathie. Chronische Tendopathie der Achillessehne bei einem 79-jährigen Patienten. Echoarme, verbreiterte Achillessehne mit Angioneogenese.

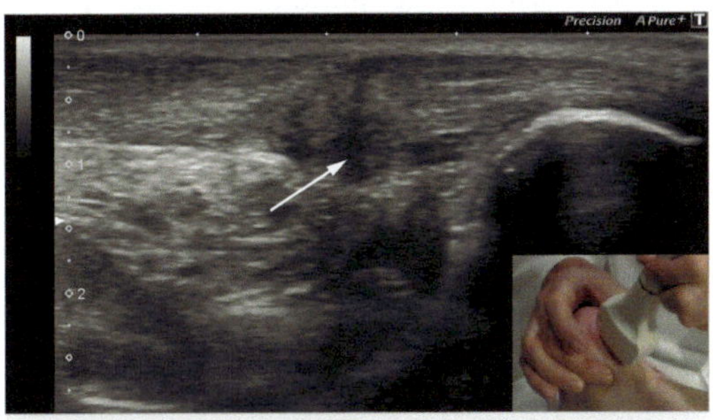

Abb. 3.32 Sehnenruptur. Ruptur der Achillessehne nach Bagatelltrauma. Echoarmes intratendinöses Areal als Zeichen der Achillessehnenruptur.

Rotatorenmanschettenruptur

Bei der Untersuchung der Schulter gilt die besondere Aufmerksamkeit der Rotatorenmanschette, weil sie häufig als Endergebnis eines degenerativen Prozesses rupturiert. Auf die komplette Untersuchungstechnik der Schulter kann hier nicht eingegangen werden. Rupturzeichen sind in folgenden sonografischen Schnitten zu finden:

- fornixparalleler Schnitt: spindelförmige Ausdünnung (▶ Abb. 3.33)
- lateraler Longitudinalschnitt: Akromion und Rotatorenmanschette bilden normalerweise einen „Vogelkopf mit Schnabel"; fehlt der Schnabel oder ist er stark ausgedünnt („Vogelkopf ohne Schnabel"), liegt eine Ruptur vor (▶ Abb. 3.34)

In einigen Fällen gelingt es, unter Bewegung Rupturstellen an ihrer liquiden Füllung (echofreies Signal) zu erkennen. Liegt eine Teilruptur vor, kann die Füllung zeigen, ob die Synovialflüssigkeit bursenseitig oder kapselseitig einströmt.

Muskelrupturen

▶ **Sonografische Merkmale der Muskulatur.** An der Muskulatur lassen sich sonomorphologisch folgende Strukturen unterscheiden:

- Muskelhülle: echoreich
- sekundäre Muskelbündel: echoarm
- Muskelsepten: echoreich
- Muskelgefäße: echoarm/echofrei

Kleine Gefäße sind oft nicht ganz echofrei. Arterien werden an ihrer Pulsation, Venen an ihrer Komprimierbarkeit im B-Bild erkannt. Auch farb-

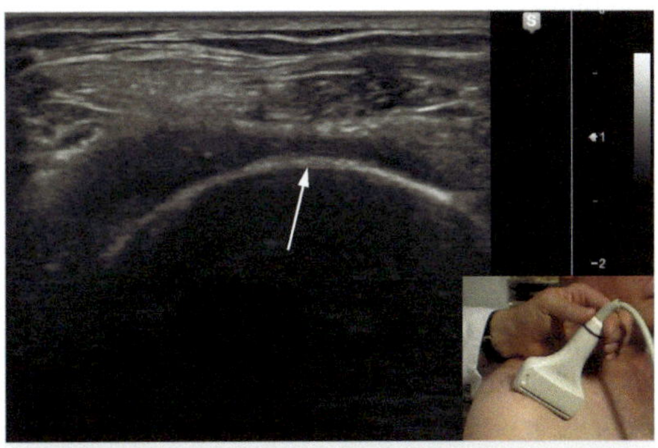

Abb. 3.33 Rotatorenmanschettenruptur. Rotatorenmanschettenruptur mit spindelförmiger Ausdünnung im fornixparallelen Schnitt.

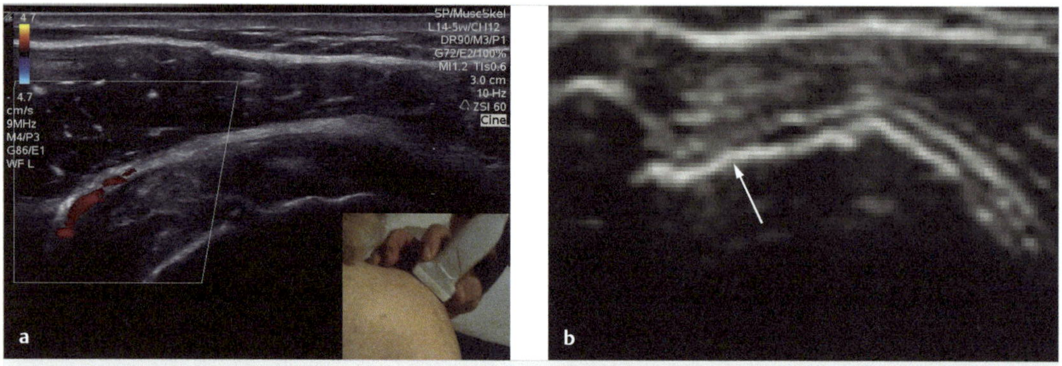

Abb. 3.34 Rotatorenmanschettenruptur. Rotatorenmanschettenruptur im lateralen Longitudinalschnitt.
a Normales Bild eines Vogelkopfs mit Schnabel.
b Vogelkopf ohne Schnabel als Zeichen der Rotatorenmanschettenruptur.

dopplersonografisch können Gefäße unterschieden werden. Dies bedarf aber einer korrekten Einstellung aller dazu erforderlichen Parameter. Primäre Muskelbündel sind zu klein, um sie sonografisch zu erfassen.

Praxistipp

Das sonografische Bild der Muskulatur ändert sich mit jeder neuen Schnittführung, weil die Reflexion der fibroadipösen Septen entsprechend des Einfallswinkels variiert (Anisotropieeffekt). Dadurch ändert der Muskel sein Bild wie ein „Chamäleon“.

► **Sonografische Muskelbefunde.** An der Muskulatur lassen sich Befunde zu Muskeltumoren, Myopathien, Kompartmentsyndrom und Muskelrupturen finden:

- Kompartmentsyndrome werden erst gesehen, wenn Ischämien bereits zu Strukturveränderungen geführt haben. Die Sonografie kommt für eine Früherkennung „zu spät“.
- Myopathien sind in fortgeschrittenen Fällen leicht, im frühen Stadium aber schwer zu erkennen. Es bedarf einer großen klinischen Erfahrung, sie zu diagnostizieren und richtig einzuordnen.
- Die Diagnostik von Muskelrupturen ist eine Domäne der Arthrosonografie.

Tab. 3.19 Muskelverletzungen und sonografische Befunde.

Verletzung	Nachweis in der Sonografie
„Muskelkater“ (Sarkolemmläsion)	kein sonografischer Befund
Distorsion	kein sonografischer Befund
Muskelteilruptur	kleines Hämatom im Muskelteilbereich
Muskelruptur	große(s) Hämatom(e) im Muskel

► **Befunde bei der Muskelruptur.** Am Muskel lassen sich verschiedene Verletzungen unterscheiden (► Tab. 3.19). Muskelrupturen treten besonders häufig am myotendinalen Übergang auf. Ihre Leitstruktur ist das Hämatom, das bei kontrahiertem Muskel besser erfasst wird als bei relaxiertem Muskel (► Abb. 3.35). Die ganz frische Blutung kann noch pulsierend als echoreich gesehen werden. Nach Sistieren der Blutung wird diese jedoch schnell echofrei, danach echoarm und baut sich in der Regel zunehmend echoreich um, um als „Narbe“ nur noch schwer auffindbar zu sein. Selten kann eine Blutung auch liquide, also echofrei, bleiben. Dann entwickeln sich „sekundäre Muskelzysten“. Außerdem können Blutungen auch verkalken (Kuppenreflex mit Schallschatten). Im Extremfall kann es zum Funktionsverlust des gesamten Muskels durch multiple Kalkherde kommen.

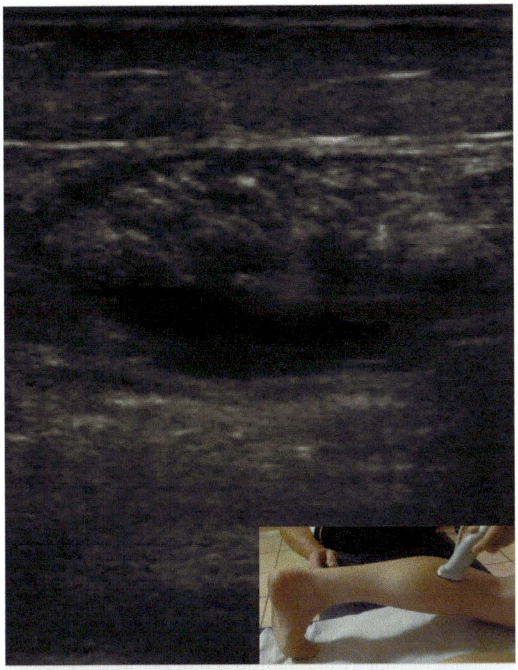

Abb. 3.35 Muskelteilruptur. Teilruptur des M. gastrocnemius mit Hämatom im Caput mediale bei einem 68-jährigen Tennisspieler. Echofreies Areal mit unregelmäßiger Begrenzung als Zeichen der Teilruptur des Muskels.

Frakturen

► **Bedeutung der sonografischen Frakturdiagnostik.** Das Interesse an einer sonografischen Frakturerfassung als Alternative und/oder Ergänzung zur konventionellen Radiologie hat in den letzten Jahren besonders in der pädiatrischen Diagnostik stark zugenommen und ist Teil der Notfallsonografie geworden. Besonders hervorgehoben wird in der neueren Literatur die Diagnostik an Radius und Ulna, Rippen, Sternum, Mandibula, Schädel, Humerus, Tibia und Fibula (z. B. die „Toddler fracture" beim Kind). Auch wenn z. B. eine Rippenfraktur in der Regel keine besondere Therapie nach sich zieht, kann bei Dyspnoe durch Punktion des Hämatoms und Instillation eines Lokalanästhetikums eine Soforthilfe erreicht werden. Besteht der Verdacht auf eine kindliche Schädelfraktur, wird zunehmend gefordert, die herkömmliche konventionelle Radiologie durch Ultraschall zu ersetzen [31]. Bei Kindern sollte daher im ersten Schritt eine Sonografie durchgeführt werden, der nur im Bedarfsfall eine CT im zweiten Schritt

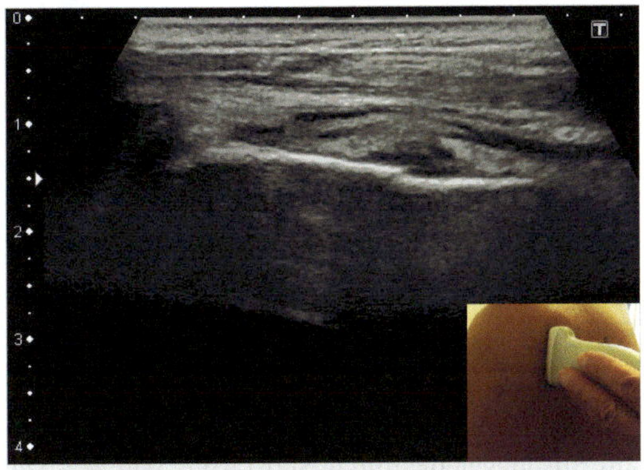

Abb. 3.36 Sonografie einer Fraktur. Humerusfraktur nach Minimaltrauma bei einer 76-jährigen Patientin mit langjähriger Glukokortikoidtherapie. Darstellung des Humerus mit den sonografischen Frakturzeichen.

folgt; bei Erwachsenen ist bei ausreichend begründetem Verdacht eine CT indiziert (ohne vorherige konventionelle Röntgendiagnostik).

> **Merke** M!
>
> In der pädiatrischen Frakturdiagnostik konnte eine ausreichend hohe Sensitivität und Spezifität besonders bei der Radiusfraktur gezeigt werden.

► **Sonografische Frakturzeichen.** Als sonografische Frakturzeichen gelten (► Abb. 3.36):

- Unterbrechung der Reflexion der Knochenoberfläche („discontinuity")
- Stufenbildung („step")
- Lücke („gap")
- Hämatom („hematoma")
- Kallusbildung, Wulstbildung („callus")

Der alleinige Nachweis einer Kontinuitätsunterbrechung der Knochenoberfläche reicht für eine Fraktur nicht aus. Eine solche Unterbrechung der Kontinuität kann z. B. auch durch einen Gefäßaustritt verursacht sein (der dann mittels Doppler-Verfahren belegt werden kann).

> **Merke**
>
> Es bedarf einer gewissen Erfahrung, ausreichend sicher eine Frakturdiagnostik durchzuführen. Als „erfahren“ gilt jemand, der mindestens 30 Frakturen gesehen hat.

Bandläsionen

► **Bandläsionen am Sprunggelenk.** In der Sporttraumatologie steigt die Anzahl der Bandläsionen am Sprunggelenk durch Sportarten wie Fußball, Handball, Volleyball und Basketball ständig an. Jeder 4. Unfall in diesen Sportarten betrifft die Seitenbänder des Sprunggelenks (► Tab. 3.20).

► **Sonografische Diagnostik.** Die sonografische Diagnostik gelingt nur mit hochauflösenden, also hochfrequenten schmalen Applikatoren (13–18MHz und 4–5 cm Applikatorbreite). Die Anteile der Seitenbänder werden dabei unterschiedlich gut abgebildet, wobei die am häufigsten betroffenen Seitenbandanteile – lateral das Lig. talofibulare anterius und medial die Pars tibiotalaris anterior des Deltabandes – sonografisch am besten zu erfassen sind. In einem Längsschnitt von der Fibulaspitze zum Talus sieht man das Lig. talofibulare anterius (► Abb. 3.37). Der echofreie Knorpelüberzug des Talus ist eine wesentliche Hilfe beim Aufsuchen dieses Bandes. Analog wird medialseitig am leichtesten die Pars tibiotalaris anterior dargestellt.

Sonografische Kriterien für die Bandläsion sind:

- echoarme Verbreiterung (bedarfsweise Seitenvergleich herstellen)
- auffällige Inhomogenität des rupturierten Areals
- evtl. Hämatombildung

> **Merke**
>
> Die sonografische Diagnostik ist eine wesentliche Bereicherung in der Sporttraumatologie. Sie bedarf feinster Technik, vor allem aber Erfahrung und sollte frühzeitig nach dem Trauma erfolgen, weil frische Blutungen in der Regel leichter erfasst werden.

Tab. 3.20 Seitenbänder des Sprunggelenks.

Außenseite (Lig. collaterale laterale)	Innenseite (Deltaband, Lig. collaterale mediale)
• Lig. talofibulare anterius • Lig. calcaneofibulare • Lig. talofibulare posterius	• Pars tibiotalaris anterior • Pars tibionavicularis • Pars tibiocalcanea • Pars tibiotalaris posterior

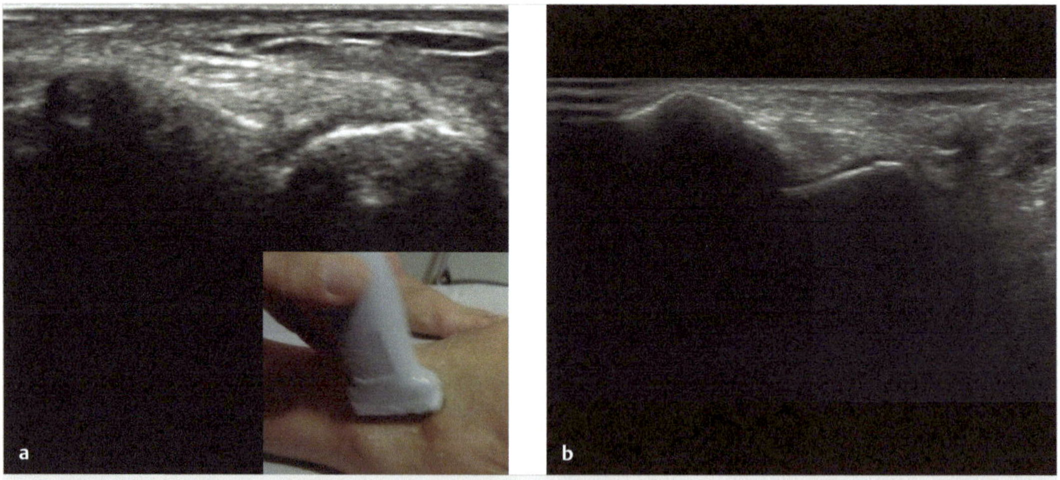

Abb. 3.37 Sonografie einer Bandläsion. Bandläsion am oberen Sprunggelenk.
a Unauffälliges Lig. talofibulare anterius.
b Rupturiertes Lig. talofibulare anterius.

3.7 Literatur

[1] Akselrod S. Power spectrum analysis of heart rate fluctuation: a quantitative probe of beat-to-beat cardiovascular control. Science 1981; 213: 220–222

[2] American College of Sports Medicine. ACSM's Guidelines for Excersise Testing and Prescription. 6. Ausgabe. Philadelphia: Lippincott Williams & Wilkins; 2000: 77

[3] Anders M, Raschka C. Konstitutionstypen heranwachsender Karateka und Judoka im Vergleich. Beiträge zur Archäozoologie und Prähistorischen Anthropologie. Band V. Verlag Beier & Beran 2006: 219–224

[4] Bach F. Leitfaden zu anthropometrischen Sporttypenuntersuchungen und deren statistischer Auswertung. München: Verlag der Ärztlichen Rundschau, Otto Gmelin, 1930

[5] Baggish AL, Wood MJ. Athlete's heart and cardiovascular care of the athlete: scientific and clinical update. Circulation 2011; 123: 2723–2735

[6] Baldesberger S, Bauersfeld U, Candinas R et al. Sinus node disease and arrhythmias in the long-term follow up of former professional cyclists. Eur Heart J 2008; 29: 71–78

[7] Ball SD, Altena TS, Swan PD. Comparison of anthropometry to DXA: a new prediction equation for men. Eur J Clin Nutr 2004; 58: 1525–1531

[8] Ball SD, Swan PD, de Simone R. Comparison of anthropometry to Dual Energy X-Ray Absorptiometry: a new prediction equation for women. Research Quarterly for Exercise and Sport 2004; 75: 248–258

[9] Becque MD, Katch VL, Moffatt RJ. Time course of skin-plus-fat compression in males and females. Human Biology 1986; 58: 33–42

[10] Benoit DL, Ramsey DK, Lamontagne M et al. In vivo knee kinematics during gait reveals new rotation profiles and smaller translations. Clin Orthop Relat Res 2007; 454: 81–88

[11] Billat L. Use of Blood Lactate Measurements for Prediction of Exercise Performance and for Control of Training. Sports Med 1996; 22: 157–175

[12] Binder RK, Wonisch M, Corra U et al. Methodological approach to the first and second lactate threshold in incremental cardiopulmonary exercise testing. European J Cardiovasc Prev and Rehab 2008; 15: 726–734

[13] Bösch D, Criée CP. Lungenfunktionsprüfung. Vol. 3. Berlin: Springer; 2013

[14] Cheng B, Knipers H, Snyder AC et al. A new approach for the determination of ventilatory and lactate tresholds. International Journal of Sports Medicine 1992; 13: 518–522

[15] Chung KF, Wenzel S. From the authors: International European Respiratory Society/American Thoracic Society guidelines on severe asthma. Eur Respir J 2014; 44: 1378–1379

[16] Clasing D. Leistungsdiagnostik – (sportartspezifische) Tests im Labor. In: Clasing D, Weicker H, Böning D. Stellenwert der Laktatbestimmung in der Leistungsdiagnostik. Stuttgart: Gustav Fischer; 1994: 221–227

[17] Conrad K. Der Konstitutionstypus. Heidelberg: Springer; 1963

[18] Cooper, KH. A Means of Assessing Maximal Oxygen Intake. JAMA. 1968; 203: 135–138

[19] Corrado D, Pelliccia A, Heidbuchel H et al. Reccommendations for interpretation of 12-lead electrocardiogramm in the athlete. Eur Heart J 2010; 31: 243–259

[20] Criée CP et al. Leitlinie zur Spirometrie. Bad Lippspringe: Dustri-Verlag Dr. Karl Feistle; 2015

[21] Criée CP, Berdel D, Heise D et al. Empfehlungen zur Ganzkörperplethysmografie (Bodyplethysmografie). Bad Lippspringe: Dustri Verlag Dr. Karl Feistle; 2009: 256–272

[22] Deutsche Gesellschaft für Sportmedizin und Prävention, DGSP. S 1-Leitlinie Vorsorgeuntersuchung im Sport; 2007

[23] Dickhuth HH, Huonker M, Münzel T et al. Individual anaerobic threshold for evaluation of competitive athletes and patients with left ventricular dysfunctions. In: Bachl, Graham TE, Löllgen H (Hrsg). Advances in ergometry. Heidelberg: Springer; 1991: 173–179

[24] Dittmar M, Raschka C, Koch HJ. Effect of diurnal variation on body composition under consideration of selected chronobiological marker systems. Przeglad Anthropologiczny – Anthropological Review 2002; 65: 17–26

[25] Dlin RA, Hanne N, Silverberg DS et al. Follow-up of normotensive men with exaggerated blood pressure response to exercise. Am Heart J 1983; 106: 316–320

[26] Dogan C, Raschka C. Anthropometrical and sport constitutional comparison of German male soccer players and male students of sport sciences. Papers on Anthropology 2011; XX: 78–92

[27] Domniak P. Pharmakologische Beeinflussung des sympathischen und parasympathischen Nervensystems bei Herzrhythmusstörungen. In: Griebenow R, Gülker H (Hrsg). Autonomes Nervensystem und Herzrhythmusstörungen. Stuttgart: Thieme; 1990: 71

[28] Drescher M, Raschka C. Sportanthropometrischer und konstitutionsbiologischer Vergleich von BadmintonspielerInnen aus drei verschiedenen Leistungsbereichen. Deutsche Zeitschrift für Sportmedizin 2009; 60: 240

[29] Drezner JA, Ackerman MJ, Anderson J et al. Electrocardiographic interpretation in athletes: the "Seattle criteria". Br J Sports Med 2013; 47: 122–124

[30] Drezner JA, Ashley E, Baggish AL et al. Abnormal electrocardiographic findings in athletes: recognising changes suggestive of cardiomyopathy. Br J Sports Med 2013; 47: 137–152

[31] Eckert K, Ackermann O, Schweiger B et al. Ultrasound as a viable alternative to standard X-rays for the diagnosis of distal forearm fractures in children. Z Orthop Unfall 2012; 150: 409–414

[32] Engström G, Hedblad B, Janzon L. Hypertensive men who exercise regulary have lower rate of cardiovascular mortality. J Hypertension 1999; 17: 737–742

[33] Fagard R, Mancia G, Narkiewicz K et al. 2013 ESH/ESC guidelines for the management of arterial hypertension: the Task Force for the Management of Arterial Hypertension of the European Society of Hypertension (ESH) and of the European Society of Cardiology (ESC). Eur Heart J 2013; 34: 2159–2219

[34] Flachskampf FA. Kursbuch Echokardiographie. 4. Aufl. Stuttgart: Thieme; 2009

[35] Flügel B, Greil H, Sommer K. Anthropologischer Atlas. Frankfurt am Main: Edition Wötzel; 1986

[36] Förstemann R. In: Wikipedia, Die freie Enzyklopädie. Im Internet: https://de.wikipedia.org/wiki/Robert_F%C3% B6rstemann; Stand: 04.11.2015

[37] Fritzsche J, Raschka C, Heller C. Vergleichende konstitutionstypologische Untersuchungen von deutschen Top Taekwondoka und Karateka. Österr J Sportmed 2008; 38: 17–24

[38] Fritzsche J, Raschka C. Body composition and the somatotype of German top Taekwondo practitioners. Papers on Anthropology 2008; XVII: 58–71

[39] Fritzsche J, Raschka C. Sportanthropologische Untersuchungen an Elite – Karateka unter besonderer Berücksichtigung der deutschen und angelsächsischen Konstitutionstypologien. Beiträge zur Archäozoologie und Prähistorischen Anthropologie. Band V. Verlag Beier & Beran 2006b: 225–230
[40] Fritzsche J, Raschka C. Sportanthropologische Untersuchungen der aktiven, passiven und gesamten Körpermasse von Elitekarateka. Österreichisches Journal für Sportmedizin 2006a; 36: 33–40
[41] Fritzsche J, Raschka C. Sportanthropologische Untersuchungen zur Konstitutionstypologie von Elitekarateka. Anthropol Anz 2007; 65: 317–329
[42] GINA Global Initiative for Asthma: global strategy for asthma management and prevention. Im Internet: http://www.ginasthma.org; Stand 10.07.2015
[43] Hallstrand TS. New insights into pathogenesis of exercise-induced bronchoconstriction. Curr Opin Allergy Clin Immunol 2012; 12: 42–48
[44] Heath BH, Carter JEL. A modified somatotype method. Am J Physic Anthropol 1967; 27: 57-74
[45] Heck H, Hess G, Mader A. Vergleichende Untersuchung zu verschiedenen Laktat-Schwellenkonzepten. Deut Z Sportmed 1985; 36: 19–25, 40–52
[46] Himmelreich H. Verfahren zur Analyse von Körperbaumerkmalen und Körperzusammensetzung: 47–70. In: Banzer W, Pfeifer K, Vogt L (Hrsg). Funktionsdiagnostik des Bewegungssystems in der Sportmedizin. Heidelberg: Springer; 2004
[47] Hirschmüller A, Frey V, Deibert P et al. Powerdopplersonografische Befunde der Achillessehne von 953 Langstreckenläufern. Ultraschall in der Medizin 2010; DOI: 10.1055/s-0029-1 245 189
[48] Hollmann W, Prinz JP. Ergospirometry and its history. Sports Med 1997; 23: 93–105
[49] Hollmann W. The relationship between pH, lactic acid, potassium in the arterial and venous blood, the ventilation (PoW) and pulsfrequency during increasing spiroergometric work in endurance-trained and untrained persons. Pan American Congress for Sports Medicine. Chicago; 1959
[50] Hollmann W. The relationship between pH, lactic acid, potassium in the arterial and venous blood, the ventilation (PoW) and pulsfrequency during increasing spiroergometric work in endurance-trained and untrained persons. Pan American Congress for Sports Medicine. Chicago; 1959
[51] Hollmann W. Vor 40 Jahren: ventilatorische und Laktatschwelle – Wie es dazu kam. Deut Z Sportmed 1999; 50: 323–326
[52] Karjalainen EM, Laitinen A, Sue-Chu M et al. Evidence of airway inflammation and remodeling in ski athletes with and without bronchial hyperresponsiveness to methacholine. Am J Respir Crit Care Med 2000; 161: 2086–2091
[53] Karjalainen J, Kujala UM, Kaprio J. Lone atrial fibrillation in vigorously exercising middle aged men: case control study. BMJ 1998; 316: 1784–1785
[54] Katz LE, Gleich GJ, Hartley BF et al. Blood eosinophil count is a useful biomarker to identify patients with severe eosinophilic asthma. Ann Am Thorac Soc 2014; 11: 531–536
[55] Kindermann W, Simon G, Keul J. The significance of the aerobic-anaerobic transition for the determination of work load intensities during endurance training. Eur J Appl Physiol 1979; 42: 25–34
[56] Kiviniemi AM, Hautala AJ, Kinnunen H et al. Daily exercise prescription on the basis of HR variability among men and women. Med Sci Sports Exerc 2010; 42: 1355–1363
[57] Kleiger RE, Miller JP, Bigger JT et al. Decreased heart rate variability and its association with increased mortality after acute myocardial infarction. Am J Cardiol 1987; 59: 256–262
[58] Kleinwächter R, Raschka C. Anthropometrical and sport-constitutional comparison of male and female tennis players at different performance levels. Papers on Anthropology 2009; XVIII: 214–226
[59] Knechtle B. Relationship of anthropometric and training characteristics with race performance in endurance and ultra-endurance athletes. Asian J Sports Medicine 2014; 4: 73–90
[60] Knipping HW. Über die Funktionsprüfung von Atmung und Kreislauf. Beitr Klin Tbk 1936; 88: 503–518
[61] Koinzer K. Sportmedizinische Untersuchungsverfahren: 379–414. In: Badtke G. Sportmedizinische Grundlagen der Körpererziehung und des sportlichen Trainings. Leipzig: Johann Ambrosius Barth Verlag; 1987
[62] Kokkinos PF, Narayan P, Colleran JA. Effects of regular exercise on blood pressure and left ventricular hypertrophy in African-American men with severe hypertension. N Engl J Med 1995; 333: 1462–1467
[63] Konrad P. EMG-Fibel. Velamed. Im Internet: http://www.velamed.com/files/emg-fibel_v1.1.pdf; Stand: 03.09.2015
[64] Kretschmer E. Körperbau und Charakter. Berlin: Springer; 1921
[65] Krick C, Raschka C. Sports anthropological comparison between male martial arts fighters and the students majoring in physical education. Papers on Anthropology 2012; XXI: 155–162
[66] Kroegel C, Kostabel U (Hrsg.). Klinische Pulmonologie. Stuttgart: Thieme; 2014
[67] Kroidl RF, Schwarz S, Lehnigk B. Kursbuch Spiroergometrie. 3. Aufl. Stuttgart: Thieme; 2014
[68] Leddy JJ, Izzo J. Hypertension in athletes. J Clin Hypertens 2009; 11: 226–233
[69] Löllgen H. Kardiopulmonale Funktionsdiagnostik. Novartis Pharma; 2000
[70] Ludwig O. Ganganalyse in der Praxis. C. Maurer; 2012
[71] Luskin F, Reitz M, Newell K et al. A controlled pilot study of stress management training of elderly patients with congestive heart failure. Prevent cardiol 2002; 5 168–5 172
[72] Maas GD. The physique of athletes. An anthropometric study of 285 top sportsmen from 14 sports in a total of 774 athletes. Leiden: Leiden University Press; 1974
[73] Mader A, Liesen H, Heck H et al. Zur Beurteilung der sportartspezifischen Ausdauerleistungsfähigkeit im Labor. Sportarzt und Sportmedizin 1976; 27: 80–88
[74] Martin R, Knußmann R (Hrsg). Anthropologie. Handbuch der vergleichenden Biologie des Menschen. Band I/1. Wissenschaftstheorie, Geschichte, morphologische Methoden. Stuttgart: Gustav Fischer Verlag; 1988
[75] Matyk M, Raschka C. Body composition and the somatotype of European top roller speed skaters. Papers on Anthropology 2011; XX: 258–271
[76] Meesmann MJB. Vergleich der Methoden zur Bestimmung der Herzfrequenzvariabilität. Herzschr Elektrophysiol 1995; 5: 25–29
[77] Mendes FA, Almeida FM, Cukier A et al. Effects of aerobic training on airway inflammation in asthmatic patients. Med Sci Sports Exerc 2011; 43: 197–203

[78] Mikhailov V, Raschka C. Anthropometrical and sport-constitutional comparison of male and female ballroom- and latin-dancers with regard to different performance levels. Papers on Anthropology 2010; XIX: 258–270

[79] Olds T, Honey F. The use of whole-body scanners in anthropometry: 1–13. In: Marfell-Jones M, Stewart A., Olds T (Hrsg). Kinanthropometry IX. New York: Routledge; 2006

[80] Pansold B., Zinner J. Selection, analysis and validity of sportspecific and ergometric incremental test programms. In: Bachl, Graham TE, Löllgen H (Hrsg). Advances in ergometry. Heidelberg: Springer; 1991: 181–214

[81] Parízková J, Buzkova P. Relationship between skinfold thickness measured by Harpenden caliper and densitometric analysis of total body fat in men. Human Biology 1971; 43: 16–21

[82] Pellegrino R et al. Interpretative strategies for lung function tests. Eur Respir J 2005; 26: 948–968

[83] Preiß R. Biomechanische Anthropometrie. In: Ballreich R, Baumann W (Hrsg). Grundlagen der Biomechanik des Sports. Probleme – Methoden – Modelle. 2. Aufl. Stuttgart: Enke-Verlag; 1996

[84] Quanjer PH. GLI-2012 All-Age Multi-Ethnic Reference Values for Spirometry. Im Internet: http://www.spirxpert.com/download/GLI-2012_Reference_values.pdf; Stand: 13.08.2015

[85] Raschka C. Sportanthropologie. Leitfaden der modernen, vergleichenden Sportanthropologie, Sportanthropometrie und trainingsrelevanten Konstitutionsbiologie. 1. Auflage. Köln: Sportverlag Strauß; 2006

[86] Raschka C, Aichele SK. Correlations between somatotypes and nutritional intake in sports students. Papers on Anthropology XXIII/2 2014: 96–104

[87] Raschka C, Bambusek D, Türk J. Anthropometrical and sport constitutional comparison between young firefighters (≤ 30 years) and sport students (≤ 30 years). Papers on Anthropology 2012a; XXI: 246–255

[88] Raschka C, Bauer C. Sports anthropological study of somatotypical changes in obese patients during a two-week inpatient rehabilitation program. Papers on Anthropology XXIII/2 2014: 79–83

[89] Raschka C, Bouzommita S, Preiß R. Sportanthropologische Analyse tunesischer Spitzenkarateka. Anthropol Anz 2005; 63: 415–426

[90] Raschka C, Dittmar M. Relationship between dietary intake, water ingestion and estimation of body water, fat mass and lean body mass. Hungarian Review of Sports Medicine 2006; 47: 193–203

[91] Raschka C, Flohr S. Leistungsphysiologische Aspekte zur Morphologie des Torus supraorbitalis. Beiträge zur Archäozoologie und Prähistorischen Anthropologie; Band V. Verlag Beier & Beran 2006: 136–142

[92] Raschka C, Fröhlich G. Konstitutionstypen männlicher und weiblicher Ju-Jutsu-Wettkämpfer. Anthropol Anz 2006; 64: 435–446

[93] Raschka C, Graczyk J. Correlations between somatotypes and nutritional intake in members of a fitness studio. Papers on Anthropology XXII 2013: 145–152

[94] Raschka C, Jakob Th, Preiß R. Sportanthropometrische Untersuchung deutscher Rugbyspieler: 247–254. In: Haase H, Krüger F, Nicol K, Preiß R (Hrsg). Leistungsdiagnostik und Trainingssteuerung (zur Erinnerung an Rainer Ballreich). Köln: Sportverlag Strauß; 2012b

[95] Raschka C, Kassühlke A, Ifland C. Sports anthropological and somatotypical investigation of female handball players of different performance classes. Papers on Anthropology XXIII/2 2014; 84–95

[96] Raschka C, Kothe P. Sports anthropological comparison of physically exercising patients with Diabetes Type I and Diabetes Type II. Papers on Anthropology XXI 2012: 256–263

[97] Raschka C, Müller Th, Ludwig A. Sports anthropological investigation of male basketball players of different performance classes. Papers on Anthropology XXII 2013: 162–170

[98] Raschka C, Schiller S. Entwicklungsgeschichte der Menschen. Eine kurze Einführung in die Paläoanthropologie. 1. Auflage. Göttingen: Planet Poster Editions; 2014

[99] Raschka C, Schmidt K. Sports anthropological and somatotypical comparison between higher class male and female badminton and tennis players. Papers on Anthropology XXII 2013: 153–161

[100] Raschka C, Scott V, Dittmar M. Ultradian comparison of different techniques for assessing body components in athletes – skinfold measurements, circumferences, near infrared interactance, and bioimpedance analysis. Medicina Sportiva 2006; 10: 58–62

[101] Raschka C, Wolthausen C. Vergleich körperbautypologischer Unterschiede bei Fußball- und Handballspielern mit Methoden deutscher und angloamerikanischer Konstitutionsschulen. Anthropol Anz 2007; 65: 303–316

[102] Raschka C, Zanellato S. Sportanthropologische Untersuchung von Teilnehmerinnen der Deutschen Sport-Aerobic-Meisterschaft im Vergleich zu Sportstudentinnen und Sport treibenden jungen Frauen. Anthropol Anz 2003; 61: 461–472

[103] Raschka S, Raschka C. Über die Beziehung zwischen Körperbau und Appendixlänge. Anthropol Anz 2008; 66: 67–72

[104] Roche AF, Heymsfield SB, Lohman TG. Human Body Composition. Human Kinetics, Champaign; 1996

[105] Sammito S, Thielmann B, Seibt R et al. S2k-Leitlinie: Nutzung der Herzschlagfrequenz und der Herzfrequenzvariabilität in der Arbeitsmedizin und Arbeitswissenschaft. AWMF Online 06/2014

[106] Sattler H, Harland U. Arthrosonografie. Heidelberg: Springer; 1988

[107] Sattler H, Rehart S. Arthrosonografie und klinischer Befund. Deutscher Ärzte-Verlag; 1997

[108] Scharhag J, Burgstahler C. Das Sportler-EKG: Aktuelle Interpretationen und Empfehlungen. Dtsch Z Sportmed 2013; 64: 352–356

[109] Schmidt W, Sattler H. Gelenke und Bewegungsapparat. In: Seitz K, Schuler A. Klinische Sonographie und sonographische Differentialdiagnose. Band II. Stuttgart: Thieme; 2008

[110] Schneider FJ. Revision des Cooper-Tests in: Sportunterricht 2002/5.

[111] Sheikh N, Papadakis M, Ghani S et al. Comparison of electrocardiographic criteria for the detection of cardiac abnormalities in elite black and white athletes. Circulation 2014; 129: 1637–1649

[112] Skinner J, McLellan H. The transition from aerobic to anaerobic metabolism. Res Q Exercise Sport 1980; 50: 234–248

[113] Stief F, Kleindienst FI, Wiemeyer J et al. Inverse dynamic analysis of the lower extremities during nordic walking, walking, and running. J Appl Biomech 2008; 24: 351–359

[114] Strunk J. Sonografische Diagnostik in der Rheumatologie. Bremen: Uni Med; 2014

[115] Suttorp N, Dietel M, Zeitz M. Harrisons Innere Medizin. Vol. 18. Berlin: ABW: Wissenschaftsverlagsgesellschaft; 2012

[116] The International Society for the Advancement of Kinanthropometry (ISAK). Im Internet: www.isakonline.com; Stand : 05.02.2016
[117] Tittel K, Wutscherk H. Sportanthropometrie. Leipzig: Barth; 1972
[118] Trappe HJ, Löllgen H (Hrsg). Deutsche Gesellschaft für Kardiologie. Leitlinien Ergometrie. Z Kardiol 2000; 89: 821–837
[119] Tzemos N, Lim PO, MacDonald TM. Is exercise blood pressure a marker of vascular endothelial function. QJM 2002; 95: 423–429
[120] Voutilainen M, Malmberg LP, Vasankari T et al. Exhaled nitric oxide indicates poorly athlete's asthma. Clin Respir J 2013; 7: 347–353
[121] Wasserman K, McIlroy MB. Detecting the threshold of anaerobic metabolism in cardiac patients during exercise. Am J Cardiol 1964; 14: 844–852
[122] Wasserman K., McIlroy MB. Detecting the threshold of anaerobic metabolism in cardiac patients during exercise. Am J Cardiol 1964; 14: 844–852
[123] Weltman A, Snead D, Seip R et al. Prediction of lactate threshold and fixed blood lactate concentrations from 3 200 m running performance in male runners. Int J Sports Med 1987; 8: 401–406
[124] Westhoff M, Lehnigk B, Rühle KH et al. Positionspapier der AG Spiroergometrie zu ventilatorischen und Laktatschwellen. www.ag-spiroergometrie.de; 2011
[125] Whipp BJ, Ward SA, Lamarra N et al. Parameters of ventilatory and gas exchange dynamics during exercise. J Appl Physiol 1982; 52: 1506–1513
[126] Wilson NV, Meyer BM. Early prediction of hypertension using exercise blood pressure. PrevMed 1981; 10: 62–68
[127] Wilson PW, D'Agostino RB, Levy D et al. Prediction of Coronary Heart Disease Using Risk Factor Categories. Circulation 1998; 97: 1837–1847

▸ Weiterführende Literatur

[128] Alving K, Weitzberg E, Lundberg JM. Increased amount of nitric oxide in exhaled air of asthmatics. Eur Respir 1993; 6: 1368–1370
[129] Conrad K. Der Konstitutionstypus als genetisches Problem. Heidelberg: Springer; 1941
[130] Drezner JA, Ackerman MJ, Cannon BC et al. Abnormal electrocardiographic findings in athletes: reconising changes suggestive of primary electrical disease. Br J Sports Med 2013; 47: 153–167
[131] Drezner JA, Fischbach P, Froelicher V et al. Normal electrocardiographic findings: recognising physiological adaptions in athletes. Br J Sports Med 2013; 47: 125–136
[132] Engelhardt M, Krüger-Franke M, Pieper HG, Siebert CH. Sportverletzungen – Sportschaden. In Grifka J (Hrsg). Praxiswissen Halte- und Bewegungsapparat. Stuttgart: Thieme; 2005
[133] Franzen D. Lungenfunktionsdiagnostik. evidentia; 2014
[134] Freiwald J. Optimales Dehnen. Balingen: Spitta; 2013
[135] Heath BH, Carter JEL. A modified somatotype method. Am J Physic Anthropol 1967; 27: 57–74
[136] Jüthner J. Philostratos über Gymnastik. Leipzig, Berlin; 1909
[137] Lee RC, Wang Z, Heo M et al. Total-body skeletal muscle mass: development and cross-validation of anthropometric prediction models. Am J Clin Nutr 2000; 72: 796–803
[138] Löllgen H, Deutsche Gesellschaft für Sportmedizin und Prävention. Leitlinien zur Belastungsuntersuchung in der Sportmedizin 2002. Im Internet: http://www.prof-loellgen.de/upload/leitlinie_vorsorgeuntersuchung_4.10.2007.pdf; Stand: 03.09.2015
[139] Schuelke M, Wagner KR, Stolz LE et al. Myostatin mutation associated with gross muscle hypertrophy in a child. N Engl J Med 2004; 350: 2682–2688
[140] Sheldon WH. The varieties of human physique. New York, London: Harper; 1940
[141] The International Society for the Advancement of Kinanthropometry (ISAK). Im Internet: http://www.isakonline.com/home; Stand: 15.05.2015
[142] Wilson MG, Sharma S, Carré F. Significance of deep T-wave inversions in asymptomatic athletes with normal cardiovascular examinations: practical solutions for managing the diagnostic conundrum. Br J Sports Med 2012; 46 (Suppl. 1): 51–58

4 Sport bei Erkrankungen

4.1 Sportkardiologie

M. Conze

4.1.1 Definition

Die Kardiologie befasst sich als Teilgebiet der Inneren Medizin mit Erkrankungen des Herz-Kreislaufsystems. Die Sportkardiologie beschreibt in ihren sportphysiologischen Grundlagen Veränderungen, die durch Sport am Herzkreislaufsystem im Sinne sportadaptativer Anpassungen hervorgerufen werden. Die Kenntnis dieser Veränderungen ist für den sportkardiologisch tätigen Arzt wichtig in der Beurteilung und Abgrenzung zu Erkrankungen oder untersuchungstechnischen Abweichungen (EKG, Echokardiographie, MRT). Der klinische Teil der Sportkardiologie fasst folgendes Spektrum zusammen: sportliche Betätigung bei Herzkreislauferkrankungen (wer darf sich wie belasten oder wer soll sich wie belasten?) sowie die Verhinderung des plötzlichen Herztodes bei klinisch gesunden Sportlern. Da Herzkreislauferkrankungen (hierbei insbesondere die koronare Herzkrankheit) in den Industrienationen die häufigste Todesursache im Erwachsenenalter sind, beschäftigt sich die Sportkardiologie in besonderem Maße auch mit der Prävention und ist mit den kardiologischen Fachgesellschaften an der Erarbeitung nationaler und internationaler Vorsorgeprogramme beteiligt, die vermehrte sportliche Betätigung empfehlen.

4.1.2 Koronare Herzkrankheit (KHK)

Epidemiologie

Die Prävalenz der KHK in Deutschland betrug 2012 8,3 %. Männer erkranken in allen Altersgruppen häufiger als Frauen. (Männer / Frauen 9,8 % / 6,8 %, 30–44 Jahre 1,9 % /0,9 %, 45–64 Jahre 8,7 % / 4,4 %, ab 65 Jahre 27,8 % / 18,3 %) [314]. Das bedeutet, dass der Fokus sportmedizinischer kardiologischer Fragestellungen insbesondere die Altersgruppen ab 45 Jahren betrifft. Dies trifft auch für die KHK als Ursache des plötzlichen Herztodes beim Sport zu. Sehr seltene Fälle junger Sportler mit akuten Myokardinfarkten sind beschrieben [392].

Sport bei KHK

Sport bei instabiler Angina pectoris

Bei Symptomen einer instabilen KHK müssen sportliche Aktivitäten unterbleiben. Bei entsprechend hoher Prätest-Wahrscheinlichkeit kann eine Ergometrie durchgeführt werden (Provokation von Angina pectoris und/oder Nachweis einer signifikanten ischämietypischen ST-Streckendynamik, Linksschenkelblock bei Belastung). Ansonsten oder bei fraglichem Ergebnis der Ergometrie sind alternative bildgebende Verfahren wie SPECT (ischämieinduzierte regionale myokardiale Minderbelegung des injizierten Nuklids), eine Stressechokardiografie (Nachweis belastungsabhängiger regionaler Wandbewegungsstörungen) oder eine Stress-MRT (regionale Minderperfusion des verabreichten Kontrastmittels) indiziert. Wird hier ein Ischämienachweis geführt, sollte eine invasive Abklärung per Linksherzkatheteruntersuchung oder in speziellen Fällen ein Kardio-CT erfolgen. Bei Sportlern sollte bei notwendigen Herzkatheteruntersuchungen der arterielle Zugangsweg berücksichtigt werden. Meist ist der transradiale Zugang zu bevorzugen. Nachgewiesene bedeutsame Stenosen können per PCI und Stent-Implantation saniert werden. Bei einer 3-Gefäß-KHK oder per PCI nicht angehbaren Stenosen kann eine aortokoronare Bypass-Operation zu symptomatischer oder prognostischer Verbesserung führen. Speziell nach PCI und Stent und/oder AKS kann über einen längeren Zeitraum (meist 6–9, bei AKS bis 12 Monate) eine duale Thrombozytenaggregation (ASS mit Clopidogrel, Prasugrel oder Ticagrelor) notwendig sein. Sportarten mit erhöhter Verletzungsgefahr sollten zumindest in dieser Phase nicht ausgeübt werden.

B

Fallbeispiel

Ein 46-jähriger Mann hatte beim Fußballspielen einen thorakalen Druckschmerz bemerkt. Man ging von muskuloskelettalen Schmerzen aus, der Patient nahm nichtsteroidale Antirheumatika ein und wurde physiotherapeutisch behandelt. Tage später hatte er beim Skifahren keine Probleme. Dann trat jedoch erneut ein thorakaler Druckschmerz beim Krafttraining auf. In der daraufhin veranlassten kardiologischen Untersuchung war das EKG auffällig und in der Koronarangiografie zeigte sich eine höchstgradige Stenose des R. interventricularis anterior (▶ Abb. 4.1a). In der perkutanen Koronarintervention wurde ein Stent gesetzt (▶ Abb. 4.1b). Ein halbes Jahr nach dem Eingriff war die linksventrikuläre Ejektionsfraktion (LVEF) normal und der Patient blieb in der Ergometrie bis 350 Watt asymptomatisch. Mit freundlicher Genehmigung von Prof. Dr. V. Schächinger, Medizinische Klinik 1, Klinikum Fulda.

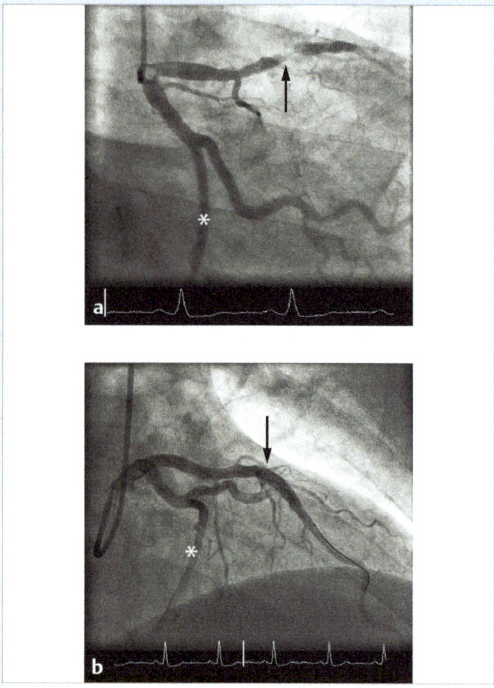

Abb. 4.1 RIVA-Stenose. Koronarangiografie bei Stenose des R. interventricularis anterior; * = R. circumflexus.

a 95 %ige Stenose des R. interventricularis anterior (Pfeil).

b Situation nach Implantation eines Stents (Pfeil).

M!

Merke

Insbesondere männliche Sportler neigen zur Missachtung ungewöhnlicher Körpersignale beim Sport. Auch im professionellen Sport werden körperliche Beschwerden von Sportlern aus Bedenken vor einem möglichen Karriereknick ignoriert. Der Abusus von Schmerzmitteln ist ein bekanntes Phänomen [375].

Sport bei stabiler KHK und nach erfolgter PCI oder ACB-OP mit kompletter Koronarrevaskularisation ohne vorangegangenen Myokardinfarkt

Zwei Gruppen sind zu unterscheiden: Patienten mit regelmäßigen sportlichen Aktivitäten bereits vor der Diagnose KHK oder Neu- oder Wiedereinsteiger, die im Rahmen eines Programms zur Lebensstiländerung sportlich aktiv werden möchten [215].

Bei sportlichen Aktivitäten nach erfolgter Revaskularisation müssen mögliche Risikofaktoren und Komorbiditäten berücksichtigt werden.

Sport nach Myokardinfarkt

Die Belastbarkeit eines Patienten nach einem Myokardinfarkt hängt vom verbliebenen funktionellen Myokard ab. Bei Patienten nach Herzinfarkt mit moderat oder schwer eingeschränkter LVEF richten sich die sportkardiologischen Empfehlungen nach den Empfehlungen für Patienten mit Herzinsuffizienz (Kap. 4.1.4). Zusätzlich zu beachten ist, dass Infarktareale ein arrhythmogenes Substrat mit Generierung unter Umständen bedrohlicher Herzrhythmusstörungen darstellen können.

Voraussetzungen für ein körperliches Training und dessen Durchführung bei kardiovaskulären Erkrankungen

Der Nutzen sportlicher Aktivität zur Primär- und Sekundärprävention der KHK ist gut belegt [343]. Körperliches Training („exercise training") verbessert bei Patienten mit KHK die funktionelle Kapazität und reduziert klinische Symptome [58]. Es bestehen allerdings potenzielle kardiovaskuläre Risiken bei Sportausübung. Bei Sportlern mit bekannter oder bisher stummer KHK ist das Risiko eines akuten kardialen Ereignisses bei anstrengender sportlicher Aktivität erhöht [255], insbesondere bei jenen, die nicht regelmäßig Sport treiben.

Festlegung individueller Belastungsgrenzen

Bei Belastungsintensitäten oberhalb der individuellen ventilatorischen Schwelle steigt das Risiko für kardiovaskuläre Komplikationen. Deshalb sind Methoden, die diese Schwelle bestimmen (Spiroergometrie, Ergometrie, Borg-Skala), vor einem Sportprogramm einzusetzen, um das Risiko der Patienten einschätzen zu können (▶ Tab. 4.1) [218]. Hieraus leiten sich folgende Belastungsgrenzen für ein Kardiofitnesstraining als anzustrebende Trainingszone ab:

- VO_2max 40–85 %
- maximale Trainingsherzfrequenz 64–93 %

Meist liegt die anzustrebende Trainingszone bezüglich der Herzfrequenzgrenzen unterhalb von 85 %, kann bei Untrainierten jedoch deutlich unter 70 % und bei gut Trainierten noch oberhalb dieser Grenze liegen. Meist stehen Patienten mit KHK unter einer pharmakologisch induzierten Herzfrequenzsenkung durch Betablocker. Dies ist bei Belastungstests relevant. Die Reduktion der maximalen Herzfrequenz bzw. der aeroben Kapazität ist für die Festlegung der Trainingszone zu berücksichtigen. Sie liegt meist 10 % unter derjenigen ohne medikamentösen Einfluss [396]. Die Bedeutung der Betablocker bei der Behandlung der stabilen KHK ist allerdings in der Diskussion [21]. Nach den AHA/ACCF-Leitlinien wird eine Betablockertherapie bei Patienten mit abgelaufenem Myokardinfarkt (STEMI) auf 3 Jahre begrenzt [350].

Praxistipp

Leitlinie körperliche Aktivität zur Sekundärprävention und Therapie kardiovaskulärer Erkrankungen [33].

Grundsätzlich gilt: Der Nutzen sportlicher Aktivität zur Primar- und Sekundärprävention der KHK ist gut belegt [343]. Körperliches Training („exercise training") verbessert bei Patienten mit koronarer Herzerkrankung die funktionelle Kapazität und reduziert klinische Symptome [58]. Es bestehen allerdings potentielle kardiovaskuläre Risiken bei Sportausübung. Bei Sportlern mit bekannter oder bisher stummer KHK ist das Risiko eines aku-

Tab. 4.1 Belastungsintensitäten: Zusammenhang zwischen $\%HF_{max}$, Anstrengungsempfinden (RPE = Rating of Perceived Exertion, Borg-Skala) und $\%VO_2$max (Quelle: [38],[295]).

Intensität	$\%HF_{max}$	RPE	$\%VO_2$max
sehr leicht	< 50	< 10	< 20
leicht	50–63	10–11	20–39
etwas anstrengend	64–76	12–13	40–59
anstrengend	77–93	14–16	60–84
sehr schwer	> 94	17–19	≥ 85
maximal	100	20	100

HF = Herzfrequenz, RPE = subjektives Anstrengungsempfinden, Rating of Perceived Exertion ten kardialen Ereignisses bei anstrengender sportlicher Aktivität erhöht [255], insbesondere bei jenen, die nicht regelmäßig Sport treiben.

In Kenntnis dieser Risiken empfehlen die Fachgesellschaften ein regelmäßiges, jeweils individualisiertes, angeleitetes Trainingsprogramm.

Für den deutschen Sprachraum hat die Deutsche Gesellschaft für Prävention und Rehabilitation von Herz-Kreislauferkrankungen federführend die „Leitlinie körperliche Aktivität zur Sekundärprävention und Therapie kardiovaskulärer Erkrankungen" [33] erarbeitet.

Folgende Faktoren sind vor Aufnahme eines Trainingsprogramms zu berücksichtigen (Auswahl nach den Leitlinien):

- Einschätzung objektiver und subjektiver patientenbezogener Faktoren wie Alter, aktuelles Fitnesslevel, bisherige Aktivitäten, Medikation, Selbsteinschätzung und Fähigkeit der Wahrnehmung von Symptomen
- Berücksichtigung von Belastungscharakteristika wie Belastungsintensität und Art und Dauer der Belastung
- Berücksichtigung der Risikoklassifizierung in den Risikoklassen A-D
  - **Risikoklasse A:** Männer und Frauen ohne symptomatische oder manifeste Herzerkrankung
  - **Risikoklasse B:** stabile kardiovaskuläre Erkrankung mit niedrigem Risiko bei stärkerer Belastung. NYHA Klasse I-II
  - **Risikoklasse C:** mittleres oder hohes kardiales Risiko bei Belastungen. NYHA Klasse III oder Leistungsfähigkeit < 6 METS oder Angina pectoris oder Ischämiezeichen bei Belastung < 6 METS
  - **Risikoklasse D:** instabile Patienten, körperliches Training kontraindiziert

> **Merke**
>
> Körperliches Training verbessert bei Patienten mit KHK die Prognose der Erkrankung. Zu beachten sind potenzielle kardiovaskuläre Risiken bei Sportausübung.

Empfehlungen

Trainingsempfehlungen

In den Trainingsempfehlungen ab Risikoklasse B, mindestens jedoch in der Risikoklasse C, empfehlen die Leitlinien ein strukturiertes und ärztlich überwachtes Programm mit Monitoring der Trainingsherzfrequenz (eigene Pulsuhr bis hin zu telemedizinischer Überwachung). Die anzustrebenden Trainingsformen umfassen idealerweise aerobes Ausdauertraining, Kraft(ausdauer)training sowie Trainingselemente, die koordinative Fähigkeiten verbessern.

Bei kardiovaskulären Erkrankungen zeigt die aktuelle Datenlage eine sekundärpräventive Evidenz für Laufen, Nordic Walking oder Walking und Ergometer-Training. Dies gilt insbesondere für Patienten, die keinen oder wenig Sport vor der Diagnose einer kardiovaskulären Erkrankung ausgeübt haben [32], [343].

Trainingsformen und Trainingswirklichkeit

Bei Patienten mit zeitlichen Problemen sind adaptierte häusliche Programme eher zu realisieren. Trainingsgeräte sollten an Orten in der Wohnung aufgestellt werden, wo eine angenehme Umgebung besteht (in Kellern verstauben viele Ergometergeräte ungenutzt). Trainingsformen müssen grundsätzlich körperliche Voraussetzungen sowie soziale und berufliche Aspekte berücksichtigen.

Sport mit hoher Belastungsintensität

Problematisch ist die Risikobeurteilung bei Patienten, die bestimmte vorher ausgeübte Sportarten mit hoher Belastungsintensität wieder aufnehmen oder Wettkampfsport betreiben möchten.

Die individuelle Beratung kann schwierig sein. Induzierbare myokardiale Ischämien und bedeutsame Herzrhythmusstörungen sind per Stresstest und in einem 24h-EKG (mit einer für den Patienten typischen Sporteinheit) auszuschließen, ggf. sind zusätzliche bildgebende Stresstest-Verfahren zu bemühen (SPECT, Stress-Echokardiographie, Stress-MRT).

> **Merke**
>
> Die ärztliche Sorgfaltspflicht gebietet es, unabhängig von persönlichen oder ökonomischen Aspekten des betroffenen Sportlers oder Dritter, die Ausübung möglicher risikoreicher Belastungsintensitäten nicht zu empfehlen.

Wettkampfsport bei KHK-Patienten

Europäische Leitlinien zur Ausübung von Wettkampfsport wurden im Jahre 2005 veröffentlicht [281] und werden modifiziert im Folgenden in den wichtigsten Punkten dargestellt. Unter Zugrundelegung der o.g. diagnostischen Maßnahmen werden 2 Gruppen von Sportlern unterschieden:

- Gruppe 1: niedrige Wahrscheinlichkeit für belastungsinduzierte kardiale Ereignisse
  - LVEF > 50 % (Echo, SPECT)
  - Normale Arbeitskapazität (Ergometer)
  - Ausschluss belastungsinduzierter Ischämie
  - Ausschluss häufiger, komplexer ventrikulärer Tachyarrythmien in Ruhe oder belastungsinduziert
  - Ausschluss relevanter Koronarstenosen (< 70 % in den großen Koronargefäßen, < 50 % im Hauptstamm), ggf. FFR-Messung zur Frage der hämodynamischen Relevanz
  - Empfehlung: Nur moderater dynamischer und niedrig statischer Sport (Klasse IA, B, vgl. ▸ Tab. 4.2)
- Gruppe 2: hohe Wahrscheinlichkeit für belastungsinduzierte kardiale Ereignisse:
  - LVEF < 50 % (Echo, SPECT)
  - Nachweis einer belastungsinduzierten Ischämie
  - Nachweis häufiger, komplexer ventrikulärer Tachyarrhythmien in Ruhe oder belastungsinduziert
  - Nachweis relevanter Koronarstenosen (> 70 % in den großen Koronargefäßen, > 50 % im Hauptstamm)
  - Empfehlung: Wettkampfsport nicht empfohlen

Empfehlungen zur Teilnahme an Wettkampfsport ohne nachgewiesene KHK und negativen Stresstest aber mit kardiovaskulärem Hochrisikoprofil

Zur Charakterisierung des individuellen kardiovaskulären Risikoprofils sind 2 Algorithmen im Gebrauch: der ESC-Score [286] und der PROCAM-Score [18] (Online-Kalkulatoren im Internet finden sich unter Eingabe der Score-Begriffe in Suchmaschinen). Bei einem ESC-Score > 5 % (bezogen auf ein 10-Jahres-Risiko für bedeutsame kardiovaskuläre Ereignisse) empfehlen die Leitlinien eine individuelle Entscheidung unter Berücksichtigung weiterer Risikofaktoren (positive Familienanamnese für kardiovaskuläre Ereignisse, sehr hohe Cholesterinspiegel, Diabetes mellitus mit Mikroalbuminurie). Sportarten der Klasse IIIA–C (▸ Tab. 4.2) sollten vermieden werden.

4.1.3 Koronardissektionen nach stumpfem Thoraxtrauma

Koronardissektionen als Ursache für akute Koronarsyndrome mit oder ohne tödliche Folgen sind beim Sport sehr selten. Systematische Analysen hierzu fehlen und es sind meist nur Fallberichte publiziert.

Unter einer Dissektion in einer Koronararterie versteht man hierbei einen traumatisch verursachten Einriß der Gefäßwand auf Mediawandebene mit Entstehung eines falschen Lumens, welches das wahre Lumen verschließen kann. Hierdurch entsteht eine myokardiale Ischämie im Strom-

Tab. 4.2 Klassifikation der Sportarten (Quelle: [254]).

zunehmende statische Belastung	zunehmende dynamische Belastung		
	A = niedrig (< 40 % VO_2max)	B = moderat (< 40–70 % VO_2max)	C = hoch (> 70 % VO_2max)
I = niedrig (< 20 % MVC)	Billard, Bowling, Curling, Golf, Schießsport	Baseball, Fechten, Tischtennis, Tennis (Doppel), Volleyball, Baseball	Badminton, Skilanglauf (klassisch), Hockey, Squash, Langstreckenlauf
II = moderat (20–50 % MVC)	Bogenschießen, Autorennsport, Tauchen, Reiten, Motorradfahren, Segeln, Karate/Judo, Gymnastik	Sprungsportarten, Eiskunstlauf, Sprint, Surfen, Synchronschwimmen	Basketball, Tennis (Einzel), Fußball, Eishockey, Skilanglauf (Skate), Biathlon, Mittelstreckenlauf, Schwimmen, Handball, Rugby, Feldhockey
III = hoch (> 50 % MVC)	Schlitten-/Bobfahren, Wurfsportarten, Gymnastik, Kampfsport, Segeln, Sportklettern, Wasserski, Gewichtheben, Windsurfing	Bodybuilding, Alpinski, Skateboard, Snowboard, Ringen	Boxen, Kanusport, Rennrad, Mountainbike, Zehnkampf, Rudern, Eisschnelllauf, Triathlon

MVC = maximale isometrische Muskelkontraktion, VO_2max = maximale Sauerstoffaufnahme gebiet der betroffenen Koronararterie oder auch eine Thrombenbildung mit komplettem Gefäßverschluss und konsekutivem Bild eines akuten Myokardinfarktes. Diese Dissektionen können asymptomatisch verlaufen, mit typischer Angina pectoris einhergehen oder bei Auftreten von Kammerflimmern tödlich enden. Beschriebene typische Beispiele traumatischer Einwirkungen, die zu einer Koronardissektion führen, sind Tritte vor die Brust (Kampfsport) [23], Einwirkung des Knies des Gegners auf die Brust (Fußball) [250], heftiger Körperzusammenprall („Body-Check" beim American Football oder Rugby) [141], [300]. Betroffen sind meist der R. interventricularis anterior oder die rechte Koronararterie.

Fallbeispiel

41-jähriger Freizeitfußballspieler, fest geschossener Ball aus kurzer Entfernung, thorakal frontal getroffen. Wegen Übelkeit ausgewechselt, in der Kabine leblos und tief zyanotisch vorgefunden, Laienreanimation, vom Notarzt defibrilliert.

Koronarangiographie: im medialen Drittel thrombotisch verschlossener RIVA

Ursache: Koronardissektion

4.1.4 Herzinsuffizienz und Sport

Definition

Mann unterscheidet eine systolische (HF-rEF) und diastolische Herzinsuffizienz (HF-pEF) oder eine Kombination beider. Die diastolische Herzinsuffizienz (linksventrikuläre Relaxations- und/oder Compliancestörung) ist charakterisiert durch Vorhandensein klinischer Symptome der Herzinsuffizienz bei erhaltener systolischer Pumpfunktion [412].

Epidemiologie

Die Prävalenz der Herzinsuffizienz beträgt in Europa 1–2 % [259], und ist eine Erkrankung des höheren Lebensalters (20–40 Jahre 0,5 %, > 60 Jahre: Männer > 10 %, Frauen > 8 %) [43]. Die 5-Jahres-Sterblichkeit der Herzinsuffizienz, die in den 90er Jahren noch bei bis zu 70 % lag [358], hat sich durch ein weites medikamentöses und apparatives Spektrum signifikant reduziert [157].

Diagnostik

Führende Methode in der Diagnostik der Herzinsuffizienz und ihrer kardiomorphologischen Ursachen ist die Echokardiografie. Primäre Zielgrößen in der Charakterisierung einer Herzinsuffizienz sind die Bestimmung der LVEF sowie Messgrößen der diastolischen Funktion.

Sport bei chronischer Herzinsuffizienz

Strukturierte Sportprogramme haben in der Therapie der Herzinsuffizienz mittlerweile zunehmende Bedeutung [263] und haben bereits Einzug in nationale und internationale Leitlinien gefunden. Körperliches Training führt über verschiedene Mechanismen zur Verbesserung der kardialen Leistung sowie Absenkung des systemischen Widerstandes mit Zunahme der peripheren Durchblutung und sekundärer Entlastung der linksventrikulären Wandspannung mit möglicher Reduktion enddiastolischer linksventrikulärer Diameter im Sinne einer Verbesserung des kardialen Remodelings [137]. Neurohumorale Auswirkungen der Herzinsuffizienz werden vermindert: Abnahme der Blutspiegel von Aldosteron, Angiotensin-II und atrialem natriuretischem Peptid [42]. Ein körperliches Training reduziert die Mortalität, verbessert die funktionelle Arbeitskapazität sowie die Belastungsdauer und Lebensqualität und mindert die Zahl der Krankenhauseinweisungen [291]. Obwohl allgemein akzeptiert ist, herzinsuffiziente Patienten einem Sportprogramm zuzuführen, existieren keine speziellen evidenzbasierten Empfehlungen über Trainingsintensität oder Trainingsformen und -methoden. Die deutsche nationale Versorgungsleitlinie „Chronische Herzinsuffizienz" (bei Drucklegung in Überarbeitung) empfiehlt, dass stabile Herzinsuffizienzpatienten (NYHA I–III) zu moderater körperlicher Aktivität, ggf. im Rahmen eines kardialen REHA-Programms angeregt werden sollen. Ein körperliches Training bei Patienten mit chronischer Herzinsuffizienz soll über eine umschriebene REHA-Maßnahme hinaus aufrechterhalten und mit ambulanten Nachsorgemaßnahmen unterstützt werden [48]. Die europäischen Herzinsuffizienz-Leitlinien empfehlen: Körperliches Training *für alle Patienten mit stabiler Herzinsuffizienz* unabhängig von der zur Herzinsuffizienz führenden Ursache, der LVEF, der Medikation oder der NYHA-Klasse [242].

Trainingsformen bei chronischer Herzinsuffizienz

► **Ausdauerprogramme.** Wegen der einfachen Durchführbarkeit und der bewiesenen Effektivität und Sicherheit werden aerobe Ausdauerprogramme mit einer Dauer bis 45(–60) Minuten empfohlen. Als Goldstandard in der Trainingssteuerung ist die spiroergometrische Bestimmung der maximalen Sauerstoffaufnahme (VO_2max) anzustreben (Kap. Voraussetzungen für ein körperliches Training und dessen Durchführung bei kardiovaskulären Erkrankungen (S. 109), ► Tab. 4.1). Die zu empfehlenden Trainingsintensitäten liegen dann zu Beginn bei 40–50 % und bei Stabilisierung der Trainingsleistung bei 70–80 % in Relation zur VO_2max. Wegen der nicht immer vorhandenen Verfügbarkeit der Methode ist auch eine konventionelle Ergometrie möglich, um die Herzfrequenzgrenzen zur Intensitätssteuerung festzulegen. Auch der 6-Minuten-Gehtest kann als Grundlage dienen [414], [17].

► **Intervall-Trainingsprogramme.** Neben der Dauermethode werden auch – möglicherweise effektivere – Intervall-Trainingsprogramme [400] zur Verbesserung der linksventrikulären Auswurfleistung empfohlen: kurze Intervalle von 10–30 s bei einer Intensität von 50–100 % der maximalen Belastungskapazität, anschließend Erholungszeit von 60–80 s mit geringer oder eingestellter Belastung. Die Einheiten sollten 15–30 Minuten dauern und bei stabilem Trainingserfolg im Rahmen der genannten Grenzen gesteigert werden [290]. Das *hochintensive Intervalltraining (HIIT)* hat allerdings im Vergleich zur Dauermethode den Nachteil, dass es nach Beendigung von Anleitung und Monitorisierung durch Fachpersonal häufig aufgegeben wird. Die Dauermethode ist hier als Trainingskonzept nachhaltiger in der Patientencompliance. In der derzeitigen Versorgungswirklichkeit im ambulanten Bereich ist die breite Umsetzung von Konzepten, die ein HIIT-Protokoll favorisieren, kaum realisierbar.

► **Krafttraining.** Zusätzlich zu den Ausdauerkonzepten kann auch ein angepasstes Krafttraining empfohlen werden. Hier sind aus Sicherheitsgründen eine initiale Anleitung von Fachpersonal und ein medizinisches Monitoring erforderlich. Vorschläge aus Leitlinien für ein Krafttrainingskonzept sind im Kap. Blutdrucksenkung durch Sport zur Primär- und Sekundärprävention (S. 114) beschrieben.

Merke M!

Körperliches Training ist für alle Patienten mit stabiler Herzinsuffizienz empfohlen. Intervalltrainingskonzepte sind als Trainingsmethode effektiver als die Dauermethode als Sportprogramm bei Herzinsuffizienz. Die Dauermethode ist allerdings das nachhaltigere Konzept und lässt sich einfacher realisieren.

4.1.5 Arterielle Hypertonie

Allgemeines

Nach der WHO-Definition besteht eine arterielle Hypertonie bei Werten systolisch > 140 mmHg und diastolisch > 90 mmHg [433]. Die Prävalenz von Bluthochdruck in der Altersgruppe der 35–64-jährigen in Deutschland ist mit 55,3 % (Männer 60,2 %, Frauen 50,3 %) die höchste in Europa, nur 26 % der Hypertoniker in Deutschland nehmen antihypertensive Medikamente ein [402]. Die Prävalenz steigt mit dem Alter. Frauen in jüngeren Altersgruppen weisen weniger häufig als Männer erhöhte Blutdruckwerte auf, ab einem Lebensalter von 60 Jahren ist die Prävalenz jedoch bei beiden Geschlechtern gleich. Im jungen Erwachsenenalter ist die häufigste Form der arteriellen Hypertonie die isolierte diastolische Hypertonie: Ab einem diastolischen Blutdruck > 90 mmHg steigt das langfristige kardiovaskuläre Risiko [362].

Die Klassifikation der arteriellen Hypertonie (► Tab. 4.3) determiniert ein steigendes kardiovaskuläres Risiko. Zusätzlich werden weitere Risikotabellen angewendet (ESC-SCORE [63]).

Belastungshypertonie

Belastungshochdruck wird definiert als Spitzenblutdruck von mehr als 210 mmHg bei Männern und mehr als 190 mmHg bei Frauen. Eine allgemein akzeptierte Grenzwertfestlegung zur Definition des Belastungshochdrucks gibt es jedoch nicht [207]. Ein Belastungshypertonus ist ein möglicher unabhängiger Prädiktor eines kardiovaskulären Risikos. Hierbei ist vermutlich nicht entscheidend, wie hoch der Blutdruck bei maximaler Belastung ist, sondern die Anstiegsgeschwindigkeit des Blutdrucks auf mehr als 200 mmHg systolisch nach 6 Minuten mit einer Belastung von 100 Watt.

Tab. 4.3 Klassifikation der arteriellen Hypertonie (Quelle: [229]).

Klassifikation	systolisch	und(+)/oder(-)	diastolisch
optimal	< 120	+	< 80
normal	120 - 129	+ /-	80 - 84
hoch-normal	130 - 139	+ /-	85 - 89
Hypertonie Grad 1	140 - 159	+ /-	90 - 99
Hypertonie Grad 2	160 - 179	+ /-	100 - 109
Hypertonie Grad 3	≥ 180	+ /-	≥ 110
isolierte systolische Hypertonie	≥ 140	+	< 90

Messwerte in mmHg. + = und, - = oder

Tab. 4.4 Eignung verschiedener Sportarten bei Hypertonie. (Quelle: [370]).

Eignung	Sportarten	Beispiele
gut	Ausdauersportarten	Joggen, Radfahren, Inlineskating, Schwimmen, Skilanglauf (Ebene)
bedingt*	Ausdauersportarten mit höherer und hoher Belastungsintensität	Rudern, Skitourengehen, Mountainbiking
	Ballspiele mit mittlerer Belastungsintensität	Tenniseinzel (niederklassig), Tennisdoppel, Tischtennis
	Mannschaftssportarten mit mittlerer Belastungsintensität	Volleyball, Handball, Fußball (niederklassig)
weniger gut	Einzelsportarten mit hoher Belastungsintensität	Sprint- und Springsport, Wurfsportarten, Bergsteigen
	Ballspiele mit hoher Belastungsintensität	Tennis, Badminton, Squash
	Mannschaftssportarten mit hoher Belastungsintensität	Eishockey, Basketball, Handball, Fußball (höherklassig), Rugby

* abhängig vom Schweregrad der Hypertonie und individueller Belastungsintensität.

Blutdrucksenkung durch Sport zur Primär- und Sekundärprävention

Ein aerobes Ausdauertraining führt zu einer Absenkung erhöhter Blutdruckwerte [390]. Zusätzlich besteht ein Zusammenhang zwischen körperlicher Fitness und der Prävention und Absenkung des Bluthochdrucks unabhängig von Alter und Geschlecht [162]. Neben wichtigen Allgemeinmaßnahmen wie Gewichtsreduktion, Einschränkung von Alkoholkonsum und Kochsalzrestriktion bei kochsalzsensitiven Hypertonikern führt ein Bewegungstraining zu einer Reduktion der Blutdruckwerte um bis zu 7 mmHg in Ruhe und um bis zu 10–20 mmHg unter Belastung [179].

Vor Aufnahme eines Sportprogramms muss das kardiovaskuläre Risiko gemäß den Leitlinien beurteilt werden [33].

Ausdauertraining bei arterieller Hypertonie

Hierzu wird ein Ausdauertraining von mindestens 3-mal pro Woche über 30–45(60) Minuten empfohlen. Ausdauersportarten wie forciertes Gehen (z. B. Nordic Walking), Laufen, Fahrradfahren, Skilanglauf und Schwimmen sind hierfür gut geeignet (▶ Tab. 4.4). Ein besonderer Benefit besteht für vorher inaktive Hypertoniker.

Der wirksamste Trainingseffekt ist für Intensitäten von mehr als 40–50 % der maximalen Arbeitskapazität bzw. der maximalen Sauerstoffaufnahme beschrieben. Die Trainingssteuerung orientiert sich an einer Festlegung des Trainingsgspulses im Bereich von 60–70 % des erreichbaren Herzfrequenzmaximums (vgl. Kap. Voraussetzungen für ein körperliches Training und dessen Durchführung bei kardiovaskulären Erkrankungen (S. 109)). Die Herzfrequenz sollte bei Sportausübung vorzugsweise durch ein Monitoring mit einer Pulsuhr kontrolliert werden. Die Blutdruckdynamik inklusive einer typischen Trainingseinheit sollte mit einer 24-Stunden-Blutdruckmessung ärztlich überwacht werden.

Krafttraining bei arterieller Hypertonie

Krafttraining hat einen weiteren blutdrucksenkenden Effekt [62]. Ein Kraftausdauer- oder Muskelaufbautrainingsprogramm ist somit zusätzlich zum aeroben Ausdauertraining zu empfehlen. Untrainierte müssen mit niedrigen Gewichtsstufen an ein Kraftausdauer- (40–60 % der Maximalkraft) oder submaximales Krafttraining (60–80 % der Maximalkraft) herangeführt werden [346].

Praxistipp

Kraftausdauertraining: 40–60 % der Maximalkraft, submaximales Krafttraining 60–80 % der Maximalkraft. Training mit hohen Gewichten ist wegen möglicher exzessiver Blutdrucksteigerungen insbesondere bei Einsatz von Pressatmung zu vermeiden [41]. Blutdruckmessungen unmittelbar nach einem Gewichtstrainingssatz sind hilfreich.

Sport bei Hypertonie

Für Anfänger ist ein Krafttraining mit geführten Gewichten an Fitnessgeräten mit professioneller Anleitung zu empfehlen. Es können für Geübte auch Freihanteln und elastische Bänder eingesetzt werden oder ein Training mit dem eigenen Körpergewicht erfolgen.

Medikamentöse Behandlung der Hypertonie und Sport

Bei einer arteriellen Hypertonie mit deutlich erhöht gemessenen Blutdruckwerten, bei Bluthochdruck mit zusätzlichen Risikofaktoren oder Blutdruckwerten, die sich nicht nur durch Allgemeinmaßnahmen und ein strukturiertes Ausdauersportprogramm normalisieren lassen, ist eine primäre oder zusätzliche medikamentöse Therapie zur Prognoseverbesserung zu etablieren.

In ▶ Tab. 4.5 sind die in erster Linie einzusetzenden Medikamente aufgelistet unterschieden nach Wirksamkeit auf die Blutdrucksenkung und den Einfluss auf die sportliche Leistungsfähigkeit.

Allgemeines

Vom obengenannten Kollektiv (Blutdrucksenkung durch Sport als primäre oder sekundäre Prävention) sind kompetitive, gegebenenfalls professionelle Sportler abzugrenzen, bei denen eine arterielle Hypertonie als Erkrankung diagnostiziert wurde. Dies sind meist Sportler im jungen Erwachsenenalter bzw. im Alter unter 40 Jahren. Zusätzliche Risikokomorbiditäten liegen hier meist nicht vor.

Bluthochdruck ist die häufigste kardiovaskuläre Erkrankung bei Wettkampfsportlern. Eine unbehandelte arterielle Hypertonie kann durch hämodynamische Auswirkungen die sportliche Leistung negativ beeinflussen [253].

Tab. 4.5 Bewertung der Antihypertensiva der 1. Wahl für den körperlich aktiven Hochdruckpatienten. (Quelle: [301]).

Medikamente	Blutdruck in Ruhe	Blutdruck unter Belastung	Metabolismus	Leistung	Lebensqualität	Trainingseffekte
Betablocker	+	+++	–	–	–	–
Diuretika	+	(+)	–	(–)	(–)	(–)
langwirksame Kalziumantagonisten	+	+	0	0	0	0
ACE-Hemmer	+	+	0	0	0	0
AT_1-Blocker	+	+	0	0	0	0

+ = günstige Effekte, 0 = neutrale Effekte, – = negative Effekte; ACE = „angiotensin converting enzyme“, AT = Angiotensin

> **Merke**
>
> Falls eine medikamentöse Behandlung erforderlich wird, richtet sich diese nach der Wirkungsweise der Medikamente (Blutdrucksenkung vs. Reduktion der Leistungsfähigkeit) und der ausgeübten Sportart. Bei Sportlern, die dem Doping-Kontrollsystem unterstehen [404], ist die Einnahme von Betablockern und Diuretika nur nach Einholung einer therapeutischen Ausnahmegenehmigung (Therapeutic Use Exemption) bei den Anti-Doping-Behörden möglich. Der Einsatz von Diuretika kann zu bedeutsamen Elektrolytverlusten und Hypovolämie führen. Sportler bei extremen Ausdauersportarten (Marathon, Triathlon) oder beim Sport bei hohen Temperaturen sind gefährdet.

Empfehlungen für Wettkampfsportler mit arterieller Hypertonie

Folgende Empfehlungen können für Wettkampfsportler mit arterieller Hypertonie gegeben werden [164], [281]:

- Bei Diagnose einer manifesten Hypertonie erfolgt die Durchführung einer Echokardiografie zum Ausschluss einer relevanten linksventrikulären Hypertrophie (LVH).
- Die Teilnahme an Wettkampfsport ist bis zu einer angemessenen medikamentösen Blutdruckeinstellung einzuschränken. Eine Hypertonie Grad 1 schließt bei fehlenden Sekundärkomplikationen die Teilnahme an Wettkampfsport nicht aus. Der Einfluss des Sports auf den Blutdruck ist mit wiederholten Blutdruckmessungen zu monitorisieren.
- Sportler mit einer Hypertonie Grad 2 sind von kompetitivem Sport, insbesondere von Wettkampfsportarten der Klasse IIIA–C (▸ Tab. 4.2) auszuschließen, bis der Blutdruck durch allgemeine und medikamentöse Maßnahmen normalisiert wurde.
- Sportler, die dem Doping-Kontrollsystem unterstehen → Kap. 9
- Sportler mit gut kontrolliertem Bluthochdruck und zusätzlichen kardiovaskulären Risikofaktoren (ESC-Score, [286]):
  - bei moderaten kardiovaskulären Risiken (u. a. Alter, Dyslipidämie) → keine Sportarten der Klasse IIIC (▸ Tab. 4.2)
  - bei hohen Risiken (u. a. LVH, Gefäßplaques, Niereninsuffizienz) → keine Sportarten der Klasse IIIA–C (▸ Tab. 4.2)
  - bei sehr hohem Risiko (u. a. Herzinsuffizienz, KHK, zerebrovaskuläre Erkrankungen) → nur Sportarten der Klasse IA–B (▸ Tab. 4.2)

> **Fallbeispiel**
>
> Bei einer 53-jährigen Patientin war bisher kein Hypertonus bekannt. Sie ist adipös (BMI = 31 kg/m²), ihr Blutdruck gemessen über 24 Stunden ergibt einen durchschnittlichen Wert von 153/92 mmHg, wobei 68 % der systolischen Werte über dem Grenzwert liegen. Mit einer Kombinationstherapie von Ramipril 10 mg und Hydrochlorothiazid 25 mg ist ihr Blutdruck gut eingestellt. Des Weiteren stellt die Patientin ihre Ernährung um, beginnt mit Nordic Walking (3 × 45 min/Woche) und Krafttraining (2 × pro Woche). Bei einer Kontrolle nach einem Jahr beträgt der BMI 27 kg/m² und der 24-Stunden-Blutdruckwert (mittlerweile unter einer Monotherapie mit Ramipril 5 mg) beträgt im Tagesmittel 129/81 mmHg.

> **Merke**
>
> Ein regelmäßiger aerober Ausdauersport und ein zusätzliches strukturiertes Krafttraining sind ideale Blutdrucksenker. Notwendige blutdrucksenkende medikamentöse Maßnahmen werden durch ein Sportprogramm ergänzt. Bei einer Grenzwerthypertonie oder einer Hypertonie Grad 1 kann der Blutdruck allein mit Sport und Allgemeinmaßnahmen normalisiert werden.

4.1.6 Höhenexposition bei kardiovaskulären Erkrankungen

Von Höhenexpositionen über 2000 m über Meereshöhe ist abzuraten:

- bei instabiler KHK
- 3 Monate nach abgelaufenem Myokardinfarkt
- 3 Monate nach kardiochirurgischen Eingriffen
- 3 Monate nach ICD-Implantation
- bei Herzinsuffizienz ab NYHA III [342]
- bei auf Normalhöhe asymptomatischen schweren Klappenvitien

Dagegen sind Höhen von 3 000–3 500 m über Meereshöhe für entsprechend trainierte Patienten mit stabiler KHK meist sicher. Expositionen über 3 500 m über Meereshöhe sind nur für völlig stabile KHK-Patienten mit guter LVEF und überdurchschnittlicher Arbeitskapazität geeignet [84], [366]. Bei längeren Aufenthalten ab dieser Höhe wird empfohlen, Spezialisten mit profunden Kenntnissen aus Höhenphysiologie und -medizin hinzuzuziehen [366]. Expositionen über 4 500 m über Meereshöhe sollten wegen bedeutsamer Hypoxien und schwieriger Rettung bei kardialen Notfällen vermieden werden.

4.1.7 Elektrokardiogramm bei Sportlern

Bei 40–80 % der gut trainierten Sportler [282] finden sich aufgrund sportphysiologischer vegetativer Einflüsse, intrinsischer zellulärer Adaptionen sowie durch sportadaptatives myokardiales Remodeling (Kap. Sportadaptative kardiale Veränderungen linksventrikulärer Dimensionen (S. 121)) mehr oder weniger ausgeprägte EKG-Veränderungen, die von pathologischen EKG-Veränderungen abgegrenzt werden müssen. Die Ableitung eines EKGs gehört zu einer der im europäischen Raum empfohlenen Standarduntersuchungen für die Sporttauglichkeitsuntersuchungen. Die evidenzbasierte Wertigkeit eines Ruhe-EKGs ist zwischen europäischen [67] (pro) und US-amerikanischen Fachgesellschaften (kontra) strittig [262], [55]. Die gesetzlichen Krankenkassen in Deutschland erstatten meist einen bedeutenden Prozentsatz der Kostenanteile für sportmedizinische Untersuchungen mit Ableitung eines EKGs. Grundsätzlich ist für trainierte Sportler zwischen normalen („sporttypischen") und nicht normalen oder unüblichen („nicht sporttypischen") EKG-Veränderungen zu unterscheiden.

Praxistipp

Im Internet kann man unter http://learning.bmj.com/ECGathlete nach Registrierung ein kostenloses Online-Training in der EKG-Befundung von normalen und abnormalen EKG-Befunden bei Sportlern absolvieren. In einigen Übersichtsarbeiten finden sich Beispiele für typische und atypische EKGs bei Sportlern [218], [66], [96].

Sporttypische Befunde im Elektrokardiogramm

► **Sinusbradykardie.** Trainierte Athleten haben eine niedrigere Ruheherzfrequenz als Untrainierte. Üblicherweise definiert eine Herzfrequenz unter 60/min eine Bradykardie, andere Autoren sehen die untere Grenze bei 50/min. Ruheherzfrequenzen von unter 40/min oder im Extremfall unter 30/min sind vor allem bei professionellen Radsportlern und hochtrainierten Ruderern beschrieben [385]. Nicht selten zeigen sich intermittierende sinuatriale Blockbilder in einer 24-Stunden-EKG-Ableitung in der Nacht (vagaler Einfluss). Höhergradige sinuatriale Blockierungen mit Pausen > 3 s sind pathologisch. Weiterführende Diagnostik: Belastungs-EKG oder alternative Stresstests, 24-Stunden-EKG, Echokardiografie und ggf. elektrophysiologische Untersuchungen.

► **Reizüberleitungsstörungen.** Atrioventrikuläre Blockbilder, die ebenfalls Folge vagaler Einflüsse sind, treten in Ruhe und erfahrungsgemäß insbesondere in der Nacht auf: AV-Block I°, AV-Block II° Typ Mobitz 1 – Wenckebach, AV-Dissoziationen. Höhergradige Blockbilder sind als pathologisch zu betrachten.

► **Veränderungen des QRS-Komplexes.** Die Prävalenz von Erhöhungen der QRS-Amplitude im EKG, die bei Anwendung üblicher Hypertrophie-Indizes als linksventrikuläre Hypertrophie interpretiert werden können, liegt in manchen Serien bei bis zu 80 %. Diese EKG-Befunde korrelieren allerdings nicht mit der in bildgebenden Verfahren gefundenen linksventrikulären Muskelmasse junger Athleten und sind in Abwesenheit anderer Veränderungen als sportadaptativ zu interpretieren. Weiterführende Untersuchung: Echokardiografie (s. a. Kap. 4.1.9).

Praxistipp

Für die Interpretation von EKGs bei Sportlern gilt: Bestehen Zweifel an der Einordnung gefundener EKG-Veränderungen, ist eine Zuweisung zum Sportkardiologen sinnvoll. Gegebenenfalls ist eine konsequente Abklärung per Stufendiagnostik zum Ausschluss struktureller oder elektrischer Herzerkrankungen zu veranlassen.

4.1.8 Herzrhythmusstörungen und Sport

Allgemeines

Zur *grundsätzlichen Diagnostik und Abklärung* einer die Rhythmusstörung möglicherweise verursachenden strukturellen Herzerkrankung sind als technische Untersuchungen in einer abgestuften Diagnostik ein EKG, ein 24h-EKG, ein Belastungstest, eine Echokardiografie und ggf. ein Kardio-MRT und eine elektrophysiologische Untersuchung erforderlich. Die Empfehlungen zur Sportausübung richten sich nach den Leitlinien [281], [413].

Sportrelevante bradykarde Herzrhythmusstörungen

► **Bedeutung.** Sinus- und AV-Knotenerkrankungen können mit relevanten symptomatischen Bradykardien (HF < 40/min, Sinuspausen ≥ 3 s) einhergehen. Aufgrund der fehlenden chronotropen Kompetenz bei *permanenter Bradykardie* und somit fehlender Steigerung des Herzminutenvolumens betroffener Patienten ist eine Sportausübung nicht möglich. Bei permanenten und intermittierenden Bradykardien höhergradiger Formen von Sinus- oder AV-Knotenblockierungen können rhythmogene Synkopen auftreten, die während einer Sportausübung möglicherweise fatale Folgen haben (Geschwindigkeitssportarten, Klettersport, Schwimmsport). Nach Ausschluss reversibler Ursachen (Myokardischämie, Borreliose, andere entzündliche Ursachen) ist meist eine Schrittmachertherapie erforderlich (Kap. Sport bei Herzschrittmachertherapie (S. 120)).

► **Empfehlungen.** Für die Teilnahme am Wettkampfsport können folgende Empfehlungen für Patienten mit bradykarden Herzrhythmusstörungen gegeben werden:

- bei **Sinusbradykardie** oder Sinuspausen ≥ 3 s jeweils mit Symptomen → Sportpause, Diagnostik; falls komplett symptomfrei nach mehr als 3 Monaten → alle Sportarten erlaubt
- bei **AV-Block I°** oder **AV-Block II° Mobitz Typ I** (Wenckebach): falls aysmptomatisch → Ausschluss einer strukturellen Herzerkrankung und Reversibilität der AV-Leitungsstörung während Belastungen → alle Sportarten erlaubt
- bei **AV-Block II° Mobitz Typ II** oder **AV-Block III°**: falls asymptomatisch → Ausschluss einer strukturellen Herzerkrankung, Ausschluss ventrikulärer Arryhthmien während Belastungen und Ruhe-HF > 40/min → Sportarten der Klasse IA, IB und IIA, IIB erlaubt (► Tab. 4.2)

Supraventrikuläre Herzrhythmusstörungen

Supraventrikuläre Extrasystolen können als Palpitationen bemerkt werden. Es handelt sich um eine meist harmlose Rhythmusstörung. Supraventrikuläre Tachykardien können paroxysmal oder permanent auftreten und bei hohen Frequenzen zu hämodynamischen Beeinträchtigungen insbesondere bei weniger gut trainierten Sportlern führen. Eine Hyperthyreose sollte als Ursache ausgeschlossen werden.

Sportrelevante paroxysmale supraventrikuläre Tachykardien

► **Bedeutung.** Die AV-Knoten-Reentry-Tachykardie tritt paroxysmal mit typischer „On-Off-Symptomatik" auf, kann für wenige Sekunden bis zu mehreren Stunden anhalten und geht nicht selten mit präsynkopalen oder vegetativen Symptomen einher.

► **Dokumentation.** Die Dokumentation der Tachykardie mit einem 12-Kanal-EKG kann bei kurzer Dauer schwierig sein, ggf. kommen externe oder implantable Event-Rekorder zum Einsatz.

► **Therapie.** Valsalva-Press-Manöver können die Tachykardie über vagale Stimuli terminieren. Bei häufigen oder bedeutsam symptomatischen Paroxysmen kann eine elektrophysiologische Diagnostik mit AV-Knoten-Modifikation per Katheterablation therapeutisch sein und ist bei Eliteathleten Therapie der Wahl.

Vorhofflimmern

► **Allgemeines.** Vorhofflimmern ist die bei weitem häufigste Art einer Rhythmusstörung, die zu Arztkontakten führt. Etwa 1% der Patienten ist jünger als 60 Jahre, bis zu 12% sind älter als 75–84 Jahre [401]. Die Entstehungsweise von Vorhofflimmern ist komplex und kann ohne Nachweis einer strukturellen Herzerkrankung oder bei schwersten kardialen Erkrankungen primär manifest werden.

▶ Bedeutung und Ursachen. Bei bis zu 70 % aller Patienten bleibt das Vorhofflimmen unbemerkt oder die Episoden mit Vorhofflimmern verlaufen asymptomatisch. Bei Sportlern beträgt die Inzidenz ca. 5 % [166] und wird deutlich häufiger bei Ausdauersportlern beobachtet [129]. Bei trainierten Wettkampfsportlern mit Vorhofflimmern findet man in 40 % als kausatives Substrat eine Kardiomyopathie, eine abgelaufene Myokarditis oder ein koinzidentes WPW-Syndrom [115]. Auch einige Doping-Substanzen können Vorhofflimmern hervorrufen.

▶ Pathophysiologie. Durch den Verlust der atrialen Boosterfunktion kann die kardiale Auswurfleistung bei Vorhofflimmern um bis zu 15 % vermindert sein. Hauptkomplikationen sind Tachyarrhythmien und die Thromboembolie aus dem linken Vorhof [51].

Sport bei Vorhofflimmern

▶ Empfehlungen. Patienten mit Vorhofflimmern können die folgenden Empfehlungen zur Sportausübung gegeben werden:

- Bei **asymptomatischem Vorhofflimmern,**
  - **fehlender struktureller Herzerkrankung** und adäquater Herzfrequenzmodulation in Ruhe und Belastung mit und ohne die AV-Zeit verlängernde Medikation können alle (auch Wettkampf-)Sportarten durchgeführt werden (***Cave:*** Betablocker und Anti-Doping-Vorschriften!)
  - erhaltener Herzfrequenzmodulation *und* **struktureller Herzerkrankung** richten sich die Empfehlungen für Sportausübung nach den jeweils vorherrschenden kardialen Grunderkrankungen (KHK (Kap. 4.1.2), Herzinsuffizienz (Kap. 4.1.4), Kardiomyopathie (Kap. 4.1.9), arterielle Hypertonie (Kap. 4.1.5)).
- Bei erforderlicher **oraler Antikoagulation** bestehen zusätzliche Risiken durch Verletzungen. Sportarten mit bedeutsamen Verletzungsrisiken sollten nicht empfohlen werden.
- Sportler mit Vorhofflimmern ohne strukturelle Herzerkrankung, bei denen eine **Pulmonalvenenisolation** vorgenommen wurde, können Sport, einschließlich aller Wettkampfsportarten, 3 Monate (ESC-Leitlinie) bzw. 4–6 Wochen (#36th BC-Leitlinie) nach dem Eingriff wieder aufnehmen, wenn der Herzrhythmus in einem 24-Stunden-EKG stabil war.

Bei älteren Patienten mit zusätzlichen Komorbiditäten wie stabiler KHK, Herzinsuffizienz, arterieller Hypertonie gelten bezüglich sportlicher Aktivitäten die Empfehlungen aus den entsprechenden Kapiteln. Zusätzlich gilt

- Bei **permanentem Vorhofflimmern** sollte eine akzeptable Ruheherzfrequenz realisiert sein. In der Regel sind hierzu medikamentöse Maßnahmen (meist Betablocker) erforderlich. Mit einem Belastungstest sollte man die anzustrebenden Trainingsparameter ermitteln. Gut eingestellte und stabile Patienten sollten vorzugsweise mit der Dauermethode (S. 113) trainieren.
- Bei Patienten mit **symptomatischem intermittierendem oder paroxysmalem Vorhofflimmern** kann es während des Sports zu tachykarden Vorhofflimmerepisoden kommen. Bei spontaner Konversion in den Sinusrhythmus können symptomatische Konversionspausen auftreten. Sportarten mit Gefährdungen (Geschwindigkeitssportarten, Klettersport, Schwimmen) durch Synkopen oder präasynkopale Episoden sind nicht zu empfehlen. Eine Pulmonalvenenisolation sollte diesen Patienten angeboten werden.

Präexzitationssyndrome

▶ Bedeutung und Einteilung. Das Wolff-Parkinson-White-Syndrom (WPW-Syndrom) ist das bedeutendste Präexzitationssyndrom. Seine Prävalenz beträgt allgemein und auch bei Sportlern ca. 0,1–0,3 % [371]. Es besteht neben der AV-hissären Leitung eine zusätzliche meist schnell leitende atrio-ventrikuläre (akzessorische) Leitungsbahn, über die ein Reentry mit der AV-hissären Leitung kommuniziert.

Je nach Leitungsrichtung der AV-Reentry-Tachykardie über die AV-hissäre Bahn werden orthodrome Tachykardien mit schmalem QRS-Komplex und antidrome Tachykardien mit breitem Kammerkomplex unterschieden. Orthodrome Tachykardien sind häufiger.

> **Merke**
>
> Akzessorische Bahnen müssen nicht notwendigerweise Tachykardien generieren, eine Symptomatik kann somit fehlen. Bei einem koinzidenten Vorhofflimmern/-flattern kann bei rascher Überleitung über die akzessorische Bahn in die Ventrikel ein Kammerflimmern mit plötzlichem Herztod (PHT) auftreten. Das Risiko eines PHT beträgt bei WPW-Syndrom im Allgemeinen und bei Sportlern bis 0,2 % und steigt auf bis 2 % bei symptomatischem WPW-Syndrom.

► **Empfehlungen.** Sportlern mit WPW-Syndrom können die folgenden Empfehlungen gegeben werden:

- Bei **symptomatischen Sportlern** oder bei Sportlern mit koinzidentem Vorhofflimmern/-flattern und WPW-Syndrom wird als sehr sichere Intervention bezüglich Komplikationen und Erfolg eine elektrophysiologische Untersuchung (EPU) mit Ablation der akzessorischen Bahn empfohlen. Danach können alle (auch Wettkampf-) Sportarten ausgeübt werden (3 Monate nach ESC-Leitlinie bzw. 4–6 Wochen nach #36th BC-Leitlinie).
- Bei **asymptomatischen Sportlern** sollte eine EPU empfohlen werden mit Ausschluss oder Nachweis besonders gefährdender Leitungseigenschaften der akzessorischen Bahn und arbiträrer Ablation. Alle (auch Wettkampf-)Sportarten können ausgeübt werden, auch von Sportlern, die die empfohlene invasive Maßnahme ablehnen (Nachkontrollen!).

Ventrikuläre Herzrhythmusstörungen

Ventrikuläre Extrasystolen (VES)

► **Bedeutung.** Gehäufte VES (>2 in 10s) können Ausdruck einer strukturellen Herzerkrankung sein (weitere Abklärung erforderlich). Insbesondere bei anamnestischen Synkopen oder Präsynkopen und bei einer positiven Familienanamnese für plötzlichen Herztod ist eine sorgfältige Diagnostik erforderlich.

► **Empfehlungen.** Nach Ausschluss kardialer Erkrankungen sind alle (auch Wettkampf-)Sportarten erlaubt.

Nicht anhaltende ventrikuläre Tachykardien (NSVT)

► **Definition und Bedeutung.** NSVT sind definiert als Kammertachykardien mit ≥ 3 ventrikulären Aktionen mit einer Herzfrequenz ≥ 100/min und einer Dauer ≤ 30 s. Sie treten gewöhnlich nicht bei kardial Gesunden auf. 2 Fälle von jungen Elitesportlern sind dem Autor bekannt, bei denen nach Ausschlussdiagnostik (Echo, Ergometrie, Kardio-MRT und elektrophysiologische Untersuchung) sowohl eine strukturelle Herzerkrankung als auch die Provokation maligner Herzrhythmusstörungen ausgeschlossen werden konnte.

► **Empfehlungen.** Die Ausübung aller (auch Wettkampf-)Sportarten ist erlaubt, wenn strukturelle Herzerkrankungen ausgeschlossen wurden und keine malignen Herzrhythmusstörungen provoziert werden können.

Anhaltende ventrikuläre Tachykardien (VT)

► **Bedeutung und Ursachen.** Anhaltende VT sind Ausdruck einer meist schweren kardialen Grunderkrankung (ausgenommen benigne Formen wie RVOT-Tachykardien), können in ein Kammerflimmern degenerieren und zum plötzlichen Herztod führen. Bei älteren Sportlern überwiegen ischämische Herzerkrankungen als Ursache. Bei jüngeren Sportlern könnte eine HCM, eine ARVD/C oder eine Koronaranomalie die Ursache sein. Als *mögliche passagere Ursache* einer VT könnte eine Myokarditis vorliegen.

► **Empfehlungen.** Die Ausübung von Sport ist nicht erlaubt, meist ist eine ICD-Implantation erforderlich, ggf. ist eine Katheterablation möglich. Nach Versorgung mit einem ICD wären Sportarten der Klasse IA (► Tab. 4.2) möglich. Bei einer Myokarditis gelten die Empfehlungen in Kap. 4.1.10.

Sport bei Herzschrittmachertherapie

► **Bedeutung.** Etwa 60 % aller Patienten mit Herzschrittmachern haben eine KHK und/oder eine strukturelle Herzerkrankung.

► **Empfehlungen.** Frequenzadaptive Systeme sind so zu programmieren, dass obere Grenzfrequenzen unterhalb der Ischämieschwelle liegen.

Sonst herzgesunde Sportler können Sportarten mit höheren Belastungsintensitäten ausüben [177], der Schrittmacher ist entsprechend zu programmieren.

Sportarten mit Gefährdung des implantierten Systems (Anpralltraumen) oder der Elektroden (Auslenkbewegungen bei Schlag- oder Wurfsportarten) sollten vermieden werden.

4.1.9 Kardiomyopathien

Sportadaptative kardiale Veränderungen linksventrikulärer Dimensionen

Pathologische Veränderungen bei Kardiomyopathien (Kap. 4.1.9) müssen gegen typische sportadaptative kardiale Veränderungen abgegrenzt werden.

► **HMV und LVEDD.** Das Herzminutenvolumen (HMV) kann bei maximaler Belastung bei sehr gut trainierten Athleten um das 5–6-fache im Vergleich zum Ruhevolumen ansteigen. Echokardiografisch sind obere Normwerte bei Männern von bis 59 mm (Frauen bis 53 mm) für linksventrikuläre enddiastolische Durchmesser (LVEDD) angegeben [204]. Bei hochtrainierten Athleten wurden linksventrikuläre Durchmesser bei Männern bis zu 70 mm (Frauen bis 66 mm) beschrieben [280]. Professionelle Radsportathleten können Dimensionen bis zu 73 mm aufweisen [2].

► **Linksventrikuläre Wand.** Für die septale und posteriore linksventrikuläre Wand ist eine Dicke bei Männern bis 10 mm (Frauen bis 9 mm) normal, oberhalb dieser Grenzwerte besteht eine linksventrikuläre Wandhypertrophie [203]. Bei hochtrainierten gesunden Sportlern sind Dimensionen von 12–13 mm, nur sehr selten bis zu 15 mm beschrieben [283]. Oberhalb dieser Werte ist eine hypertrophe Kardiomyopathie (HCM) gesichert. Werte zwischen den genannten Grenzen wurden als Grauzone zwischen Adaptation des Sportherzens und HCM charakterisiert (► Tab. 4.6) [236].

Tab. 4.6 HCM und Sportherz im Vergleich (Quelle: [236]).

Parameter	HCM	Sportherz
asymmetrische LV-Wandhypertrophie	+	–
linksventrikulärer Durchmesser < 45 mm	+	–
linksventrikulärer Durchmesser > 55 mm	–	+
deutliche linksatriale Dilatation	+	–
ausgeprägte EKG-Veränderungen	+	–
diastolische Funktionsstörung	+	–
weibliches Geschlecht	+	–
längerer Trainingspause	–	+
Familienanamnese mit HCM	+	–
VO_2max > 45 ml/kg/min	–	+

+ = ja, – = nein, HCM = hypertrophe (nicht obstruktive) Kardiomyopathie, LV = linksventrikulär, VO_2 = Sauerstoffaufnahme bei Spiroergometrie; Erläuterung siehe Text

► **Sportartspezifität.** Die kardialen sportadaptativen Veränderungen sind sportartspezifisch und typisch für Athleten mit hohen Ausdauerbelastungen: Langstreckenläufer, Radsportler, Schwimmer und Ruderer können diese Dimensionen aufweisen. Auch Fußball- und Tennisspieler können kardiale Adaptationen, die über den Grenzwerten liegen, erreichen. Extreme Erweiterungen des LVEDD korrelieren neben dem hohen Ausmaß eines Ausdauertrainings zusätzlich mit der Körperoberfläche, die Wanddickenzunahme mit der Körpergröße und afrokaribischer Herkunft. Betonte Wanddickenzunahmen des linken Ventrikels in Relation zum LVEDD zeigen sich eher bei Athleten mit hoher statischer Belastung (Gewichtheben, Ringen).

► **Aorta ascendens und Vorhof.** Bedeutsame sportadaptative Erweiterungen der proximalen Aorta ascendens über einen Grenzwert von 40 mm sind nicht beschrieben. Der linke Herzvorhof kann erweitert sein (> 40 mm), wobei Methoden mit Berücksichtigung der Körperoberfläche (linksatrialer Volumenindex) in den Studien nicht angewendet wurden. Die beschriebenen Erweiterungen des linken Vorhofs als Anpassungsreaktion könnten jedoch die Beobachtung erklären, warum bei Ausdauersportlern häufiger Vorhofflimmern auftritt (Kap. Supraventrikuläre Herzrhythmusstörungen (S. 118)).

Fallbeispiel

Ein 28-jähriger Freizeittriathlet mit einer Marathonzeit von 2:59h und einem hohen wöchentlichen Trainingsaufwand klagt über vermehrte Palpitationen. Ein EKG vor 8 Jahren sei unauffällig gewesen. Im aktuellen 24-Stunden-EKG zeigen sich viele ventrikuläre Extrasystolen, jedoch keine komplexen ventrikulären Herzrhythmusstörungen. In der Echokardiografie beträgt die Dicke des Septums in der Diastole (IVSD) 17 mm (▶ Abb. 4.2), die posteriore Wand ist normal. Es wird die Diagnose einer hypertrophen Kardiomyopathie gestellt. In der Kardio-MRT zeigen sich septale Fibrosierungen.

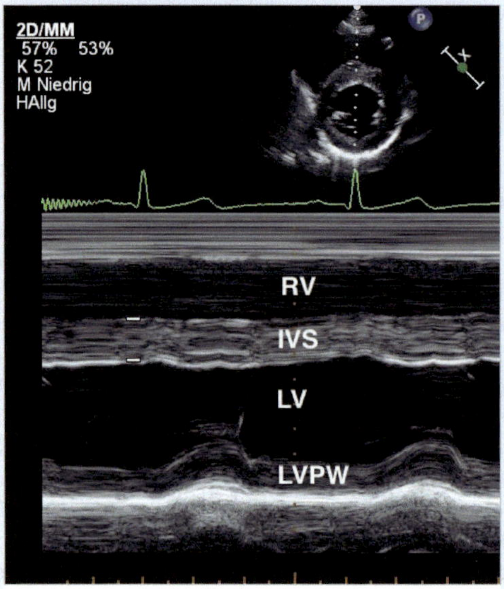

Abb. 4.2 Hypertrophe Kardiomyopathie. M-Mode-Echokardiografie bei einem 28-jährigen Freizeit-Triathlet; asymmetrische Hypertrophie des linken Ventrikels bei hypertropher Kardiomyopathie. Das interventrikuläre Septum (IVS) ist 17 mm dick (Markierung); RV = rechter Ventrikel, LV = linker Ventrikel, LVPW = posteriore Wand des linken Ventrikels.

Merke

- Eine exzentrische Hypertrophie (Zunahme des LVEDD) ist bei Sportlern mit hoher dynamischer und niedriger statischer Belastung typisch (Langstreckenläufer).
- Eine konzentrische Hypertrophie (Zunahme der LV-Wanddicke) ist bei Sportlern mit hoher statischer und niedriger dynamischer Belastung typisch (Gewichtheben).
- Bei Sportlern mit hoher statischer und hoher dynamischer Belastung (Radfahrer) zeigen sich beide Formen (Zunahme LVEDD und LV-Wanddicke).
- Linksventrikuläre Wanddicken können bei hochtrainierten Sportlern bis zu 15 mm betragen, Werte oberhalb davon sind pathologisch.
- „Grauzone" beachten! Im Zweifel komplettes kardiologisches Work-Up!

Hypertrophe Kardiomyopathie (HCM)

▶ **Bedeutung.** Die hypertrophe Kardiomyopathie (HCM) ist eine genetisch determinierte kardiale Erkrankung mit meist linksventrikulärer Wandhypertrophie. Häufig besteht eine asymmetrische Verteilung der hypertrophierten myokardialen Wandanteile, wobei das interventrikuläre Septum am häufigsten betroffen ist. Die Häufigkeit der hypertrophen Kardiomyopathie wird auf einen Erkrankungsfall pro 500–1000 Einwohner geschätzt [302]. Die Folge genetischer Aberrationen ist eine Kardiomyozytenhypertrophie mit Fehlanordnung der Zellen und interstitieller Fibrose.

Die veränderte myokardiale Textur stellt das Substrat für maligne ventrikuläre Herzrhythmusstörungen dar und ist eine der wesentlichen Ursachen des sportassoziierten plötzlichen Herztodes [232].

Merke

Wanddicken ≥ 15 mm determinieren eine nicht durch andere Erkrankungen verursachte linksventrikuläre Wandhypertrophie. Die Fibroselast als arrhythmogenes Substrat ist möglicherweise prognostisch relevant für das Auftreten maligner Arrhythmien [47], [274]. Die systolische linksventrikuläre Funktion bleibt meist viele Jahre normal.

▶ **Klinik und Diagnostik.** Die Diagnose einer HCM wird meist mit der transthorakalen Echokardiografie gestellt. Ergänzend kann eine kardiale Kernspintomografie durchgeführt werden, die neben der Wanddickenbestimmung wertvolle Hinweise über das Ausmaß der Fibrosierung liefern kann. Symptome der HCM sind Dyspnoe, Angina pectoris, Herzrhythmusstörungen, Synkopen sowie der plötzliche Herztod. Asymptomatische Verläufe sind nicht selten. Die Wandhypertrophie führt meist zu typischen EKG-Veränderungen, die insbesondere bei Jugendlichen oder jungen Erwachsenen erstmals die Verdachtsdiagnose einer HCM anzeigen können (Sportuntersuchung). Die Wanddicken können mit der Echokardiografie gemessen werden, eine ergänzende kardiale MRT erlaubt neben der Wanddickenbestimmung auch eine Aussage zum Ausmaß der Fibrosierung.

▶ **Empfehlungen.** Bei definitiver Diagnose einer HCM wird Ausübung von Wettkampfsportarten nicht empfohlen. Nur bei mäßiggradiger linksventrikulärer Hypertrophie, adäquater Blutdruckdynamik bei Belastungen, Ausschluss komplexer ventrikulärer Arrhythmien und fehlenden plötzlichen Herztodesfällen in der Familienanamnese sind Sportarten der Klasse IA (▶ Tab. 4.2) erlaubt. Für Wettkampfsportler, die nur genetische, aber keine phänotypischen Zeichen einer HCM haben, wird nur Freizeitsport empfohlen (▶ Tab. 4.7).

Arrhythmogene rechtsventrikuläre Dysplasie/Kardiomyopathie (ARVC/D)

▶ **Bedeutung.** Die arrhythmogene rechtsventrikuläre Dysplasie/Kardiomyopathie (ARVD/C) ist eine genetisch determinierte Herzmuskelerkrankung und histopathologisch charakterisiert durch eine fettig-fibröse Umwandlung myokardialer Zellen des rechtsventrikulären, jedoch auch des linksventrikulären Myokards. Die Inzidenz dieser Erkrankung ist in Europa und in den USA unterschiedlich: Während in den USA nur ein Erkrankungsfall auf 100 000 Einwohner kommt, beträgt das Verhältnis in Europa bereits 1 : 10 000 und in der italienischen Region Veneto sogar 1 : 1000. Dementsprechend bestehen genetisch bedingt deutliche regionale Unterschiede des Anteils der ARVD/C: USA 2,8 %, Italien 22,4 % [65].

▶ **Pathophysiologie.** Der Strukturverlust bedingt eine zunehmende Dilatation des rechten Ventrikels, das pathologisch veränderte Myokard kann als arrhythmogenes Substrat bedrohliche Herzrhythmusstörungen bis zum Kammerflimmen verursachen. Daher ist die ARVD/C eine der Ursachen plötzlicher Herztodesfälle im Sport.

▶ **Klinik.** Die Erkrankung manifestiert sich meist primär entweder rhythmogen als Ausdruck des Ursprungs der Arrhythmie aus dem rechten Ventrikel mit linksschenkelblockartigen Kammertachykardien, provoziert durch körperliche Belastungen, dann meist assoziiert mit Synkopen, oder als eine progrediente Rechtsherzinsuffizienz aufgrund der progressiven Degeneration des rechtsventrikulären Myokards. Die Erkrankung kann allerdings auch ohne jegliche Prodromi als Primärmanifestation zum plötzlichen Herztod führen, dann typischerweise im jugendlichen Lebensalter.

▶ **EKG.** Typische EKG-Veränderungen zeigen sich bei Erstkontakt in ungefähr der Hälfte der Patienten mit einer bestätigten ARVD/C, zunehmend jedoch im Laufe der weiteren Beobachtung als Ausdruck eines Progresses der Erkrankung.

▶ **Therapie.** Eine kausale Therapie der Erkrankung gibt es nicht. Bei höhergradigen Herzrhythmusstörungen kann eine Katheterablation sinnvoll sein [68], ggf. ist eine ICD-Implantation erforderlich.

▶ **Empfehlungen.** Es besteht Sportverbot für jedweden Wettkampfsport, Sportarten der Klasse IA (▶ Tab. 4.2) sind erlaubt [232]. Empfehlungen für den Freizeitsport sind in ▶ Tab. 4.7 zusammengestellt.

Dilatative Kardiomyopathie (DCM)

▶ **Allgemeines.** Die dilatative Kardiomyopathie (DCM) ist eine strukturelle myokardiale Erkrankung ohne Ursachen wie KHK, arterielle Hypertonie, Klappenerkrankung oder angeborene Herzvitien mit phänotypisch krankhafter Erweiterung des linken Herzens (LVEDD > 117 % bezogen auf Alter und Körperoberfläche) und mit mehr oder weniger ausgeprägter Reduktion der LVEF (< 45 %). Die Inzidenz wird bei 5–8/100 000 Einwohnern angenommen [60]. Die DCM ist eine progressive Erkrankung mit hoher Mortalität und ein bedeutender Faktor beim plötzlichen Herztod junger Erwachsener [249].

Tab. 4.7 Empfehlungen zu Freizeitsportaktivitäten für Patienten mit genetischen kardiovaskulären Erkrankungen (Quelle: [234]).

Intensität der Sportart	HCM	LQTS	Marfan-Syndrom	ARVD/C	Brugada-Syndrom
hoch					
Alpinski	2	2	2	1	1
Basketball	0	0	2	1	2
Bergsteigen	1	1	1	1	1
Body-Building	1	1	0	1	1
Eishockey	0	0	1	0	0
Fußball	0	0	2	0	2
Laufen (Sprint)	0	0	2	0	2
Skilanglauf	2	3	2	1	4
Tennis (Einzel)	0	0	3	0	2
Windsurfen	1	0	1	1	1
mittel					
Baseball	2	2	2	2	4
Bergwandern	4	5	5	2	4
Fahrradergometer	5	5	4	3	5
Kraftsport mit Freihanteln	1	1	0	1	1
Jogging	3	3	3	2	5
Radfahren	4	4	3	2	5
Segeln	3	3	2	2	4
Schwimmen	5	0	3	3	4
Tennis (Doppel)	4	4	4	3	4
niedrig					
Golf	5	5	5	4	5
Gerätetauchen	0	0	0	0	0
Kegeln	5	5	5	4	5
Reiten	3	3	3	3	3
Schnorcheln	5	0	5	5	4
Skating	5	5	5	4	5
Kraftsport an Geräten	4	4	0	4	4
Walking	5	5	5	5	5

0–1 = definitiv abzuraten, 2–3 = individuelle Entscheidung auf der Basis weiterer klinischer Befunde, 4–5 = möglicherweise erlaubt; HCM = hypertrophe Kardiomyopathie, LQTS = Long-QT-Syndrom, ARVD/C = arrhythmogene rechtsventrikuläre Dysplasie/Kardiomyopathie

Bei der Beurteilung von Sportlern in Hinblick auf eine Erweiterung des LVEDD über der Norm mit der Differentialdiagnose einer möglichen DCM sind die in Kap. Sportadaptative kardiale Veränderungen linksventrikulärer Dimensionen (S. 121) beschriebenen sportadaptativen Veränderungen zu berücksichtigen.

▶ **Empfehlungen.** Die Empfehlungen für sportliche Aktivitäten folgen denen bei herzinsuffizienten Patienten (LVEF, Rhythmusstabilität in Ruhe und unter Belastung, Kap. 4.1.4). Sollten floride virale inflammatorische Formen (aktive Myokarditis) vorliegen, ist wie in Kap. 4.1.10 beschrieben zu verfahren. Für Wettkampfsport empfiehlt die ESC [281]:

- Bei definitiver Diagnose einer DCM wird Wettkampfsport nicht empfohlen.
- Bei einer LVEF ≥ 40 %, adäquatem Blutdruckprofil bei Belastungstests und Ausschluss bedeutsamer ventrikulärer Arrhythmien sind Sportarten der Klasse IA und IB erlaubt (▶ Tab. 4.2).
- Ist ein Patient mit DCM mit einem ICD- oder ICD/CRT-Aggregat versorgt, gelten weitere Empfehlungen, die in Kap. 4.1.12 dargestellt werden.

B

Fallbeispiel

Ein 42-jähriger Marathonläufer mit einer Wochentrainingsleistung von 70 km lässt sich bei einem Kardio-Check echokardiografisch untersuchen. Hierbei wird ein linksventrikulärer enddiastolischer Durchmesser von 61 mm (Grenzwert bis 55 mm) gemessen. Um eine dilatative Kardiomyopathie abzugrenzen, wird eine Kardio-MRT durchgeführt, bei der kleinere myokardiale Narbenbezirke im LGE (Late Gadolinum Enhancement) als Hinweis auf eine nicht physiologische Herzveränderung entdeckt werden.

4.1.10 Myokarditis

▶ **Allgemeines.** Die Myokarditis wird in der Literatur als Ursache für einen plötzlichen Herztod bei Sportlern unter 35 Jahren in 5–22 % der Fälle angegeben [114]. Sie ist eine entzündliche Erkrankung des Herzens, meist verursacht durch verschiedene kardiotrope Viren oder auch durch bakterielle Erreger wie Borrelien. Die Prävalenz der Myokarditis beträgt etwa 1–10 %, in untersuchten Gruppen junger Erwachsener mit plötzlichem Herztod ist sie mit 21 % jedoch wesentlich höher. Eine Myokarditis entsteht nicht selten in Zusammenhang mit febrilen oder afebrilen grippalen Infekten, die meist als Infekt der oberen Luftwege oder als gastrointestinale Infekte auftreten. Der Verlauf einer Myokarditis ist höchst unterschiedlich: In den meisten Fällen verläuft sie unbemerkt und heilt folgenlos aus (50 %), kann jedoch auch perakut mit massiver Einschränkung der linksventrikulären Pumpfunktion und ausgeprägter Herzdilatation verlaufen. Eine Myokarditis kann sich auch primär mit einer schwerwiegenden Herzrhythmusstörung mit fatalem Verlauf manifestieren. Arrhythmogenes Substrat ist der entzündliche oder postentzündliche myokardiale Gewebsschaden.

▶ **Bedeutung.** Die Ausübung von Sport während bedeutsamer Infekte erhöht die Bereitschaft, eine Myokarditis zu entwickeln – vermutlich über eine phasische Beeinträchtigung des Immunsystems. Daher sollte Wettkampf- oder anstrengender Sport für mindestens 2 Wochen nach nicht bedeutsamen Infekten vermieden werden, insbesondere bei Elitesportlern. Im professionellen Bereich wird diese Empfehlung allerdings eher selten eingehalten.

Praxistipp

Nach einem nicht banalen Infekt sollte das Sporttraining langsam wieder aufgenommen werden. Frühestens nach einem fieberfreien Tag und Rückbildung einer gastrointestinalen oder laryngobronchialen Infektsymptomatik kann man mit einem leichten Training beginnen, das man dann langsam steigert und dabei die Belastungstoleranz überprüft. Bei unvollständiger Infekterholung ist eine erneute Trainingspause einzulegen. Bei erneutem Auftreten von Fieber oder anderen Symptomen ist das Sporttraining einzustellen und ein Arzt aufzusuchen.

Praxistipp

Neu aufgetretene Herzrhythmusstörungen, Leistungsminderung mit Dyspnoe, Schmerzen in der Brust oder eine Synkope nach einem Infekt sollten eine Diagnostik in Richtung einer Myokarditis veranlassen.

▶ **Empfehlungen**

- Sportler, bei denen der Verdacht auf eine Myokarditis besteht, sollten zur Prophylaxe des plötzlichen Herztods und zum Schutz vor einem Fortschreiten der Erkrankung so lange keinen Sport treiben, bis eine myokardiale Entzündung definitiv ausgeschlossen wurde (eskalierende Stufendiagnostik bis Kardio-MRT und ggf. Endomyokardbiopsie).
- Sportler, bei denen eine floride oder chronische Myokarditis nachgewiesen wurde, sollten 6 Monate keinen Sport treiben.

Zur Wiederaufnahme eines Trainings oder Wettkampfsports wird als Nachweis gefordert, dass sich echokardiografische und labortechnische Parameter und das EKG unter Ruhe- und Belastungsbedingungen normalisiert haben [281]. Eine erneute Kardio-MRT und ggf. erneute Biopsien müssen eine Ausheilung der Erkrankung nachweisen. Bei eindeutig nachgewiesener Ausheilung der Myokarditis können alle (auch Wettkampf-)Sportarten wieder ausgeübt werden.

Praxistipp

Unklar ist die Prognose von asymptomatischen Sportlern bei nachgewiesenem Narbengewebe in einer Kardio-MRT ohne Virusnachweis bei wiederholter Endomyokardbiopsie. Bei anderen Erkrankungen (HCM) mit ähnlichen Narbenbefunden scheint eine erhöhte Bereitschaft zu fatalen Arrhythmien zu bestehen.

4.1.11 Kardiale Ionenkanalerkrankungen

Kardiale Ionenkanalerkrankungen sind durch Mutationen von Ionenkanälen oder anderen Funktionsproteinen verursacht. Die mutierten Ionenkanäle können zu Störungen der Regulation des transmembranen Ionenflusses in der Phase der zellulären Repolarisation führen und maligne Herzrhythmusstörungen mit Folge eines plötzlichen Herztodes hervorrufen. Meist sind Natrium- und Kalium-Ionenkanäle betroffen. Die Problematik der Ionenkanalerkrankungen liegt darin, dass sie ohne eine fassbare strukturelle Herzerkrankung einhergehen. Nicht selten ist die primäre Manifestation ein tödliches Ereignis – die postmortale Diagnose kann dann ausschließlich durch eine sorgfältige Obduktion und eine Genanalyse gestellt werden. Zu den kardialen Ionenkanalerkrankungen gehören das *Brugada-Syndrom*, die verschiedenen *QT-Syndrome* sowie die *katecholaminerge polymorphe ventrikuläre Tachykardie*. In neueren Statistiken werden Ionenkanalerkrankungen in 3–4% aller Fälle [235], [232] als Ursachen des plötzlichen Herztodes im Sport genannt.

Brugada-Syndrom

▸ **Allgemeines.** Das Brugada-Syndrom ist eine genetische Erkrankung mit autosomal-dominantem Erbgang und inkompletter Penetranz mit bisher 3 identifizierten Mutationstypen, die das Gen SCN5A betreffen, das die Struktur und Funktion des kardialen Natrium-Kanals encodiert. Die Ionenkanalveränderungen generieren spontane maligne Herzrhythmusstörungen, die bei Belastungen und nicht selten im Schlaf auftreten. Typische EKG-Veränderungen (Bild ähnlich einem inkompletten RSB mit gewölbten oder sattelförmigen ST-Elevationen in den Ableitungen V_1–V_3) fehlen in 80% der Fälle, medikamentöse Tests (Ajmalin) können brugadatypische EKG-Veränderungen provozieren.

▸ **Bedeutung.** Auch wenn ein eindeutiger Zusammenhang mit sportlicher Betätigung in der Provokation maligner Herzrhythmusstörungen beim Brugada-Syndrom nicht belegt ist, wird dennoch eine primärprophylaktische ICD-Implantation wegen möglicher maligner Herzrhythmusstörungen beim Sport empfohlen. Eindeutig indiziert ist diese Implantation nach einem überlebten „plötzlichen Herztod".

▸ **Empfehlungen.** Eine sportliche Betätigung sollte (auch nach ICD-Implantation) auf Klasse-IA-Sportarten (▸ Tab. 4.2) beschränkt werden. Fälle von Sportlern mit Brugada-Syndrom und ICD, die ihre Sportart weiterhin unverändert auch professionell betrieben, sind jedoch bekannt (A. van Loo, Belgien).

Long-QT-Syndrom

▸ **Definition und Einteilung.** Das Long-QT-Syndrom ist eine Erkrankung, die durch Genmutation eine Veränderung von Natrium- und Kaliumionenkanälen hervorruft, bei der eine Verlängerung des frequenzkorrigierten QT-Intervalls im Oberflächen-EKG nachweisbar ist. Verlängerungen der frequenzkorrigierten QT-Dauer (QTc) von über 470 ms bei Männern und 480 ms bei Frauen gelten als verdächtig im Sinne eines Long-QT-Syndroms, sicher pathologisch sind QTc-Dauern > 500 ms. Die verschiedenen Long-QT-Genotypen werden nomenklatorisch als LQTS 1–7 und JLN1–2 unterteilt.

▸ **Bedeutung.** Plötzliche Herztodesfälle beim Long-QT-Syndrom werden in typischer Weise durch körperliche Anstrengungen – insbesondere durch Schwimmen beim LQTS 1 – oder emotionalen Stress hervorgerufen. Die Imbalancen an den durch Mutationen veränderten Ionenkanälen führen zu einer typischen Form einer polymorphen Kammertachykardie, der Torsade-de-pointes-Tachykardie. Bei spontaner Terminierung der Torsade-de-pointes-Tachykardie resultieren Synkopen oder auch als Epilepsie fehlgedeutete hirnischämisch getriggerte Krampfanfälle. Prolongierte Torsaden mit hämodynamischem Herzstillstand oder eine Degeneration der TdP-Tachykardie in Kammerflimmern führt zum plötzlichen Herztod. Die Erkrankung manifestiert sich meist im Kindes- oder Jugendalter. Unabhängig von den beschriebenen Genmutationen sind aber auch zahlreiche Pharmaka bekannt, die eine Verlängerung des QT-Intervalls bewirken und potenziell zu Torsade-de-pointes-Tachykardien führen können.

▸ **Empfehlungen.** Abhängig von der aufgetretenen Symptomatik, dem Ausmaß der QT-Intervall-Verlängerung und der genetischen Charakterisierung sollten sportliche Aktivitäten nicht durchgeführt oder höchstens auf Klasse-IA-Niveau (▸ Tab. 4.2) erlaubt werden.

Praxistipp

- Kalkulationen der frequenzkorrigierten QT-Dauer (QTc) nach der Bazett-Formel sind für niedrige Herzfrequenzen nicht validiert, daher müssen die Messungen ggf. nach Steigerung der Herzfrequenz wiederholt werden.
- Automatisch kalkulierte QT-Dauer-Angaben sind häufig inkorrekt. Daher die QT-Dauer immer mit EKG-Lineal oder elektronisch messen. Die QT-Dauer ist meist am längsten in den Ableitungen V_3 und V_4.
- Vorhandene U-Wellen nicht in die Messung der QT-Dauer einbeziehen, außer bei TU-Verschmelzung.
- Kalkulatoren zur QTc-Berechnung finden sich im Internet oder in Smartphone-Apps.

Katecholaminerge polymorphe ventrikuläre Tachykardie

▸ **Bedeutung.** Die ebenfalls genetisch determinierte Erkrankung (u. a. RYR2-Gen) führt zu charakteristischen polymorphen ventrikulären Tachykardien bei Anstrengungen mit möglicher Degeneration in zum Tode führendem Kammerflimmern. Das Ruhe-EKG ist komplett unauffällig.

▸ **Empfehlungen.** Symptomatische Patienten sollten mit einem ICD versorgt werden und auf Klasse-IA-Sportarten (▸ Tab. 4.2) restringiert werden.

4.1.12 Sport nach Implantation eines Defibrillators (ICD)

▸ **Bedeutung.** Das Patientenkollektiv ist heterogen, weil ein ICD bei verschiedensten Grunderkrankungen indiziert sein kann. Patienten mit normaler LVEF (z. B. bei Kanalopathien) bis hin zu Patienten mit schwerstgradiger Einschränkung der LVEF (z. B. DCM, post-Myokardinfarkt).

▸ **Empfehlungen.** In den Leitlinien wird eine sportliche Betätigung auf Klasse-IA-Sportarten (▸ Tab. 4.2) begrenzt. Andere Autoren empfehlen aus allerdings statistisch problematischen Registerdaten, insbesondere für professionelle Sportler eher individuelle Entscheidungen zu treffen [202]. Im Einzelfall sind bezüglich Freizeitsportarten je nach der Grunderkrankung, die zur ICD-Therapie geführt hat, individuelle Entscheidungen zu treffen [177]: Sportarten mit moderatem und höherem Belastungsniveau (z. B. Laufen, Radfahren und Schwimmen (unter Aufsicht!), können gestattet werden. Der Nachweis fehlender ICD-Interventionen mindestens 6 Wochen nach Implantation ist dazu jedoch erforderlich [143].

4.1.13 Sport bei Herzklappenerkrankungen und nach Klappenersatz

▸ **Allgemeines.** Als wesentliche sportrelevante Herzklappenerkrankungen sind in Mitteleuropa die Mitralklappeninsuffizienz (MI) mit und ohne Klappenprolaps, die Aortenklappenstenose (AoKS) und -Insuffizienz (AI) sowie die bikuspide Aortenklappe zu nennen. Die Klappenerkrankungen werden bzgl. des Schwerdegrades Grad I-Grad III nach echokardiographischen Kriterien klassifiziert.

Aortenklappenstenosen (AoKS) sind meist Erkrankungen des höheren Lebensalters. Bei bikuspidaler Klappe werden die Patienten meist im 5.-6. Dezennium auffällig. Auch numerisch schwergradige AoKS können längere Zeit asymptomatisch verlaufen. Plötzliche Todesfälle bei asymptomatischen schwergradigen AoKS sind sehr selten [284].

Ein Mitralklappenprolaps kann mit erhöhter Rate plötzlicher Herztodesfälle einhergehen, häufig koinzident mit rechtsventrikulären kardiomyopathischen Veränderungen [64].

▶ **Empfehlungen.** Zur Sportausübung bei Klappenerkrankungen und nach Klappenersatz oder Klappenrekonstruktion werden die folgenden Empfehlungen gegeben [281]:

- Aortenklappenstenose I°: Bei Ausschluss struktureller Herzveränderungen, normaler Belastbarkeit und fehlender Provokation von Herzrhythmusstörungen bei Anstrengungen → Sportarten der Klasse IA, IB und IIA, IIB (▶ Tab. 4.2)
- Aortenklappenstenose II°
  - bei normaler LVEF, jedoch Nachweis von Herzrhythmusstörungen → nur Sportarten der Klasse IA (▶ Tab. 4.2)
  - bei LV-Dysfunktion → kein Wettkampfsport erlaubt
- Aortenklappenstenose III° → kein Wettkampfsport erlaubt
- Aortenklappeninsuffizienz I°–II°:
  - bei Ausschluss struktureller Herzveränderungen, normaler Belastbarkeit und fehlender Provokation von Herzrhythmusstörungen bei Anstrengungen → alle Sportarten erlaubt
  - bei LV-Dilatation → nur Sportarten der Klasse IA
- Aortenklappeninsuffizienz II° mit ventrikulären Arrhythmien und/oder Dilatation der Aorta ascendens → Sport nicht empfohlen
- Aortenklappeninsuffizienz III° → Sport nicht empfohlen
- Mitralklappeninsuffizienz I°–II°:
  - Sinusrhythmus, LVEF, LVEDD und Ergo normal → alle Sportarten erlaubt
  - bei mäßiger LVEDD-Erweiterung → Sportarten IA, IB und IIA, IIB (▶ Tab. 4.2)
  - bei bedeutsamer Zunahme des LVEDD oder reduzierter LVEF → Wettkampfsport nicht empfohlen, moderate Freizeitsportarten erlaubt
- Mitralklappeninsuffizienz III° → Wettkampfsport nicht empfohlen; falls asymptomatisch, nach individueller Entscheidung → Freizeitsportarten mit leichter–moderater Belastung möglich (Ergometrietest, Echo: Ausschluss pulmonalarterielle Hypertonie)
- Aorten- und Mitralklappenersatz (mechanische oder Bioprothese): bei normaler Klappen- und LV-Funktion und fehlenden bedeutsamen Arrhythmien → Sportarten der Klasse IA, IB und IIA, IIB erlaubt
- bei Antikoagulation → verletzungsgefährdende Sportarten vermeiden
- bikuspide Aortenklappe → Sport nach dem Ausmaß der Klappenschädigung (s. o.) und den Dimensionen (Dilatation?) der Aorta ascendens [328]

4.1.14 Sport nach Aortendissektionen

Aortendissektionen können bei Typ-A-Dissektion auf die Aorta ascendens mit und ohne Beteiligung der Aortenklappe beschränkt sein. Nach operativer Sanierung ist in diesem Fall moderater Ausdauer- und Kraftsport nach individueller Entscheidung möglich (Ausschluss eines Marfan-Syndroms, Blutdruckkontrollen). Bei konservativ oder mit Endostents behandelten Typ-B-Dissektionen (oder Typ-A-Dissektionen mit Beteiligung der Aorta thoracica und/oder der Aorta abdominalis) bestehen nicht selten problematisch einzustellende Bluthochdrucksituationen (Involvierung der Nierenarterien). Hier sind zur Vermeidung von Wandstress auf die erkrankte Aorta nur leichte Sportarten (Klasse IA) (▶ Tab. 4.2) zu empfehlen.

4.1.15 Sport bei Marfan-Syndrom

Das Marfan-Syndrom ist eine autosomal-dominante genetische Erkankung mit Aberration des Fibrillin-1 Gens und konsekutiv veränderten Bindegewebsstrukturen.

Das Marfan-Syndrom und die Marfan-ähnlichen Syndrome sind durch ein deutlich erhöhtes Risiko für Aortenaneurysmen und Aortendissektionen charakterisiert. Nicht selten besteht ein koinzidenter Mitralklappenprolaps mit und ohne MI.

Marfan-Patienten mit dem phänotypischen Vollbild sollten Wettkampfsportarten nicht ausüben. Bei fehlender aortaler Ektasie sind Freizeitsportarten moderater Aktivität erlaubt (Radfahren, Laufen, Schwimmen, Tennis).

4.1.16 Sport nach Thrombose und Lungenembolie

Meist ist nach einer Thrombose aufbauender Sport 6 Wochen nach dem Ereignis möglich [315] (individuelle Entscheidung abhängig von der Ursache, vom Ausmaß der Thrombose und Fehlen eines bedeutsamen postthrombotischen Syndroms).

Nach einer Lungenembolie ist eine bedeutsame Rechtsherzbelastung (postembolische pulmonalarterielle Hypertonie?) auszuschließen. Bei benignem Verlauf können nach strukturiertem „return-to-training“-Programm alle Sportarten ausgeübt werden [86]. In der Phase der Antikoagulation sind Sportarten mit bedeutsamen Verletzungsrisiken nicht empfohlen.

4.2 Pulmologie

A. R. Koczulla, N. Jung, S. Noeske

4.2.1 Allergische Rhinitis

Definition

Die allergische Rhinitis ist eine durch Allergenexposition verursachte Inflammation der nasalen Mukosa. Mit 10–25 % leidet ein relevanter Anteil der Weltbevölkerung an allergischer Rhinitis. Die Prävalenz der allergischen Rhinitis bei Sportlern ist mit 30–60 % höher [171], [347].

Pathophysiologie und Klinik

Zumeist ist die allergische Rhinitis durch Hausstaubmilben verursacht. Des Weiteren können unterschiedlichste Pollen und Tierhautbestandteile allergische Rhinitiden verursachen. Die allergische Rhinitis kann den Asthmaverlauf mit beeinflussen. Man nimmt an, dass die Inflammation aus den oberen Atemwegen über die systemische Zirkulation in die Lunge absteigt [69]. Zu diesem Etagenwechsel aus den oberen Luftwegen in die Lunge kommt es bei ca. einem Drittel der Rhinitiker.

> M!
> **Merke**
>
> Bei einem Drittel der Rhinitiker kommt es zu einem Etagenwechsel aus den oberen Luftwegen in die Lunge.

Unter dem Einfluss der Allergene proliferieren T-Zellen zu T_{H2}-Zellen und schütten Interleukine aus (IL-3, IL-4, IL-5, IL-13). Unter dieser Zytokinstimulation kommt es zum B-Zell-Isotypen-Switch, der die lokale und systemische Produktion allergenspezifischer Immunglobuline durch Plasmazellen bewirkt. Folge ist die Mastzellproliferation und eosinophile Infiltration der nasalen Mukosa. Diese Inflammationsprozesse münden in die klinischen Symptome wie Jucken der Nase, Niesen und Rhinorrhö.

Diagnostik

Die Anamneseerhebung hat einen großen Stellenwert bei der Diagnostik einer (allergischen) Rhinitis. Der Hauttest (Pricktest), die Gesamt-IgE-Messungen und die spezifischen IgE-Messungen (RAST-Test) liefern zusätzliche Informationen im Hinblick auf eine vorhandene allergische Diathese. Symptom-Scores können helfen, die Beschwerden besser einzuschätzen.

Mit einer Lungenfunktion sollte man ausschließen, dass auch die unteren Atemwege im Sinne eines allergischen Asthma bronchiale beeinträchtigt sind.

Therapie

Die Therapie der allergischen Rhinitis sollte Spezialisten (Allergologen, Pneumologen, erfahrenen Internisten mit sportmedizinischem Hintergrund) vorbehalten bleiben, da einige der Medikamente, die zur Rhinitistherapie eingesetzt werden, in Zusammenhang mit Doping gebracht werden können (Kap. 4.2.4). Die Therapie der Rhinitis beeinflusst den Asthmaverlauf: Je besser die Rhinitis behandelt wird, desto weniger Hospitalisierungen und Notaufnahmebesuche im Rahmen des Asthmas werden notwendig [70].

Nicht medikamentöse Therapie

Wichtig ist eine Allergenkarenz bei allergischer Grunderkrankung. Darüber hinaus kann körperliches Training die Symptome bei Rhinitis reduzieren. Dabei hat ein moderates Training gegenüber dem Ausbelastungstraining anscheinend Vorteile, was sich z. B. in der Reduktion proinflammatorischer Zytokine zeigt [373]. Außerdem gibt es Hinweise, dass die Akupunktur möglicherweise den Rhinitisverlauf günstig beeinflusst [241].

Medikamentöse Therapie

Medikamentös stehen Cromone, nasale Sympathomimetika, Antihistaminika und topische, ggf. systemische Steroide zur Verfügung. Erste Erfolge sind mit Anti-IgE (Omalizumab) erzielt worden [380], wobei die Anti-IgE-Therapie im Hinblick auf die hohen Kosten und die mangelnde Langzeiterfahrung zunächst nur wenigen Patienten vorbehalten sein wird. Die spezifische Immuntherapie kann in Erwägung gezogen werden.

Rhinitis und Sport

Klinik

40–60% der Sportler beklagen Rhinitissymptome. Nicht immer muss eine allergische Grunderkrankung vorhanden sein. Draußen treten Rhinitissymptome häufiger auf als drinnen. Die Rhinorrhö ist dabei das häufigste Symptom bei Sportlern [347].

Therapie

Die Gabe von topischen nasal applizierten **Steroiden** führt bei Sportlern zur signifikanten Verbesserung von Symptomen, Lebensqualität und sportlicher Leistungsfähigkeit. Eine Rhinitis medicamentosa kann bei Gebrauch als unerwünschte Nebenwirkung auftreten.

> **Praxistipp**
>
> Die topische Gabe von Nasensprays ist im Leistungssport erlaubt. Orale Steroidgaben sind bei Leistungssportlern im Rahmen der Doping-Verordnung (NADA) nicht zugelassen.

Antihistaminika können die Symptome der Rhinokonjunktivitis günstig beeinflussen, aber auch – abhängig vom Präparat – anticholinerge Nebenwirkungen und Müdigkeit hervorrufen. Die Antihistaminika der letzten Generation sind nebenwirkungsärmer [40], [168]

Beim Leistungssportler sollte die Therapie mit einem Spezialisten (HNO, Allergologe, Pneumologe, Internist mit Sportmedizinerfahrung) abgesprochen und kritisch mit den Regularien der nationalen und internationalen Doping-Agenturen (WADA und NADA) abgeglichen werden.

4.2.2 Asthma bronchiale

Definition

Asthma ist eine chronisch entzündliche Erkrankung der Atemwege, die mit einer variablen Atemwegsobstruktion und einer bronchialen Hyperreagibilität einhergeht.

Klinisch stehen rezidivierende Episoden mit anfallsartiger Atemnot, Brustenge, Hustenattacken mit und ohne Auswurf sowie pfeifende Atemgeräusche im Vordergrund. Diese Symptome sind variabel und treten bevorzugt in der Nacht oder auch in den frühen Morgenstunden auf. Kennzeichnend für die Erkrankung ist die Reversibilität der Atemwegsobstruktion, die entweder medikamenteninduziert oder auch oft spontan eintritt [124], [267], [220].

Epidemiologie

Asthma ist eine häufige Erkrankung. Die Prävalenz liegt weltweit zwischen 1 und 18%, geschätzt sind ca. 300 Millionen Menschen betroffen [309], [238]. Im Kindesalter ist Asthma die häufigste chronische Erkrankung. Die weltweite jährliche Mortalität liegt mit 250 000 Menschen deutlich unterhalb der Prävalenz.

Verschiedene Faktoren begünstigen die Entstehung und den Grad der Ausprägung von Asthma. Hier wird zwischen genetischen Faktoren, wie z. B. dem Geschlecht oder einer genetischen Prädisposition für Atopie oder bronchiale Hyperreagibilität, und umweltbedingten Faktoren unterschieden. Zu den Umweltfaktoren zählen Allergene, Infektionen, aktives und passives Rauchen sowie Luftverschmutzung. Auch Übergewicht (Body Mass Index > 30 kg/m^2) wird als Risikofaktor sowohl für die Entstehung als auch für einen prognostisch ungünstigen Verlauf der Erkrankung angesehen [50].

Einteilung

Asthma ist sehr heterogen, was die Manifestationsart und das Ansprechen auf eine Therapie angeht. Es wurde bereits mehrfach in unterschiedliche Gruppen mit sich daraus ergebenden Therapieansätzen eingeteilt.

▸ **Schweregrad der Symptome.** In vorangegangenen Leitlinien wurde Asthma nach dem Schweregrad der Symptome, nach der Lungenfunktion und nach der Atemwegslimitation in intermittierendes Asthma, mildes persistierendes Asthma, moderates persistierendes Asthma und schweres persistierendes Asthma eingeteilt. Die Schweregradeinteilung erlaubt jedoch nur bedingt einen allgemeingültigen Behandlungspfad, da der Schweregrad der Erkrankung nicht als statische Größe angesehen werden kann und Patienten mit gleichem Schweregrad sehr unterschiedlich auf das gleiche Therapieschema ansprechen [367], [59], [56].

▸ **Extrinsisches und intrinsisches Asthma.** Zudem wird in der Praxis oft zwischen einem extrinsischen allergischen Asthma und einem intrinsischen nicht allergischen Asthma unterschieden [9]:

- Allergisches Asthma entsteht oft schon im Kindes- und Jugendalter. Die Patienten haben oft auch andere allergische Erkrankungen wie Atopie, Rhinitis oder Ekzem und es liegt eine familiäre Prädisposition vor.
- Patienten mit intrinsischem Asthma erkranken oft erst in einem späteren Lebensalter. Hier spielen IgE-Antikörper bzw. Allergien allenfalls eine untergeordnete Rolle. Bei intrinsischem Asthma werden als hauptsächliche Trigger am ehesten Infektionen der Atemwege angesehen.

Auch bei dieser Einteilung scheint eine klare Trennung (zwischen ex- und intrinsischem Asthma) vor dem Hintergrund ineinander übergreifender Pathomechanismen und ähnlicher Therapieansätze immer weniger sinnvoll.

▸ **Phänotypen und Endotypen.** So wurde in letzter Zeit vermehrt der Versuch unternommen, Asthma-Phänotypen zu definieren. Phänotypen sind klinische Charakteristika eines Patienten, die durch Interaktionen mit dem Genotyp des Patienten und der Umwelt auftreten [388]. Weitergehend ist dann der Endotyp definiert worden. Hierbei handelt es sich um einen spezifischen biologischen Signalweg und ggf. Biomarker, der bzw. die die klinischen Charakteristika des Phänotyps erklärt bzw. erklären. Bislang gibt es aber weder für die Phänotypen noch für die Endotypen eine allgemein anerkannte Zuordnung und Einteilung: Es kommt zu Überlappungen und Überschneidungen in verschiedenen Merkmalen und Ausprägungen, die noch Grund zur Diskussion geben [221]. Bislang werden einige Phänotypen von schwerem Asthma häufig genannt. Hierzu zählen [388], [387]:

- das frühzeitig entstehende allergische Asthma
- das neutrophile Asthma
- das im Erwachsenenalter einsetzende eosinophile Asthma
- das Adipositas-assoziierte Asthma
- das belastungsinduzierte Asthma

Als Gegenpunkt zum belastungsinduzierten Asthma bzw. zur belastungsvermittelten Obstruktion (Kap. 4.2.3) sei zum frühzeitig entstehenden allergischen Asthma als einer großen Gruppe unter diesen Phänotypen gesagt, dass es meist schon in der frühen Kindheit beginnt und häufig weitere Erkrankungen des allergischen Formenkreises vorliegen, wie z. B. eine allergische Rhinitis (Kap. 4.2.1) oder Neurodermitis. Kennzeichnend für diesen Phänotyp ist eine starke Assoziation zu einem T_{H2}-gerichteten Immunprozess (T_{H2}-Endotyp) [134], [258].

4

Diagnostik

M!

Merke

Asthma ist vor allem eine klinische Diagnose. Bei Verdacht auf eine vorliegende Erkrankung sollte die Diagnose jedoch mit einer Lungenfunktionsprüfung gesichert werden.

▸ **Lungenfunktionsprüfung.** Die Lungenfunktionsprüfung umfasst eine Spirometrie (Kap. 3.3.2) und ggf. auch eine Bodyplethysmografie (Kap. 3.3.3). Zur Darstellung der Atemwegsobstruktion wird ein Reversibilitätstest mit einem kurzwirksamen β_2-Sympathomimetikum gemacht.

▸ **Provokationstest.** Bleibt die Lungenfunktionsprüfung unauffällig, der klinische Verdacht auf Asthma jedoch bestehen, kann die bronchiale Hyperreagibilität mit einem Provokationstest gesichert werden. Hierzu wird z. B. Metacholin als bronchokonstriktorischer Stimulus inhaliert.

Die Diagnose Asthma gilt als gesichert bei einer Obstruktion mit einer $FEV_1/FVC < 70\,\%$ und wenn die FEV_1 um mindestens 200 ml (> 15 % in Deutschland) beim Reversibilitätstest zunimmt. Beim Provokationstest gilt ein Abfall der $FEV_1 \geq 20\,\%$ als diagnosesicherndes Messergebnis [267].

▸ **Stufendiagnostik.** Zudem ist bei Verdacht auf ein allergisches Asthma eine allergologische Stufendiagnostik indiziert, bestehend aus einer ausführlichen Allergieanamnese und dem Nachweis einer allergenspezifischen, IgE-vermittelten Sensibilisierung. Hierzu kann ein Prick-Hauttest oder die Bestimmung des spezifischen IgE durchgeführt werden [124], [175], [12].

Therapie

Die Therapie des Asthmas ist Aufgabe von Spezialisten, da einige der Medikamente, die zur Asthmatherapie eingesetzt werden, in Zusammenhang mit Doping gebracht werden können (Kap. 4.2.4). Sie setzt sich zusammen aus allgemeinen nicht medikamentösen Maßnahmen und der Pharmakotherapie.

Nicht medikamentöse Maßnahmen

Dazu zählen eine gute Patientenschulung, moderates körperliches Training (z.B. unter Peak-Flow-Kontrolle), Atemphysiotherapie, Nikotinentwöhnung, Kontrolle des Körpergewichts und auch die Berücksichtigung psychosozialer Aspekte.

Pharmakotherapie

Bei der Pharmakotherapie wird zwischen einer Bedarfsmedikation, sog. „Relievern", und Langzeittherapeutika, den „Controllern", unterschieden:

- Zur **Bedarfsmedikation** werden in erster Linie die inhalativen rasch wirkenden β_2-Sympathomimetika (RABA) wie Fenoterol, Salbutamol und Terbutalin gezählt.
- Zu den **Langzeittherapeutika** zählen die inhalativen Kortikosteroide (ICS) und die inhalativen lang wirksamen β_2-Sympathomimetika (LABA) wie Formoterol und Salmeterol. Leukotrienrezeptorantagonisten, wie z. B. Montelukast, können alternativ bei erwachsenen Patienten mit mildem persistierendem Asthma eingesetzt werden [216].

Kortikosteroide werden heute als die effektivste antiinflammatorische Medikation zur Behandlung des persistierenden Asthmas angesehen. Ihre Wirkung wird hauptsächlich auf eine Modulation des T_{H2}-gerichteten Immunprozesses zurückgeführt [230]. Wenn möglich, sollten sie inhalativ appliziert und nicht systemisch gegeben werden [161], [361]. Zu beachten ist, dass sich die Therapie des Asthmas nicht nach dem Schweregrad der Erkrankung richtet, sondern nach dem aktuellen Grad der Asthmakontrolle.

Die **„Biologicals"**, biotechnologisch hergestellte Medikamente, die völlig oder nahezu mit körpereigenen Proteinen identisch sind, sind eine neue Therapieform des Asthmas. Hier ist der Anti-IgE-Antikörper Omalizumab an erster Stelle zu nennen. Bislang stehen die Biologicals am Ende des Stufenkonzepts, was zum einen an den Kosten, aber auch am überschaubaren Zeitraum liegt, den die Medikamente bislang auf dem Markt sind. Wirkliche Langzeiterfahrungen fehlen noch. Der Markt der Biologicals wird in Zukunft um einige vielversprechende Substanzen wie Anti-IL-4, Anti-IL-5 und Anti-IL-13 erweitert werden.

Asthma und Radsport

In den aktuellen internationalen Datenbanken gibt es keine Studien, die sich explizit mit allergischem Asthma bei Radfahrern beschäftigen. Medelli et al. führten Lungenfunktionsuntersuchungen bei männlichen professionellen Radsportlern durch und stellten fest, dass bei ihnen eine deutlich höhere Prävalenz für eine bronchiale Hyperreagibilität vorliegt als in der durchschnittlichen Normalbevölkerung [244].

Koch et al. verglichen die Leistung von Radfahrern mit und ohne Asthma vor und nach der Inhalation von Salbutamol im Vergleich zu Placebo. Sie fanden eine signifikante Verbesserung der Ruhelungenfunktion sowohl bei Sportlern mit Asthma als auch ohne Asthma. Die Inhalation von Salbutamol verbesserte jedoch die Leistungsfähigkeit der Athleten nicht [189].

Mehrere Forschergruppen beschäftigten sich mit den Auswirkungen von Radfahren bei Personen mit belastungsinduziertem Asthma (Kap. 4.2.3).

4.2.3 Belastungsinduzierte Bronchokonstriktion, belastungsinduziertes Asthma

Definition

Bei der belastungsinduzierten Bronchokonstriktion („exercise-induced bronchoconstriction", EIB) treten die Symptome typischerweise in Verbindung mit sportlicher Betätigung auf. Das ist auch möglich, wenn kein Asthma bronchiale in der Vorgeschichte bekannt ist.

Epidemiologie

Zur Prävalenz von belastungsinduzierten Symptomen im Sinne einer EIB gibt es in der Literatur in Abhängigkeit von der durchgeführten Studie sehr unterschiedliche Angaben. Die Prävalenz wird in der Allgemeinbevölkerung mit bis zu 20 % angegeben. Unter Leistungssportlern zeigen sich Werte zwischen 30 und 70 % [386].

Pathogenese

Derzeit ist noch nicht gänzlich belegt, über welchen Pathomechanismus eine belastungsinduzierte Bronchokonstriktion hervorgerufen wird. In verschiedenen Studien konnten Einzelparameter nachgewiesen werden, die darauf hindeuten, dass das Epithel der Atemwege eine entscheidende Rolle spielt. Es wird davon ausgegangen, dass durch osmotische Änderungen Entzündungsmediatoren getriggert werden. Hierbei spielen die Hyperventilation und Kälteexposition eine entscheidende Rolle [11], [13].

Klinik

Die Beschwerden können sich sehr unterschiedlich präsentieren – von Husten über Kurzatmigkeit und Giemen bis hin zu Luftnot. Oft werden die Symptome durch kalte trockene Luft verstärkt. Typischerweise treten sie während der ersten 10 Minuten einer Übungseinheit auf und verschwinden 30–45 Minuten nach Belastungsende [277].

Es werden unterschiedliche Begriffe für die genannten Symptome verwendet. Als Phänotyp wird dies im Sinne eines belastungsinduzierten T_{H2}-vermittelten Asthmas angesehen. Typische T_{H2}-vermittelte Aspekte wie Mastzellaktivierung und eosinophiles Sputum sowie vermehrtes Auftreten bei vorliegender Atopie ähnlich dem allergischen Asthma liegen demnach auch diesem Phänotyp zugrunde [388].

Da diese belastungsinduzierten Symptome jedoch auch auftreten können, ohne dass ein Asthma vorliegt, und sie darüber hinaus weder ein Asthma hervorrufen noch ein bestehendes Asthma verstärken, wird der Symptomkomplex nachfolgend allgemein als belastungsinduzierte Bronchokonstriktion (EIB) bezeichnet.

Diagnostik

Nach den Leitlinien der American Thoracic Society (ATS) beruht die Diagnose einer EIB auf einer Änderung der Lungenfunktionsparameter und nicht auf dem Auftreten der Symptome. Da die Messung der FEV_1 zuverlässiger ist als die Peak-Flow-Messung, wird diese der Diagnosestellung zugrunde gelegt [277]. Eine Obstruktion in der initialen Lungenfunktion mit folgender positiver Bronchospasmolyse ohne vorherige Belastung unterstützt die Diagnose einer EIB. Ist die Lungenfunktion initial normwertig, wird ein Provokationstest durchgeführt. Als primäres Protokoll wird hierbei eine körperliche Belastung aufgeführt:

- Nach einer Belastungssequenz werden hierfür nach 5, 10, 15 und 30 Minuten jeweils 2 reproduzierbare FEV_1-Manöver durchgeführt.
- Für die Diagnose wird ein Abfall von 10 % der FEV_1 vom Ausgangswert zu 2 unterschiedlichen Messzeiten gefordert.
- Je nach Stärke des Abfalls der FEV_1 ist die Unterscheidung in milde (Abfall 10 % bis < 25 %), moderate (25 % – < 50 %) und schwere (≥ 50 %) EIB möglich.

M!

Merke

Bei einem Abfall der FEV_1 um mehr als 10 % des Ausgangswertes innerhalb der ersten 30 Minuten nach einer körperlichen Belastung liegt eine EIB vor.

Tab. 4.8 Diagnosemöglichkeiten einer belastungsinduzierten Bronchokonstriktion.

Test	Durchführung	Ergebnis
körperliche Belastung	Belastung mit Ziel-Herzfrequenz 80–90 % der Ausbelastung, Inhalation trockener Luft, 4–6 Minuten	Abfall FEV_1 ≥ 10 %
Mannitol	Inhalation 635 mg Mannitol	Abfall FEV_1 ≥ 15 %
hypertone Kochsalzlösung	Inhalation von 22,5 ml hypertoner 4,5 %iger Kochsalzlösung	Abfall FEV_1 ≥ 15 %
eukapnischer absichtlicher Hyperpnoetest	6 Minuten Hyperventilation: mind. > 21-mal FEV_1 oder 85 % der max Ventilationsrate, sofern bekannt	Abfall FEV_1 ≥ 10 %
Metacholin	Provokation mit Metacholin in aufsteigender Dosierung; unterschiedliche Literaturlage, vom IOC 2008 akzeptiert; Konzentration ≤ 4 mg/ml bzw. kumulative Dosis ≤ 200 µg bzw. provokative Dosis ≤ 400 µg	Abfall der FEV_1 ≥ 20 %

Mögliche Alternativen zum Protokoll bei körperlicher Belastung sind in ► Tab. 4.8 dargestellt.

Therapie

Die Therapie der belastungsinduzierten Bronchokonstriktion sollte Spezialisten vorbehalten bleiben, weil einige der Medikamente, die zur Therapie eingesetzt werden, in Zusammenhang mit Doping gebracht werden können (Kap. 4.2.4).

Nicht medikamentöse Therapie

► **Aufwärmprogramm.** Vor der eigentlichen Belastung wird ein kombiniertes Aufwärmprogramm empfohlen. Es wurde beobachtet, dass die Betroffenen nach der Provokation einer leichten EIB die Belastung für 2–4 Stunden gut tolerieren. Vermutlich wird die Konstriktion der Bronchien durch die Ausschüttung dilatatorischer Botenstoffe nach dem ersten Belastungsreiz gelöst, sodass die Beschwerden im Verlauf der Belastung abnehmen.

> **Cave!**
>
> Diese Refraktärzeit tritt nicht bei allen Sportlern mit EIB auf.

► **Diätetische Ansätze.** Diätetische Ansätze zur Minderung der Symptome stehen zusätzlich zu anderen Therapiemaßnahmen zur Verfügung. Hierbei beeinflussten eine salzarme Ernährung, Fischöl- und Vitamin-C-Zusätze die Symptome positiv – bei allerdings spärlicher Datenlage [277].

Pharmakotherapie

Die klassische medikamentöse Asthmatherapie stützt sich auf „Controller“ und „Reliever“ (Kap. 4.2.2). Hierbei entfaltet der Controller seine Wirkung nur sehr langsam und ist zur Dauertherapie vorgesehen. Die Reliever sind dagegen zur Therapie eines Asthmaanfalls geeignet und wirken schnell.

Liegt eine EIB vor, sollte 15 Minuten vor der Belastung ein kurz wirksamer β_2-Agonist (SABA) als Reliever in niedriger Dosierung inhaliert werden. Muss der SABA täglich eingenommen werden oder bestehen die Beschwerden weiter, sollte ein Controller hinzugefügt werden, dessen Wahl von der Ausgangslage abhängt:

- Die tägliche alleinige Einnahme eines lang wirksamen β-Agonisten (LABA) wird aufgrund möglicher Nebenwirkungen nicht empfohlen.
- Bewährt haben sich inhalierbare Kortikosteroide (ICS) oder Leukotrienmodulatoren. ICS entfalten ihre Wirkung nicht sofort, sodass erst nach 2–4 Wochen regelmäßiger Anwendung mit einem Effekt zu rechnen ist. Leukotrienrezeptorantagonisten können täglich bzw. 2 Stunden vor der Belastung eingenommen werden.
- Ebenso stehen Mastzellstabilisatoren und anticholinerge Substanzen zur Verfügung. Der Erfolg dieser beiden Substanzklassen ist bei der EIB gering einzuschätzen, wobei die Datenlage bezüglich anticholinerger Substanzen unklar ist, es aber zumindest bei allergischer Rhinitis und dem allergischen Asthma bronchiale gute Daten gibt [277], [353].

4.2.4 Doping und Asthmatherapeutika

► **β-Agonisten.** Der Effekt inhalativer β-Agonisten auf die Leistungsfähigkeit eines Athleten konnte in großen Studien nicht nachvollzogen werden. In kleinen Studien hatten β-Agonisten zwar einen Effekt auf die Ruhelungenfunktion bei Athleten mit und ohne EIB, jedoch hatte die bessere Lungenfunktion keinen tatsächlichen Nutzen für die Leistungsfähigkeit des Sportlers [188], [189]. Der Effekt einer systemischen Einnahme von β-Agonisten auf die Leistungsfähigkeit des Athleten ist nicht mit klaren Daten belegt, jedoch gibt es Hinweise auf eine mögliche Verbesserung der Leistungsfähigkeit bei gesunden Sportlern durch Einnahme systemischer β-Agonisten [294].

> **Merke**
>
> Die inhalativen β-Agonisten Salbutamol, Salmeterol und Formoterol gehören nicht mehr zu den verbotenen Substanzen der WADA (World Anti-Doping Agency) (s. a. Kap. 9.2) [381].

Auf dem Doping-Kontrollformular ist der Einsatz dieser Präparate jedoch anzugeben und ihre maximalen Tagesdosierungen sind zu beachten. Erhöhte Urindosierungen der Medikamente werden als inadäquater Gebrauch gewertet. Andere β-Agonisten benötigen je nach Testpoolzugehörigkeit (Kap. 9.3) eine Ausnahmegenehmigung

Tab. 4.9 Übersicht der unterschiedlichen Substanzgruppen (Stand August 2013).

Gruppe	Substanz	Anwendung	Besonderes	Doping?
kurz wirksame β_2-Agonisten (SABA = „short-acting beta-agonists")	Salbutamol	15 min vor der Belastung	bei täglicher Anwendung zusätzliche Medikation mit Controller	Angabe auf Kontrollformular
	Fenoterol, Terbutalin			TUE
lang wirksame β_2-Agonisten (LABA = „long-acting beta agonists)	Formoterol, Salmeterol	langfristige tägliche Einnahme	keine alleinige Therapie mit LABA	Angabe auf Kontrollformular
inhalierbare Kortikosteroide	Budesonid, Beclometason, Fluticason	langfristige tägliche Einnahme	Wirkungsentfaltung erst nach Wochen	Angabe auf Kontrollformular
Leukotrienrezeptorantagonisten	Montelukast	langfristige tägliche Einnahme oder 2h vor dem Wettkampf		nein
Mastzellstabilisatoren	Cromoglicinsäure	15–60 min vor Belastung		nein
inhalierbare Anticholinergika	Tiotropiumbromid	schnelle Wirkungsentfaltung	Datenlage spärlich	nein

(TUE = „therapeutic use exemption", Kap. 9.3.2) [381].

▶ **Kortikosteroide.** Der Gebrauch inhalativer Kortikosteroide musste lange Zeit im Vorfeld angezeigt werden. Aktuell muss der Gebrauch inhalativer Steroide im Doping-Kontrollformular angegeben werden. Die systemische Gabe von Steroiden ist während des Wettkampfes verboten, bei erforderlicher kontinuierlicher Behandlung ist je nach Testpool eine TUE erforderlich. Jede intravenöse Gabe von Steroiden (z. B. im Rahmen einer Notfallbehandlung eines akuten Asthmaanfalls) muss der NADA angezeigt werden. Leukotrienrezeptorantagonisten (wie Montelukast), Mastzellstabilisatoren wie Cromoglicinsäure und Nedocromilnatrium und inhalative anticholinerge Substanzen müssen nicht deklariert werden.

Eine genauere Auflistung der einzelnen unterschiedlichen Antragsverfahren je nach Testpoolzugehörigkeit (Kap. 9.3) sowie Verbots- und Zulassungslisten können direkt auf den Internetseiten der NADA und der WADA eingesehen werden (NADA-Medikamenten-Datenbank, [264]). Eine kurze Übersicht bietet ▶ Tab. 4.9.

4.3 Endokrinologie

C. Jaursch-Hancke

4.3.1 Definition

Seit mehr als 100 Jahren ist bekannt, dass Hormone einen Einfluss auf Muskel-/Knochenstoffwechsel, kardiovaskuläre Funktionen und Psyche haben. Noch vor biochemischer Identifizierung und genauerer molekularer Kenntnis der im Blut zirkulierenden Botenstoffe gab es legendäre Selbstversuche mit Injektionen von Extrakten aus Drüsen. 1889 berichtete der berühmte Physiologe Prof. Brown-Séquard von einem Selbstversuch mit Extrakten aus tierischen Keimdrüsen, die dem damals 72-jährigen seine körperliche und geistige Vitalität wiedergaben. Der Göttinger Physiologe und Zoologe Prof. Arnold Adolf Berthold hatte schon durch Tierversuche 1849 gezeigt, dass Substanzen der Drüsen ins Blut abgegeben werden und dort ihre Wirkung entfalten [24]. Noch heute werden Hormone als Botenstoffe charakterisiert, die über die Blutzirkulation ihre Zielzellen erreichen und über Hormonrezeptoren ihre Wirkung entfalten.

Lebensalter, Geschlecht, Ernährung und eine Vielzahl weiterer Faktoren beeinflussen die Sekretion und die Wirkung von Hormonen. Dazu gehören auch sportliche/körperliche Aktivitäten, abhängig von Ausmaß und Intensität der Sportart. Ein Fokus des Interesses richtet sich naturgemäß auf anabole Hormone wie Testosteron (Kap. 4.3.2), Wachstumshormon (Kap. 4.3.3) und Insulin (Kap. 4.3.4), die eine wichtige Rolle im Muskelaufbau spielen. Aber auch der Einfluss körperlicher Aktivität auf das Hormonsystem bei endokrinologischen Volkserkrankungen wie Diabetes mellitus und Übergewicht/Adipositas wird besser verstanden und therapeutisch genutzt.

Merke

M!

Hormone spielen eine wichtige Rolle beim Muskelaufbau und für die körperliche Leistungsfähigkeit. Sport hat in Abhängigkeit von Ausmaß und Intensität einen Einfluss auf die endogene Hormonproduktion.

4.3.2 Testosteron und Sport

Testosteron ist das wichtigste männliche Hormon und wird zu mehr als 95 % von den Leydig-Zellen des Hodens sezerniert – die restlichen 5 % stammen fast vollständig von der Nebennierenrinde. Nur einen minimalen Anteil an der Androgenproduktion hat das zentrale Nervensystem.

▸ **Hormonsekretion.** Die Hormonproduktion der Gonaden ist wie nahezu jede Hormonsekretion einer hypothalamohypophysären negativen Rückkopplung unterworfen. Die Sekretion von Testosteron wird stimuliert durch das luteotrope Hormon (LH) des Hypophysenvorderlappens (▸ Abb. 4.3). Bei Frauen werden geringe Mengen von Testosteron in der Nebenniere gebildet.

▸ **Wirkungen.** Neben den bekannten Wirkungen auf die Sexualität stimuliert Testosteron das Muskelwachstum und die Muskelkraft und baut Fett ab, wahrscheinlich über eine vermehrte Proteinsynthese.

Merke

M!

Testosteron ist das wichtigste Androgen beim Menschen. Neben vielen anderen Wirkungen stimuliert Testosteron Muskelwachstum und Muskelkraft.

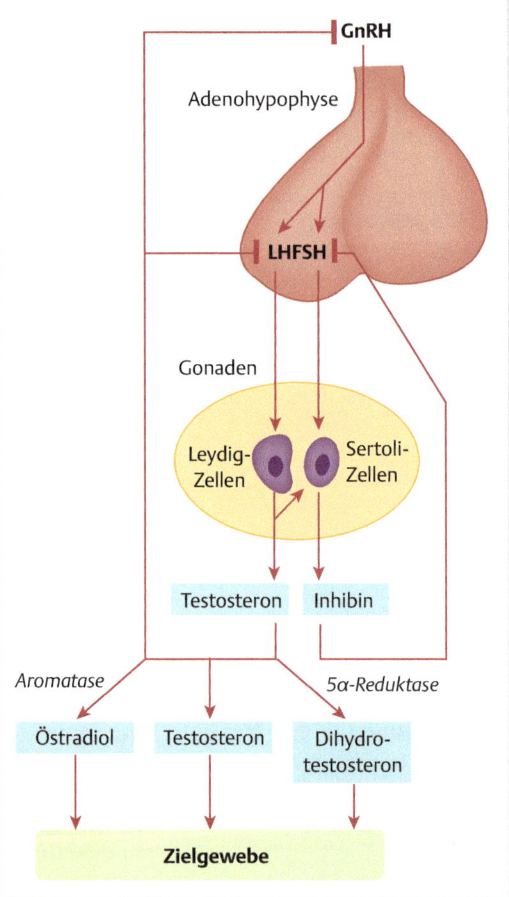

Abb. 4.3 Testosteron-Regelkreis. Testosteron im hypothalamohypophysären Regelkreis (Quelle: [394]).

▸ **Testosteron im Alter.** Die immer wieder diskutierte altersabhängige Abnahme von Testosteron konnte durch Studien der letzten Jahre nicht bestätigt werden. Erniedrigte Testosteronwerte hängen bei Männern eher mit Adipositas, Diabetes, Depression und anderen Lebensstilfaktoren zusammen [344]. Die Daten der European Male Aging Study (EMAS) zeigen, dass selbst im Alter zwischen 70 und 79 Jahren nur bei 5,1 % der Männer ein Hypogonadismus besteht [407].

▸ **Testosteron und Sport.** Seit vielen Jahren ist bekannt, dass sich Testosteron sowohl bei Männern als auch bei Frauen in Abhängigkeit von der Intensität der sportlichen Aktivitäten verändert:

- Kurzfristige körperliche Anstrengungen zwischen 5 und 30 Minuten führen unabhängig von der Sportart zu einer vermehrten Testosteronproduktion. Ob die Sekretion der Sexualhormone dabei direkt oder über eine veränderte Gonadotropinsekretion oder andere Mechanismen stimuliert wird, ist unklar.
- Intensives Ausdauertraining bei Ruderern, Läufern, Gewichthebern, Radfahrern und Schwimmern führt dagegen zu einer signifikanten Erniedrigung von Gesamt- und freiem Testosteron und ist wahrscheinlich Ausdruck einer unphysiologischen Belastungsituation [389].
- Bei Sportlerinnen können sich Zyklusstörungen bis hin zur Amenorrhö entwickeln.

In der Sportmedizin konzentriert sich die Forschung darauf, herauszufinden, mit welchem Trainingsprogramm endogen Testosteron optimal stimuliert wird, um damit den besten Einfluss auf Muskelmasse und Muskelkraft zu erzielen. Bei Bodybuildern führt eine mäßige Belastung mit hohem Volumen und kurzen Erholungspausen zu größeren Testosteronanstiegen als eine höhere Belastung mit niedrigem Volumen und längeren (3-minütigen) Pausen [196], [195]. In Abhängigkeit vom Ausmaß des Trainings normalisieren sich die Testosteronwerte wieder nach der Belastung. Bei geringeren Anstrengungen ist dies bereits nach 1–2 Tagen der Fall, bei extrem stressvollen Belastungen dauert es entsprechend länger. Auch bei Freizeitsportlern führt das Ausdauertraining zu einem signifikant längeren Abfall des Testosterons im Vergleich zum Krafttraining [364].

M!

Merke

Kurzfristige körperliche Aktivität steigert die Testosteronproduktion. Ausdauersportarten wie Marathon- und Skilanglauf bewirken eine signifikante Testosteronverminderung, die noch für einige Tage nach der Belastung anhalten kann.

Praxistipp

Ein Testosteronmangel ist ein Biomarker für insgesamt schlechte Gesundheit und kann auf einen schlechten Trainingszustand hinweisen.

4.3.3 Wachstumshormon und Insulin-like Growth Factor

▸ **Hormonfreisetzung.** Das Wachstumshormon (GH, Growth Hormone) wird im Hypophysenvorderlappen synthetisiert und freigesetzt. Stimulierend wirkt dabei das hypothalamische GHRH, während das hypothalamische Somatostatin die Freisetzung hemmt. Die Sekretion von GH unterliegt einem diurnalen Rhythmus mit überwiegender Wachstumshormonproduktion in der Nacht [246]. Beeinflusst wird die GH-Produktion durch:

- das Geschlecht: die Normwerte sind bei Männern und Frauen unterschiedlich
- das Alter: GH nimmt mit zunehmendem Alter ab
- die Ernährung: Übergewicht führt zu einer verminderten Wachstumshormonsekretion [125]
- weitere komplexe neurogene und periphere Signale

▸ **Wirkungen.** Das Wachstumshormon ist in der Kindheit und im Jugendalter notwendig, um ein adäquates Längenwachstum zu erreichen. Im Erwachsenenalter hat GH, vermittelt über das periphere Zielhormon IGF-1, bedeutende metabolische Eigenschaften, die nichts mit dem Längenwachstum zu tun haben. Dazu gehören anabole Effekte auf die Muskulatur und den Knochen sowie die Lebensqualität und allgemeine Leistungsfähigkeit.

Aktuelle Forschungsergebnisse weisen daraufhin, dass GH und IGF-1, die beide die Blut-Hirn-Schranke passieren, einen wesentlichen Einfluss auf kognitive Funktionen haben. Dazu gehören das Kurz- und das Langzeitgedächtnis sowie Parameter der Aufmerksamkeit und zentraler exekutiver Funktionen [10]. GH und IGF-1 binden an Rezeptoren im ZNS und stimulieren das Wachstum von Gliazellen und Neuronen sowie die Myelinisierung. Somit könnte die kontinuierlich mit zunehmendem Alter verminderte Sekretion von Wachstumshormon und IGF-1 für die Beeinträchtigung kognitiver Funktionen im Alter mitverantwortlich sein.

> **Merke**
>
> Wachstumshormon (GH) und IGF-1 haben im Erwachsenenalter anabole Effekte auf die Muskulatur und den Knochen sowie Parameter der Lebensqualität und der allgemeinen Leistungsfähigkeit.

▸ **GH, IGF-1 und Sport.** Körperliche Aktivität ist ein bedeutender Wachstumshormonstimulator und hat über den direkten anabolen Effekt bei kurzfristiger körperlicher Aktivität auch Einfluss auf den Stoffwechsel in der Erholungsphase nach dem Training [121]. Auch IGF-1 steigt bei Ausdauertraining an und bleibt nach Beendigung des Trainings bis zu 6 Monate nach dem Training im Vergleich zu vorher erhöht [194]. Es wird vermutet, dass diese Langzeiteffekte auf die GH-IGF-1-Achse zumindest teilweise für die Trainingseffekte verantwortlich sind.

Sportliche Aktivitäten im Alter wirken sich positiv auf die Hirnleistung aus [351], [374]. Dies könnte sich durch den Anstieg von GH und IGF-1 bei körperlicher Aktivität und den Einfluss dieser Hormone auf die kognitiven Leistungen erklären.

> **Merke**
>
> Körperliche Aktivität steigert bei Männern und Frauen GH und IGF-1 kurzfristig und langanhaltend. Bei der Verbesserung der Hirnleistungsfähigkeit im Alter durch regelmäßige körperliche Aktivität kann IGF-1 eine modulierende Rolle spielen.

4.3.4 Insulin

▸ **Hormonsekretion.** Insulin ist ein anaboles Peptidhormon, das von den Betazellen der Langerhans-Inseln der Bauchspeicheldrüse sezerniert wird. Mit zunehmendem Alter, höherem Körpergewicht und nachlassender körperlicher Aktivität vermindert sich physiologisch die Insulinwirkung durch Zunahme der Insulinresistenz.

> **Merke**
>
> Insulin ist ein anaboles Peptidhormon und für den Glukosetransport in die Körperzellen verantwortlich.

▸ **Wirkungen.** Die wichtigste Funktion von Insulin ist die Förderung des Glukosetransports vom Blut in die Körperzellen. Ein absoluter oder relativer Mangel an Insulin führt zu Muskelabbau und Leistungsminderung. Insulin entfaltet seine Wirkung über einen membranständigen Insulinrezeptor. Durch die Aktivierung des Rezeptors wird die Anlagerung eines intrazellulär gelegenen Signaltransduktionsproteins ermöglicht, dabei werden die Transkription von Genen des Glukosestoffwechsels, die Zellproliferation, Phosphodiesterasen und die Translokation von Glukosetransportern beeinflusst.

▸ **Insulin und Sport.** Körperliches Training erhöht im Skelettmuskel die Aktivität von Glukosetransportern und Enzymen und verbessert damit den Glukosestoffwechsel [30] und die kapilläre Muskeldurchblutung [382].

> **Merke**
>
> Sport erhöht im Muskel die Aktivität von Glukosetransportern sowie Enzymen und verbessert auch die Muskeldurchblutung.

4.3.5 Diabetes mellitus

Diabetes mellitus Typ 1

▸ **Charakteristika.** Der Typ-1-Diabetes ist eine Autoimmunkrankheit, gekennzeichnet durch eine progrediente Zerstörung der insulinproduzierenden Betazellen der Langerhans-Inseln des Pankreas. Es besteht ein Insulinmangel, der klinisch gekennzeichnet ist durch Polyurie, Polydipsie und Gewichtsverlust.

> **Merke**
>
> Beim Typ-1-Diabetes liegt ein Insulinmangel vor, der adäquat ausgeglichen werden muss.

▸ **Typ-1-Diabetes und Sport.** Auch wenn körperliche Aktivität den postprandialen Glukoseanstieg nach einer standardisierten Mahlzeit reduziert [308], hat sich gezeigt, dass Trainingsprogramme bei Menschen mit Typ-1-Diabetes keine oder nur unwesentliche Verbesserungen des HbA_{1c} bewirken, trotz Optimierung der körperlichen Fitness und der Lebensqualität [135]. Zusammenfassend haben Sport und körperliche Aktivität bei Menschen mit Typ-1-Diabetes die gleichen positiven Effekte wie bei stoffwechselgesunden Menschen, eine langfristige Verbesserung der Stoffwechsellage konnte bisher aber nicht nachgewiesen werden.

▸ **Sport bei Typ-1-Diabetes.** Bewegung und Sport sind bei Menschen mit Typ-1-Diabetes genauso möglich und sinnvoll wie bei Stoffwechselgesunden. Da aber der arbeitende Muskel nur insulinabhängig Glukose aufnehmen kann, steht bei Menschen mit Typ-1-Diabetes die adäquate Insulinzufuhr im Vordergrund. Werden Insulininjektionen ausgelassen, gibt es Katheterprobleme bei einer Insulinpumpentherapie oder wird die Insulindosis zu niedrig berechnet, entsteht ein absoluter bzw. relativer Insulinmangel. Zusammen mit den kontrainsulinären Hormonen nimmt die hepatische Glukosefreisetzung zu, während die Glukoseaufnahme in die Muskulatur nur geringfügig erhöht ist. Dadurch steigt der Blutzuckerspiegel an und der gesteigerte Energiebedarf der arbeitenden Muskulatur wird fast vollständig durch freie Fettsäuren gedeckt. Schließlich kann es zur lebensbedrohlichen Ketoazidose durch Muskelarbeit kommen. Auf der anderen Seite kann ein Zuviel an Insulin während Muskelarbeit die bedarfsgerechte Steigerung der hepatischen Glukosefreisetzung hemmen, während die muskuläre Glukoseaufnahme gleichzeitig stark stimuliert ist. Mögliche Folge ist eine lebensbedrohliche Hypoglykämie [109]. Trotzdem können Typ-1-Diabetiker jegliche Sportart ausüben, auch Leistungssport und Wettkampfsport. Es müssen individuelle Anpassungsregeln für die Insulindosisreduktion und zusätzliche Kohlenhydrate berücksichtigt werden. Das erfordert persönliche Erfahrung, sorgfältiges Verhalten, individuelle Planung und intensive Schulung.

Praxistipp

Als Faustregel gilt bei länger andauerndem und intensivem Sport, z. B. Marathonlauf, eine Reduktion von Normal-und Basalinsulin um bis zu 50 %.

Typ-2-Diabetes, metabolisches Syndrom und Adipositas

▸ **Charakteristika.** Der Typ-2-Diabetes zählt mit 6–8 Millionen Betroffenen in Deutschland und auch weltweit zu den Volkskrankheiten mit weiter ansteigender Tendenz. Die Krankheit ist gekennzeichnet durch eine genetisch bedingte gestörte Insulinsensitivität in Verbindung mit einem relativen Insulinmangel, wobei die Manifestation der Erkrankung begünstigt wird durch Bewegungsmangel und Übergewicht/Adipositas. Damit gekoppelt sind kardiovaskuläre Risikofaktoren wie Dyslipidämie und Hypertonie, die meist schon vor Manifestation des Diabetes als metabolisches Syndrom bezeichnet werden.

▸ **Typ-2-Diabetes und Sport.** Weil aktive Muskelarbeit die Expression von verschiedenen Genen und Insulinsignalmediatoren steigert, die für den Glukosestoffwechsel eine Bedeutung haben [138], ist die Bewegungssteigerung bei Typ-2-Diabetes, pathologischer Glukosetoleranz, viszeraler Adipositas und deren metabolischen Begleiterscheinungen eine kausale Therapie:

- Der Umfang der sportlichen Betätigung steht im direkten Zusammenhang mit der Prävalenz des metabolischen Syndroms: Bei Männern und Frauen, die mehr als 3-mal in der Woche Sport für mindestens 30 Minuten oder mehr ausüben, liegt die Prävalenz des metabolischen Syndroms signifikant niedriger als bei denen, die weniger als 3-mal in der Woche Sport ausüben oder sich selten oder nie körperlich betätigen [327].
- In mehreren prospektiven randomisierten Interventionsstudien wurde die Diabetesinzidenz signifikant reduziert. Allerdings ließ sich nicht nachweisen, welchen Anteil daran die körperliche Aktivität hatte in Relation zur Ernährungsumstellung. In der Da-Qing-Diabetes-Prevention-Studie konnte zum ersten Mal über die Verbesserung metabolischer Faktoren hinaus eine signifikant niedrigere Inzidenz der kardiovaskulären Mortalität und Gesamtmortalität in der Interventionsgruppe – verglichen zur Kontrollgruppe nach 23 Jahren – gezeigt werden [214].

Merke

Durch vergleichsweise geringe körperliche Aktivitäten verringert sich die Prävalenz des metabolischen Syndroms signifikant.

Entsprechend den aktuellen Empfehlungen der Deutschen Diabetesgesellschaft [109] gehört die Bewegungstherapie zur Basistherapie bei Menschen mit Typ-2-Diabetes. Bewegungsprogramme sollen primär die aerobe Ausdauer steigern, da sie aus metabolischer und kardiopulmonaler Sicht gesundheitlich am wertvollsten sind. Bevorzugt werden sollten Ausdauersportarten, die dynamische Beanspruchungen möglichst großer Muskelgruppen gegen einen möglichst geringen Widerstand in rhythmisch gleichbleibender Form erlauben, wie z. B. Nordic Walking, schnelles Gehen, Bergwandern, Skiwandern, Schwimmen oder Radfahren. Vielfach sind Ausdauerbelastungen aber aufgrund von Adipositas, Alter der Patienten oder Komorbiditäten nur eingeschränkt durchführbar. Eine aktuelle Metaanalyse von 12 Studien, die den Effekt von Krafttraining im Vergleich zu aerobem Ausdauertraining bei Menschen mit Typ-2-Diabetes untersucht haben, fand eine gewisse Überlegenheit des Ausdauertrainings im Vergleich zum Krafttraining, aber ohne wirkliche klinische Bedeutung, auch nicht im Hinblick auf kardiovaskuläre Risikofaktoren [408]. Zusammenfassend scheint es nicht auf die Art und Weise der körperlichen Aktivität anzukommen, sondern dass man sich überhaupt bewegt. Bereits Alltagsaktivitäten wie Treppensteigen, Spazierengehen oder Gartenarbeit üben positive Effekte auf den Glukosestoffwechsel und die Insulinresistenz aus [109]. In einer aktuellen Studie konnte nachgewiesen werden, dass häufiges Fernsehen bei Patienten mit einem erhöhten Risiko für Typ-2-Diabetes einen relevanten Risikofaktor darstellt, einen manifesten Typ-2-Diabetes zu entwickeln. Nach Korrektur für Alter, Geschlecht und sportliche Freizeitaktivität war das Risiko um 3,4 % pro Stunde Fernsehen am Tag erhöht ($p < 0{,}01$) [317].

> **M!**
> **Merke**
> Eine Steigerung der körperlichen Aktivität und eine diabetesgerechte Ernährung sind die Basis der Therapie des Typ-2-Diabetes und verbessern langfristig die Stoffwechsellage.

► **Sport bei Typ-2-Diabetes.** Bei sportlichen Aktivitäten gelten bei Menschen mit Typ-2-Diabetes, die mit Insulin behandelt werden, prinzipiell die gleichen Regeln wie für Menschen mit Typ-1-Diabetes. Werden Medikamente wie langwirksame Sulfonylharnstoffe eingesetzt, sollten diese ebenfalls in Abhängigkeit von der Intensität und Dauer der sportlichen Aktivitäten reduziert oder pausiert werden. Dies gilt auch für vergleichsweise geringe Anstrengungen wie längere körperliche Arbeit in Haus und Garten. Die Dosis aller anderen nicht insulinotropen oralen Anidiabetika muss bei Sport nicht verändert werden. Dies gilt auch für Metformin, dem First-Line-Präparat bei Menschen mit Typ-2-Diabetes. Bei normaler Nierenfunktion bestehen keine Kontraindikationen, die Entwicklung einer Laktatazidose durch Sport ist bisher nicht beschrieben.

Typ-2-Diabetes, Adipositas und Testosteron

Seit den 90er Jahren ist bekannt, dass 30–50 % aller Menschen mit metabolischem Syndrom und Typ-2-Diabetes erniedrigte Testosteronwerte haben. Diskutiert wird, ob der Hypogonadismus die Ursache für die Entwicklung der viszeralen Adipositas und der metabolischen Begleiterkrankungen ist. Plausibler erscheint jedoch der Umkehrschluss, nämlich die Entwicklung eines sekundären Hypogonadismus durch stammbetonte Adipositas und Diabetes. Für eine funktionelle reversible Stoffwechselstörung sprechen viele Daten, die zeigen, dass die gonadotrope Achse nach Gewichtsabnahme wieder normal funktioniert. Die viszerale Fettzelle ist metabolisch aktiv und sezerniert Zytokine und Hormone, die wiederum einen ungünstigen Einfluss auf den Hypothalamus haben. Daraus resultieren niedrige oder niedrig-normale LH-Werte und eine niedrige Testosteronkonzentration [131]. Eine Testosterontherapie bei Menschen mit Hypogonadismus infolge von Adipositas und Diabetes vermag in der Regel die Fettmasse zu reduzieren und die fettfreie Masse zu erhöhen. Dabei findet sich in den meisten Studien hingegen kein Hinweis auf eine günstige Veränderung des Glukosestoffwechsels [120]. Wahrscheinlich sind die Verbesserungen der Körperzusammensetzung zu gering, um die Insulinresistenz beeinflussen zu können.

> **M!**
> **Merke**
> 30–50 % aller Menschen mit Adipositas und Typ-2-Diabetes haben einen funktionellen Testosteronmangel, der sich durch Gewichtsabnahme wieder komplett normalisiert.

4.4 Nephrologie

B. Weimer, J. Tränkner

4.4.1 Definition

Der Begriff der Niereninsuffizienz (engl. CRI = „chronic renal insufficiency") beschreibt den Zustand der Funktionsreduktion einer oder beider Nieren. Von chronischer Niereninsuffizienz spricht man bei einem über Monate oder Jahre hinweg fortschreitenden Nachlassen der Nierenfunktion.

4.4.2 Epidemiologie

Aktuell werden in Deutschland ca. 70 000 chronisch niereninsuffiziente Patienten mittels Dialyse behandelt. Zusätzlich gibt es etwa 25 000 Patienten mit einem Nierentransplantat. Die Zahl der terminal niereninsuffizienten Patienten in Deutschland steigt jährlich um 3–5 %. Zu den häufigsten Ursachen der chronischen Niereninsuffizienz zählen Diabetes mellitus (30–40 %), Bluthochdruck (20 %), Glomerulonephritiden (13 %) und polyzystische Nieren (6 %).

Die Mortalität ist bei Dialysepatienten im Vergleich zur Normalbevölkerung um das 10–20-Fache erhöht. Die 4-Jahre-Überlebensrate für Dialysepatienten beträgt 65 %. Kardiovaskuläre Erkrankungen spielen hierbei mit 40–50 % eine bedeutende Rolle, wobei Risikofaktoren wie Hypertonie, Hyperlipidämie und die linksventrikuläre Hypertrophie im Vordergrund stehen. Bei Übergewichtigen besteht eine kardiometabolische Risikokonstellation, die Nierenschädigungen begünstigt.

Die Therapie der Niereninsuffizienz ist mit erheblichen Kosten verbunden. Diese betragen pro Jahr für jeden Patienten in der Dialyse ca. 40 000 Euro [79], [243].

4.4.3 Krankheitsauswirkungen auf die körperliche Leistungsfähigkeit

Eine chronische Niereninsuffizienz schränkt die Leistungsfähigkeit des Betroffenen ein. Ursache dafür ist zum einem die renale Anämie, weil die kranke Niere weniger Erythropoietin produziert. Dies ist durch eine entsprechende medikamentöse Gabe jedoch kurierbar. Zum anderen führt eine Störung des Vitamin-D-Stoffwechsels zu einem mangelhaften Kalziumeinbau in die Knochen und beeinträchtigt den Kalzium- und Phosphathaushalt. Weil die Niere weniger Wasserstoffionen sezerniert, droht zusätzlich die Gefahr einer metabolischen Azidose. Ebenso führen u. a. Elektrolytverschiebungen und urämische Toxine zu aeroben und anaeroben Kapazitätsverlusten; die Laktatbildung erfolgt nur eingeschränkt und der anaeroben Glykolyse steht nicht in ausreichendem Maße Nicotinamidadenindinukleotid (NAD) zur Verfügung. Nicht zuletzt führt auch die krankheitsbedingte, mangelnde körperliche Aktivität zu einer entscheidenden Abnahme der körperlichen Leistungsfähigkeit [330], [127], [276], [296], [372].

4.4.4 Chronische Niereninsuffizienz und Polymorbidität

Niereninsuffiziente Patienten leiden meist unter diversen anderen Erkrankungen. Häufige Sekundärerkrankungen sind koronare Herzkrankheit, arterielle Hypertonie, Diabetes mellitus, Anämie, Elektrolytstörungen, Osteopathie, Hyperlipidämie und Hauterkrankungen. Mit einer adäquaten Nierenersatztherapie, medikamentöser Therapie und interventionellen Maßnahmen können diese Krankheitsbilder behandelt und eine Progredienz verlangsamt werden. Eine Heilung ist trotz diverser Therapiestrategien nicht möglich.

Die Mortalität der Patienten hängt stark von Art und Dauer der Nierenersatztherapie, den Komorbiditäten und dem Alter ab. Die 5-Jahres-Überlebensrate der Dialysepatienten liegt bei ca. 50 % [172], [44].

4.4.5 Nierenersatztherapie

Die wichtigsten Nierenersatzverfahren sind die Hämodialyse, die Peritonealdialyse und die Nierentransplantation.

▶ **Hämodialyse.** Die Hämodialyse (HD) sichert weltweit ca. 1,9 Mio. Menschen das Überleben. Dialyse ist der Übertritt gelöster Moleküle mittels Diffusion durch eine semipermeable Membran. Bei der HD findet der Stoff- und Wassertransport außerhalb des Körpers im Dialysator statt. Entgleisungen von Volumen-, Elektrolyt- oder Säure-Basen-Haushalt werden maschinell korrigiert. In der Regel wird die Maschinendialyse 3 × /Woche durchgeführt und dauert jeweils 4–5 Stunden. Das Blut wird aus einem arteriovenösen Gefäßsystem, dem Shunt, oder einem Dialysekatheter aus dem Körper in die Dialysemaschine geleitet und nach der Dialyse wieder zurückgeführt.

► **Peritonealdialyse.** Bei der Peritonealdialyse (PD) werden über einen in der Bauchwand implantierten Katheter 1–3 l Dialysatflüssigkeit in die Peritonealhöhle eingebracht und mehrfach täglich ausgetauscht. Über das Peritoneum findet der Entzug von Flüssigkeit und Harngiften statt. Verschiedene Modifikationen der Peritonealdialyse sind möglich, z. B.:

- die kontinuierliche Dialyse mit 4–5 Beutelwechseln täglich
- die nächtliche intermittierende Dialyse
- die Cycler-unterstützte PD mit nächtlicher Maschinenunterstützung
- die intermittierende PD mit Zentrumsanbindung

In Deutschland werden ca. 4 % der Dialysepatienten mittels PD behandelt.

► **Transplantation.** Die Nierentransplantation ist die effektivste Behandlungsmethode der chronischen Niereninsuffizienz. Die Leichen- und zunehmend auch die Lebendnierentransplantation sind die wichtigsten Verfahren. Die Vorteile gegenüber den Dialyseverfahren sind neben dem Gewinn an Lebensqualität durch Verzicht auf apparatgebundene Therapien vor allem eine verbesserte Stoffwechsellage, eine geringere Mortalität und niedrigere Gesamtkosten. Nach einem Punktesystem (HLA-Übereinstimmung, Dringlichkeit, Wartezeit, Distanz von Spender und Empfänger) verteilt Eurotransplant in Leiden (Holland) die Organe in Deutschland. Die Verfügbarkeit von Spenderorganen ist im Vergleich zur Nachfrage jedoch gering. Eine lebenslange Immunsuppression ist notwendig, um die Abstoßung des Organs zu verhindern [228], [201], [354], [119], [273], [212], [122], [57], [256].

4.4.6 Niereninsuffizienz und Sport

Immobilität

Von der Immobilität weiß man, dass sie die Komplikationen einer chronischen Niereninsuffizienz verstärkt. Müdigkeit, frühe muskuläre Erschöpfung und Leistungsminderung sind die Folgen. Übergewicht (BMI > 25 kg/m²) ist ein eigenständiger Risikofaktor für das Entstehen und die Progredienz von Nierenerkrankungen. Zumeist ist Adipositas mit Hypertonie und Hyperlipidämie, oft mit Diabetes mellitus und Herz-Kreislauf-Erkrankungen assoziiert.

Effekte sportlicher Betätigung

Sport als krankheitsbegleitende Therapiemaßnahme hat in den letzten Jahrzehnten einen Paradigmenwechsel durchlebt. Während eine sportliche Belastung früher als kontraindiziert galt oder allenfalls in geringem Maße akzeptiert wurde, gibt es heute zahlreiche Studien, die die positiven Effekte sportlicher Betätigung auf den Krankheitsverlauf chronisch Nierenkranker belegen.

> **Merke** M!
>
> Ärztlich überwachte nierenkranke Patienten *können* nicht nur Sport treiben, sie *sollten* es tun, um ihre körperliche Leistungsfähigkeit zu erhalten und zu verbessern.

So ist Sport mittlerweile eine ganz wesentliche Maßnahme, um die Symptome und Folgeerkrankungen der chronischen Niereninsuffizienz zu mindern. Obwohl die positive Auswirkung moderater sportlicher Belastung mittlerweile umfangreich belegt ist, wird sie aktuell dennoch nur bei den wenigsten Patienten als therapiebegleitende Maßnahme eingesetzt.

Mit einem moderaten körperlichen ausdauerbetonten Training zeigen sich ausgeprägte positive Effekte auf das Herz-Kreislauf-System, den Fett- und Zuckerstoffwechsel, die Sauerstofftransportkapazität und die psychosoziale Situation des Patienten. Eine entsprechende Bewegungstherapie kann die Progredienz der Erkrankung verlangsamen, den Beginn einer Nierenersatztherapie verzögern, Komorbiditäten verbessern und die Mortalität vermindern.

Generelle positive Effekte einer adäquaten Bewegungstherapie sind:

- kardiale Stabilität
- Verzögerung einer AVK
- Verbesserung des Fettstoffwechsels
- Verbesserung der Glukosetoleranz
- Verminderung der metabolischen Azidose
- Erhöhung der Sauerstoffaufnahme
- Optimierung des Schlafrhythmus
- Verhinderung depressiver Stimmungslagen
- Sturzprophylaxe bei muskulärer Stabilität und verbesserter Koordination
- Stärkung des Immunsystems

Beweglichkeit, Kraft und Ausdauer sind die wichtigsten Zielkomponenten bei der Sporttherapie niereninsuffizienter Patienten. Neben den direkten positiven Effekten des Sports lassen sich durch das Training auch Vorteile durch eine höhere Therapiecompliance des Patienten und eine verbesserte therapiebegleitende Anleitung sicherstellen [39], [136], [80], [52], [319], [231], [158], [101], [269], [193], [113], [330], [127], [257], [276].

Auswahlkriterien für die Sportart

Prinzipiell kommen vielfältige Sportarten für nierenkranke Patienten infrage. Dazu zählen insbesondere Gymnastik, Training im Fitnessstudio, Tanzen, Schwimmen und Wassergymnastik, Walking, Jogging, Radfahren, Skilanglauf u. a.m. Oft ist eine Gruppensportart ein Motivationsmotor.

Auf gefahrenträchtige Sportarten wie Kampfsportarten, aber auch Klettern, Reiten, Fechten, Bergsteigen, Fallschirmspringen oder auch extreme Ausdauersportarten sollte möglichst auch bei jüngeren Patienten verzichtet werden. Ebenfalls zu vermeiden sind Sportarten, bei denen körperliche Erschütterungen oder eine rasche Auskühlung des Körpers auftreten können (z. B. Schwimmen in zu kaltem Wasser).

Die Art der Nierenersatztherapie ist bei der Auswahl der Sportart ebenfalls zu berücksichtigen [248], [278], [197], [279], [209], [348], [99], [256], [142]:

- Peritonealdialysepatienten sollten alle Sportarten mit Druck auf den Bauchraum vermeiden. Der Schutz des PD-Katheters muss gewährleistet sein. Wassersportarten sind wegen der höheren Infektionsgefahr nicht empfehlenswert.
- Bei Hämodialysepatienten muss auf den Schutz des Dialyse-Shunts an Arm oder Bein bzw. des Katheters geachtet werden. Gegebenenfalls sollte eine Manschette angelegt werden. Vor Aufnahme einer sportlichen Aktivität muss der Dialyse-Shunt vollständig abgeheilt sein. Viele Dialysezentren stehen in Kontakt mit erfahrenen Physiotherapeuten, die bei der Sportwahl beraten und begleiten können.
- Für nierentransplantierte Patienten eignen sich – wiederum mit Ausnahme von Extrem-, Kampf- und Kraftsportarten – viele Aktivitäten. Im Vordergrund stehen auch hier Joggen, Walking, Radfahren, Schwimmen, Skilanglauf, Gymnastik und Entspannungsübungen.

Sportmedizinischer Check

Vor Aufnahme eines sportlichen Trainings sollten alle Patienten sportmedizinisch untersucht werden. Dazu gehören eine körperliche Untersuchung, Labor, Lungenfunktion, Belastungs-EKG und ggf. eine weitere Diagnostik. Dann sollte in Kooperation mit dem betreuenden Nephrologen entschieden werden, welche Sportart empfehlenswert ist. Der sportmedizinische Check sollte regelmäßig wiederholt werden.

Bei chronisch nierenkranken Patienten muss insbesondere auf den Elektrolytspiegel, die Blutungsneigung, das Risiko einer Fraktur, eine gute Blutdruckeinstellung und eine auch unter Belastung adäquate Stoffwechsel- und Blutzuckereinstellung geachtet werden.

Gegebenenfalls sollte das Training ärztlich überwacht werden. Die Anbindung an eine Herzsportgruppe bietet diese Möglichkeit. Alternativ kommt eine sportliche Belastung während der Hämodialysebehandlung infrage. Insbesondere ältere und polymorbide Patienten sollten von diesen Möglichkeiten Gebrauch machen [136], [266]

4.4.7 Zusammenfassung und Ausblick

Die Bedeutung einer adäquaten Sport- und Bewegungstherapie für chronisch nierenkranke Patienten ist seit vielen Jahren eindeutig belegt. Sowohl im Stadium der kompensierten Retention bei chronischer Niereninsuffizienz als auch bei terminaler Niereninsuffizienz mit entsprechender Nierenersatztherapie zeigt eine adäquate regelmäßige sportliche Betätigung positive Effekte bezüglich der Morbidität und auch Mortalität der Patienten. Die Nierenerkrankung und auch die möglichen diversen Komorbiditäten werden durch moderates Ausdauer- und Muskeltraining positiv beeinflusst. Regelmäßige sportmedizinische Untersuchungen und ärztlich abgestimmte Belastungsintensitäten sind essenziell. Es bleibt zu wünschen, dass in der Nephrologie, ähnlich den Programmen in der Kardiologie, klare sportmedizinische Standards entwickelt werden und eine flächendeckende Verbreitung finden. In Forschung, Klinik und Praxis besteht diesbezüglich ein erheblicher Handlungsbedarf.

4.5 Onkologie

J. Wiskemann

4.5.1 Definition

Die Onkologie ist die Wissenschaft von der Entstehung, Prävention, Diagnostik und Therapie von Tumorerkrankungen. Ein Aspekt der Onkologie ist dabei der Einfluss körperlicher Aktivität auf die Tumorentstehung und den Tumorverlauf.

4.5.2 Epidemiologie

In Deutschland erkranken jedes Jahr schätzungsweise 500 000 Menschen neu an Krebs. Viele Krebserkrankungen können heute jedoch klinisch gut kontrolliert oder kurativ behandelt werden, sodass immer mehr Menschen mit einer chronischen Krebserkrankung leben (ca. 5–7 Millionen).

4.5.3 Krebserkrankungen und Sport

Maßnahmen zur Rehabilitation und Verbesserung der Lebensqualität werden bei der zunehmenden Zahl chronischer Krebserkrankungen immer wichtiger. Eine zentrale Rolle spielt dabei die Sport- und Bewegungstherapie, die den körperlich aktiven Lebensstil fördert. Im Folgenden sollen daher die wissenschaftliche Evidenz zur Thematik und die daraus abzuleitenden Implikationen für die tägliche Praxis dargestellt werden.

Erkenntnisse aus beobachtenden Studien

Primärprävention

Die klinische Epidemiologie hat den Zusammenhang zwischen körperlicher Aktivität und der Prävention von Krebserkrankungen in den letzten 30 Jahren intensiv untersucht [71]. Bis heute publizierte Daten zeigen dabei, dass das Risiko zur Entwicklung von Darmkrebs durch körperliche Aktivität um 24 % [403], für das postmenopausale Mammakarzinom um 28 % und für das prämenopausale Mammakarzinom um 20 % reduziert werden kann [226]. Weitere Evidenz liegt für das Prostata- (10–20 %), Endometrium- (30–35 %), Pankreas- (20–30 %) und Lungenkarzinom (20–30 %) vor (▶ Tab. 4.10). Zu anderen onkologischen Krankheitsbildern gibt es bislang wenige bis keine Studien [405].

Tertiärprävention

▶ **Mammakarzinom.** Das nicht metastasierte Mammakarzinom ist die bislang am besten untersuchte Diagnosegruppe im Hinblick auf die Fragestellung, ob eine vermehrte körperliche Aktivität mit einer besseren Prognose assoziiert ist. Die Ergebnisse für eine moderate bis hohe körperliche Aktivität (Energieumsatz > 9 MET/Stunde pro Woche, entspricht etwa 3 Stunden zügigem Walking) sind [410]:

- Das brustkrebsspezifische Mortalitätsrisiko sinkt um 29–32 % (verglichen mit wenig bis keiner körperlichen Aktivität).
- Die Gesamtsterblichkeit ist um 39–48 % reduziert.
- Die Effekte sind bei Patientinnen mit hormonsensitiven Brusttumoren am stärksten.

Tab. 4.10 Assoziationen von körperlicher Aktivität, Krebsrisiko, Rezidivrisiko, krebsspezifischer und Gesamtmortalität (Quelle: [356]).

Tumorlokalisation	Primärprävention	Tertiärprävention		
		Rezidivrisiko	Krebsspezifische Mortalität	Gesamtsterblichkeit
Kolon	++	(+)	+	+
Prostata	(+)		(+)	(+)
Mamma	++	(+)	+	+
Endometrium	++			
Ovar	+			
Lunge	+			
Pankreas	(+)			
Rektum	–			

Evidenz für protektiven Effekt von körperlicher Aktivität: ++ = überzeugend, + = gut, (+) = eingeschränkt
Evidenz für keinen Zusammenhang mit körperlicher Aktivität: –– = überzeugend, – = gut, (–) = eingeschränkt

► **Kolorektales Karzinom.** Für das kolorektale Karzinom ließen sich je nach Aktivitätsniveau unterschiedlich große Effekte auf die Prognose nachweisen [152]:

- Wenigstens etwas aktive Patienten haben im Vergleich zu körperlich inaktiven Patienten ein um mehr als 25 % signifikant niedrigeres Risiko.
- Patienten mit höherer körperlicher Aktivität haben ein um 35 % niedrigeres Risiko.
- Die aktuellste Publikation auf dem Gebiet legt zudem nahe, dass körperliche Aktivität auch in der Rezidivsituation positiv zu bewerten ist [156].

► **Prostatakarzinom.** In einer Kohortenstudie mit 2705 Prostatakarzinom-Patienten [174] war bei den Patienten, die über mehr als 3 Stunden pro Woche anstrengende körperliche Aktivität berichteten (im Vergleich zu Patienten mit weniger als 1 Stunde Aktivität)

- die Gesamtmortalität um 49 % niedriger
- die prostatakarzinomspezifische Sterblichkeit um 61 % niedriger

► **Andere Krebserkrankungen.** Für andere Krebserkrankungen liegen bislang Studien zur Assoziation von körperlicher Aktivität und Prognose vor.

Langzeitstudien

Ein Follow-up (89 Monate im Median) einer Interventionsstudie mit 242 Brustkrebspatientinnen, die begleitend zur Chemotherapie ein Kraft- oder Ausdauertraining im Vergleich zu einer nicht Sport treibenden Kontrollgruppe durchführten, zeigte erstmals einen Prognosevorteil mit Blick auf das krankheitsfreie und das Gesamtüberleben [74]. Vergleichbare Daten wurden mittlerweile auch für Lymphom- (5 Jahre progressionsfreies Überleben) und allogene Stammzelltransplantationspatienten (2 Jahre Gesamtüberleben) berichtet [72], [399].

Erkenntnisse aus klinischen Studien

Wissenschaftliche Fragestellungen zur Wirkung eines körperlichen Trainings wurden bislang sowohl während [252] als auch nach Abschluss der Krebsbehandlung [251] durchgeführt, wobei primär Mamma- und Prostatakarzinompatienten untersucht wurden (► Tab. 4.11).

► **Effekte körperlichen Trainings.** Positive Einflüsse konnten insbesondere in Bezug auf physiologische Leistungsparameter wie kardiorespiratorische Fitness, Muskelkraft und Körperzusammensetzung (Verhältnis von Muskel- zu Fettmasse) gezeigt werden. Weitere wichtige Effekte sind zudem eine verbesserte physische Funktionsfähigkeit und Flexibilität sowie ein reduziertes Sturzrisiko im Alltag. Besonders wirksam beeinflusst ein körperliches Training die Lebensqualität [160] durch die Reduktion der krebsbedingten Fatigue, einer der am häufigsten auftretenden therapiebedingten Komplikationen [75]. Aus onkologischer Perspektive besonders interessant sind zudem Erkenntnisse, dass bei Mammakarzinompatientinnen durch gezieltes Krafttraining das Risiko sowie auch die Symptombelastung durch ein Lymphödem der oberen Extremität signifikant verringert werden kann [338]. Auch einer beschleunigten Osteoporose – eine der zentralen Nebenwirkungen antihormoneller Therapieansätze – lässt sich durch intensiviertes Krafttraining (inkl. Sprungübungen) entgegenwirken [397]. Ein weiterer aktueller Befund deutet zudem auf die Wirksamkeit koordinativer/sensomotorischer Trainingsübungen bei Patienten mit chemotherapieinduzierter Polyneuropathie hin [359].

> **M!**
> **Merke**
>
> Für die folgenden Faktoren sind positive Effekte eines körperlichen Trainings nachgewiesen worden:
>
> - physisch: Ausdauer, Kraft, funktionelle Einschränkungen, Beweglichkeit, Körperzusammensetzung und Schmerzen
> - Fatique, Lebensqualität, Depressivität, Ängstlichkeit und Körperbild

Bislang sehr wenig untersucht sind Patienten in fortgeschrittenen/metastasierten Stadien (s. a. Kap. 4.6). Bei Patienten mit stabilen Wirbelsäulenmetastasen (Taneichi A–C, [365]) wurde nachgewiesen [311], dass gymnastische Kraftübungen für die Wirbelsäulenmuskulatur sicher und machbar sind. Zudem war das Schmerzempfinden in der trainierenden Gruppe signifikant niedriger als in der Kontrollgruppe.

► **Wirkmechanismen.** Mit der immer größer werdenden Evidenz, dass körperliches Training die Prognose von Krebspatienten verbessern kann, stellt sich zunehmend die Frage nach Wirkmecha-

Tab. 4.11 Effekte körperlichen Trainings bei Krebspatienten während und/oder nach Primärbehandlung mit Evidenz-Kategorien (Quelle: [356], [338]).

Effekt	Evidenz-Kategorie (Entität)
Effekte auf physischer Ebene	
Ausdauerleistungsfähigkeit ↑	A (Mamma, Prostata), B (maligne hämatologische Erkrankungen)
Kraftleistungsfähigkeit ↑	A (Mamma, Prostata), C (maligne hämatologische Erkrankungen)
funktionelle Einschränkungen ↓	A (Mamma), B (Prostata)
Beweglichkeit ↑	A (Mamma)
Körperfettanteil ↓, Muskelmasse ↑	B (Mamma, Prostata)
Schmerzen ↓	C (Mamma)
Polyneuropathie ↓	—
Abbau von Knochendichte ↓	—
Tumorkachexie ↓	—
Sturzrisiko ↓	—
Immunfunktion ↑	—
risikoassoziierte Biomarker ↓	—
Effekte auf psychosozialer Ebene	
Fatigue-Syndrom ↓	A (Prostata), B (Mamma, maligne hämatologische Erkrankungen)
Lebensqualität ↑	B (Mamma, Prostata), C (maligne hämatologische Erkrankungen)
Depressivität und/oder Ängstlichkeit ↓	B (Mamma)
Körperbild ↑	B (Mamma)
Stimmungszustand ↑	—
Selbstwertgefühl ↑	—
Schlafstörungen ↓	—
Andere Effekte	
Therapie-Compliance ↑	—
Risiko für bewegungsmangelassoziierte Erkrankungen ↓	—

↑ = Anstieg; ↓ = Abnahme; — = einzelne Studien vorhanden, noch kein Evidenzkriterium erreicht

nismen, die bislang größtenteils nur assoziativ und teilweise in Tiermodellen betrachtet werden [28]. Erste Studienergebnisse legen den klassischen Wirkmechanismus einer supportiven Therapie nahe, die den Patienten in die Lage versetzt, höhere Dosen der applizierten Chemotherapie zu tolerieren [73], [379].

4.5.4 Empfehlungen für die Praxis

Derzeit gelten die recht unspezifischen Empfehlungen des American College of Sports Medicine für Krebspatienten [338]: Nach einer Operation sollten Krebspatienten so früh wie möglich wieder aktiv werden und im gesamten Therapieverlauf Inaktivität vermeiden. Mit Blick auf Ausdaueraktivitäten werden Umfänge von 150 Minuten pro Woche mit moderater oder 75 Minuten pro Woche mit höherer Intensität empfohlen. Die Trainingssteuerung sollte nach neuesten Erkenntnissen dabei herzfrequenzorientiert durchgeführt werden [329], [200]. Eine Ergänzung von 2–3 Krafttrainingseinheiten pro Woche für die Hauptmuskelgruppen im Bereich eines 8–15-Wiederholungsmaximums mit 2–3 Sätzen pro Übung ist zudem ratsam [398].

Cave!

Aufgrund potenzieller Komorbiditäten und dem Einsatz von kardiotoxischen Medikamenten in der Onkologie sollte initial eine Sporttauglichkeitsuntersuchung (inkl. Belastungstest) in Erwägung gezogen werden.

4.6 Palliativversorgung

T. Sitte, C. Raschka

4.6.1 Definition

Palliativversorgung ist eine umfassende interdisziplinäre, multiprofessionelle und ganzheitliche Leistung für Patienten mit einer lebensverkürzenden Erkrankung und einem meist fortgeschrittenen Krankheitsstadium. Entscheidend ist die Besserung der Lebensqualität durch Linderung belastender körperlicher, seelischer oder psychosozialer Symptome. Erstaunlicherweise kann dadurch oft sogar die Lebenszeit verlängert werden.

4.6.2 Typische Probleme

Palliativpatienten sind meist schwerkrank. Typische Probleme sind Schmerzen, Müdigkeit, Schwäche, Inaktivität und u. U. soziale Isolation.

► **Inaktivität.** Folge der Inaktivität ist der Muskelabbau: Noch bevor der Körper das Fettgewebe verbrennt, baut er das Muskelgewebe ab – und dies in Mengen von bis zu 500 g/d. Je nach Ausmaß des Substanzverlusts hat das erhebliche Konsequenzen, zunächst nur beim Treppensteigen, Gehen und Stehen, in fortgeschrittenen Stadien ggf. aber auch beim Abhusten von Schleim und beim Atmen.

► **Schmerzen.** Schmerzen stehen oft im Mittelpunkt der Problematik und der Behandlung von Palliativpatienten. Die Hauptursache für den Abbruch eines Sportprogramms bei Palliativpatienten sind zunehmende Schmerzen [275].

4.6.3 Palliativmedizin und Sport

Bedeutung des Sports

Sport bedeutet für viele Menschen eine positive Form der Teilhabe an der menschlichen Gemeinschaft, sei es im Sport mit Wettbewerbscharakter oder auch einfach aus Freude an der Bewegung. In der Palliativmedizin bekommt Sport jedoch eine andere Bedeutung:

- Von 50 Patienten mit fortgeschrittener Krebserkrankung (klinisch geschätzte Lebenserwartung < 12 Monate, Alter ≥ 18 Jahre) hatten 92 % Interesse an einem Sportprogramm und fühlten sich dazu auch physisch in der Lage [223]. 54 % der Patienten hätten gerne allein für sich und 84 % am liebsten zu Hause trainiert. Bei 72 % stand Walking an erster Stelle der Wunschsportarten, an zweiter Stelle Krafttraining (12 %). Bei der Auswahl der Hometrainer (s. u.) wurde Wert auf solche Geräte gelegt, die nicht nur zu Beginn (z. B. Stepper, Crosstrainer, Laufband, Ruderergometer [306]), sondern auch in späteren Stadien infrage kommen konnten (z. B. Swingtrainer oder bei Bettlägerigkeit das Bettergometer).
- Eine hohe Akzeptanz für sportliche Betätigung fand sich auch in Befragungen von 431 Patienten mit Non-Hodgkin-Lymphom (81 % [376]) und von 386 Patientinnen mit Endometriumkarzinom (77 % [167]).

Effekte körperlicher Aktivität

Die positiven Effekte körperlicher Aktivität bei Palliativpatienten werden von der verfügbaren wissenschaftlichen Literatur durch Einzelfallberichte [173], Therapiestudien [222], [297] und Übersichtsarbeiten [224] gestützt, die nicht nur Krebspatienten, sondern beispielsweise auch die Palliativbetreuung in terminalen Stadien einer chronischen Bronchitis [322] einbeziehen.

Trainingsmöglichkeiten

Prinzipiell gilt, dass jede Form von Bewegung – und sei sie noch so gering – gut ist, denn sie erhält und verbessert die verbleibende Lebensqualität. Ungünstig kann es deshalb sein, wenn gut meinende Angehörige und Helfer dem Patienten jeden Handgriff abnehmen, ihn schonen und weitgehend entlasten. Eine fürsorgende Hilfe ist sicher richtig, wenn sich der Patient jedoch bewusst ist, dass er hierdurch schneller schwächer werden wird und wenn er die eigene Aktivität besser erhalten will, sollte er angehalten und unterstützt werden, so aktiv zu bleiben, wie er kann.

Merke

Keine Bewegung ist das schlechteste Training! Beweglichkeit und Ausdauer werden schon durch geringe Intensitäten mit vielen möglichen Wiederholungen gefördert.

Praxistipp

Zur Überprüfung der funktionellen Leistungskapazität von Krebspatienten in fortgeschrittenen Krankheitsstadien liefert vor allem der Shuttle-Walking-Test (spezieller Gehtest) reproduzierbare Ergebnisse [37].

Gymnastik mit Stoffwechselübungen

Neben dem geräteunterstützten Training (s. u.) ist jede andere Form von Training möglich. Je nach Können und Wollen kann mit und ohne ständige Anleitung und Unterstützung durch Physiotherapeuten trainiert werden. Die Übungen können passiv, assistiv, aktiv oder resistiv (gegen Widerstand), mit oder unter Aufhebung der Schwerkraft, nur mit Körpergewicht oder mit freien Gewichten, isometrisch oder isotonisch ausgeführt werden.

Merke

Reizintensität und Reizdauer können variiert werden, ebenso die Pausendauer, Reizdichte und der Reizumfang.

Dabei wird neben dem körperlichen und psychischen Wohlbefinden Muskelkraft erhalten oder sogar aufgebaut, verspannte Muskulatur gelockert, Durchblutung und Stoffwechsel angeregt, die Ausdauer und die Herz-Kreislauf-Funktion verbessert. Dem Patienten kann geholfen werden, seine individuell gesteckten Ziele (und seien sie noch so klein) zu erreichen. Negative Folgen der Bettlägerigkeit wie Dekubitus, Thrombose, Pneumonie und Kontrakturen können vermieden, aufgeschoben oder gemildert werden.

Zusätzlich zu oder innerhalb der Bewegungstherapie kann auch eine angepasste Atemtherapie eingebaut werden. Diese dient der Pneumonieprophylaxe, der Sekretlösung und Ventilationssteigerung, aber ebenfalls der allgemeinen Leistungssteigerung auf der einen und der Entspannung auf der anderen Seite.

Gerätetraining

► **Bettergometer.** Die motorunterstützten und computergesteuerten Therapiegeräte ermöglichen auch Personen mit verminderter Gehfähigkeit und Bettlägerigen ein Ergometertraining. Beine oder Arme können durchbewegt und gelockert werden. Der Patient kann mit eigener Kraft die Pedalbewegung beschleunigen oder sich bewegen lassen. Hierzu reichen geringste Eigenkräfte aus. Dadurch können auch Bewegungseinschränkungen im Arm- und Oberkörperbereich im Liegen effektiv therapiert bzw. vermieden werden. Das passive, assistive und aktive Training mit den Armen stärkt außerdem die Atemhilfsmuskulatur und kann bei Beatmungspatienten helfen, die Lungenfunktion zu stabilisieren und zu verbessern. Durch ein Spastik-Lockerungsprogramm mit automatischem Drehrichtungswechsel kann die Verstärkung einer Spastik verhindert werden. Oft können bei diesen Beschwerden durch das Zusammenspiel verschiedener Therapieansätze effektive Fortschritte erzielt werden.

► **Swingtrainer.** Neben dem Fahrradergometer gibt es mittlerweile eine Vielzahl von Geräten auch für komplexere Bewegungsmuster. Beim Swingtrainer (Bauvariante: Relactiver) bewegt sich der Patient, indem er den Rumpf in der Hüfte beugt und streckt. Dieser Bewegungsablauf ist mit einer unterstützten Kniebeuge vergleichbar. Im Unterschied zu dieser ruht der Körper auf einem sich bewegenden Sitz. Die Füße stehen auf mobilen Fußrudern, die Hände umfassen Griffe, die sich ebenfalls bewegen. Alle Beschleunigungen sind durch die geführte Bewegung so abgestimmt, dass keine hohen Belastungen auf den Benutzer einwirken. Für den runden Lauf des Geräts sorgt eine stark übersetzte Schwungscheibe, die viel Energie aufnimmt. Das Gerät startet elektrisch. Wenn die Bewegung gut läuft, schaltet der Benutzer die Elektrik ab [306]. Das Bewegungsmuster ist leicht zu erlernen, da die Maschine durch ihren elektrischen Antrieb den Benutzer in die gleichläufige Bewegung einführt. Der Trainierende kann frei bestimmen, ob er eher Oberkörper und Arme oder die Beine, aber auch welche Körperhälfte er stärker belasten möchte. Bei Beschädigung z. B. des linken Kniegelenks kann es ohne Belastung passiv mitbewegt werden. Reicht generell die Kondition nicht mehr ganz aus, kann jederzeit die elektrische Unterstützung zugeschaltet werden [307].

► **Vibrationstrainer.** Vibrationstrainer unterschiedlichster Art sind in Fitnesscentern oder als Zusatzleistungen in Arzt- oder Physiotherapiepraxen mittlerweile weit verbreitet. Innerhalb der Therapie oder des Trainings vor allem mit schwerkranken Patienten spielen sie zu Unrecht aber noch kaum eine Rolle. Beim Vibrationstrainer findet eine seitenalternierende Vibration statt. Der Patient steht, sitzt, kniet oder stützt sich auf die Platte. Es können auch nur die Füße daraufgestellt oder die Hände aufgelegt werden. Dabei wirken niedrige Frequenzen (5–12 Hz) als Gleichgewichtstraining und regen die Propriorezeption an, mittlere Frequenzen wirken eher lockernd und hohe Frequenzen wirken reflektorisch und stärken die Muskelleistung und unterstützen dadurch mittelbar auch den Knochenaufbau. Durch die hohe Frequenz (3 min Training mit 20 Hz entspricht 3 600 Schritten) kann die Trainingszeit kurz gehalten werden. Während der Vibrationen, die auf den Körper übertragen werden, werden in der Regel zusätzliche Übungen durchgeführt, wenn der Patient dazu in der Lage ist. Es kann aber auch einfach passiv verharrt werden. Durch verschiedene Vibrationsmuster des Gerätes wird propriozeptiv die gesamte Körpermuskulatur (inkl. z. B. der sonst kaum trainierbaren autochthonen Muskulatur) zu Mikro- und Ausgleichsbewegungen angeregt und auf diese Weise ein sehr effektives Training erreicht [128]. Die Vibrationsplatte hat zugleich einen hohen Motivationscharakter, fördert den Spaß an der Bewegung und zeigt schnell Erfolge. Studien belegen Leistungssteigerung bei Kindern mit Zerebralparese und Menschen mit COPD und Mukoviszidose.

M!

Merke

Besonders geeignet ist das Vibrationstraining für Patienten, die aktiv kaum noch in der Lage sind, sich zu bewegen. Es kann auch bei beatmeten Patienten eingesetzt werden, bei denen es einen positiven Effekt auf die Sekretlockerung und die Eigenatmung hat. Das Weaning bei langzeitbeatmeten Intensivpatienten wird erleichtert.

4.7 Gynäkologie

B. Stitz

4.7.1 Definition

Die **Gynäkologie** befasst sich mit der Vorbeugung, der Erkennung, der konservativen und operativen Behandlung sowie der Nachsorge von geschlechtsspezifischen Gesundheitsstörungen der Frau. Die **Geburtshilfe** umfasst die Betreuung und Überwachung regelrechter und regelwidriger Schwangerschaften, Geburten und Wochenbettverläufe jeweils bei Mutter und Kind. Die **Sportmedizin in der Frauenheilkunde** und Geburtshilfe fokussiert nun besonders auf die sportassoziierten normalen und krankhaften Prozesse im weiblichen Körper in den unterschiedlichen Lebensphasen.

4.7.2 Sportamenorrhö

► **Menstruationszyklus.** Der Menstruationszyklus der geschlechtsreifen Frau wird hormonell durch Hypothalamus, Hypophyse und Ovar über komplizierte Rückkopplungsmechanismen gesteuert, in die noch andere Hormone wie Prolaktin, Thyroxin und TSH, STH (somatotropes Hormon) und Stresshormone einwirken. Er wird definitionsgemäß in 3 Phasen eingeteilt:

- Die Menstruationsphase bezeichnet die Dauer der normalen Abbruchblutung der Gebärmutterschleimhaut,
- die Follikelphase ist unter dem Einfluss des hypophysären FSH (follikelstimulierendes Hormon) östrogengeprägt,
- die Lutealphase beginnt mit der durch das hypophysäre LH (luteinisierendes Hormon) ausgelösten Ovulation und dem Umbau des Follikels zum Corpus luteum, das die Progesteronsekretion übernimmt und so das Endometrium erhält. Kommt es nicht zur Befruchtung, so bedingt der Abfall des Progesterons die folgende Menstruationsblutung.

► **Entstehung einer Amenorrhö.** Bei starker körperlicher Anstrengung besonders über mehrere Wochen [237] kommt es zum FSH-Abfall und parallel zum Anstieg der Prolaktinkonzentration, der seinerseits zusätzlich noch die FSH-Freisetzung aus der Hypophyse hemmt. Das Fehlen der Follikelstimulation führt so zum Östrogenmangel und damit zu einem Zyklusarrest in der unterwertigen Follikelphase. Deshalb fehlen konsekutiv auch LH-

Ausschüttung und Progesteronproduktion. Als Ursache der Prolaktinerhöhung gelten die unter Anstrengung vermehrt gebildeten Stresshormone Adrenalin, Kortikoide und Endorphine [147]. Weitere, eine Zyklusstörung begünstigende Faktoren sind eine schnelle Gewichtsabnahme, eine inadäquate Kalorienzufuhr [206] und körperlicher und psychischer Stress [324]. Zunächst können daraus Zyklusstörungen resultieren, sehr bald jedoch tritt eine Amenorrhö ein. Diese wird bei schlanken Ausdauersportlerinnen mit wenig Fettgewebe und einer dadurch geringen Aromataseaktivität zudem begünstigt durch einen erhöhten Testosteronspiegel im Serum, der seinerseits den hypothalamisch-hypophysären Regelkreis beeinflusst. Damit tritt quasi ein postmenopausaler Status ein, die hormonelle Konstellation entspricht annähernd der einer Frau nach den Wechseljahren [98].

▶ **Mangelnde Mineralisierung.** Das Ausbleiben der Menstruation und der Testosteroneinfluss werden von besonders leistungsorientierten Sportlerinnen zunächst gerne in Kauf genommen, begreifen sie doch die Monatsblutung oft als belastendes Trainingshindernis. Sie übersehen dabei jedoch die langfristigen Folgen für den Knochenstoffwechsel [76], da eine ausreichende Mineralisierung unter Östrogeneinfluss vollständig vor dem 35. Lebensjahr erfolgen muss und bis dahin aufgetretene Defizite später nicht mehr kompensiert werden können [145].

Cave!

Sportbedingter Östrogenmangel bis zum 35. Lebensjahr führt zu einem stark gesteigerten Osteoporoserisiko für den Rest des Lebens!

4.7.3 Weibliche athletische Triade

▶ **Definition.** In den in Kap. 4.7.2 beschriebenen Kontext der hormonellen Alteration des weiblichen Zyklus mit Amenorrhö und Osteoporose gehören häufig noch Essstörungen, mit denen die weibliche athletische Triade vervollständigt wird. Beschrieben wurde dieser Symptomenkomplex durch das American College of Sports Medicine (ACSM) erstmals 1992. Dabei kann jede einzelne Komponente bereits bleibende Gesundheitsschäden nach sich ziehen, die Kombination erhöht das Risiko der bleibenden Morbidität und sogar der Mortalität weiter.

▶ **Inzidenz und Entstehung.** Eine besondere Inzidenzzunahme zeigt sich mittlerweile auch im Breitensport bei Mädchen in der Pubertät, die bestimmte Sportarten ausüben, bei denen ein geringes Körpergewicht oder ein geringer Körperfettanteil bessere Leistungen versprechen. Das sind vor allem Disziplinen,

- bei denen das Körpergewicht getragen werden muss wie Laufen über lange Strecken oder Biathlon,
- bei denen ein bestimmtes ästhetisches Körperbild gefordert ist wie Kunstturnen, Turmspringen, Eiskunstlauf, rhythmische Sportgymnastik, oder
- bei denen der Leistungsvergleich in Gewichtsklassen erfolgt wie im Kampfsport (Judo, Ringen, Ju-Jutsu, Boxen) oder Rudern.

Die Pubertät ist zum einen eine besonders kritische Phase, weil die zunehmende Östrogenproduktion mit dem anlaufenden Zyklus und der Menarche eine Zunahme des Körperfettanteils zulasten der relativen Muskelmasse bewirkt. Zum anderen sind auch die psychischen Belastungen im Spannungsfeld zwischen der Suche nach Halt und Geborgenheit und dem stärker werdenden Autonomiestreben so gravierend, dass die Betroffenen stark verunsichert sein können. Diese Verunsicherungen werden besonders von einem Umfeld – z. B. in der Familie – begünstigt, das von relativ starren Regeln, großem Leistungsanspruch und Drang zum Perfektionismus geprägt ist. Auch eine gewisse zwanghaft veranlagte oder leistungsorientierte Persönlichkeitsstruktur prädisponiert für diese Störung. Gelegentlich definieren sich die betroffenen jungen Frauen ausschließlich über ihre Leistung und ihren Erfolg im sportlichen Leistungsvergleich.

Begünstigt werden solche Störungen auch durch ein gesellschaftlich akzeptiertes und in den Medien transportiertes Schönheitsideal der extremen Schlankheit.

▶ **Behandlung.** Wegen der möglichen bleibenden Gesundheitsschäden ist es wesentlich, den Symptomenkomplex möglichst frühzeitig zu erkennen und konsequent zu behandeln. Dabei sollte der Fokus einerseits auf der individuellen Therapie, andererseits aber auch auf der Veränderung medial transportierter Schönheitsideale liegen. Die Betroffenen können nur mit einem multimodalen Ansatz behandelt werden, der eine Psychotherapie mit Wiederaufbau eines normalen Körperbildes, das Training eines normalen Essverhaltens zumindest mit dem Halten des Körpergewichts und die Wiedergewinnung von Genuss und Lust am Essen einschließt. Deshalb müssen in die Therapie auch alle beteiligten Personengruppen einbezogen werden: die Familie und Partner, die Trainer und Betreuer in den Vereinen und die Psychologen und Psychiater. Gelegentlich stehen hier aber auch die Einzelinteressen bestimmter Gruppen einem Behandlungserfolg entgegen, weil sie bereit sind, dem vermeintlich erreichbaren sportlichen Erfolg die Gesundheit zu opfern.

> M!
> **Merke**
> Die Behandlung der weiblichen athletischen Triade ist nur interdisziplinär aussichtsreich!

4.7.4 Sport vor/mit/nach gynäkologischen Malignomen

▶ **Hormonabhängige Tumoren.** Sportliche Betätigung beeinflusst bei Frauen die Entstehung, Heilung und das Rezidivrisiko gynäkologischer Malignome. Für das Mammakarzinom konnte gezeigt werden, dass regelmäßige körperliche Aktivität über 2,5 Stunden pro Woche das Erkrankungsrisiko um bis zu 25 % zu senken vermag [395]. Besonders eignen sich hier Ausdauersportarten. Dabei zeigen sich in dieser Arbeit keine Unterschiede zwischen Walking und Joggen. Der Effekt beruht offenbar auf dem sinkenden Östrogenspiegel, der auf das unter sportlicher Betätigung reduzierte Fettgewebe und die darin aktive Aromatase zurückgeht. So vermindert sich die proliferative Wirkung des Östrogens auf dafür sensitive Gewebe wie die Brustdrüse und das Endometrium und besonders auf die sich darin entwickelnden hormonabhängigen Tumoren. So erklärt sich auch die Verminderung des Rückfallrisikos östrogenabhängiger Karzinome [149].

> M!
> **Merke**
> Sport verbessert bei hormonabhängigen Tumoren die Prognose!

▶ **Anpassung des Sportkonzepts.** Kurz nach einer Operation und während einer zytostatischen, antikörpergestützten oder strahlentherapeutischen Behandlung können sich allerdings teils deutliche Veränderungen der Leistungsfähigkeit ergeben, die ein individualisiertes sportliches Konzept erfordern, um keine psychische und physische Überforderung zu riskieren [337]. Nur selten sollte auf intensivere Bewegung über einen begrenzten Zeitraum ganz verzichtet werden – so beispielsweise während einer Strahlentherapie, bei der die Haut im Strahlengang konsequent trocken gehalten und darum das Schwitzen vermieden werden muss.

▶ **Nicht hormonabhängige Tumoren.** Aber auch auf nicht primär hormonabhängige gynäkologische Tumoren scheint maßvolle körperliche Aktivität einen Einfluss zu haben. Hier steht offenbar die Verbesserung der psychischen und physischen Konstitution im Vordergrund, die einen wesentlichen Einfluss auf das Wohlbefinden und auf die Leistungsfähigkeit des Immunsystems hat. Sport kann damit der Betroffenen das Gefühl stärkerer Autonomie und eine aktivere Rolle in der Bekämpfung der Tumorerkrankung geben. Die Rekonvaleszenz wird beschleunigt, Körperkraft und Fähigkeiten zur Alltagsbewältigung kehren nach belastenden Therapien schneller zurück, Rezidive werden tendenziell seltener.

4.7.5 Sport in der Schwangerschaft

Bereits im zweiten Buch Mose wird berichtet, dass Hebräerinnen leichter gebären konnten als Ägypterinnen, da sie durch körperliche Arbeit besser darauf vorbereitet waren. Auch finden sich Hinweise in der römischen Literatur, dass Spartanerinnen während der Schwangerschaft Sport trieben, um gesündere Kinder zu gebären [91], [170]. Dagegen warnten die Geburtshelfer seit Beginn der Neuzeit vor körperlichen Anstrengungen, weil sie für den Fall des Sturzes, Fallens oder auch für plötzliche Erschütterungen wie beispielsweise beim Reiten ein hohes Frühgeburtsrisiko sahen [91]. Analog zum negativen Effekt schwerer körperlicher Arbeit auf das kindliche Wachstum im Uterus [163] durch Blutumverteilung zu Ungunsten des Uterus, relative Hypoglykämie und Hyperthermie nahm man an, dass dieses Phänomen auch für starke sportliche Belastungen gelten müsse. Erst seit etwa 30 Jahren ist nach entsprechenden Studien klar, dass körperliche Aktivität während der Schwangerschaft einen positiven Einfluss auf Kindsentwicklung und Geburt hat [293]. Auch die Entwicklung eines Gestationsdiabetes mit allen Folgen für Mutter und Kind wird durch sportliche Aktivität seltener [85]. Gleichzeitig steigt aber auch die Gefahr von Verletzungen, die etwa 6 % aller Schwangerschaften komplizieren [61].

► **Kardiale Anpassung.** Dabei stellt die Schwangerschaft allein bereits eine Belastung dar und geht mit multiplen Anpassungsprozessen einher. So steigt das Herzminutenvolumen in 2 Stufen bereits nach 8 Schwangerschaftswochen von vorher ca. 2,6 auf 3,8 l/min und nach 12 Schwangerschaftswochen auf ca. 4,6 l/min signifikant an, um nach dem Wochenbett wieder auf das Ausgangsniveau abzusinken [61]. Neben der Herzfrequenz nimmt dabei besonders das Schlagvolumen bereits nach 8 Wochen von ca. 30 ml auf 50 ml zu, um während der weiteren Schwangerschaft auf diesem Niveau zu verharren. Im Wochenbett steigt das Schlagvolumen dann sogar auf 65 ml, bevor wieder der Normalbereich erreicht wird.

► **Anpassung an Gelenken und Bändern.** Besonders im letzten Trimenon finden zudem umfangreiche Umbauprozesse an Gelenken und Bändern mit dem Ziel statt, durch eine größere Flexibilisierung des mütterlichen knöchernen Beckens eine Geburtserleichterung und -beschleunigung zu erreichen. Die daraus resultierende reduzierte Stabilität der Gelenke prädisponiert für Überdehnungen im entsprechenden Bereich. Deshalb eignen sich in der Schwangerschaft besonders gelenkschonende Ausdauersportarten wie Wandern, Nordic Walking, Fahrradfahren und Ergometertraining, Tanzen, Schwimmen sowie spezifische Schwangerschaftsgymnastik. Dagegen sollten Kampfsportarten (besonders mit Körperkontakt), Mannschaftssport mit Gegnerkontakt, Wettkampfsport, Sportarten mit großer Sturzgefahr und Tauchen vermieden werden.

M!

Merke

Gelenkschonende Ausdauersportarten sind in der Schwangerschaft förderlich!

4.8 Immunologie

J. Hennig

4.8.1 Definition

Die Immunologie ist die Lehre von der körperlichen Abwehr von Krankheitserregern und anderen körperfremden Stoffen. Dies bedeutet u. a., dass der Organismus zwischen eigenen und fremden Zellen und löslichen Substanzen unterscheiden muss. Das Immunsystem ist ein dementsprechend komplexes System mit zahlreichen Zelltypen und ihren Produkten (z. B. Immunglobuline, Zytokine). Sämtliche Teile des Immunsystems reagieren belastungsinduziert durch qualitative (z. B. die Phagozytenaktivität) und quantitative Veränderungen (z. B. die Leukozytenanzahl). Schon lange bekannte belastungsbedingte Verschiebungen im Blutbild und eher anektodische Hinweise auf Zusammenhänge zwischen hoher sportlicher Belastung und Infektanfälligkeit haben zur Etablierung des Forschungsgebietes Sportimmunologie geführt.

4.8.2 Immunologie und Sport

Einfluss sportlicher Belastung auf das Immunsystem

► **Akute kurzfristige Belastungen.** Intensive Belastungen (Wettkampf, Trainingslager) führen in der Nachbelastungsphase zu einer temporären Immunsuppression. Es kommt zu Verschiebungen im Blutbild, schwachen Akute-Phase-Reaktionen und Veränderungen der Zytokinsynthese. Besonders betroffen sind Natürliche-Killer-Zellen (NK-Zellen). Dadurch können Erreger den Organismus leichter infizieren und Erkrankungen auslösen. Diese Phase von 48–72 Stunden nach intensiver Belastung wird in der Literatur als „open window for infection" bezeichnet. Zur Risikoreduktion sollten hochintensive Belastungen daher nur gezielt in das Training eingebaut werden.

M!

Merke

Ziel sollte es sein, das Infektionsrisiko in der Phase des „open window for infection" nach Wettkämpfen, in denen stets maximale Leistung gefordert wird, zu minimieren. Dann hat sich das Immunsystem regeneriert.

▸ **Ausdauerwettkämpfe.** Nach langen und erschöpfenden Ausdauerwettkämpfen zeigen verschiedene Studien häufigere Infektionen vor allem im Bereich der oberen Atemwege. Sie sollen eine Folge der temporären Beeinträchtigung des Immunsystems in der Postbelastungsphase sein.

▸ **Langfristige trainingsinduzierte Veränderungen.** Nur wenige Studien haben sich bisher mit langfristig trainingsinduzierten quantitativen Veränderungen im Immunsystem beschäftigt. Der trainingsinduzierte niedrige Wert von Granulozyten, T-Helfer-Zellen und NK-Zellen in Ruhe, wie man ihn bei Leistungssportlern vorfindet, wird dabei eher als vegetative Ökonomisierung betrachtet denn als Immunsuppression.

Merke

Belastungsinduzierte Veränderungen der Anzahl bzw. Konzentration von Immunzellen und humoralen Parametern können sowohl positive als auch negative Folgen haben. So soll einerseits regelmäßiges moderates körperliches Training positive Auswirkungen auf das Immunsystem haben. Andererseits hingegen sollen kumulierte hochintensive körperliche Belastungen immunsuppressiv wirken.

Weitere Zusammenhänge

Psyche und Stress

Die Immunitätslage des Sportlers wird zusätzlich durch seine psychische Verfassung beeinflusst (Psychoneuroendokrinoimmunologie). Stressreaktionen aktivieren die hypothalamisch-hypophysär-adrenale Achse mit erhöhten Spiegeln von ACTH, Kortisol und STH sowie erniedrigten Insulinspiegeln und einer variablen Adrenalinreaktion. Auch dies beeinträchtigt das Immunsystem.

Praxistipp

Stressreaktionen sind im Leistungssport z. B. bei offenen Vertragsverhandlungen, Druck durch Sponsoren oder Reisen über mehrere Zeitzonen möglich. Bei leistungsorientierten Amateursportlern entstehen sie oft durch die Mehrfachbelastung (Sport, Beruf und Familie). Stressreaktionen schwächen nicht nur das Immunsystem, sondern können auch zu Übertrainingszuständen und Burn-out führen und sollten daher vermieden werden.

Übertrainingssyndrom

Eine erhöhte Infektanfälligkeit ist ein wichtiges Symptom des Übertrainingssyndroms (Kap. 8). Der veränderte Funktionszustand des Katecholamin-/Katecholaminrezeptorsystems beeinflusst auch das Immunsystem (über Katecholaminrezeptoren auf Lymphozyten). Im Übertrainingszustand finden sich auch erniedrigte Serumspiegel von Glutamin, das energielieferndes Substrat für die Lymphozyten ist. Des Weiteren können die Leukozytenzahlen vermindert, die NK-Zellen vermehrt, die Helferzellen vermindert und das CD4+/CD8+-Verhältnis in Richtung auf die CD8+-Zellen verschoben sein.

Alter

Zu altersphysiologischen Veränderungen gehören auch beeinträchtigte T- und B-Zell-Funktionen. Ein langjähriges moderates Training unterhalb der anaeroben Schwelle im höheren Lebensalter kann auch altersbedingte Abbauprozesse im Immunsystem verzögern. Auf die Notwendigkeit eines Krafttrainings wurde im Kap. 1 schon hingewiesen. Dessen Einfluss auf die Immunfunktionalität sollte zukünftige Forschungsaufgabe sein.

Allergie

Allergien sind nur selten eine Kontraindikation zur Sportausübung. Die Allergie als solche wird durch den Sport nicht beeinflusst. Sportler können in der Regel aber besser damit umgehen. Für die Praxis können die folgenden Empfehlungen gegeben werden:

- Anstrengungsreaktionen (EIA = „exercise induced asthma", Kap. 4.2.4), zu denen bis zu 70 % der Asthmatiker neigen, können durch eine Intervallaufwärmung mit vorsichtiger Steigerung vermieden oder gemindert werden. Die langsame Steigerung der Belastung löst ein „walk-through" aus, da ein Anfall erst bei Belastungen über 1 Minute mit mehr als 70 % des Maximums entsteht.
- Während der Pollenflugzeit sollte auf ein Training im Freien verzichtet werden (Allergenmeidung).
- Wenn (in der Regel nur apothekenpflichtige) Antiallergika gegeben werden müssen, kann die Leistung der Sportler dadurch gemindert werden.
- Bei der Behandlung mit Kortisonpräparaten müssen Doping-Richtlinien beachtet werden (Kap. 9).
- Es gibt keine besonderen Empfehlungen für eine Hyposensibilisierung beim Sportler. Es empfehlen sich aber Regeln in der Anwendung wie beim Impfen.

Krebs

Zahlreiche Studien konnten ein reduziertes Krebsrisiko (Darmkrebs, Brustkrebs) durch Verbesserung des Immunsystems und Repairmechanismen nachweisen (s. a. Kap. 4.5). Es gilt aber als sicher, dass hochintensiver Sport keinen protektiven Effekt hat. Insbesondere der extrem hohe psychische Stress scheint die positiven Effekte sportlicher Belastung durch eine Schwächung des Immunsystems zu egalisieren.

4.8.3 Exkurs Hämatologie

Anämie

► **Normgrenzen.** Eine Anämie ist definiert durch niedrige Erythrozyten- und/oder Hämoglobinkonzentrationen unterhalb festgelegter Normgrenzen:

- Erythrozytenkonzentration
  - Mann: < 4 Mio/µl
  - Frau: < 3,5 Mio/µl
- Hämoglobinkonzentration
  - Mann: < 14 g/dl
  - Frau: < 12 g/dl

In der Regel bedeutet sie eine Leistungsminderung des Sportlers. Ursachen der Anämie können ein vermehrter Blutverlust (Menses, Blutspenden, Mikroblutungen des Darms bei intensiven Belastungen), Eisenmangel (alimentär bedingt bei vegetarischer Kost, Eisenverlust über den Schweiß) sowie eine (Marsch-)hämolyse sein.

► **Sportleranämie.** Die Sportleranämie zeigt moderat erniedrigte Hämoglobinspiegel. Ursache ist eine Zunahme des zirkulierenden Blut- bzw. Plasmavolumens durch eine Anpassung des Herz-Kreislauf-Systems mit dessen Größenzunahme. Der absolute Hämoglobinwert ist nicht erniedrigt, sondern teilweise sogar erhöht. Folge ist eine verbesserte Fließeigenschaft des Blutes. Der Sauerstoff kann weiter in die Peripherie transportiert werden. Die absolute Hämoglobinmenge zu bestimmen, ist eine aufwendige Laboruntersuchung. Daher nutzt man zur Differenzierung der Anämieformen den Ferritinwert. Dieser sollte beim Ausdauersportler über 40 µg/l liegen.

Polyglobulie

Eine Vermehrung der Erythrozytenzahl (Polyglobulie) kann durch ein Höhentraining bei über 4 000 m über Normalnull und Training in sauerstoffarmer Umgebung erreicht werden. Eine zu hohe Blutviskosität führt zu einer schlechteren Blutzirkulation und zu einem höheren Strömungswiderstand. Hämatokritwerte über 55 % und eine Hämoglobinkonzentration über 18 g/dl werden als medizinisch bedenklich (Durchblutungsstörungen, Thrombose- und Embolierisiko) eingestuft und führen daher in zahlreichen Sportarten zu einem Ausschluss vom Wettkampf.

Cave!

Beim Höhentraining kann der ausgeprägte allgemeine Katabolismus mit einer Immunsuppression (Wundheilungsstörung, protrahierte Atemwegsinfekte) einhergehen.

4.8.4 Immunschwäche und Infektanfälligkeit

Diagnostik

Bei leistungsorientierten Sportlern, die zu Infekten neigen, wird auf eine angeborene oder erworbene Immundefizienz differenzialdiagnostisch zu einem Übertrainingssyndrom untersucht.

► **Anamnese.** In der Anamnese wird geklärt, ob schon in der Kindheit eine Neigung zu Infekten bestand oder ob die Infektanfälligkeit erst zu einem späteren Zeitpunkt, z. B. mit der Aufnahme einer intensiven sportlichen Aktivität, auftrat. Gefragt wird nach Infekthäufigkeit und -lokalisation. Zur Trainingsanamnese gehören Trainingsumfang und -intensität, die Anzahl hochintensiver Trainingseinheiten und Fragen nach der Regeneration. Zur allgemeinen medizinischen Anamnese gehört auch die Abklärung des Risikos einer HIV-Exposition.

► **Körperliche Untersuchung.** Besondere Aufmerksamkeit bei der körperlichen Untersuchung gehört den lymphatischen Organen (chronisch entzündlich veränderte Tonsillen, Lymphknotensituation, Eiterherde im Bereich von Nasennebenhöhlen und Zahnwurzeln).

► **Labor.** Labormedizinisch genügen im ersten Schritt bei unkomplizierten Fällen Differenzialblutbild, BSG, Harnstoff und Kreatinin sowie CRP. Die häufigste Immundefizienz im Erwachsenenalter ist der selektive IgA-Mangel. Dieser kann mit einer Elektrophorese und qualitativen Immunelektrophorese erfasst werden. Ist das Risiko einer HIV-Exposition erhöht, kann mit besonderer Zustimmung des Sportlers ein HIV-Test durchgeführt werden.

► **Weitere Diagnostik.** Weitere diagnostische Maßnahmen hängen von den erhobenen Befunden ab, z. B. die Röntgenuntersuchung der Nasennebenhöhlen, der Zähne oder des Thorax, eine Echokardiografie, eine abdominelle Sonografie (Lebergröße, Splenomegalie), eine Spirometrie oder weitere aufwendige Laboruntersuchungen (CMV, EBV, Lymphozytensubpopulationen).

Therapie

M!

Merke

Der kausale Therapieansatz besteht in einer Reduktion von Trainingsumfang und -intensität. Insbesondere sollten intensive Einheiten reduziert und die Regenerationsphasen verlängert werden.

► **Unterstützung des Immunsystems.** Das Immunsystem kann durch naturheilkundliche, roborierende Maßnahmen unterstützt werden. Es ist auf eine gesunde Ernährung zu achten. Mangelerscheinungen sind zu vermeiden. Sehr wichtig sind Maßnahmen wie Entspannungsverfahren zur Regeneration und Stressreduktion.

► **Spezifische und symptomatische Therapie.** Ausschließlich bakterielle Erkrankungen sollen durch Antibiotika therapiert werden. Die meisten Erkrankungen des oberen Respirationstrakts werden jedoch durch Viren verursacht, bei denen nur eine symptomatische Therapie (Inhalation, Nasentropfen, erhöhte Flüssigkeitsaufnahme) möglich ist. Unter Umständen können NSAR wie Azetylsalizylsäure, Ibuprofen und Paracetamol das Befinden verbessern. In diesen Fällen ist eine sportliche Betätigung obsolet.

Prävention

► **Ansteckungsgefahr minimieren.** Infektionen treten nur in Anwesenheit von Erregern (meistens Viren, seltener Bakterien, Pilze, Würmer und Parasiten) auf. Im Sport ist die Ansteckungsgefahr bei Sportarten mit intensivem Körperkontakt (Kampfsport) und bei Mannschaftssportarten erhöht. Beim gemeinsamen Training (Trainingslager) sollten gewisse Hygienestandards eingehalten werden, um die Verbreitung von Infekten zu vermeiden. Dazu gehören eine ausreichende Händehygiene, das nicht gemeinsame Nutzen von Trinkgefäßen und das Meiden körperlicher Kontakte (Umarmen beim Jubeln), insbesondere zu erkrankten Sportlern. Im Alltag sollten größere Menschenansammlungen (öffentliche Verkehrsmittel, Kino, Supermarktschlange) während einer „Grippewelle“ gemieden werden. Eine Isolierung von Sportlern mit grippalen Infekten ist nicht erforderlich, weil es genügt, einen Abstand von einer Armlänge einzuhalten und sich nicht anhusten zu lassen.

► **Impfungen auffrischen.** Ein optimaler Zeitpunkt für Impfungen ist der Zeitraum 6–24 Stunden nach einem Wettkampf oder vor einer Trainingspause. Zu diesem Zeitpunkt sind die Körperreaktionen (Reizung der Einstichstelle, Lymphknotenvergrößerungen, Fieber) am geringsten und bedeuten keine Leistungsminderung für den Sportler. Die Impfung sollte in den weniger aktiven Arm gegeben werden, um stärkere Lokalreaktionen und eine Einschränkung der Beweglichkeit zu verhindern. Nach der Impfung ist eine intensive Belastung nicht empfehlenswert. Impfkomplikationen können zu einer längeren Sportpause bis zu 4 Wochen führen.

Merke

Es empfiehlt sich, Impfungen zur Vorbeugung von Infektionserkrankungen (Influenza, Masern, Mumps und Röteln) gemäß den Empfehlungen der STIKO durchzuführen.

► **Training optimieren.** Funktionelle Kleidung vermeidet starkes Schwitzen und somit das Auskühlen nach der Belastung, was das Immunsystem schwächen kann. Optimal ist, wenn in den ersten 10 Minuten des Trainings ein leichtes Kältegefühl auftritt, und anschließend das Training wohltemperiert durchgeführt werden kann. Die Nasenatmung reduziert das Risiko des Auskühlens und Austrocknens der Atemwege. An extrem kalten Tagen sollten die Atemwege durch ein Tuch vor dem Auskühlen geschützt werden.

► **Ernährung optimieren.** Optimale Trainingseffekte erfordern eine ausgewogene Ernährung, um eine Versorgung mit essenziellen Substanzen sicherzustellen. Weil beim Leistungssportler Mikronährstoffe verloren gehen und die Resorptionsbedingungen im Magen-Darm-Trakt durch Training und Wettkampf negativ beeinflusst werden, empfiehlt sich die Substitution von Mineralien, Spurenelementen und Vitaminen:

- Die Substitution mit antioxidativ wirkenden Mikronährstoffen muss differenziert betrachtet werden. Der durch intensive sportliche Betätigung entstehende oxidative Stress ist notwendig, um Trainingseffekte durch Reparaturmechanismen zu erzielen. Dies könnte auch ein Grund dafür sein, warum eine Vitamin-C-Gabe zur Vermeidung von Infekten in der großen Menge an Studien nicht grundsätzlich zu einer verbesserten Gesundheit beigetragen hat.
- Aminosäurendefizite führen zu schwerwiegenden Defekten der Immunfunktion auch durch Abnahme der Anzahl der T-Lymphozyten. Die für das Immunsystem wichtigste Aminosäure Glutamin wird vornehmlich im Skelettmuskel synthetisiert und von dort aus in das Blut abgegeben. Von dort gelangt Glutamin in verschiedene Gewebe. Glutamin wird von Immunzellen sowohl für die Energiegewinnung als auch für den Nukleinsäuremetabolismus benötigt. Ein abfallender Serumspiegel wird in Zusammenhang gebracht mit Verschlechterungen von Schlüsselfunktionen immunkompetenter Zellen. Niedrige Glutamin-Serumspiegel und erhöhte Infektionsraten wurden auch bei intensiven Belastungen und im Übertrainingszustand bei Sportlern gefunden [424].
- Die unspezifische Abwehr hängt weitaus stärker von einer ausgewogenen Versorgung mit Spurenelementen ab als die spezifische Immunabwehr. Zink ist Katalysator vieler kontrollierter Stoffwechselvorgänge. Ihm kommt insofern eine besonders wichtige Rolle in der zellulären und humoralen Immunität zu, als es spezielle Aufgaben bei der antigenspezifischen Antwort und bei den unspezifischen Mechanismen hat. Bei Zink hat man eine eindeutig fördernde Wirkung auf das Immunsystem gefunden.

► **Immunsystem stärken.** Naturheilkundlich werden Saunagänge und Wechselduschen empfohlen. Ausreichend Schlaf ist wichtig zur Regeneration und Optimierung des Immunsystems. Die orthomolekulare Medizin empfiehlt zur Stärkung des Immunsystems die Substitution von Vitaminen (Vitamin C, Vitamin-B-Komplex, Vitamin A, Vitamin D, Vitamin E), Vitaminoiden (α-Liponsäure, L-Carnitin, Co-Enzym-Q_{10}), Spurenelementen (Zink, Selen, Eisen, Kupfer), Fettsäuren (Omega-3-Fettsäuren) und Aminosäuren (Arginin, Zystein, Glutamin, Glutathion, Taurin). Studien mit höherem Evidenzgrad hierzu fehlen allerdings. Es ist stets zu bedenken, dass die unkontrollierte Substitution zur Leistungssteigerung ein Einstieg in das Doping sein kann.

Praxistipp

Eine Supplementierung sollte man mit entsprechenden Laborwerten überwachen. Eine einseitige Gabe hoher Dosen sog. Vitalstoffe kann negative Folgen haben. Zink und Kupfer nutzen z. B. die gleichen Carriersysteme im Darm, sodass eine Zinksubstitution durch eine geringere Kupferaufnahme zu einem Kupfermangel führen kann.

> **Merke**
>
> Zur Stärkung des Immunsystems empfiehlt sich ein moderat betriebenes Ausdauertraining (Radfahren, Laufen/Walking, Schwimmen). Eine Kombination dieser Ausdauersportarten im moderaten Trainingsbereich entspricht dem Tri-Trimming. Ziel dieser gesundheitsfördernden Sportart ist das Bewältigen eines Volkstriathlons (500 m Schwimmen, 20 km Radfahren, 5 km Laufen in einer Woche [144].

4.8.5 Sportfähigkeit

Bei Sportlern am häufigsten sind Infektionen der oberen Atemwege (banaler Infekt, Erkältung, Schnupfen). Die Entscheidung darüber, ob ein Sportler trainings- bzw. wettkampffähig ist, ist oft schwierig und sollte sich am nicht therapierten Sportler orientieren, weil eine symptomatische Therapie (Antipyretika, Analgetika, „Grippemittel") Allgemeinsymptome eines Infekts verschleiern kann.

Diagnostik

Um einen lokalen Infekt von einer generalisierten Infektion unterscheiden zu können, benötigt man u. a. die ärztliche Untersuchung (Lymphknotenvergrößerung, Eiterstippen im Rachenraum) inkl. Messen der Körpertemperatur (Fieber) und bestimmte Laborwerte (Blutbild, CRP, Prokalzitonin). Gute Marker für eine auch latente oder nicht ausgeheilte Infektion sind der erhöhte morgendliche Ruhepuls und die erhöhte Herzfrequenz unter Belastung.

Empfehlungen

Je nach Infekt können folgende Empfehlungen gegeben werden:

- Bei banalen Infekten ohne Ganzkörperreaktion wie bei einer einfachen Rhinitis ohne Fieber ist ein moderates Training in der Regel möglich.
- Bei einer akuten Infektion mit systemischer Körperreaktion (Fieber, Schwäche, Gliederschmerzen, Lymphknotenschwellung oder ähnliche Symptome) sollte kein Sport getrieben werden.
- Bei banalen Virusinfekten der oberen und unteren Atemwege reicht in der Regel eine Sportpause von maximal einer Woche nach Abklingen der Beschwerden.
- Eine besonders lange sportfreie Rekonvaleszenz von bis zu 4 Wochen empfiehlt sich bei der Mononukleose, den Kinderkrankheiten Masern, Mumps, Röteln und Windpocken sowie nach einer Streptokokkenangina oder Pneumonie. Besonders zu beachten ist, dass nach einer Mononukleose mit einer Milzvergrößerung Kontaktsportarten wegen der Gefahr einer Milzruptur zu meiden sind.
- Bei einem fortgeschrittenen Immundefekt (angeborene oder erworbene Immunschwäche wie eine HIV-Infektion) muss eine weitere Immunsuppression durch intensive körperliche Belastung vermieden werden.

Nach der Sportpause sollte man mit einem moderaten Training beginnen. In der Erkrankungsphase ausgefallene Trainingseinheiten dürfen keinesfalls durch besonders umfangreiche und intensive Maßnahmen nachgeholt werden. Mit einem intensiven Training darf frühestens 2 Wochen nach einem symptomatischen Infekt begonnen werden.

> **Cave!**
>
> Einen beginnenden Infekt „auszuschwitzen" oder diesen „wegzulaufen", verbietet sich.

4.9 Neurologie

S. Ries, R. Knoblich, G. Reifschneider, C. Schumann

4.9.1 Morbus Parkinson

Charakteristika

Der Morbus Parkinson wird klinisch aufgrund von motorischen Symptomen diagnostiziert: Akinese (Bewegungsverarmung), Bradykinese (Bewegungsverlangsamung), Hypokinese (verminderte Bewegungsamplitude), Rigor (Tonuserhöhung), Ruhe- und Haltetremor sowie eine Haltungsinstabilität (Verlust der Haltungsreflexe).

Alle motorische Grundeigenschaften spielen in der Behandlung von Parkinsonpatienten eine bedeutsame Rolle [54]. Tierexperimentelle Untersuchungen lassen vermuten, dass ein körperliches Training beim Morbus Parkinson neuroprotektiv sein könnte.

Merke

Parkinsontherapie = Pharmakotherapie + Bewegungstherapie

Sport und Morbus Parkinson

Je nach zu trainierender Grundeigenschaft haben sich die folgenden Sportarten bewährt (▸ Tab. 4.12).

Ausdauer

Laufbandtraining bei Parkinsonpatienten verbessert Schrittlänge, Gehgeschwindigkeit und Kadenz (Schritte pro Minute) [245], [363]. Rhythmus, d. h. eine rhythmische akustische Stimulierung, hat einen positiven Einfluss auf die Bewegung von Parkinsonpatienten. Diese audiomotorische Kopplung wird auch als „Magneteffekt“ beschrieben [369]. Auch für Nordic Walking wurden positive Befunde erhoben (s. u.).

Cave!

Nordic Walking muss in frühen Krankheitsphasen erlernt werden.

Kraft

Parkinsonpatienten entwickeln eine Muskelschwäche [323], [45]. Um die parkinsontypische Körperhaltung zu vermeiden, erscheint ein Rückentraining in Verbindung mit einer Dehnung der ventralen Muskulatur sinnvoll [25]. Für die posturale Kontrolle ist eine Kräftigung der Knie- bzw. Hüftstrecker von Bedeutung. Parameter wie Gangqualität, Gleichgewicht und Sturzgefahr werden gebessert [5].

Tab. 4.12 Für Parkinsonpatienten besonders geeignete Sportarten (Auswahl).

Trainingsziel	Empfehlung
Ausdauer	Nordic Walking
Kraft	Training der Rumpf- sowie der körperaufrichtenden Muskulatur
Beweglichkeit	LSVT-BIG-Training
Schnelligkeit	Sitzfahrrad (z. B. MOTOmed viva2)
Koordination	Tai Chi, Tanzen, Exergaming

Merke

Parkinsonpatienten sollte insbesondere das Training der axialen Muskulatur empfohlen werden.

Beweglichkeit

Das LSVT-BIG-Training (LSVT = Lee Silverman Voice Treatment) ist eine wissenschaftlich untersuchte intensive und standardisierte Behandlungsform. Dabei werden hochamplitudige, weiträumige Bewegungen über 4 Wochen trainiert (4 Behandlungstage/Woche; Behandlungszeit je 60 min) [100]. Dieses Training ist jedoch nicht für Parkinsonpatienten in fortgeschrittenen Stadien geeignet (Sturzgefahr).

Nordic Walking vermindert die typische Minderbewegung der Arme, der Stockeinsatz wirkt der „nach vorne gebeugten Haltung“ entgegen. Die Schrittlänge wird verbessert [378].

Schnelligkeit

Tandem-Fahrradfahren wirkt positiv auf motorische Parameter. Ursache scheint die dadurch erhöhte Tretgeschwindigkeit zu sein. Ein entsprechendes motorbetriebenes passives (90 U/min) Sitzfahrrad wurde entwickelt [205].

Praxistipp

Fahrradfahren mit Fahrradcomputer mit Trittfrequenzanzeige.

Koordination

Zur Verbesserung von Gleichgewicht und Ausdauerleistung ist Tanzen, insbesondere Tangotanzen, effektiv [133]. Tai-Chi Chuan, das chinesische Schattenboxen, ist eine in China entwickelte Kampfkunst, die dort mittlerweile ein Volkssport geworden ist. Sie ist gut untersucht, reduziert die Sturzgefahr und verbessert die Gleichgewichtsleistung [213].

Praxistipp

Exergaming: Ein aktueller Review bestätigt die Wirksamkeit einer Trainingstherapie mit Spielekonsolen für Parkinsonpatienten.

4.9.2 Multiple Sklerose

Charakteristika

Die Multiple Sklerose (MS) ist die häufigste chronisch-entzündliche Erkrankung des zentralen Nervensystems. Die Erstmanifestation betrifft vor allem junge Frauen (2 : 1); meist als schubförmig-remittierende Verlaufsform. Sie kann im Verlauf in eine sekundär-chronisch progrediente Verlaufsform übergehen oder – bei 10 % der Patienten – primär chronisch verlaufen.

Im Rahmen der Erkrankung kann es zu Behinderungen durch Paresen, Spastik, Koordinations-, Seh- und Sensibilitätsstörungen kommen.

Merke

Individuelle Symptomausprägung erfordert individuelle Beratung!

Sport und Multiple Sklerose

Auch bedingt durch fehlerhafte ärztliche Beratung sind MS-Patienten insgesamt weniger körperlich aktiv. Dies führt zu Komplikationen wie Adipositas, Diabetes mellitus oder Osteoporose und verschlechtert somit die Ausgangssituation [391].

In mehreren Studien konnte gezeigt werden, dass sportliche Betätigung die Funktionsfähigkeit und Lebensqualität der Betroffenen erhöhen kann [384], [312]. Regelmäßiges Training verbessert Muskelkraft, Ausdauer und Mobilität.

Uhthoff-Phänomen

Etwa 40–80 % der MS-Patienten berichten über ein Uhthoff-Phänomen: Neue oder bekannte Symptome treten im Rahmen einer erhöhten Körpertemperatur auf – z. B. bei fieberhaften Infekten, bei einem warmen Bad, bei Sonneneinstrahlung oder bei Körpererwärmung durch körperliche Anstrengung [349].

Cave!

Das Uhthoff-Phänomen entsteht durch einen funktionellen Leitungsblock und ist vollständig reversibel.

Dies sollte bei der Auswahl der Sportarten berücksichtigt werden. Günstig sind hier Wassersportarten. Ebenso sollten Sportarten bei hohen Außentemperaturen und in der prallen Sonne vermieden werden.

Praxistipp

Training mit Kühlwesten!

Fatigue-Symptomatik

Die Fatigue-Symptomatik wird von 80 % der Erkrankten beschrieben, die Hälfte der Patienten fühlt sich durch diese Symptomatik stark betroffen und eingeschränkt. Die Lebensqualität ist hierdurch reduziert. Die genaue Ursache für die Fatigue ist weiterhin nicht geklärt [110].

Eine Fatigue-Symptomatik bedeutet eine vorzeitige und rasche Erschöpfbarkeit des Betroffenen. Diese geht mit einer ungewöhnlich langen Erholungsphase einher.

Durch zahlreiche Studien konnte der Nutzen eines angepassten leichten bis moderaten aeroben Trainings gezeigt werden. Körperliche Überbelastung sollte vermieden werden.

Merke

Aerobes Training mindert die Fatigue-Symptomatik.

4.9.3 Epilepsie

Charakteristika

Wenn keine weiteren Erkrankungen vorliegen, sind Menschen mit einer Epilepsie zwischen den Anfallsereignissen als gesund zu betrachten.

Sport und Epilepsie

Aktivität von Menschen mit Epilepsie

Menschen mit Epilepsie sind sportlich weniger aktiv als eine gesunde Vergleichsgruppe [357]. Ursachen sind restriktive ärztliche Aussagen, ein „zu beschützendes Umfeld" und ein krankheitsbedingtes gemindertes Selbstwertgefühl.

> **Cave!**
>
> Viele Menschen mit Epilepsie werden mit einer überbesorgten Grundhaltung betreut. Dies kann negative Anpassungsstörungen zur Folge haben.

Das aus der verminderten sportlichen Aktivität resultierende Verhalten führt zu einer schlechteren Ausdauerleistung, einer geringeren Muskelkraft und Beweglichkeit; auch das Körpergewicht bei Epilepsieerkrankung ist erhöht [151]. Eine hepatische Enzyminduktion, ältere Antiepileptika und körperliche Inaktivität kann zur Osteoporose führen [288]. Hieraus resultiert eine erhöhte Inzidenz von Frakturen, vor allem nicht anfallsbedingt [87].

Sport und Anfallshäufigkeit

Am Arbeitsplatz, aber auch bei sportlicher Aktivität, wird eine Minderung der Anfallshäufigkeit berichtet [104]. Als Mechanismus wird eine gesteigerte Vigilanz vermutet. Korrespondierend zeigen sich positive Auswirkungen von sportlicher Aktivität auf die EEG-Ableitung während sportlicher Aktivität [15], [16].

Epilepsie und Sportunfälle

Sportunfälle bei Epilepsiepatienten sind seltener als in der Allgemeinbevölkerung. Dies liegt natürlich auch an der geringeren sportlichen Aktivität von Menschen mit Epilepsie [377]. Sportunfälle verlaufen zudem meist blande [265].

> **Merke**
>
> Das Risiko sollte nicht überschätzt werden.

Welche Sportart ist geeignet?

Zur Auswahl der geeigneten Sportart muss das persönliche Risiko beurteilt werden. Diese Beurteilung ruht auf 3 Säulen:

- persönliche Anfallssituation: Anfallsart, Anfallshäufigkeit, Vorboten, tageszeitliche Bindung der Anfälle
- Risiken der gewählten Sportart: bei Patienten mit kontrollierter Epilepsie gelten heute kaum noch Einschränkungen
- Rahmenbedingungen: Sportliche Aktivität mit Freunden oder im Sportverein bietet neben dem positiven sozialen Aspekt ein schützendes Ambiente. Die Sportpartner sollten über die Erkrankung und Notfallmaßnahmen informiert sein. Bei bestimmten Sportarten kann die Ausstattung der Sportgeräte bzw. die Umgebung der Sportgeräte schützend gestaltet werden.

> **Cave!**
>
> Problematisch sind Sportarten mit Ertrinkungs- oder Absturzgefahr.

Eine detaillierte Beratung hinsichtlich der verschiedenen Sportarten findet sich in dem von der Stiftung Michael herausgegebenen Text: „Sport bei Epilepsie" [97].

4.9.4 Schlaganfall

Charakteristika

Der Schlaganfall ist die häufigste Ursache für eine bleibende Behinderung und Pflegebedürftigkeit. Die Hälfte aller Patienten, die einen Schlaganfall erleiden, sind dauerhaft körperbehindert. Dabei sind die Probleme nach einem Schlaganfall vielfältig und individuell unterschiedlich. Sie betreffen häufig die Beweglichkeit und Funktionalität, die Mobilität, das Gleichgewicht und neuropsychologische Faktoren. Eine Verschlechterung der kognitiven Funktionen lässt sich bei 64% aller Schlaganfallpatienten nachweisen.

Sport und Schlaganfall

In der Vergangenheit konnte gut belegt werden, dass regelmäßiger Ausdauersport das Risiko für vorzeitigen Tod und für Herz-Kreislauf-Erkrankungen senken kann. Eine Reihe von Arbeiten konnte diesen Effekt auch für den Schlaganfall belegen [176], [217]. Intensiver Sport, verglichen mit leichter bis moderater körperlicher Aktivität, hat in Bezug auf das Schlaganfallrisiko zusätzlichen Nutzen [345]. Die Studie erbrachte insbesondere Hinweise darauf, dass der Dauer der körperlichen Aktivität eine wesentliche Rolle zukommt. In einem Konsensuspapier des Centers for Disease Control (CDC) und dem National Institutes of Health (NIH) wird empfohlen, zur Schlaganfall-Primärprävention Sport mit moderater Belastung für ≥ 30 Minuten an den meisten Tagen der Woche, vorzugsweise an allen Tagen, zu betreiben [321].

> **Merke**
>
> Sport senkt das Schlaganfallrisiko.

Eine kürzlich publizierte Cochrane-Analyse (45 Studien mit insgesamt 2188 Teilnehmern) untersuchte den Einfluss von Sportübungen auf Mortalität, Behinderungsgrad, Abhängigkeit, physikalische Fitness, Mobilität, kardiovaskuläre Risikofaktoren, Stimmung und Lebensqualität. Sportliches Training verbessert die Fitness, die Gehgeschwindigkeit, die Balance und globale Parameter des Behinderungsgrades [326]. Eine Metaanalyse wies eine signifikante Verbesserung der kognitiven Funktion durch regelmäßige sportliche Aktivität nach [77].

> **Merke**
>
> Nach einem Schlaganfall verbessert sportliche Aktivität die Lebensqualität.

4.9.5 Polyneuropathie

Charakteristika

Die Polyneuropathie ist eine Erkrankung des peripheren Nervensystems. Die Ursachen sind vielfältig, z. B. Diabetes mellitus, Alkoholismus, Autoimmunerkrankungen oder Nierenfunktionsstörungen.

> **Cave!**
>
> Häufig bleibt die Ursache unerkannt. Daher ist eine kausale Therapie oft nicht möglich.

Typischerweise sind zunächst die distalen unteren Extremitäten betroffen. Es gibt sowohl rein motorische Formen der Polyneuropathie als auch rein sensible Formen. Häufiger treten jedoch Mischformen auf. Sensible Ausfälle führen zu einer sensorischen Ataxie. Insbesondere Patienten mit einer diabetischen Polyneuropathie weisen oft deutliche Trophikstörungen mit Hautulzerationen an den Füßen auf.

> **Cave!**
>
> Bei Patienten mit Polyneuropathie muss der Hautstatus regelmäßig kontrolliert werden, da belastungsabhängige Druckschäden auftreten können.

Sport und Polyneuropathie

In einer Pilotstudie [313] führte ein 3-wöchiges intensives Gleichgewichts- und Laufbandtraining sowohl bei Bewegungsgeschwindigkeit und Gangsicherheit als auch bei der Lebensqualität zu einer signifikanten und über zumindest 6 Monate anhaltenden Besserung.

> **Praxistipp**
>
> Krafttraining der axialen Muskulatur und Training der Gang- und Standsicherheit.

4.9.6 Schädel-Hirn-Trauma

Charakteristika

Gehirnerschütterungen zählen zu den leichten Schädel-Hirn-Traumata. Diese Verletzungen wurden bis vor Kurzem eher bagatellisiert. Standardisierte Vorgehensweisen wurden in den letzten Jahren erarbeitet.

> **Cave!**
>
> Eine Gehirnerschütterung ist nicht zwingend mit einem Bewusstseinsverlust, einer Erinnerungsstörung und/oder Erbrechen vergesellschaftet [299].

Was ist eine Gehirnerschütterung?
- Auslöser ist eine direkte oder fortgeleitete Krafteinwirkung auf den Kopf.
- Es kommt zu einer kurzen funktionellen Störung der neuronalen Funktion.
- Strukturelle Veränderungen z. B. in der Bildgebung sind nicht nachweisbar.
- Eine vorübergehende qualitative und quantitative Bewusstseinsstörung ist möglich.
- Kognitive Funktionen können gestört sein [139].

Sport und Schädel-Hirn-Trauma

Auf die aktuellen Handlungsempfehlungen sei ausdrücklich hingewiesen [117].

Diagnostik

▶ **Concussion-Recognition-Tool.** Der Betroffene muss unmittelbar aus dem Wettkampfgeschehen entfernt und untersucht werden. Dabei ist eine strukturierte orientierende Untersuchung durchzuführen (Concussion-Recognition-Tool [240]), wobei eine Gehirnerschütterung anzunehmen ist, wenn eines oder mehrere der unter den nachfolgenden 3 Punkten genannten Hinweise/Symptome zutreffen oder falsche Antworten auf die Gedächtnisfragen gegeben werden:

1. Sichtbare Hinweise
   - Bewusstseinsverlust oder verlangsamte Reaktion
   - liegt bewegungslos auf dem Boden/ist verlangsamt beim Aufstehen
   - Unsicherheit auf den Füßen/Gleichgewichtsprobleme oder Fallen/Koordinationsstörungen
   - fasst sich an den Kopf/stützt den Kopf mit den Händen
   - benommener, leerer oder ausdrucksloser Blick
   - Verwirrtheit/ist sich nicht des Spiels oder der Geschehnisse bewusst
2. Zeichen und Symptome
   - Bewusstseinsverlust
   - Kopfschmerzen
   - Krampfanfall
   - Schwindelgefühl
   - Gleichgewichtsprobleme
   - Verwirrtheit
   - Übelkeit oder Erbrechen
   - Gefühl „verlangsamt/langsam zu sein"
   - Benommenheit/Schläfrigkeit
   - „Druck im Kopf"
   - emotionaler als gewohnt
   - verschwommenes Sehen
   - Reizbarkeit
   - Lichtempfindlichkeit
   - Traurigkeit
   - Gedächtnislücke
   - Erschöpfung/Ermüdung oder wenig Energie
   - Gefühl „wie im Neben/benebelt zu sein"
   - nervös oder ängstlich
   - Nackenschmerzen
   - „etwas stimmt nicht mit mir"
   - Geräuschempfindlichkeit
   - Schwierigkeiten, sich zu erinnern
   - Schwierigkeiten, sich zu konzentrieren
3. Gedächtnisfunktion
   - „An welchem Spielort sind wir heute?"
   - „Welche Halbzeit ist jetzt?"
   - „Wer hat in diesem Spiel zuletzt ein Tor erzielt?"
   - „Gegen welches Team haben Sie letzte Woche/im letzten Spiel gespielt?"
   - „Hat Ihre Mannschaft das letzte Spiel gewonnen?"

> **Cave!**
>
> When in doubt – take him out!

Besteht der Verdacht auf eine Gehirnerschütterung, muss der Spieler aus dem Spiel genommen werden. Er darf nicht allein gelassen werden und kein Fahrzeug führen, also nicht selbst ins Krankenhaus oder nach Hause fahren.

▶ **Kontinuierliche Überwachung.** Außerhalb des Spielfelds ist der Betroffene kontinuierlich zu überwachen. Dabei muss der Bewusstseinszustand sowohl quantitativ (Schläfrigkeit) als auch qualitativ (Verlangsamung, Verwirrtheit) geprüft werden. Empfehlenswert sind eine leichte Kopfhochlagerung und bei Bedarf kühlende Kompressen. Bei fortbestehenden oder gar zunehmenden Einschränkungen ist eine ärztliche Untersuchung angezeigt (klinisch-körperliche/klinisch-neurologische Untersuchung sowie standardisierte Testinstrumente [SCAT-3-Konzept, [240]).

► **Einweisung.** Eine stationäre Einweisung ist zwingend:

- wenn es zu einem Bewusstseinsverlust kommt
- wenn Symptome sich verstärken oder bestehen bleiben
- wenn Symptome nach einer zeitlichen Latenz auftreten
- bei allen Patienten mit Verdacht auf Halswirbelsäulenverletzung

Therapie und Prognose

Die initiale Therapie der Gehirnerschütterung besteht in einer vollständigen Erholung durch Ruhe. Äußere Reize sollten vermindert werden. Für einen erholsamen Schlaf ist zu sorgen. Eine zu lange Inaktivierung ist mit einer schlechteren Prognose vergesellschaftet. Klassischerweise wird ein 6-stufiges „Return-to-Play"-Konzept empfohlen. Die Folgestufe kann jeweils bei subjektiver Symptomfreiheit angestrebt werden [159].

Bestehen die Symptome auch nach 4 Wochen weiterhin fort, sind weiterreichende diagnostische Maßnahmen notwendig [333].

Merke

Ein strukturiertes „Return-to-Play"-Konzept ist essenziell.

Bei 85 % der Betroffenen ist nach einer Woche eine „Restitutio ad integrum" erreicht – nach einem Monat sind es 97 %. Erst nach vollständiger Restitutio kann die Sportart in der vorbestehenden Intensität wieder aufgenommen werden. Ein neuerliches Schädel-Hirn-Trauma vor vollständiger Wiederherstellung („Second-Hit-Syndrom") ist unbedingt zu vermeiden [29].

Cave!

Ein „Second-Hit-Syndrom" kann fatale Folgen haben.

4.10 Psychiatrie

H. J. Koch

4.10.1 Definition

► **Psychiatrie, Psychotherapie, Psychosomatik.** Die Psychiatrie hat sich wie die Neurologie und Kinder- und Jugendpsychiatrie als Teilgebiet der Nervenheilkunde entwickelt und befasst sich als medizinische Disziplin mit der Prävention, Diagnose und Therapie psychischer Störungen. Differenzierte diagnostische und therapeutische Ansätze haben zu Spezialisierungen wie der Allgemein- und Akutpsychiatrie, Gerontopsychiatrie, Suchtmedizin oder forensischen Psychiatrie beigetragen. Eng verbunden mit der Psychiatrie sind die Psychotherapie – seit 1993 Facharzt für Psychiatrie und Psychotherapie – als verbales Therapieverfahren, welche die Brücke zur Klinischen Psychologie schlägt, und die von der Psychiatrie ausgehende Psychosomatik als Bindeglied zur Inneren Medizin.

► **Sportpsychiatrie- und Psychotherapie.** Ähnlich der Sportpsychologie hat sich seit 2010 unterstützt durch die Robert-Enke-Stiftung bei der DGPPN (Deutsche Gesellschaft für Psychiatrie, Psychotherapie, Psychosomatik und Nervenheilkunde) ein Referat „Sportpsychiatrie- und Psychotherapie" mit einschlägigen Qualifikationsangeboten etabliert.

► **Störung, Episode.** In der psychiatrischen Nomenklatur werden die Begriffe Erkrankung und Krankheit (weitgehend) vermieden und durch neutrale Termini wie Störung (engl. „disorder") oder Episode (engl. „episode") ersetzt (Internationale Klassifikation psychischer Störungen), um einen Komplex von Symptomen oder Verhaltensauffälligkeiten zu beschreiben. Folgerichtig spricht man bevorzugt von affektiven Störungen oder einer depressiven Episode.

4.10.2 Depression

Depressionen gehören mit Punktprävalenzen bis zu 20 % zu den weltweit häufigsten und volkswirtschaftlich bedeutsamsten Erkrankungen [140], [260]. In der sportmedizinischen Praxis wird man daher zwangsläufig mit den unterschiedlichen Facetten dieser Erkrankung im Hinblick auf Diagnostik, Beratung und Therapie konfrontiert.

Klinik und Diagnostik

▶ **Kernsymptome.** Die klinisch wichtigen psychischen Kernsymptome, die das depressive Syndrom charakterisieren, sind in ▶ Tab. 4.13 zusammengestellt. Für die tägliche Praxis gilt, dass es schon mit 2 Testfragen gelingt, einen ersten Hinweis auf eine Depression zu erhalten. In diesem Fall liegt es nahe, die Psychopathologie näher zu explorieren oder konsiliarisch-fachärztliche Hilfe anzufordern [320].

Depressive Syndrome kommen bei einer Vielzahl von affektiven Störungen vor, können aber auch das klinische Bild anderer psychischer Erkrankungen wie schizophrene Psychosen, Angststörungen oder neurodegenerative Leiden mitprägen. Die affektiven Subtypen reichen von der anhaltenden chronischen Depression (Dysthymia) über bipolare Störungen bis zu der rezidivierenden depressiven Störung (▶ Tab. 4.14).

Merke

Depressive Symptome sind häufig und können bei vielen affektiven Störungen, aber auch bei anderen Entitäten wie schizophrenen oder organischen Störungen das klinische Bild prägen.

▶ **Klinische Untersuchung.** Während die Differenzialdiagnosen für den Kliniker beim Erstkontakt mit dem Patienten nicht im Vordergrund stehen, da zunächst syndromorientiert behandelt wird, ist es allerdings für die Prognose entscheidend, organische Erkrankungen wie Enzephalitiden, Schädel-Hirn-Trauma, Hypothyreose oder Herzerkrankungen als Ursache der Depression frühzeitig zu erkennen und einer kausalen Behandlung zuzuführen. Gerade mit Blick auf die somatischen Erkrankungen als Ursache einer Depression muss der Patient körperlich untersucht und ein kompletter Neurostatus erhoben werden. Es empfiehlt sich bei psychischen Syndromen eine abgestimmte Labordiagnostik (Basislabor: Blutbild, CRP, Glukose, Gerinnung, Elektrolyte, Urinstatus, Leber- und Nierenprofil, TSH, ggf. Medikamentenspiegel, Lipase, HbA_{1c}, Alkoholspiegel, ggf. ergänzt durch Carbohydrate Deficiency Transferrin [CDT],

Tab. 4.13 Testfragen und wichtige psychopathologische Symptome des depressiven Syndroms, die nach der Internationalen Classification of Diseases (ICD-10) 2 Wochen andauern sollten.

Testfragen	Symptome
• Fühlten Sie sich im letzten Monat häufig niedergeschlagen, traurig, bedrückt oder hoffnungslos? • Hatten Sie im letzten Monat deutlich weniger Lust und Freude an Dingen, die Sie sonst gerne tun?	• gedrückte Stimmung, geringe Schwingungsfähigkeit, Freudlosigkeit, sinkender Selbstwert oder wenig Selbstvertrauen, Grübeln • verminderter Antrieb und verminderte Aktivität, Interessenverlust, sozialer Rückzug, aber auch motorische Unruhe, Reizbarkeit oder Ängstlichkeit • (subjektiv) gestörte Konzentration und Aufmerksamkeit • negativ-pessimistische Gedanken (schwarze Brille) bis zu Schuld-, Versagens- oder Versündigungswahn • Suizidgedanken und Risiko von Suizidhandlungen • Schlafstörungen, Früherwachen, Morgentief, geringe Libido • Appetit- mit Gewichtsverlust, Kopfdruck, Kloßgefühl

Tab. 4.14 Wichtige Subtypen depressiv-affektiver Störungen (in Anlehnung an ICD-10).

ICD-Nummer	Subtyp
F34.0/F34.1	anhaltende depressive Störung oder Zyklothymia
F32.1/F33.1	depressive Episode bzw. rezidivierende Depression
F31.3	depressive Episode bei Bipolarer Störung
F43.2	Anpassungsstörung (erlebnisreaktive Depression)
F6x.x	Depression im Rahmen von Persönlichkeitsstörungen
F06.3	organisch affektive Störung bei somatischen Erkrankungen
F1x.5	Depression im Rahmen einer Suchterkrankung

Hepatitis-Serologie, B12, Folsäure u. a.), die entsprechend dem klinischen Befund ergänzt werden muss (Blutkultur, Liquordiagnostik). Regelmäßige paraklinische Verlaufskontrollen (Laborstatus, Drug-Monitoring) in Abhängigkeit von der psychopharmakologischen Behandlung sind zu beachten. Eine zerebrale Bildgebung, heute in der Regel eine kraniale MRT, sollte jedem depressiven Patienten initial angeboten werden, ebenso ein EEG und ein EKG (Kontrollen auch im Verlauf wegen der QT-Zeit empfehlenswert) als Voraussetzung für eine psychiatrische Pharmakotherapie [186], [260]. Die ausführliche Exploration (Psychopathologie) des Betroffenen und die neuropsychologische Diagnostik werden meist Fachärzten oder psychologischen Kollegen vorbehalten bleiben.

M!

Merke

Grundlage der psychiatrischen Diagnose sind der psychopathologische Befund, die körperliche Untersuchung und der Neurostatus. Neben einem EKG und dem Basislabor sind eine an den Verlauf angepasste Labor- und medizinisch-technische Diagnostik notwendig.

► **Depressionsskalen.** Die Psychiatrie hat, sieht man von den organischen Störungen ab, keine Laborwerte oder vergleichbare objektive Befunde, um Diagnosen zu stellen oder den Verlauf zu beurteilen. Neben der essenziellen Psychopathologie haben sich standardisierte und validierte Verfahren (Skalen, Inventare, Fragebögen) etabliert, die für die Diagnostik, den Verlauf von Störungen und Vergleichbarkeit von Untersuchungen und deren statistische Auswertung unentbehrlich sind (► Tab. 4.15):

- Die Hamilton-Skala (HAM-D) ist ein Fremdbeurteilungsbogen, in dem 66 Punkte zu erreichen sind. Ab 10 Punkten wird von einer leichten, ab 20 von einer mittelschweren und ab 30 von einer schweren Depression gesprochen, wobei auch in der Version mit 21 Items für die Schwere der Depression nur die ersten 17 Items berücksichtigt werden.
- Die Bech-Rafaelsen-Skala (BRMS) kann als kurze Version (11 Fragen) des HAM-D angesehen werden, wobei ab 6 Punkten von einer leichten und ab einem Score von 15 Punkten von einer moderaten Depression auszugehen ist.
- Ähnlich wie der HAM-D ist die Montgomery-Asberg-Skala mit einer maximalen Punktzahl von 60 strukturiert, wobei ab 20 Punkten eine relevante Depression vorliegt.
- Das Beck-Depressionsinventar ist eine Selbstbeurteilungsskala, in der 21 Items abgefragt und 63 Punkte vergeben werden. Werte zwischen 13 und 19 stehen für eine milde, Werte über 28 für eine schwere Form der Depression.
- Die Center-for-Epidemiolologic-Studies-Depressions-Skala fragt 20 Items ab; dabei entsprechen 16 von maximal 60 Punkten einer leichten Depression, deren Schwere kontinuierlich mit dem Score ansteigt.

Die Skalen sind seit vielen Jahren fester Bestandteil der psychiatrischen Diagnostik und gut validiert.

M!

Merke

Standardisierte Depressionsskalen haben sich in der Praxis und Forschung im Sinne der Vergleichbarkeit und statistischen Auswertung bewährt.

Tab. 4.15 Wichtige Eigenschaften von Depressionsskalen (Quelle: [140], [260], [304]).

Inventar	Akronym	Eigenschaften
Hamilton-Depressionsskala (17- bzw. 21-Item-Versionen)	HAM-D (Items 1–17 relevant)	• Fremdbeurteilung in 15 min • leicht/mittel/schwer = Score ab 10/20/30
Montgomery-Asberg-Depressionsskala	MADRS	• Fremdbeurteilung in 15 min • leicht/mittel/schwer = Score ab 7/20/34
Beck-Depressionsinventar (Fassung 1996)	BDI-II	• Selbstbeurteilung in 10 min • leicht/mittel/schwer = Score ab 13/20/29
Bech-Rafaelsen-Melancholia-Skala	BRMS	• Fremdbeurteilung in 10 min • leicht/mittel/schwer = Score ab 6/15/26
Center for Epidemiologic Studies Depression Skala	CES-D	• Selbstbeurteilung in 10 min • Cut-off für Depression = Score von 16, maximal 60

Rechtliche Aspekte

Rechtliche und juristische Aspekte spielen in der psychiatrischen Praxis eine wichtige Rolle, sodass sich besonders im Hinblick auf die Schuld- und Steuerungsfähigkeit von Delinquenten die forensische Psychiatrie als Spezialdisziplin etabliert hat. In der medizinischen Praxis wichtige rechtliche Aspekte sind z. B. die Aufklärungspflicht bei Fahruntauglichkeit, die Begutachtung der Geschäftsfähigkeit oder Sicherungsmaßnahmen bei Suizidalität oder Fremdgefährdung (Unterbringungsmodalitäten nach Betreuungsrecht oder Psychisch-Krankengesetz). Depressive Störungen sind bei etwa 50 % der Suizidenten nachzuweisen, weshalb eine schwere Depression häufig die Zusammenarbeit mit den Justizbehörden erfordert. Des Weiteren wird der Psychiater häufig mit Fragen zur Einwilligungsfähigkeit von Betroffenen und das Handeln in akuten Notfallsituationen (rechtfertigender Notstand) – auch als Konsiliarius auf somatischen Stationen – konfrontiert. Es sei ausdrücklich darauf hingewiesen, dass länderspezifischen rechtlichen Aspekten, die sich aus dem psychopathologischen Befund ergeben, Rechnung zu tragen ist und es ist daher ratsam, die regionalen Regularien in groben Zügen zu kennen.

> **M!**
>
> ### Merke
>
> Schwere Depressionen können juristische Fragen wie Fahreignung oder Einweisung gegen den Willen von Betroffenen entsprechend den länderspezifischen Gesetzen (Betreuungsgesetz, PsychKG) aufwerfen.

Ätiologie

Die Ätiologie der Depression beruht auf genetischen, neurochemischen, neuroendokrinologischen und psychosozialen Faktoren, die in der Praxis nicht immer klar voneinander getrennt werden können. Zu den ätiologischen Modellen der Depression zählen u. a. [140], [260]:

- veränderte Serotonin-Transportergene (5-HTTPR)
- Katecholaminmangel (Nordadrenalin), Monoaminmangel (5-Hydroxytryptamin, Dopamin), gestörte GABAerge oder glutamaterge Übertragung, hochsensible β-Rezeptoren, alterierte α-Rezeptoren, cholinerges Übergewicht, Inositolphosphat-Überfunktion, veränderte langkettige Fettsäuren (PUFA = „polyunsaturated fatty acids")
- Hyperkortisolismus, verminderte TSH-Sekretion und TSH-Antwort
- psychosoziale Modelle wie gelernte Hilflosigkeit durch Kontrollverlust, Life Events

Therapieansätze

Gerade die polykausalen Modelle der Depressionsätiologie bieten Optionen, nach pathophysiologischen Assoziationen zwischen Sport und Depression zu fahnden und sporttherapeutische Strategien zu entwickeln. Moderne Behandlungskonzepte der Depression sind eingedenk der Komplexität immer multimodal angelegt und erfordern sowohl von den Therapeuten als auch vom Patienten selbst viel Geduld, da depressive Episoden Wochen, manchmal auch Monate dauern können. Neben biologischen Verfahren wie der psychiatrischen Pharmakotherapie, Licht- und Wachtherapie oder der Psychotherapie haben sich substanzielle adjuvante Verfahren (z. B. Ergo- und Physiotherapie, Musik- oder Kunsttherapie, euthyme Therapie, Entspannungsverfahren, Psychoedukation, Angehörigenarbeit) als integrale Elemente der Behandlung etabliert [260]. Es gibt wissenschaftlich gut belegte medizinische und psychologische Gründe dafür, Sport in dieses multidimensionale Betreuungssetting zu integrieren [46], [180]. Sport wirkt präventiv und ist bei leichten depressiven Störungen ebenso effektiv wie psychiatrische Medikamente oder Psychotherapie. Bei schweren Depressionen ist die Sporttherapie hilfreich und senkt das Risiko potenzieller somatischer Komplikationen der psychischen Erkrankung oder reduziert Arzneimittelnebenwirkungen. Sport beugt langfristig Herzerkrankungen, der Hypertonie, dem Diabetes oder dem metabolischen Syndrom, die mit Depressionen assoziiert sind, vor [185].

> **M!**
>
> ### Merke
>
> Depressionen sind nicht auf eine Ursache zurückzuführen, vielmehr wirkt ein komplexes Gefüge aus biologischen, psychologischen und psychosozialen Faktoren zusammen. Folglich ist auch die Behandlung multimodal ausgerichtet.

4.10.3 Sport und Depression

Neurobiologie des Sports

Raichlen und Polk [305] spekulieren in ihrem Review darüber, welche Bedeutung eine (vorwiegend) aerobe Belastung für die überproportionale Entwicklung des menschlichen Gehirns während der Evolution hat. Demnach förderte die körperliche Aktivität hypothetisch die Sekretion von Neurotrophinen wie dem BDNF („brain derived neurotrophic factor") oder von Wachstumsfaktoren (z. B. „insulin-like growth factor" 2 = Somatomedin C – erhöht bei Akromegalie), die indirekt nach Passage der Blut-Hirn-Schranke die Neurogenese optimierten. Die Hypothese ist anthropologisch reizvoll und logisch, verbindet sie doch körperliches Wachstum und Kognition mit regionaler Mobilität. Regelmäßige Bewegung verbesserte damit die Überlebenschancen unserer Vorfahren auf der Suche nach Nahrung. Bewegung und Gehirnfunktion hängen auch ontogenetisch untrennbar zusammen, wie uns das eindrucksvolle Beispiel der Seescheiden (Ascidiae, sessile Manteltiere) verdeutlicht, die im mobilen Larvenstadium ein Gehirn besitzen, das dem adulten sessilen Tier verloren geht.

Der phylogenetische Ansatz lässt sich anschaulich auf die individuelle Entwicklung übertragen. Wir wissen, dass Sport sich positiv auf diverse kognitive Funktionen wie die Lernfähigkeit, die Konzentration oder das Gedächtnis auswirkt. Gesteuert wird dieses „motoinduzierte Neuroenhancement" durch die schon genannten Wachstumsfaktoren wie BDNF, NGF („nerve growth factor") oder Neuropeptiden wie Galanin, das die Neurogenese, Aktionspotenziale oder die Sekretion von Neurotransmittern beeinflusst [298]. Rheologische zerebrovaskuläre Effekte oder eine verbesserte Perfusion und stabilere neuronale Energiebilanz einschließlich der antiischämischen Eigenschaften des Sports sind gut nachvollziehbar [95], [268]. Der Hyperkortisolismus – typisch für Depressionen ist die fehlende Suppression im Dexamethason-Hemmtest – wird durch Sport antagonisiert, es wird somit die neuroendokrinologische Dysbalance wieder ins Gleichgewicht gebracht. Selbst bezogen auf den Mangel an Kontingenz im Hilflosigkeitsmodell nach Seligman wirkt sich Sport im Experiment positiv aus, Aktivität stärkt das Selbstbewusstsein und die Selbstwirksamkeit [36], [126]. Die neurobiologisch fundierte Wirksamkeit von Sport wird geradezu zur Gewissheit, wenn wir uns vergegenwärtigen, dass Sport die Serotonin-(5-HT-)Konzentration in der Raphekerngruppe der Formatio reticularis und die Noradrenalinkonzentration im Locus coeruleus erhöht oder die β-Downregulation kortikaler Neurone – was auch Antidepressiva tun – begünstigt. Interessant ist die Beobachtung, dass körperliche Aktivität und Allele des Serotonin-Transporter-Gens wechselwirken, was möglicherweise auf epigenetische Effekte hinweist [95], [310].

Bei aller Begeisterung für die Molekularbiologie darf nicht vergessen werden, dass Sport bei Jung und Alt zur Lebensfreude beiträgt, die Gemeinschaft fördert und einen gesunden Lebensstil unterstützt [184], [409]. In diesem Sinn bleiben ausreichender und regelmäßiger Schul- und Vereinssport von unschätzbarem Wert, der vielleicht sogar präventiv gegen Depressionen wirkt.

M!

Merke

Sportliche Aktivität optimiert die Sekretion und Wirkung von zerebralen Wachstumsfaktoren, Neurohormonen, stärkt die Stressresistenz und hat einen positiven Einfluss auf die synaptische Übertragung. Sport fördert einen gesunden Lebensstil.

Antidepressives Potenzial von Sport

Die Wirksamkeit von Sport in der Depressionsbehandlung kann durch zahlreiche Studien, Metaanalysen und Reviews als belegt gelten [180], [198], [270] und ist theoretisch durch die moderne Neurobiologie physiologisch gut begründet. Zum Effekt von Sport auf die Depression liegen u. a. folgende Studien vor:

- Danielsson et al. [78] behandelten 62 Erwachsene, die an einer depressiven Episode litten, über 10 Wochen „add-on" mit aerober Belastung oder einer Basic-Body-Awareness-Therapy (BBAT). In der Montgomery-Asberg-Skala (MADRS) nahmen die depressiven Symptome in der Sportgruppe um etwa 10 % ($p < 0{,}05$) bei gleichzeitig signifikant gesteigerter kardiovaskulärer Fitness ab.
- In einer weiteren kontrollierten Studie wurden 20 von 38 depressiven Patienten, die alle eine Standardtherapie erhielten, zusätzlich mit einem 10-Tage-Laufbandtraining behandelt [183]. Die Kollegen fanden signifikante Unterschiede im

BRMS (Bech-Rafaelsen-Melancholia-Scale-Score), der sich in der Verumgruppe um ca. 6,4 Punkte – von im Mittel 17,6 auf 11,2 – im Vergleich zu 3,2 Punkte in der Kontrollgruppe verbesserte.

- Eine interessante Studie von Piette et al. [292] arbeitete in einem ambulanten Setting mit 291 Patienten, die an Diabetes und Depressionen litten. Dabei wurde die kognitive Verhaltenstherapie (CBT = Cognitive Behavioral Therapy) via Telefon mit einem Bewegungsprogamm pedometergestützt über 12 Monate kombiniert. Die Intensität der Depression wurde mit dem Beck-Depressionsinventar (BDI) im Verlauf gemessen. Die CBT-Bewegungsgruppe remittierte mit einem Unterschied von etwa 4,5 Punkten im Vergleich zur Kontrollgruppe – von einem mittleren Ausgangscore um 26,5 auf einen Score von 14,2 – fast komplett. 58 % der Patienten remittierten in der Verumgruppe vollständig (BDI < 14), dagegen nur 39 % in der Kontrollgruppe ohne Sport.
- Ein 18-wöchiges Trainings- und Aktivierungsprogramm, zweimal pro Woche, verbesserte bei Frauen mit postpartaler Depression (n = 60) gegenüber einer Gruppe mit Dehnungsübungen den CES-D-Score (CES-D = Center for Epidemiological Studies Depression Scale) um 5,4 Punkte [208].
- Auch in der Schwangerschaft können depressive Patientinnen durch die kollegiale Zusammenarbeit von Gynäkologen, Psychiatern und Sportmedizinern eine ausreichende Stabilität erzielen, wie sich in einer kontrollierten Untersuchung mit 197 (Verumgruppe 90) Teilnehmerinnen signifikant belegen ließ [285]. In dieser Studie waren 3 ca. 60 Minuten lange Bewegungseinheiten pro Woche während der gesamten Schwangerschaft wirksam. Sofern es sich um eine leichte Form der Depression ohne Suizidalität handelt, kann Sport in der Schwangerschaft eine therapeutische Alternative zur Pharmakotherapie darstellen oder kann diese, je nach Wunsch und Motivation der Schwangeren, effektiv ergänzen.
- 156 ältere Patienten über 50 Jahre mit einer depressiven Episode unterzogen sich einem 16-wöchigen Ausdauertraining (n = 53) bzw. wurden mit Sertralin (n = 48) behandelt. Blumenthal et al. [34] evaluierten die depressive Symptomatik mittels der Hamilton-Depressionsskala (HAM-D) und dem Beck-Depressionsinventar (BDI). Beide Gruppen zeigten signifikante Reduktionen der Skalen, ohne sich jedoch statistisch zu unterscheiden. Nach 16 Wochen sanken die Scores von etwa 18 auf 5 (HAM-D) bzw. von etwa 23 auf 5 bis 6 (BDI) Punkte. Die Effekte von Sport können sich in diesem Testscoreintervall – entsprechend einer leichten Depression – durchaus mit der Wirkung eines Standardpräparates wie dem Serotoninwiederaufnahmehemmer Sertralin (Dosis bis 200 mg) messen.
- In einer kleinen kontrollierten Studie mit 27 intelligenzgeminderten Erwachsenen konnten Carraro und Gobbi [53] nachweisen, dass regelmäßige sportliche Aktivität über 12 Wochen die leichte depressive Auslenkung der Betroffenen signifikant reduzierte.
- Eng und Reime [105] belegten in einer Metaanalyse, basierend auf einem Kollektiv von 1022 Patienten, eindrucksvoll den günstigen Effekt von aktiven Bewegungsprogrammen bei Schlaganfallpatienten mit Depressionen.

Sport kann es also in der Tat bei leichten depressiven Störungen mit einem klassischen Antidepressivum wie den SSRIs aufnehmen und zur Remission führen. Mögliche Nebenwirkungen wie Gewichtszunahme, Sedierung, sexuelle Funktionsstörungen, pharmakologische Interaktionen, Absetzphänomene, EKG-Veränderungen (QT-Zeit!) können bei leichten Depressionen quasi gegen körperliche Fitness und ein gutes Körpergefühl eingetauscht werden.

> **Merke** M!
>
> Mit Sport steht eine evidenzbasierte, der Psychopharmakotherapie äquivalente Behandlungsoption bei milder Depression zur Verfügung. Betroffene mit schweren depressiven Störungen profitieren sowohl im Hinblick auf die Wirksamkeit und körperliche Fitness als auch in Bezug auf das Nebenwirkungsspektrum.

Sport als Risikofaktor

Jede Therapie, die therapeutisch wirkt, trägt auch das Risiko von Nebenwirkungen in sich und diese Regel gilt prinzipiell auch für Sport als Therapeutikum. Um die Sportart und die Belastung sorgfältig prospektiv zu planen, sollten Sportmediziner und Nervenärzte mit Sport- oder Physiotherapeuten im Team zusammenarbeiten. Unabhängig davon, dass Übertraining Depressionen auslösen kann

[227], sind Depressionen im Hochleistungssport, sicherlich auch getriggert durch den Druck der Medien, Sponsoren und der Gesellschaft, mit einer approximativen Frequenz von 15 % anzutreffen [112]. Selbst der zunächst sinnvolle Wunsch nach Fitness kann zur Sportsucht mit massiven körperlichen Konsequenzen, z. B. Gelenkdestruktionen, führen [187]. Als Maximalvarianten eines fehlgesteuerten Sporttreibens seien die Anorexia athletica und Muskelsucht genannt: Im ersten Fall liegt eine manifeste Essstörung mit massivem Untergewicht vor, das vital bedrohlich werden kann, im zweiten Fall die Sucht nach Muskelmasse (Muskeldysmorphie, Adonis-Komplex). Beide Extreme gehen nicht selten mit psychosozialen Störungen und einem risikobehafteten Substanzmissbrauch einher [111], [360].

M!

Merke

- Die Depression ist eine schwere Erkrankung, die mit einer 20-fach erhöhten Mortalität allein durch Suizid einhergeht, teilweise in Verbindung mit psychosozialen Folgen wie Sucht, beruflichem Abstieg oder familiären Konflikten, und muss daher konsequent, multimodal und leitlinienorientiert behandelt werden [211].
- Sport muss abgestuft und verantwortlich in die multimodale und interdisziplinäre Therapieplanung integriert werden [90]. Dabei setzt die Sporttherapie als Teil eines adaptiven multimodalen Therapieprogramms bei Depression die interdisziplinäre Zusammenarbeit voraus, um die Sportart und Intensität anzupassen.

4.10.4 Zusammenfassung und Ausblick

Sportliche Aktivität stellt, wohl dosiert eingesetzt und integriert in ein multimodales Therapieprogramm, bei leichten Depressionen eine probate Therapieoption dar und verbessert auch bei schweren depressiv-affektiven Störungen die Prognose sowohl im Hinblick auf Wirkung als auch auf mögliche Nebenwirkungen. Die biologischen und psychologischen mediativen Mechanismen sind relativ gut untersucht, sodass das theoretische Konzept ein festes Fundament besitzt (▶ Abb. 4.4). Vielen depressiven Patienten mangelt es aber an intrinsischer Motivation und es ist ungemein schwer für Therapeuten, die Betroffenen extrinsisch zu motivieren und für Bewegung zu begeistern. Sich nicht entmutigen zu lassen und beginnend mit einfachen Tagesbewegungsprotokollen bis hin zu ausgeklügelten Motivationsstrategien (motivierende Gesprächsführung) das Ziel, Sport in die Therapie zu integrieren, stetig zu verfolgen, bleibt der Schlüssel zum Erfolg. Oder um es mit Benjamin Disreali zu sagen: Die Beständigkeit des Ziels ist und bleibt das Geheimnis des Erfolgs.

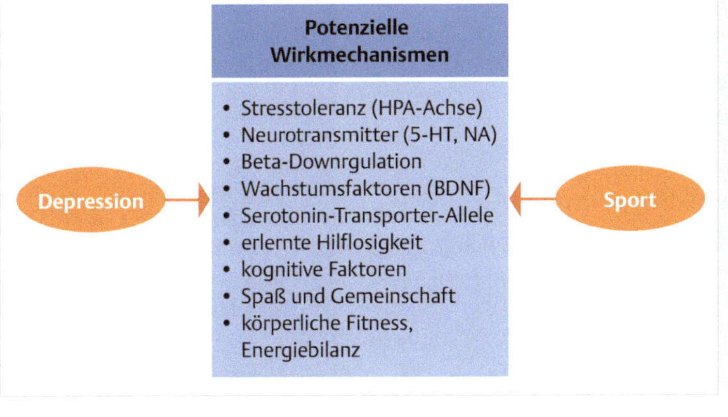

Abb. 4.4 Depression und Sport. Potenzielle mediative Mechanismen zwischen Depression und Sport als antidepressivem Wirkprinzip von Sport; HPA = „hypothalamic-pituitary-adrenocortical", 5-HT = 5-Hydroxytryptamin = Serotonin, NA = Noradrenalin, BDNF = „brain-derived neurotrophic factor".

4.11 Orthopädie/Traumatologie

L. Nitsche

4.11.1 Definition

Orthopädie, Sportorthopädie und Traumatologie

Die Orthopädie befasst sich mit angeborenen und erworbenen Veränderungen des Bewegungsapparats, die Sportorthopädie mit Sport bei angeborenen (z. B. einer kongenitalen Skoliose) und erworbenen atraumatischen Erkrankungen (z. B. Achillessehnenbeschwerden, „mid-portion tendinopathie"). Die Traumatologie setzt sich mit kleineren und größeren Verletzungen auseinander. Ein typisches Beispiel für ein sporttraumatologisches Krankheitsbild ist der Riss des vorderen Kreuzbandes.

Praxistipp

Gesellschaft für Orthopädisch-Traumatologische Sportmedizin (GOTS)
Neben der interdisziplinären (Innere Medizin, Kardiologie, Dermatologie, HNO, Orthopädie, etc.) Weiterbildung zur Erlangung der **Zusatzbezeichnung Sportmedizin**, nach dem Curriculum der DGSP (Deutsche Gesellschaft für Sportmedizin), besteht auch die Möglichkeit, das **Zertifikat GOTS-Sportarzt** (Gesellschaft für Orthopädisch-Traumatologische Sportmedizin) zu erwerben. Der Schwerpunkt liegt beim GOTS-Sportarzt ausschließlich auf orthopädisch-traumatologischer Sportmedizin.

Sportverletzung und Sportschaden

Die Sportorthopädie unterscheidet zwischen Sport- bzw. Überlastungsschaden auf der einen und Sportverletzungen auf der anderen Seite. Sportschäden entstehen durch repetitive Mikrotraumen, die Sportverletzung dagegen durch ein einmaliges Ereignis. Es gibt jedoch auch Mischformen wie bei der Achillessehnenruptur. In beiden Fällen ist der Sportler „verletzt", sodass diese Nomenklatur zwar gebräuchlich, aber auch irreführend ist.

▸ **Sportschaden.** Ein Sportschaden kann verschiedene Ursachen haben. Nicht immer sind einzelne Ursachen klar abzugrenzen, oft ist der Sportschaden multifaktoriell bedingt. Häufig spielt ein Missverhältnis zwischen durchgeführter Belastung (Trainingsumfang, -intensität, -frequenz) und individueller Belastbarkeit eine Rolle. Die individuelle Belastbarkeit variiert stark. Beispielsweise ist ein ehemaliger Leistungssportler nach Beendigung seiner Karriere und jahrelanger Sportkarenz deutlich weniger belastbar als zu seinen besten Zeiten. Diese Änderung der Belastbarkeit betrifft sowohl das Herz-Kreislauf-System als auch den Bewegungsapparat, wobei es für den Bewegungsapparat keine praxistaugliche Methode gibt, die Belastbarkeit zu bestimmen. Für den praktisch tätigen Sportmediziner besteht diesbezüglich nur die Möglichkeit, Überbelastungen in Form von Sportschäden aufzudecken.

Sportschäden können sowohl bei korrekt ausgeführter Technik auftreten als auch – seltener – bei einer fehlerhaften technischen Ausführung der sportlichen Bewegung. Auch neuromuskuläre Dysbalancen und Probleme der Körperstatik (z. B. Beinlängendifferenz, Skoliose) kommen als Ursachen infrage. Hier wird der Sportmediziner zum „Detektiv" und muss über eine ausführliche Anamnese und ggf. das Gespräch mit dem Trainer z. B. herausfinden, ob Ausweichbewegungen Ursache des Sportschadens sind (z. B. bei der Ausholbewegung beim Aufschlag im Tennis).

▸ **Sportverletzung.** In Anlehnung an die Begriffsdefinition der Berufsgenossenschaften ist eine Sportverletzung ein Verletzungsereignis, das zeitlich begrenzt ist, von außen auf den Körper einwirkt und zu einer primären Schädigung der betroffenen Körperregion führt. Dabei besteht ein ursächlicher Zusammenhang zwischen dem Ereignis und der Verletzung [331]. Das bedeutet, dass eine zuvor intakte Struktur durch ein Trauma beschädigt wird. Typisches Beispiel ist die Ruptur des vorderen Kreuzbands durch ein entsprechendes Foul im Fußball.

▸ **Mischformen.** Die weitaus häufigste Ursache für Achillessehnenrupturen sind bereits zuvor bestehende degenerative Veränderungen, zu denen dann eine Belastung hinzukommt, die die individuelle Belastbarkeit überschreitet. In diesem Fall ist zwar das Ereignis der Ruptur zeitlich begrenzt (wie bei einer Sportverletzung), die Ruptur ist aber eine sekundäre Schädigung auf dem Boden einer primären Achillessehnendegeneration. Rein traumatische Achillessehnenrupturen ohne vorherige Sehnendegeneration sind Raritäten und können z. B. bei einem Schlag auf die angespannte Achillessehne auftreten.

Merke

M!

Sportschäden entstehen aufgrund repetitiver Fehl- und Überbelastung. Sportverletzungen treten bei einem Sportunfall auf.

Normbegriff in der Sportmedizin

Der Begriff des medizinischen Normwerts, wie er bei Laborwerten verwendet wird, deckt den Bereich von 95 % einer repräsentativen Population ab. Die Möglichkeit des Vergleichs mit einer repräsentativen Population liegt für Sportler jedoch nicht immer vor. Außerdem muss die Sportart berücksichtigt werden. Für einen Fußballer können z. B. die Normwerte von Nichtsportlern einer isokinetischen Messung der Innen- und Außenrotatoren der Schulter als Bezug verwendet werden, da die Schulter im Fußball nicht übermäßig beansprucht wird. Für einen Speerwerfer trifft dies jedoch nicht zu. Dieser hat eine sog. Spezialnorm, die nur durch eine aufwendige Querschnittsuntersuchung an gesunden Speerwerfern ohne Schulterbeschwerden ermittelt werden kann. Die Grenze zum Pathologischen ist jedoch nicht immer klar abgrenzbar. Dies trifft auf viele orthopädische Messparameter zu. Beispielsweise ist ein extremes Bewegungsausmaß des Hüftgelenks in der Frontalebene für den Spagat bei der rhythmischen Sportgymnastik Voraussetzung. Eine identische Beweglichkeit bei einem Nichtsportler würde ggf. zur Diagnose einer konstitutionellen Hypermobilität führen.

PECH-Schema

Stumpfe Sportverletzungen werden nach dem PECH-Schema behandelt. Klassisches Beispiel ist die häufigste Sportverletzung überhaupt, die OSG-Distorsion. Das PECH-Schema steht für folgende Abkürzungen:

- P = Pause
- E = Eis
- C = Kompression (engl. „compression“)
- H = Hochlagern

► **Pause.** Die sportliche Aktivität sollte sofort beendet werden und mindestens so lange dauern, bis eine definitive Diagnose vorliegt.

► **Eis.** Eis bzw. Kälte kann in diversen Formen appliziert werden (Kältespray, z. B. Chlorethyl, nasskalte Kompressen, Eiswasser). Dabei ist zu unterscheiden zwischen:

- Kältetherapie (Temperaturen von 0 °C und weniger): Hierzu zählen sog. Coolpacks und Kältespray, z. B. Chlorethyl, aus dem Kühlschrank. Direkt auf die Haut aufgetragen, erzielen Coolpacks eine Temperatur von –10° bis –15 °C, mit einem Handtuch zwischen dem Coolpack und der Haut nur noch 0 °C.
- Hydrotherapie: Dazu zählt kaltes Wasser über dem Gefrierpunkt, z. B. Eiswürfel im kalten Leitungswasser.

Ziele sind eine Vasokonstriktion mit Vermeidung/Minimierung eines zu erwartenden Hämatoms/Ödems und die Schmerzreduktion. Bei Eis-/Kälteapplikationen ist ein lang andauernder direkter Hautkontakt zu vermeiden, da dies zur sog. Kälteverbrennung führen kann.

Praxistipp

- Bei zu lang andauernder Applikation von Kälte kann es auch zu einer Vasodilatation in Form einer reaktiven Hyperämie kommen.
- Während der Effekt der Kälte auf die Nozizeption anerkannt ist, wird der Effekt auf die Verminderung eines Hämatoms/Ödems kritisch diskutiert. Einige Autoren postulieren, dass Eisanwendungen ein Ödem sogar verstärken können.

► **Kompression.** Die Kompression soll die Schwellung vermindern. Hierbei werden an unregelmäßig konturierten Oberflächen wie z. B. dem OSG Schaumstoffprotektoren (ca. 1 cm dick) unter die elastische Kurzzugbinde gelegt, um ungewollte Druckspitzen und Einschnüren der Binde zu vermeiden. Für den häufigen Fall der OSG-Distorsion bietet es sich an, die Schaumstoffprotektoren bereits mit einer Aussparung für den Innen- bzw. den Außenknöchel zu versehen. Die Schaumstoffprotektoren und die Binden sollten in der Box mit dem Eiswasser gekühlt werden.

▸ **Hochlagern.** Auch das Hochlagern soll die Schwellung minimieren. Zur Verbesserung des venösen und lymphatischen Abflusses sollte idealerweise die betroffene Extremität über Herzhöhe gelagert werden.

> **Merke**
>
> Das PECH-Schema ist sofort anzuwenden. Ein Fußballspieler, der nach einem Supinationstrauma noch die restliche Halbzeit weiterspielt, wird eine vermeidbare (!) ausgeprägte Schwellung aufweisen, die den Heilverlauf sicher verzögert. Idealerweise wird der Spieler direkt vom Spielfeld an die Seitenlinie gebracht und nach Ausschluss schwerwiegenderer Verletzungen mittels PECH-Schema noch am Spielfeldrand erstversorgt.

4.11.2 Gelenke, Gelenkkapseln und Bänder

Distorsionen

Die Distorsion ist eine akute Verletzung eines Bands und/oder einer Gelenkkapsel.

▸ **Entstehung.** Distorsionen können durch Fremdeinwirkung entstehen, aber auch durch Ermüdung und daraus resultierender schlechter muskulärer Kontrolle. Kommen Distorsionen in derselben Körperregion ohne Fremdeinwirkung vor, spielen meist auch endogene Faktoren eine Rolle, z. B. eine konstitutionelle Hypermobilität oder eine isolierte Instabilität des betroffenen Gelenks. Die Instabilität kann durch unzureichende muskuläre Führung oder ligamentär bedingt sein. Beispielsweise kann eine Arthrose des Kniegelenks zur Höhenminderung des Gelenkspalts und dadurch zur Verminderung der Bandspannung führen. Häufig geht dies mit einem Wegknicken des Beins („giving-way"-Phänomen) einher. Dies kann auch zu einer Distorsion des Kniegelenks führen und muss bezüglich seiner Ursache von einer Distorsion beim jungen Sportler unterschieden werden. Die Erstversorgung ist jedoch identisch.

> **Merke**
>
> Die Distorsion ist eine akute Sportverletzung und sollte primär nach dem PECH-Schema versorgt werden (Kap. PECH-Schema (S. 171)).

▸ **OSG-Distorsion.** Die OSG-Distorsion ist die häufigste Sportverletzung und wird klinisch in 4 Grade eingeteilt:

- Grad 1: Überdehnung des lateralen Bandapparats
- Grad 2: (Teil-)Ruptur des lateralen Bandapparats (isoliert Lig. talofibulare anterius oder Lig. talofibulare anterius + Lig. calcaneofibulare)
- Grad 3: komplette Ruptur des lateralen Bandapparats (Lig. talofibulare anterius + Lig. calcaneofibulare + Lig. talofibulare posterius)
- Grad 4: kombinierte Innen- und Außenknöchelbänderrupturen

Bei einer **Grad-1-Distorsion** kann der Patient das betroffene Bein noch voll belasten. Der Druckschmerz (▸ Abb. 2.24) und die Schwellung sind nur gering ausgeprägt. Diese Verletzungen werden mit einer schmerzadaptierten Belastung frühfunktionell nachbehandelt. Zusätzlich können homöopathische Präparate (z. B. Traumeel), lokale (z. B. Voltaren emulgel forte) oder systemische Analgetika (NSAR, Paracetamol) oder auch Enzympräparate wie z. B. Wobenzym eingesetzt werden. Bei der **Grad-2-Distorsion** kann bei einer kombinierten Bandruptur ein geringer Talusvorschub nachweisbar sein. Das betroffene Bein kann nur teilweise oder gar nicht mehr belastet werden. Eine **Grad-3-Distorsion** zeigt einen deutlichen Talusvorschub. Diese beiden Verletzungen (Grad 2 und 3) sollten für 4–6 Wochen orthetisch (z. B. Aircast, Malleoloc oder gespaltener OSG-Softcast) versorgt werden. Zusätzlich zu den o. g. Medikamenten können auch „platelet rich plasma" oder Hyaluronsäurederivate injiziert werden. Eine Lymphdrainage führt zur Abschwellung. Sollte eine Entlastung an 2 Unterarmgehstützen erforderlich sein, muss eine Thromboseprophylaxe durchgeführt werden. Nach 1–2 Wochen kann mit einem propriozeptiven und einem Stabilisationstraining begonnen werden. Der Wiedereinstieg in den Wettkampfsport richtet sich nach den Schmerzen und der funktionellen Stabilität [6].

Die **Grad-4-Distorsion** ist eine seltene Verletzung und sollte in der Hand eines erfahrenen Fußchirurgen operativ versorgt werden.

Verletzungen des Kapsel-Band-Apparats am Kniegelenk

Bei den Kapsel-Band-Verletzungen am Kniegelenk sind die Menisken häufig beteiligt. Ursache ist meist ein Verdrehtrauma des Kniegelenks, bei dem initial – aufgrund der massiven Schwellung und der starken Schmerzen – keine suffiziente klinische Untersuchung möglich ist. In der Erstversorgung sollte das PECH-Schema angewendet werden (Kap. PECH-Schema (S. 171)).

Schwere Verletzungen

Bei schweren Verletzungen und dem Verdacht auf eine Kniegelenkluxationsfraktur sollte der Patient sofort in einer Notaufnahme vorgestellt werden. Dort sind eine Röntgendiagnostik und ggf. eine CT-Angiografie zum Ausschluss einer Gefäßbeteiligung indiziert. Die MRT hat in diesem Fall einen untergeordneten Stellenwert, da sie die Diagnostik der Gefäß-Nerven-Verletzung verzögern kann.

Leichtere Verletzungen

Weitaus häufiger sind jedoch die leichteren Verletzungen, bei denen sich die Patienten erst nach einigen Tagen beim Orthopäden/Traumatologen vorstellen. Dabei sind die Seitenbänder, die Kreuzbänder oder die Menisken isoliert oder in Kombination verletzt.

▸ **Seitenbandverletzungen.** Seitenbandverletzungen sollten vom Facharzt für Orthopädie/Traumatologie weiterbehandelt werden.

▸ **Kreuzbandrupturen.** Die Diagnostik der Kreuzbandrupturen ist in Kap. Kniegelenk dargestellt. Hat ein junger Sportler nach einem entsprechenden Trauma ein bleibendes Instabilitätsgefühl, sollte das (meist betroffene vordere) Kreuzband operiert werden.

▸ **Vorderes Kreuzband (VKB).** Der Verletzungsmechanismus bei der Ruptur des vorderen Kreuzbands (VKB) ist meist eine kombinierte Flexion, Adduktion und Tibiainnenrotation. In der überwiegenden Anzahl der Fälle ereignet sich das Trauma ohne Gegner- oder Fremdeinwirkung. Frauen weisen eine 3-mal höhere Inzidenz auf.

In der **klinischen Untersuchung** imponiert eine ausgeprägte vordere Schublade, welche aufgrund einer muskulären Gegenspannung (Hamstrings) beim frischen Trauma zu untersuchen ist. Der Lachman-Test in 30° Knieflexion kann auch beim verletzten Sportler direkt nach erlittenem Trauma schwierig suffizient durchgeführt werden. Das Ausmaß der Schmerzen und der Gelenkerguss (bei Kreuzbandverletzungen meist ein Hämarthros) korrelieren nicht mit der Schwere der Verletzung. Während bei kleineren Verletzungen ein ausgeprägter Hämarthros zu einer deutlichen Kapselaffektion, im Sinne von Schmerzen, führen kann, können größere Verletzungen mit Kapselrupturen zu einem Abfluss des Hämarthros und damit nur zu geringen Schmerzen führen.

> **Merke** M!
>
> Schmerzen und Schwellungen sind beim Kniebinnentrauma ein schlechter Indikator zur Beurteilung des Schweregrads der Verletzung.

Die **Diagnostik** besteht in einer Röntgenuntersuchung des Kniegelenks (Knie in zwei Ebenen und Patella tangential) zum Ausschluss einer knöchernen Beteiligung. Anschließend sollte beim Verdacht auf ein Kniebinnentrauma ein MRT des Kniegelenks durchgeführt werden.

Die **Therapie** kann konservativ oder operativ erfolgen. Einige Patienten (sog. „coper“; engl. to cope = bewältigen) sind in der Lage, ihr Kniegelenk suffizient neuromuskulär zu stabilisieren und können konservativ therapiert werden. Bei einem ausgeprägten Instabilitätsgefühl und dem Fehlen von degenerativen Veränderungen sollte operiert werden.

Bei der **Rekonstruktion des vorderen Kreuzbands** stehen die Hamstring- (M. semitendinosus und M. gracilis), Patella- und Quadrizepssehnen als autologes Sehnentransplantat zur Verfügung. Als wichtigste Entnahmemorbiditäten sind vornehmlich der vordere Knieschmerz und die Verminderung der Kniegelenksfunktion (v. a. Sprungkraft), bei der Verwendung von Patella- oder Quadrizepssehnen zu nennen [19]. Bei der Verwendung der Patellasehne (engl. BTB = bone-tendon-bone) kommt es zu einer schnellen knöchernen Einheilung [190].

Aktuell werden meist Hamstringsehnentransplantate zur Rekonstruktion des VKB verwendet. Die damit einhergehende Verringerung der Kniegelenksbeugekraft ist für die Sportausübung zu vernachlässigen .

Allogene Sehnentransplantate von Leichenkreuzbandpräparaten spielen in Europa eine untergeordnete Rolle, besitzen jedoch den Vorteil der fehlenden Entnahmemorbidität einer Hamstring-, Patella- oder Quadrizepssehne.

Das VKB kann in Einzelbündel- oder Doppelbündeltechnik rekonstruiert werden. Der Grundgedanke der Anwendung der Doppelbündeltechnik setzt jedoch voraus, dass das VKB in ein anteromediales und posterolaterales Bündel strukturell unterteilt werden kann. Der wissenschaftliche Nachweis der klinischen Überlegenheit der Doppelbündelrekonstruktion steht jedoch noch aus. Weiterhin wird die Unterteilung in zwei Bündel zunehmend in Frage gestellt. Aktuell erscheint vielmehr die exakte anatomische Positionierung des Sehnentransplantats am sogenannten femoralen und tibialen Footprint (ursprüngliche Insertion) als wichtigstes outcome-Kriterium zu gelten [325].

Bei der **dynamischen Stabilisierung** werden die beiden Enden des rupturierten VKB mittels Nähten gefasst und mittels PDS-Fäden adaptiert. Das Knie wird mit einem Polyethylenfaden dynamisch stabilisiert. Dieser wird am Femur mit einem Flipanker und an der Tibia mittels Monoblock mit integriertem Federmechanismus fixiert. Somit können Spitzenbelastungen durch Zugkräfte vermieden und optimale Voraussetzungen für die Heilung des originären vorderen Kreuzbandes geschaffen werden. Zusätzlich wird eine Mikrofrakturierung in der Notch für die Optimierung der VKB-Heilung (sog. healing response) durchgeführt.

Postoperativ muss eine langwierige physiotherapeutische Behandlung zur Förderung der Wundheilung und Verbesserung der muskulären Stabilisierung des Kniegelenks erfolgen.

Praxistipp

Der sogenannte Single-leg hop test misst die Sprungkraft des verletzten Beins, ausgedrückt in der prozentualen Differenz zur gesunden Gegenseite. Er ist einfach in der klinischen Praxis durchzuführen und ein orientierendes Verfahren zur Ermittlung der Sporttauglichkeit nach Ruptur des VKB.

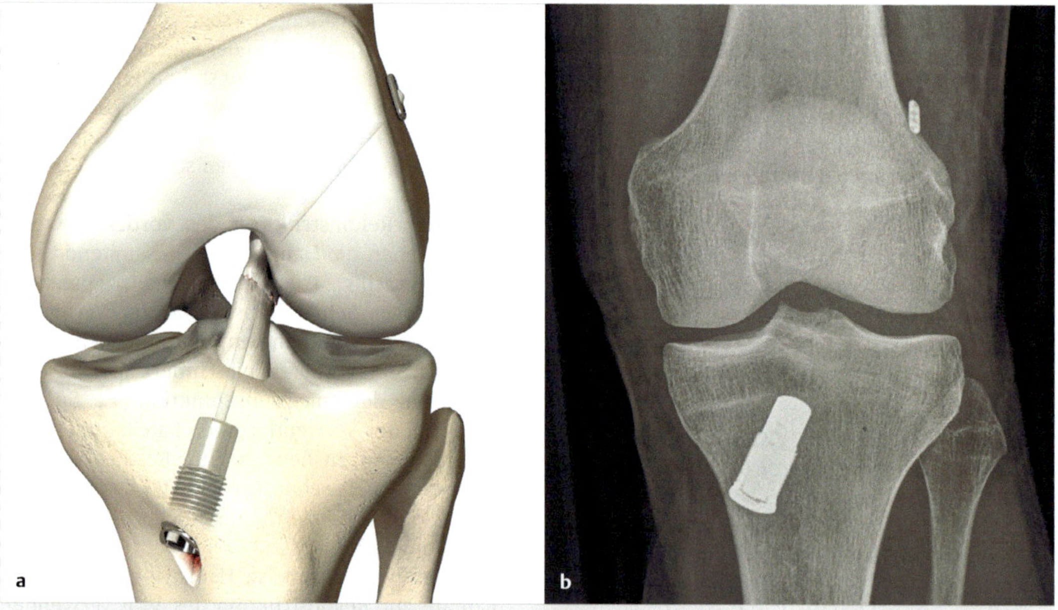

Abb. 4.5 Dynamische Stabilisierung des rupturierten vorderen Kreuzbands.
a Ligamys-Implantat (Mit freundlicher Genehmigung von Mathys AG, Bettlach, Schweiz).
b Postoperatives Röntgenbild.

> **Merke**
>
> Nur sportlich aktive Patienten mit einem Instabilitätsgefühl bei rupturiertem vorderem Kreuzband sollten operiert werden.

► **Meniskusverletzungen.** Meniskusverletzungen können Blockadephänomene, Schwellneigungen und Schmerzen für den Patienten bedeuten. Die Meniskustests (Kap. Kniegelenk) sind meist positiv. In Kombination mit einer MRT-Diagnostik erhöhen sich die Sensitivität und Spezifität. Eine MRT-Diagnostik mit der Fragestellung einer Meniskusläsion ohne klinische Zeichen (Blockadephänomene, Schwellneigungen oder typische Schmerzen) einer Meniskusläsion sollte jedoch unterlassen werden. Eine asymptomatische (v. a. degenerative) Meniskusläsion hat nämlich keinerlei Konsequenz für die Therapie.

> **Merke**
>
> Eine asymptomatische Meniskusläsion muss nicht zwangsläufig operiert werden!

Junge Sportler mit Symptomen sollten operiert werden, wenn möglich mittels arthroskopischer Meniskusnaht. Die Naht des Meniskus ist mittlerweile eine Standardprozedur und verbessert das Ergebnis hinsichtlich der Entstehung einer Arthrose deutlich gegenüber den (Teil-)Resektionen [355]. Dabei unterscheidet man 2 Verfahren:

- All-inside-Naht und
- Outside-in- bzw. Inside-out-Naht

Welches Prinzip angewendet wird, hängt v. a. von der Lokalisation der Meniskusläsion ab (Hinterhorn, Pars intermedia, Vorderhorn).

Hüftgelenksimpingement

Schmerzen im Bereich der Hüft-/Leistenregion sind meist langwierig und bedeuten für den Sportler häufig die Konsultation von mehreren Experten (Orthopäde, Viszeralchirurg, Radiologe, Physiotherapeut, Trainingstherapeut).

Häufige orthopädische Ursache ist das **femoroazetabuläre Impingement** (FAI). Meist ist ein knöcherner Konflikt zwischen dem proximalen Femur und Acetabulum ursächlich für die Entstehung der Symptome. Man unterscheidet zwischen dem Cam-FAI (engl. cam = Nockenwelle) und dem Pincer-FAI (engl. pincer = Kneifzange). Beim Cam-FAI kommt es zur Bildung einer knöchernen Auswölbung (engl. bump) am anterolateralen Schenkelhals. Bei forcierter Beugung kollidiert der bump mit dem Pfannenrand und kann zu Folgeschäden am Labrum acetabulare und dem antero-superioren Knorpel des Acetabulums führen. Dieser Hebelmechanismus kann zu Subluxationen des Femurkopfs führen, welche wiederum sekundär zu Knorpelläsionen am dorsalen Pfannenbereich führen können.

Beim Cam-FAI sind meist junge Männer zwischen 20-40 Jahren betroffen. Bei der Pincer-Variante des FAI besteht eine Überdachung der Pfanne (Zentrum-Erker-Winkel > 39°). In der klinischen **Diagnostik** imponiert ein positiver Impingementtest ► Abb. 2.16. Im Gegensatz zur Coxarthrose ist die Beweglichkeit seitengleich ausgeprägt und nicht eingeschränkt. Die radiologische Diagnostik besteht in einer Beckenübersichts- und einer axialen Röntgenaufnahme. Der α-Winkel weist beim Cam-FAI Werte von > 55° auf [383].

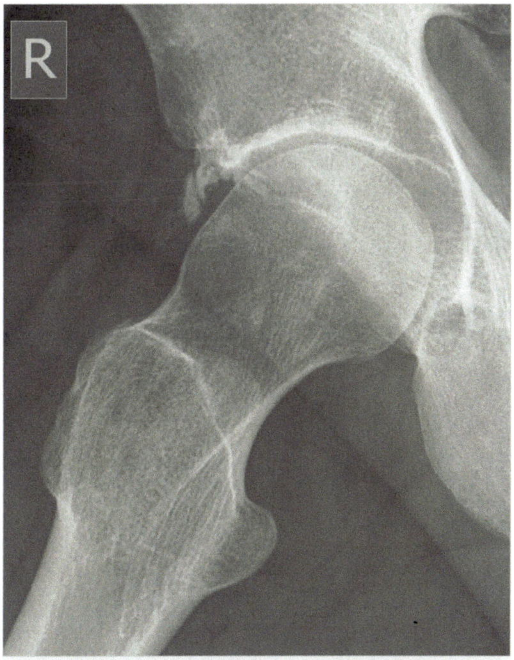

Abb. 4.6 Röntgenbild eines femoroazetabulären Impingements (FAI) vom CAM-Typ bei einem 31-jährigen Fußballspieler mit „bump" am anterolateralen Schenkelhals und ossifiziertem Labrum.

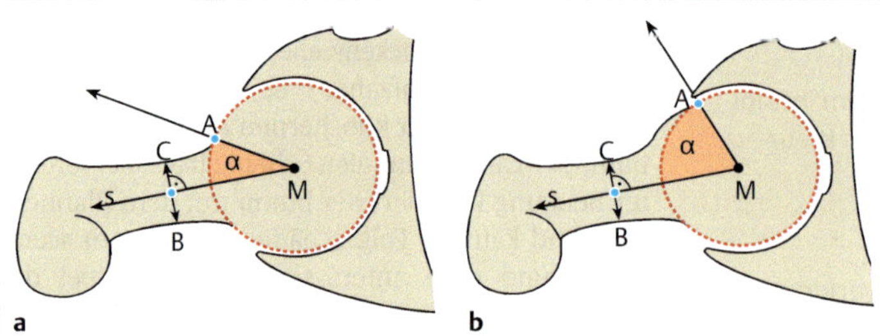

Abb. 4.7 Schematische Darstellung des α-Winkels (Quelle: [383]). (A = Punkt, an dem die Hüftkopfkontur die Spharizität verlässt; M = Hüftkopfmittelpunkt; S = Schenkelhalsachse (Senkrechte, durch den Mittelpunkt von B-C und den Hüftkopfmittelpunkt)).
a Normales Hüftgelenk.
b Cam-FAI mit einem erhöhten α-Winkel.

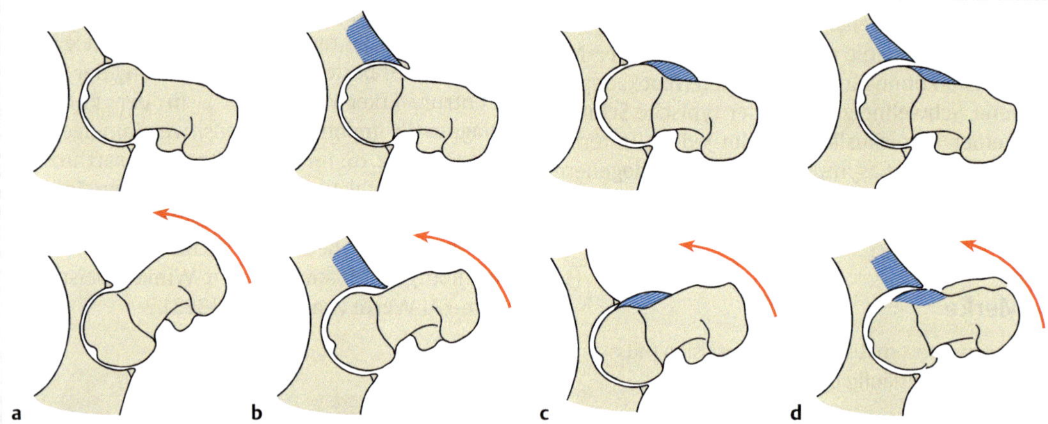

Abb. 4.8 Femoroazetabuläres Impingement vom Cam- und Pincer-Typ und kombinierten Typen (Quelle: [383]).
a Normalzustand.
b Pincer-Impingement.
c Cam-Impingement.
d Mischform.

In der Arthro-MR-Untersuchung (MRT mit intraartikulärem Kontrastmittel) können Labrumpathologien sehr gut dargestellt werden. Teilweise können herniation pits (zystische Läsionen) am antero-lateralen Kopf-Halsübergang nachgewiesen werden [93], [383], welche quasi beweisend für die Diagnose FAI sind.

Zunächst sollte eine konservative Therapie eingeleitet werden. Beim Versagen der konservativen Therapie oder ausgeprägten radiologischen Befunden mit milder Schmerzsymptomatik sollte operativ vorgegangen werden. Die operative **Therapie** beim Cam-FAI besteht in einer Rekonturierung des Kopf-Halsübergangs mit Abtragung des bump. Alle Pathologien können arthroskopisch oder offen operiert werden. Labrumpathologien können reseziert oder refixiert und gegebenenfalls mit einem Pfannenrandtrimming (v. a. beim Pincer-FAI) kombiniert werden.

In der wissenschaftlichen Literatur wird kontrovers diskutiert, ob das FAI als eine präarthrotische Deformität angesehen werden kann.

Sportlerleiste

Neben den rein intraartikulären Ursachen (s. o.) bestehen eine Vielzahl von Differenzialdiagnosen des Hüft- bzw. Leistenschmerzes (s. u.). Der Orthopäde/Traumatologe sollte muskuloskelettale Ursachen diagnostizieren oder ausschließen.

Die **besondere funktionelle Beanspruchung des Fußballers** führt häufig zu Hüft- bzw. Leistenbeschwerden und macht daher einen Großteil der Konsultationen in der sportmedizinischen Praxis aus. Beim Schuss kommt es neben der Kontraktion der Adduktoren auch zu einer simultanen Aktivierung der kontralateralen Abdominalmuskulatur. Muskuläre Dysbalancen dieser beiden Hauptmuskelgruppen können zu Leistenbeschwerden führen. Fußballer weisen eine intermuskuläre Dysbalance der zu schwachen Rumpfmuskulatur im Verhältnis zu der sehr stark ausgeprägten Beinmuskulatur auf [271]. Eine isolierte Schwäche der Adduktoren ist ebenfalls ein Risikofaktor [106], [261].

Aufgrund der Vielzahl der Differenzialdiagnosen ist die **Diagnostik meist sehr umfangreich** und erfordert eine interdisziplinäre Untersuchungstechnik. In vielen Fällen müssen andere Fachdisziplinen (Gynäkologe, Viszeralchirurg, Neurologe, Urologe, Radiologe, Osteopath, Physiotherapeut, etc.) zu Rate gezogen werden.

► **Differenzialdiagnosen des Hüft- bzw. Leistenschmerzes [107], [108], [199], [261].**

- **intraartikulär** (Prä-)Arthrose, FAI, Labrumrisse, Ruptur des Lig. capitis femoris, freie Gelenkkörper, Hüftdsyplasie, chondrale Schädigungen
- **periartikulär** Psoas-Syndrom, Bursitis trochanterica und iliopectinea, subspinales und ischiofemorales Impingement
- **muskulotendinös** Insertionstendinopathien (Mm. adductor longus, gracilis, rectus femoris, rectus abdominis, Verletzung der Aponeurose des M. obliquus externus, Myositis ossificans, Abrissfrakturen aller Becken-Hüftmuskeln
- **Hernien** Inguinal- und Femoralhernie, Spiegelhernie
- **Tumor** (benigne vs. maligne, vergrößerte Lymphknoten)
- **Trauma** (cave: Auch Stressfrakturen am proximalen Femur sind bei Sportlern beschrieben)
- **intraabdominell** Divertikulose, Prostataerkrankungen, Endometriose, Varicosis des Lig. rotundum, sonstige vaskuläre Erkrankungen
- **Wirbelsäule** ISG-Irritationssyndrom, Nerven (-wurzel-)kompressionsyndrome, pseudoradikuläre Syndrome, myofasziale Schmerzsyndrome
- **neurogen** Entrapment-Syndrome der Nn. genitofemoralis, ilioinguinalis, cutaneus femoris lateralis, femoralis und obturatorius
- **Symphyse** Symphysitis, Osteitis pubis, Insertionstendinopathie des M. rectus abdominis

Die **Anamnese und klinische Untersuchung** erfordert ein Mindestmaß an Zeit und Sorgfältigkeit. Die Lenden-Becken-Hüft-Region muss gründlich inspiziert (Vorwölbungen, Atrophien etc.) und palpiert (Bruchsack, Sehnenansätze, Triggerpunkte, etc.) werden. Anschließend erfolgt die **Ermittlung des Bewegungsausmaßes**, nach der Neutral-Null-Methode, und **Durchführung funktioneller Tests** (z. B. Impingementtest der Hüfte ► Abb. 2.16, bzw. Schmerzprovokationstest bei Anspannung eines Muskels gegen Widerstand).

Praxistipp

In der Diagnostik von tief gelegenen myofaszialen Triggerpunkten kann die extrakorporale Stoßwelle zur Lokalisation eingesetzt werden.

Die bildgebende Diagnostik beinhaltet die Sonografie, Röntgenuntersuchung und MRT. In unklaren Fällen können intraartikuläre Infiltrationen (unter Durchleuchtung) oder in Kombination mit einem Arthro-MRT (MRT mit intraartikulärem Kontrastmittel und Lokalanästhetikum) zur Differenzialdiagnose durchgeführt werden.

Praxistipp

Maximal 5 ml des Lokalanästhetikums intraartikulär injizieren, da das Hüftgelenk ein kleines Volumen besitzt. Bei der Applikation größerer Volumina kann es zu einer schmerzhaften Kapseldistension kommen. Das Ergebnis ist in diesem Fall falsch negativ.

► **Hernien.** Hernien können oberhalb (Leistenhernie) oder unterhalb (Femoralhernie) des Leistenbandes (Lig. inguinale) entstehen. Es kommt zu einem Durchtritt von Baucheingeweiden. **Leistenhernien** werden in direkte (medial der epigastrischen Gefäße) und indirekte (lateral der epigastrischen Gefäße) unterteilt. Männer sind wesentlich häufiger betroffen.

Ziehende Schmerzen können das Initialsymptom von Hernien sein. Im weiteren Verlauf kann es zum eigentlichen Leistenbruch kommen, welcher inspektorisch durch eine Vorwölbung und den typischen Palpationsbefund imponiert. Die **Palpation** des Bruches erfolgt am Anulus inguinalis superficialis. Ist kein Bruchsack tastbar, wird der Patient zum Husten (Valsalva-Manöver) oder zum Aufrichten des Oberkörpers (in liegender Untersuchungsposition) aufgefordert. Durch den erhöhten intraabdominellen Druck wird dabei der Bruchsack gegen den Finger gedrückt.

Tab. 4.16 Leitsymptome der häufigsten Leistenpathologien ([199], [261])

Pathologie	Leitsymptome
Adduktorentendinose	Schmerz bei lokaler Palpation der Adduktorenansätze und bei Dehnung bzw. Anspannung gegen Widerstand ▶ Abb. 4.9
Stressfraktur	Schmerz bei Belastung (z. B. Gehen) und Rotation
Abrissfraktur	Schmerz bei Dehnung bzw. Anspannung gegen Widerstand des betroffenen Muskels
Hüftgelenkspathologie	Schmerzen in tiefer Beugung oder bei längerem Sitzen, Anlaufschmerz (v. a. bei (Prä-) Arthrose), Klicken oder Schnappen, verminderte Bewegungsausmaße (v. a. Verminderung der Innenrotation bei Coxarthrose)
Osteitis pubis	Druckschmerz über der Symphyse v. a. bei Überstreckung, teilweise auch nächtlicher Ruheschmerz
Leistenhernie	unspezifische, dumpfe, drückende, umschriebene Schmerzen in der Unterbauch-/Flankenregion
Sportlerleiste	ziehende, brennende (neuralgiforme) Schmerzen mit Ausstrahlung zur Oberschenkelinnenseite und skrotal/labial

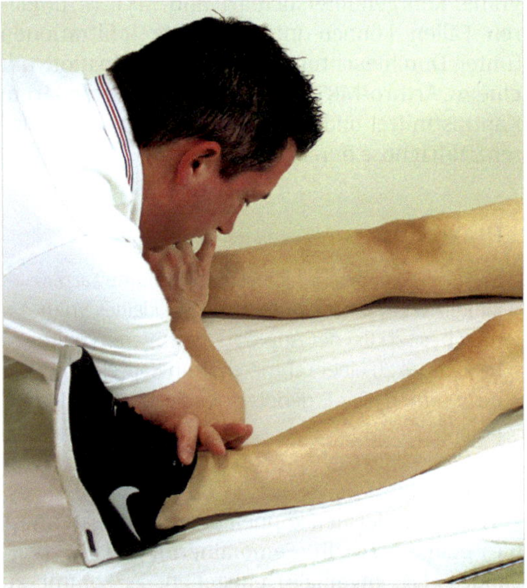

Abb. 4.9 Adduktorenstresstest. Der Patient spannt gegen manuellen Widerstand des Untersuchers die Adduktoren an (Adduktionsversuch).

Durch eine gezielte Suche nach den typischen Leitsymptomen der häufigsten Differenzialdiagnosen kann ein Großteil der Leistenpathologien mittels präziser Anamnese und klinischer Untersuchung aufgedeckt werden (▶ Tab. 4.16).

Die **Therapie** richtet sich nach der zugrundeliegenden Ursache. Bei der konservativen Therapie können NSAR p. o., aber auch lokale Injektionen (Traumeel, Kortikosteroide), symptomatisch eingesetzt werden. V. a. traumatische Ursachen sind mittels konservativer Therapie meist gut zu behandeln. Eine temporäre Belastungsreduktion bzw. Vermeidung des auslösenden Reizes sollte ebenfalls erfolgen.

Sind koordinative Defizite oder **neuromuskuläre Dysbalancen** die Ursache, so müssen diese zunächst diagnostiziert (z. B. Isokinetik, FMS (functional movement screen), etc.) und anschließend therapiert (Training der Koordination, Kräftigung bzw. Dehnung) werden.

Die operative Therapie ist bei

- Nervenkompressionssyndromen (→Neurolyse)
- Leisten- bzw. Schenkelhernien (→ diverse Verfahren der Hernienchirurgie)
- therapieresistenten (konservativ) muskulotendinösen Ursachen (→ Tenotomie, Releasing-Verfahren, Durchtrennung des Lig. inguinale, etc.)

indiziert.

Schulterluxationen

30 % aller akuten Schulterverletzungen sind **Schulterluxationen**. Vor allem moderne Sportarten wie Mountainbiking, Snowboarden, Kite- und Windsurfen können bei Sturzereignissen zur Schulterluxation führen. In circa 95 % der Fälle kommt es zu einer vorderen Schulterluxation. Bei Spielsportarten ist vor allem Handball zu nennen. Bei einem Foul mit Blockade des Wurfarms durch Gegnereinwirkung kann es durch den starken Muskelzug der ventralen Schulter-/Brustmuskulatur zu einer vorderen Schulterluxation kommen. Vor dem Repositionsmanöver sollte unbedingt auf Gefäß-/Nervenschädigungen geachtet und diese sollten dokumentiert werden, da grobe Repositionsversuche ebenfalls zu Gefäß-/Nervenschädigungen führen können. Hierbei ist insbesondere auf den N. axillaris zu achten.

Nach einer initialen Ruhigstellung mittels stabilisierender Schulterorthese sollte eine MRT-Untersuchung durchgeführt werden. Bei einer Schulterluxation kommt es meist zu einem Abscheren des vorderen Kapsel-Labrumkomplexes (sog. **Bankart-Läsion**).

Bei der Befundung des MRT sollte gezielt nach Begleitverletzungen Ausschau gehalten werden. Von besonderer Bedeutung sind die ligamentären Strukturen [108]:

- IGHL (inferiores glenohumerales Ligament)
- MGHL (mediales glenohumerales Ligament)
- HAGL-Läsion (humerale Avulsionsverletzung der glenohumeralen Bänder)

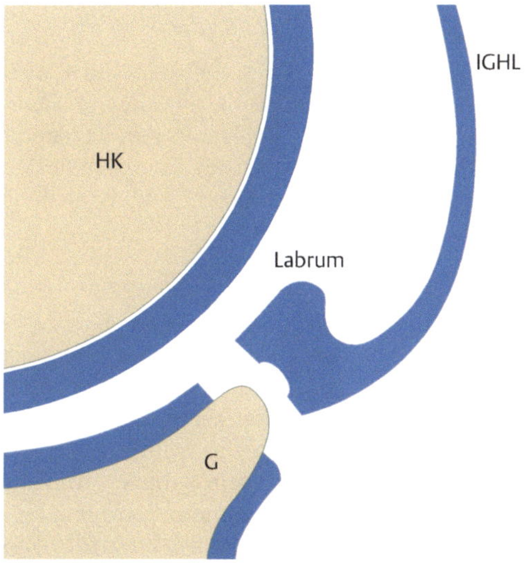

Abb. 4.10 Sog. Bankart-Läsion mit Abscheren des antero-inferioren Kapsel-Labrumkomplexes (KLK) HK = Humeruskopf, G = Glenoid, IGHL = inferiores glenohumerales Ligament.

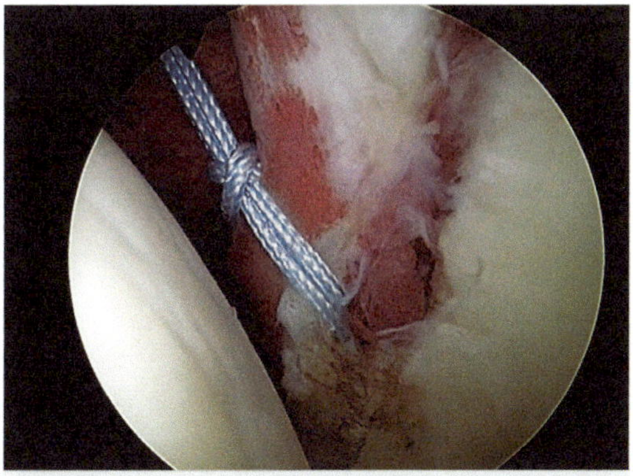

Abb. 4.11 Arthroskopische Stabilisierung einer Bankart-Läsion mit Refixation des vorderen Kapsel-Labrumkomplexes nach traumatischer vorderer Schulterluxation.

Junge sportliche Patienten mit einem Erstluxationsereignis nach adäquatem Trauma (z. B. Handball) unterhalb des 30. Lebensjahrs und hohem körperlichen und sportlichen Anspruch sollten arthroskopisch stabilisiert werden. Bei konservativer Nachbehandlung einer erstmaligen Schulterluxation besteht ein sehr hohes Risiko der Reluxation von bis zu 80-90 % [108]. Bei der **arthroskopischen Stabilisierung** wird das Labrum mittels Ankertechnik (z. B. PushLock, Fa. Arthrex) am vorderen Glenoidrand refixiert.

Kontraindikationen sind eine vorbestehende Hyperlaxizität, chronisch-rezidivierende willkürliche Schulterluxationen und Begleitverletzungen der oben genannten ligamentären Strukturen (IGHL, MGHL und HAGL-Läsion) [3], [132]. Bei diesen Begleitläsionen inklusive knöcherner Defekte (Glenoiddefekt, große Hill-Sachs-Dellen) müssen meist offene Operationsverfahren gewählt werden.

Bei der Mobilitätsprüfung von Wurf- und Überkopfsportlern sollte eine vermehrte Außenrotation, bei gleichzeitig verminderter Innenrotation (GIRD = glenohumerales Innenrotationsdefizit), nicht per se als pathologisch angesehen werden. Vergleicht man die Wurfschulter mit der Gegenseite, so lassen sich meist gleiche Gesamtbewegungsamplituden nachweisen, jedoch mit einer Verschiebung in Richtung Außenrotation. Aufgrund der repetitiven Wurf- und Überkopfsportausübung kommt es zu Anpassungen am Humerus mit einer vermehrten Humerusretrotorsion [289].

M!

Merke

Wurf- und Überkopfsportler weisen häufig eine vermehrte Außenrotation bei gleichzeitig verminderter Innenrotation in der klinischen Untersuchung auf (GIRD = glenohumerales Innenrotationsdefizit).

Neben der Schulterluxation sind Verletzungen des Schultereckgelenks (ACG = Akromioklavikulargelenk) und der Klavikula weitere häufige Lokalisationen. Hierbei sind vor allem Stürze auf die Schulter oder den ausgestreckten Arm (vor allem im Radsport) die Ursache.

Die ACG-Verletzungen werden nach Rockwood (Typ 1-6) kategorisiert. Diese Klassifikation bezieht neben dem Ausmaß und der Richtung der Dislokation auch die Versehrtheit der akromioklavikulären und korakoklavikulären Ligamente, sowie der deltoideotrapezoidalen Faszie mit ein. Die Typ 1 und 2-Verletzungen weisen einen Hochstand der Klavikula von < 25 % der Klavikulaschaftbreite auf [383].

Die Rockwood Typ 1 und 2-Verletzungen werden konservativ mittels NSAR (z. B. Ibuprofen 600 1-1-1, zusätzlich Protonenpumpeninhibitor als „Magenschutz", alternativ auch selektiven COX-2-Inhibitoren) und gegebenenfalls auch mit einer kurzfristigen Rückstellung (z. B.: Gilchrist-Verband), bei ausgeprägten Schmerzzuständen therapiert. Eine längere Immobilisation von mehr als einer Woche sollte wegen der Gefahr einer immobilisationsbedingten Einschränkung der Schultergelenksbeweglichkeit vermieden werden. Während bei Grad-3-Verletzungen nach Rockwood operative und konservative Therapieregime kontrovers diskutiert werden, ist bei höhergradigen Läsionen (Typ 4-6) die Operationsindikation zu stellen. Es stehen multiple Operationstechniken und -verfahren von Hakenplatten, transossäre ACG-Fixationen, tight-rope, offen/endoskopisch, etc. zur Auswahl, ohne dass die Überlegenheit eines der Verfahren wissenschaftlich belegt ist.

Skidaumen

Der **Skidaumen** ist die häufigste Verletzung der oberen Extremität beim Skisport, kommt aber auch häufig bei Ballsportarten vor. Ursache ist eine ulnare Krafteinwirkung beim abduzierten Daumen. Beim Skifahren bleibt meist der Daumen am Skistock hängen. Das ulnare Kollateralband im Daumengrundgelenk gerät unter enormen Stress und kann (partiell) rupturieren. In der Röntgendiagnostik müssen ein knöcherner Ausriss oder differentialdiagnostisch eine Fraktur ausgeschlossen werden. Die klinische Untersuchung ist aufgrund von Schmerzen oft schwierig und kann teilweise nur unter Schmerzmittelgabe oder gar Lokalanästhetika nach Abklingen der Akutschmerzsymptomatik erfolgen. In unklaren Fällen muss dabei zwischen einer partiellen und einer kompletten Ruptur unterschieden werden. Getestet wird die ulnare, vermehrte Aufklappbarkeit in 30° Flexionsstellung des Daumengrundgelenkes im Seitenvergleich. Kommt es zu einer vermehrten ulnaren Aufklappbarkeit von über 30°, so ist von einer Komplettruptur auszugehen.

Bei der so genannten **Stener-Läsion** kommt es zu einer Retraktion des distal abgerissenen ulnaren Kollateralbands nach proximal, welches sich um die Aponeurose des M. adductor pollicis umschlägt.

Teilrupturen und nicht/gering dislozierte knöcherne Ausrisse können in einer Daumenschiene für 5-6 Wochen ruhiggestellt werden. Operative Verfahren sind bei Komplettrupturen mit vermehrter Aufklappbarkeit indiziert. Als Operationstechniken stehen intraligamentäre Bandnähte und Refixationstechniken mit Knochenankern, Minischrauben oder Drähten zur Auswahl [108].

Chondropathien

Chondropathien können traumatisch oder durch eine repetitive Fehlbelastung im Sport entstehen. Abzugrenzen sind die häufigeren rein degenerativen Chondropathien (Arthrose), die neben Rückenschmerzen der häufigste Grund sind, weshalb ein Orthopäde konsultiert wird.

▸ **Traumatische Chondropathien.** Sie treten meist im Rahmen einer Gelenkdistorsion oder -luxation auf. Solche Schädigungen werden leider häufig übersehen, da sie nur in der MRT dargestellt werden können und initial keine Schmerzen verursachen, weil der Knorpel nicht mit Nerven versorgt ist. Dislozierte Knorpelfragmente können zu rezidivierenden Reizergüssen des betroffenen Gelenks führen. Der Knorpel weist im arthroskopischen Befund eine scharfe Risslinie bei erhaltener Grenzlamelle und gesundem umliegendem Knorpel auf (▸ Abb. 4.12). Die Therapie besteht in einer möglichst schnellen Operation mit dem Ziel einer Wiederherstellung der Gelenkfunktion und Ver-

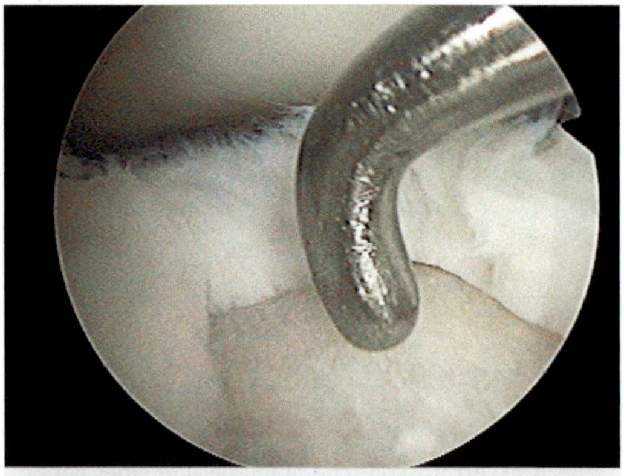

Abb. 4.12 Chondropathie. Arthroskopisches Bild eines chondralen Defekts an der lateralen Trochlea mit erhaltener subchondraler Grenzlamelle.

meidung posttraumatischer Arthrosen. Frische, dislozierte Knorpelfragmente in der Hauptbelastungszone sollten sehr bald refixiert werden.

► **Osteochondrale Defekte.** Frische osteochondrale Defekte sind assoziiert mit einem Hämarthros. Das klinische Bild ist deutlich eindrücklicher als die isolierte Chondropathie. Auch hier ist die schnelle Refixation indiziert.

► **Knorpelschaden bei Fehlbelastung.** Die Therapie des Knorpelschadens aufgrund einer repetitiven Fehlbelastung besteht in der Beseitigung der Fehlbelastung. Am häufigsten sind Achsfehlstellungen der unteren Extremität (Genu varum und valgum) zu nennen. Außerdem ist auf ligamentär bedingte Instabilitäten und Meniskusläsionen als Ursachen für chondrale Schädigungen zu achten.

Frische traumatische Knorpelläsionen sollten möglichst innerhalb von 2-3 Wochen refixiert werden. Kommt es dennoch zu größeren Zeitspannen zwischen Trauma und Operation, so ist aufgrund einer Volumenänderung des betroffenen Knorpelstückchens eine passgenaue Refixation erschwert. Kinder mit offenen Wachstumsfugen haben eine bessere Prognose als Erwachsene.

Alternativ zur Knorpelrefixation stehen folgende knorpelregenerative Verfahren zur Verfügung:

- Mikrofrakturierung
- autologe matrixinduzierte Chondrogenese (AMIC)
- autologe Chondrozytenimplantation (ACT)

Bei der **Mikrofrakturierung** werden mittels einer Ahle Löcher in den subchondralen Knochen in einem Abstand von ca. 3-4 mm eingebracht ► Abb. 4.13. Austretende mesenchymale Stammzellen sind in der Lage, einen minderwertigen Faserknorpel zu produzieren. Intraoperativ zeigt sich ein Austreten von Fettaugen oder Knochenmark als Indiz für die optimale Tiefe.

Die **AMIC** koppelt das Verfahren der Mikrofrakturierung mit einer Kollagentyp-I/III-Membran (Chondro-Gide Membran, Fa. Geistlich), welche die Stelle der Mikrofrakturierung bedeckt.

Die **ACT** ist ein zweizeitiges Verfahren, bei der in einer ersten Arthroskopie ein ca. linsengroßes Stück Knorpel aus einer minderbelasteten Zone entnommen und kultiviert wird. Der Kultivierungsvorgang dauert je nach Hersteller ca. 6-10 Wochen. Anschließend können die gewachsenen Knorpelzellen arthroskopisch oder mittels Miniarthrotomie reimplantiert werden. Aus histologischer Sicht weist die ACT die besten Knorpelregenerate auf und entspricht am ehesten dem nativen hyalinen Knorpel.

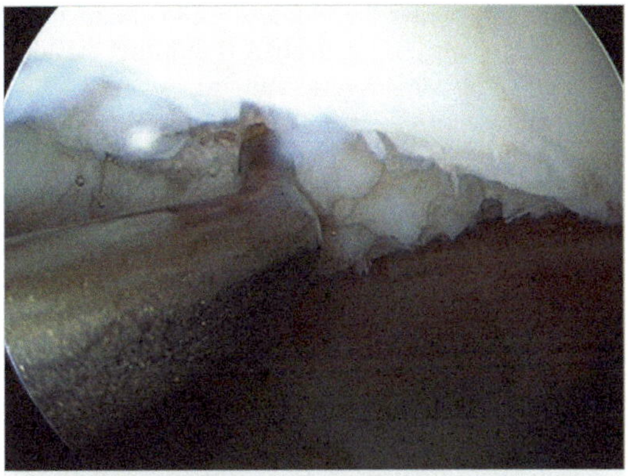

Abb. 4.13 Arthroskopische Mikrofrakturierung mit der Ahle. (Quelle: [190]).

Eine Voraussetzung für alle knorpelregenerativen Verfahren ist ein intakter umgebender Knorpel.

4.11.3 Muskulatur

Muskelkrampf

► **Entstehung.** Der Muskelkrampf stellt den praktisch tätigen Sportmediziner vor große Probleme, da die Ätiologie nicht eindeutig geklärt ist. Muskelkrämpfe treten assoziiert mit Muskelermüdung und Dehydratation auf.

► **Prophylaxe und Therapie.** Die prophylaktische Magnesiumgabe – unter der Annahme eines Magnesiummangels als Ursache für Muskelkrämpfe – ist nicht mehr zu empfehlen [118]. Vielmehr rückt Natrium wieder in den Fokus des Interesses. Tritt ein Muskelkrampf auf, so ist die betroffene Muskelgruppe zu dehnen. Eine weitere Belastung ist mit verminderter Intensität in den meisten Fällen möglich.

Muskelverletzungen

► **Strukturelle Muskelverletzung.** Wird bei einer Verletzung die Struktur des Muskels verändert bzw. zerstört, sollte von einer Muskelverletzung gesprochen werden. Der frühere verwendete Begriff der „Zerrung“, der ebenfalls eine Veränderung der Muskelstruktur beinhaltete, sollte nicht mehr verwendet werden. Je nach Ausdehnung handelt es sich bei der Muskelverletzung um einen:

- Muskelfaserriss
- Muskelbündelriss
- Muskelriss
- Muskelkater (Kap. Muskelkater (S. 184))

Nur in seltenen Fällen ist in der klinischen Untersuchung von Muskelverletzungen eine Delle palpabel. Dies ist vor allem bei den Major-Muskelverletzungen zu beobachten.

Von großer Bedeutung ist die möglichst rasche Diagnostik und Therapie entsprechend dem PECH-Schema. Ziel der zügigen Therapie in den ersten Minuten/Stunden nach der Verletzung ist, ein umfangreiches Hämatom zu vermeiden.

Die zweigelenkigen Muskeln sind besonders häufig betroffen. Ursache ist das **Lombard'sche Paradoxon.** Dies beschreibt die komplexe biomechanische Anforderung einer zweigelenkigen Muskulatur mit Hüftgelenk streckender Wirkung und einer Kniegelenksbeugung, vor allem jedoch auch einer Kniegelenk streckenden Wirkung. Dies wird als sog. „ziehendes Laufen" [393] beschrieben. Dies widerspricht der weit verbreiteten Annahme, dass die ischiocrurale Muskulatur ausschließlich eine Kniegelenk beugende und Hüftgelenk streckende Wirkung entfalten würde. Beim ziehenden Laufen besteht die Problematik, dass die Muskelaktivität zu einer Hüftgelenksstreckung mit Muskelverkürzung und zu einer Kniegelenkstreckung mit Muskeldehnung führt. Erschwerend kommt hinzu, dass der Kniegelenkwinkel in den drei Bodenkontaktphasen (Lande-, Stütz-, Abstoßphase) einen zweigipfligen Verlauf aufweist. Initial kommt es beim Landen mit fast gestrecktem Bein zunächst zu einer Kniebeugung in der Stützphase und anschließender erneuter Kniestreckung in der Abstoßphase. Die ischiocrurale Muskulatur muss in der ersten Hälfte der gesamten Bodenkontaktphase exzentrisch und in der zweiten Hälfte konzentrisch arbeiten.

> **Merke** M!
>
> Die ischiocrurale Muskulatur ist aufgrund spezieller biomechanischer Anforderungen (Lombard'sches Paradoxon) besonders häufig von Muskelverletzungen betroffen.

► **Funktionelle Muskelbeschwerden.** Eine Muskelverletzung muss aber nicht zwangsläufig mit einer Strukturveränderung einhergehen. Eine Änderung des Muskeltonus kann ebenfalls zu Muskelbeschwerden führen, ohne Zeichen eines Risses aufzuweisen (sog. funktionelle Muskelbeschwerden). Die Ursache funktioneller Beschwerden muss nicht zwangsläufig im verletzten Areal lokalisiert sein. Beispielsweise kann eine neuromuskuläre Dysregulation der Beinmuskulatur eine vertebragene Ursache haben.

► **Symptome.** Die Symptome können plötzlich (innerhalb einer Sekunde) auftreten oder sich langsam progredient entwickeln. Meist sind die plötzlich auftretenden Beschwerden strukturelle und die langsam progredienten funktionelle Muskelverletzungen.

► **Diagnostik.** Anamnestisch sollte besonders auf den Beginn bzw. das Auftreten der Beschwerden Wert gelegt werden. Muskelverletzungen klinisch zu diagnostizieren, ist schwierig und setzt ausreichend Erfahrung und kontinuierliches Üben v. a. der palpatorischen Fähigkeiten voraus (Kap. 2.4). Bei tief gelegenen Verletzungen ist die Palpation nur sehr eingeschränkt erfolgreich. Folgende apparative Diagnostik kann bei Muskelverletzungen eingesetzt werden:

- Sonografie: Sie setzt ein qualitativ hochwertiges (mobiles) Sonografiegerät und Erfahrung voraus. Bei der Untersuchung zeigen sich ein diffuses Ödem oder eine Einblutung (Kap. 3.6).
- MRT: Eine hochauflösende MRT kann bei tiefen Muskelverletzungen mit strukturellen Schädigungen sinnvoll sein. Sie zeigt eine Einblutung/Ödem in der betroffenen Muskulatur (► Abb. 4.14).
- Röntgen: Eine Röntgenuntersuchung ist bei einem Verdacht auf einen knöchernen Ausriss des Muskel-/Sehnenansatzes indiziert. In der Primärdiagnostik bei rein muskulären Verletzungen hat sie keinen Stellenwert. Gegebenenfalls entstandene Folgeschädigungen wie z. B. eine Myositis ossificans können durch nativradiologische Bildgebung dargestellt werden.

► **Therapie.** Von großer Bedeutung ist die möglichst rasche Diagnostik und Therapie entsprechend dem PECH-Schema (S. 171). Ziel der zügigen Therapie in den ersten Minuten/Stunden nach der Verletzung ist, ein umfangreiches Hämatom zu vermeiden.

Praxistipp

Bei der Erstversorgung einer OSG-Distorsion sollte ein Kompressionsverband mit Schaumstoffunterpolsterung und elastischer Binde angelegt werden. Alle Bestandteile des Kompressionsverbands sollten in der Kühlbox zu Beginn der sportmedizinischen Betreuung bereit stehen. Zuerst sollte wiederholt (maximal 1 min) ein Kühlspray (z. B. Chloraethyl) mit kurzen Sprühstössen (5–10 s) angewendet werden (ca. 30 cm Hautabstand). Die Anlage des Verbandes erfolgt von distal beginnend und nach proximal verlaufend. In der Kühlbox befindet sich Eiswasser (Wasser mit Eiswürfeln).

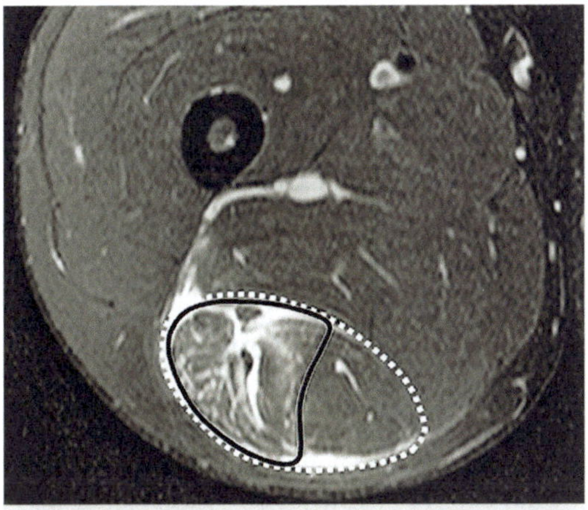

Abb. 4.14 Muskelverletzung. MRT einer Muskelverletzung (Hamstringruptur Grad 2) mit Ermittlung der Größe der betroffenen Muskelquerschnittsfläche (transversale intermediär gewichtete TSE-Aufnahme mit Fettsättigung) (Quelle: [406]).

Der angelegte Kompressionsverband sollte zu jeder Zeit eine adäquate Durchblutung der betroffenen Extremität zulassen. In der Initialphase mit zunehmender Schwellung aufgrund von Hämatomen und Ödemen sollte von durchblutungsfördernden Maßnahmen jeglicher Art am verletzten Areal abgesehen werden.

Die Therapie struktureller Muskelverletzungen besteht aus physikalischer Therapie, intramuskulären Injektionstechniken und ggf. zusätzlicher oraler Medikation (Wobenzym). Die Ziele der Postakutphase sind eine suffiziente Tonusregulierung und Optimierung der metabolischen Situation:

- Für intramuskuläre Injektionen können unter Beachtung der aktuellen Doping-Richtlinien (Kap. 9) Lokalanästhetika, Actovegin, „platelet-rich-plasma“ und Traumeel eingesetzt werden. Ein ausgeprägtes Hämatom sollte am besten unter sonografischer Kontrolle punktiert werden.
- Die physikalische Therapie besteht aus Iontophorese, Massage, manueller Lymphdrainage und Elektrotherapie, die stadienabhängig, gezielt und durch einen versierten Physiotherapeuten durchgeführt werden sollte. Eine Massage sollte z. B. nicht im verletzten Muskelareal, sondern vielmehr zur Regulierung des Muskeltonus im Bereich der proximal und distal gelegenen Muskeln der betroffenen Muskelkette angewendet werden.

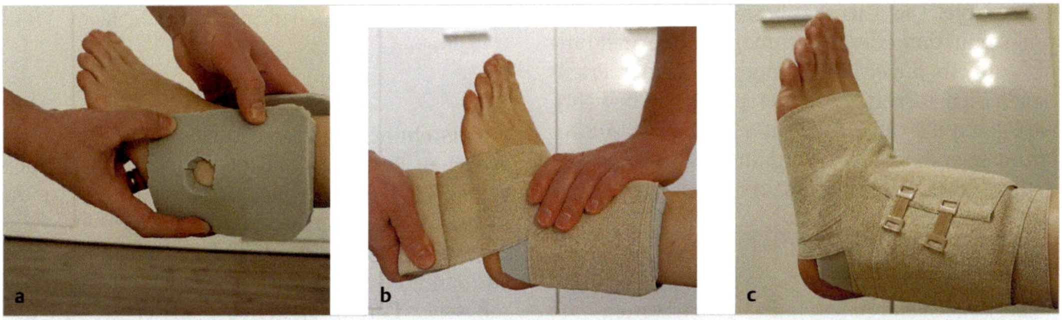

Abb. 4.15 Anlage eines OSG-Schaumstoffverbandes.
a Anatomisch angepasste Schaumstoffprotektoren mit Aussparungen für die Innen- und Außenknöchel zur Anlage eines OSG-Schaumstoffverbands.
b Umwickeln der Schaumstoffprotektoren mit einer Bandage.
c Fertig angelegter OSG-Schaumstoffverband.

4

Bei funktionellen Muskelverletzungen muss neben der symptomatischen Therapie des Muskels (s. o.) nach dem Auslöser (z. B. Fehlbeanspruchung, ISG-/Wirbelblockaden, Beinlängendifferenzen) gesucht und dieser behoben werden.

Praxistipp

Für den Heilvorgang der Muskelverletzung müssen alle an der Faser- und Bindegewebssynthese beteiligten Stoffe (Vitamin C, Aminosäuren, Zink) ausreichend vorhanden sein.

Muskelkater

Der Begriff des Muskelkaters ist von Katarrh abgeleitet. Der englische Begriff der „delayed onset of muscle soreness" beschreibt den Muskelkater wesentlich besser als „verzögerte Muskelschmerzen" nach ungewohnter muskulärer Belastung.

► **Entstehung.** Muskelkater tritt v. a. bei ungewohnten exzentrischen Belastungen auf. Hierbei kommt es während einer Muskelaktivität mit Verkürzung der Sarkomerlänge zu einer Gesamtlängenzunahme des Muskels. Dieses biomechanische Dilemma zwischen zeitgleicher Verkürzung und Dehnung führt zu einer Verletzung der Muskelbinnenstruktur mit Zerreißung der Z-Scheiben. Nachfolgend tritt, verzögert, aufgrund der Muskelgewebeschädigung eine Inflammationsreaktion ein. Im Blut lassen sich erhöhte Parameter des Muskelstoffwechsels feststellen (Serumharnstoff und Kreatinkinase).

► **Therapie.** Die Therapie besteht in einer Belastungsreduktion oder, wenn möglich, -vermeidung bis zum Abklingen der Symptome. In der Praxis haben sich lockere Ausdauersportarten bewährt, weil damit die von Muskelkater betroffene Muskulatur besser durchblutet wird und die Stoffwechselendprodukte abtransportiert werden.

Praxistipp

Eine Empfehlung zum Dehnen bei zu erwartendem Muskelkater sollte ein betreuender Sportmediziner nicht aussprechen. Der Dehnungsreiz bei verletzter Muskelbinnenstruktur führt häufig zu vermehrten Muskelschmerzen.

Fallbeispiel

Muskelkater und Wandern

In einem Wanderurlaub entscheidet sich ein Teil der Wandergruppe, für den Weg von der Berghütte zurück ins Tal die Bergbahn zu nehmen. Der andere Teil der Gruppe wandert ins Tal hinab. Am nächsten Tag klagen vor allem die Bergwanderer über Muskelkater, die zu Fuß zurückgegangen sind. Das Bergablaufen erfordert eine vornehmlich exzentrische Muskelaktivität, die den Muskelkater auslöst. Die betroffenen Wanderer müssen schmerzbedingt ihr geplantes Wanderprogramm in den kommenden Tagen reduzieren. Nach einer Eingewöhnungsphase von einigen Tagen traut sich auch der vorsichtigere Teil der Gruppe langsam an das Bergabwandern. Sie haben sich an die Belastungen adaptiert. Dadurch ist es ihnen möglich, ihre geplanten Touren ohne übermäßigen Muskelkater zu absolvieren.

4.11.4 Sehnen

Tendopathien/Tendovaginitis

Der häufig verwendete Begriff der Tendinitis ist irreführend und sollte lediglich nach histologischer Sicherung verwendet werden. Er hat sich leider v. a. für den „Tennisellenbogen" als Epikondylitis in den Köpfen der Patienten, und teilweise der Ärzte, festgesetzt.

Merke

Tendopathien sind langwierige Verletzungen und bedeuten für den Sportler häufig lange Ausfallzeiten.

► **Entstehung.** Die Ursache ist ein Missverhältnis zwischen Belastung und Beanspruchung. Für den Laufsportler betreuenden Sportmediziner ist die saisonale Häufung interessant. Der Frühling bzw. die Trainingsphase nach der Zeitumstellung und vor den großen Stadtmarathons ist ein solch neuralgischer Punkt, an denen Sportler gehäuft den Sportmediziner aufsuchen.

► **Symptome.** Die Symptome aller Sehnenerkrankungen sind meist Schmerzen bei Belastungsbeginn, die teilweise bei Fortführung verschwinden oder weniger stark sind.

► **Therapie.** Die Therapie besteht vor allem in der Ausschaltung des auslösenden Moments. Das bedeutet nicht automatisch eine Sportpause, sondern vielmehr eine Reduktion der Intensität und des Umfangs. Ersatzsportarten (z. B. Radfahren und Schwimmen) können je nach Lokalisation der Tendopathie durchgeführt werden. Außerdem müssen evtl. bestehende muskuläre Dysbalancen aufgedeckt und beseitigt werden. Weitere Ansätze in der Therapie sind:

- Exzentrisches Krafttraining: Es ist sehr effektiv und sollte konsequent und regelmäßig angewendet werden. Initial ist die Anleitung durch einen erfahrenen Therapeuten (Physiotherapeut oder Sportwissenschaftler) sinnvoll. Teilweise verschlechtert sich der Befund am Anfang mit nachfolgender Besserung bzw. kompletter Remission.
- Injektionsverfahren:
  - Intra- und peritendinöse Kortisoninjektionen sollten aufgrund der nachfolgenden erhöhten Rupturrate (wegen Gewebenekrosen) nicht durchgeführt werden. Es besteht eine Grad-1-Empfehlung („evidence based-medicine"), keine Kortisoninjektionen durchzuführen [150].
  - Polidocanol kann zur Verödung der sog. „neovessels", unter Farbdopplerkontrolle, injiziert werden. Diese Injektionstherapie ist jedoch als rein symptomatische Therapie zu betrachten.
- Nitropräparate: Alternativ (off-label) zur Injektion können Nitropräparate (z. B. Nitrolingual 2 × 2 Hübe, Nitroderm TTS 5 als transdermales Pflaster) auf die betroffene Stelle aufgetragen werden (zur Förderung der Kollagenbildung und des Blutabflusses).
- Lokale Eisapplikationen (2–3 × /d) mit dem Fokus auf eine Mehrdurchblutung sind ebenfalls möglich.
- NSAR zeigen in der Praxis keinen Effekt bei Tendinopathien.
- Querfriktionen scheinen v. a. einen schmerzlindernden Effekt zu haben [92].

Die extrakorporale Stoßwelle und der medizinische Laser sind weitere Therapieoptionen. In sehr hartnäckigen Fällen mit erheblichen Beschwerden ist auch eine kurzfristige Ruhigstellung in einer Gipsschiene möglich (z. B. Tenovaginitis de Quervain), um den Circulus vitiosus zu durchbrechen.

Dieser Polypragmatismus der Therapiekonzepte zeigt die Schwierigkeiten in der Therapie der Tendopathien auf.

Jumper's Knee

Diese häufige Form der Tendopathie wird auch als Patellaspitzensyndrom bezeichnet. Es handelt sich um eine Tendopathie des Lig. patellae meist im proximalen Anteil.

► **Entstehung.** Sportler mit hohen Beanspruchungen des Streckapparats des Kniegelenks, v. a. Sprungsportler (daher der Name), sind prädestiniert. Muskuläre Dysbalancen mit verkürzten ventralen Strukturen erhöhen die Zugbelastung des Lig. patellae.

► **Symptome.** Der Sportler klagt über die typischen Beschwerden v. a. zu Beginn der Belastung oder am Morgen. Er gibt dabei in der Regel einen Schmerz „vorne im Knie" an, sodass eine Vielzahl an Differenzialdiagnosen infrage kommt, z. B. osteochondrale Defekte, Plica-Syndrom, Retropatellararthrose, Morbus Sinding-Larsen-Johansson, Morbus Osgood-Schlatter oder Hoffaitis.

► **Diagnostik.** In der klinischen Untersuchung können die Schmerzen bei präziser Untersuchungstechnik genau lokalisiert werden (► Abb. 4.16). Um die Differenzialdiagnosen sicher ausschließen zu können, eignen sich Röntgen, MRT und Sonografie. Der Powerdoppler der Sonografie kann die „neovessels" darstellen und zur Diagnosesicherung erheblich beitragen.

Mid-Portion-Achillessehnen-tendopathie

Die Achillessehne ist die dickste Sehne des Körpers. Sie ist jedoch häufiger Ort von Überlastungen bzw. Verletzungen. Die Überlastungen betreffen vor allem den mittleren Teil der Sehne, daher der Name Mid-Portion-Achillessehnentendopathie.

► **Entstehung.** Ursachen für Achillessehnenbeschwerden sind Trainingsüberlastungen und vorherige Verletzungen. Antibiotika der Chinolon-Kategorie werden für Achillessehnenveränderungen verantwortlich gemacht und sollten, wenn überhaupt, dann nur sehr bewusst vom Sportmediziner eingesetzt werden.

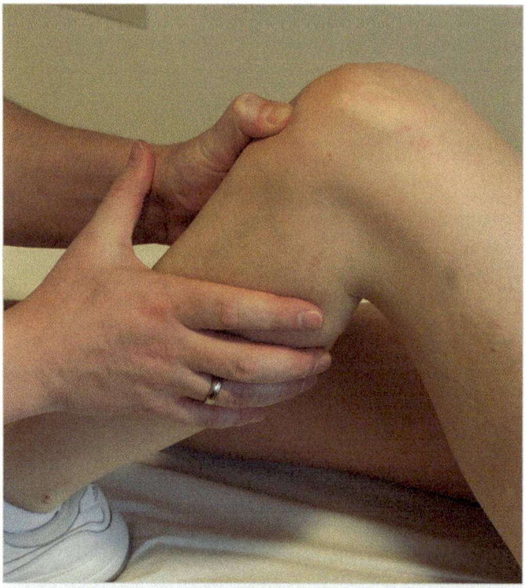

Abb. 4.16 Untersuchung des Patellaspitzensyndroms. Druckdolenz über dem Lig. patellae beim Jumper's Knee.

► **Symptome.** Der Sportler berichtet über die typischen Symptome der Tendopathie (Kap. Tendopathien/Tendovaginitis (S. 184)).

► **Diagnostik.** Oft ist die Sehne im mittleren Areal verdickt und schmerzempfindlich. Diagnostisches Mittel der Wahl ist die Sonografie. Hier lassen sich Verdickungen quantifizieren und von (Teil-)Rupturen abgrenzen (Kap. Sehnenrupturen (S. 98)). Der Powerdoppler kann „neovessels" darstellen und die Diagnosesicherheit erhöhen. Kann der Sportler auf der betroffenen Seite im Zehenspitzenstand stehen, ist die Funktion der Achillessehne erhalten und eine Ruptur nahezu ausgeschlossen.

Praxistipp

Verdickte Achillessehne, „neovessels", paratendinöser Flüssigkeitssaum und Hypoechogenität sind die typischen Zeichen der Achillessehnentendinopathie.

► **Therapie.** Die Therapie besteht v. a. in exzentrischem Training (Kap. Tendopathien/Tendovaginitis (S. 184)) und Stretching der gesamten dorsalen Muskelkette des Beins. Zur weiteren Therapie sind die Therapieprinzipien bei Tendinopathien anzuwenden (Kap. Tendopathien/Tendovaginitis (S. 184)).

Praxistipp

Häufig stellen Sportler die Frage, ob sie pausieren müssen oder nicht. Studien zeigen, dass die Patienten mit Achillessehnentendopathien weiter laufen können, wenn die Schmerzstärke von 5 auf der visuellen Analogskala (VAS, Schmerzskala von 0–10) nicht überschritten wird [181].

Achillessehnenruptur

► **Entstehung.** Die Achillessehnenruptur tritt häufig beim Antritt auf. Zu diesem Zeitpunkt ist die Sehne maximal belastet.

► **Diagnostik.** Der Sportler kann auf der betroffenen Seite nicht mehr auf den Zehenspitzen stehen. Im mittleren Drittel, wo die Sehne meistens reißt, ist häufig eine Lücke zu tasten. In der klinischen Untersuchung ist der Thompson-Test sehr hilfreich (Kap. Sprunggelenk (S. 43)). Die Ruptur lässt sich sonografisch nachweisen (Kap. Sehnenrupturen (S. 98)).

► **Therapie.** Die Therapie ist operativ oder konservativ möglich. Die Ergebnisse sind vergleichbar. Voraussetzung einer erfolgreichen Therapie ist die Adaptation der Sehnenenden, die mittels Sonografie überprüft werden sollte. Diese sollte in 0° und 20° Plantarflexion durchgeführt werden. In der 20°-Position sollten sich die Sehnenenden komplett adaptieren. Patienten mit einem höheren Risiko für postoperative Infektionen (z. B. Immunsuppression, Diabetes mellitus), aber auch ältere Patienten, bei denen die Sehne nicht mehr so gut heilt, sollten eher konservativ behandelt werden.

Rotatorenmanschettenläsion

Die Schulter ist v. a. für Überkopfsportler (z. B. Tennisspieler, Schwimmer, Speerwerfer) eine häufige Stelle für Überlastungsschäden.

► **Rotatorenmanschette.** Die Schulter wird vor allem durch die Muskulatur der Rotatorenmanschette (Mm. subscapularis, supraspinatus, infraspinatus und teres minor) stabilisiert. Zwischen dem M. supraspinatus (SSP) und dem M. subscapularis (sog. Rotatorenintervall) verläuft die lange Bizepssehne (LBS). Die LBS und die Sehne des M. supraspinatus sind die häufigsten Lokalisationen von Tendinosen im Schulterbereich.

► **Entstehung.** Bei muskulären Dysbalancen oder Rupturen der Rotatorenmanschette stößt der Oberarmkopf an das Schulterdach. Man spricht dann von einem sog. Engpasssyndrom (engl. **Impingement**). Dies ist ein Sammelbegriff für vielfältige Ursachen (posterosuperiores oder subakromiales/subkorakoidales Impingement, Outlet-Impingement) und sollte vom Facharzt behandelt werden. Die dazwischen verlaufende SSP-Sehne kann mit einer **Tendinose** oder gar einer (Teil-) Ruptur reagieren.

M!

Merke

Kommt es zu muskulären Ungleichgewichten (muskulären Dysbalancen) oder zur globalen Schwäche der Muskeln der Innen- und Außenrotation, kann dies zu einer Dezentrierung des Oberarmkopfs im Glenoid führen.

► **Diagnostik.** In der Diagnostik spielt die klinische Untersuchung der Schulter vor allem eine differenzialdiagnostische Rolle. Zervikobrachialgien, aber auch neurovaskuläre Ursachen (Thoracic-Outlet-/Thoracic-Inlet-Syndrom) müssen ausgeschlossen werden. Der Impingementtest (Kap. Schulter (S. 38)) ist positiv.

Die bildgebende Diagnostik beinhaltet Röntgen, Sonografie und MRT:

- Das **Röntgenbild** zeigt degenerative Veränderungen im Sinne einer Arthrose des Akromioklavikulargelenks (AC-Gelenks) oder einer Omarthrose. Osteophyten oder Spornbildungen im AC-Gelenk oder am Akromion lassen sich genauso darstellen wie die Form des Akromions, die nach Bigliani in 3 Typen eingeteilt wird (► Abb. 4.17). Gelegentlich kommt auch ein Os acromiale vor. Außerdem kann der Abstand zwischen Akromion und Humeruskopf einen Anhalt für einen Humeruskopfhochstand geben. Ein Kalkdepot (Tendinosis calcarea) v. a. in der Infra- oder Supraspinatussehne kann ebenso dargestellt werden.
- Die **Sonografie** der Schulter ist sehr wertvoll v. a. bei Reizungen der LBS, die mit der Powerdoppleruntersuchung dargestellt werden kann. Außerdem ermöglicht die Sonografie eine Untersuchung der Rotatorenmanschette in Bewegung. Bei der Ruptur ihrer Sehnen ist sie aber nur bedingt einzusetzen.

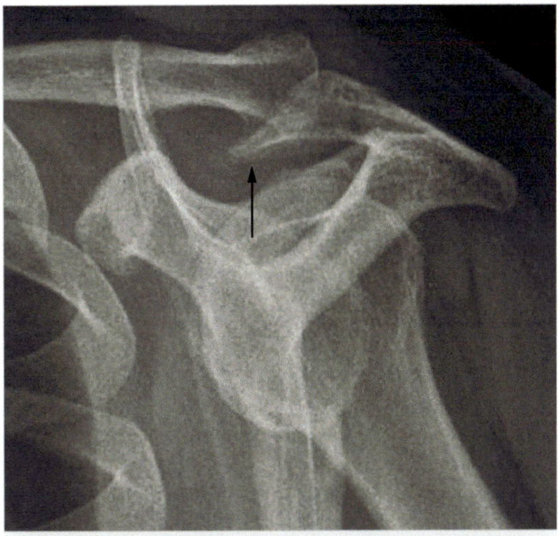

Abb. 4.17 Röntgenbild bei Impingementsyndrom. Das Akromion ist deutlich bogenförmig verändert, was einem Akromion-Typ 3 nach Bigliani entspricht.

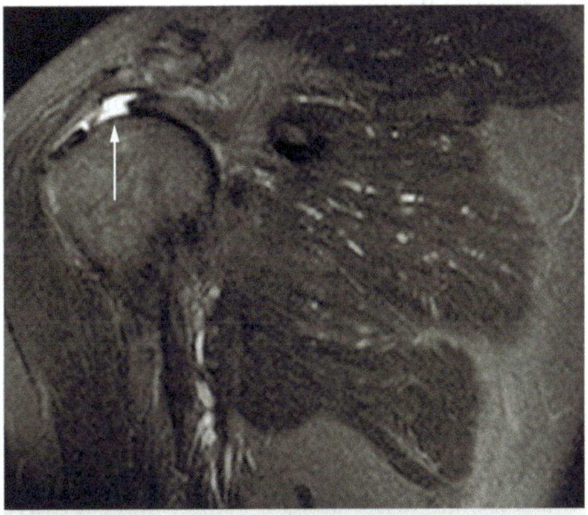

Abb. 4.18 Rotatorenmanschettenruptur. MRT einer rupturierten Sehne der Rotatorenmanschette (M. supraspinatus) (Quelle: [383]).

- In der MRT lässt sich z. B. der Grad der fettigen Degeneration des Muskelbauchs (Grad 0–5: prozentualer Anteil des hyperintensen Fettanteils in den T 1-gewichteten Sequenzen der MRT) feststellen. Bei einer Ruptur der Sehne (► Abb. 4.18) erlaubt die MRT auch die Beurteilung, wie weit sich das proximale Sehnenfragment retrahiert hat (Einteilung nach Patte, ► Abb. 4.19). Beide, die fettige Degeneration und die Patte-Einteilung, sind auch bei der Entscheidung für oder gegen eine Operation entscheidend [118].

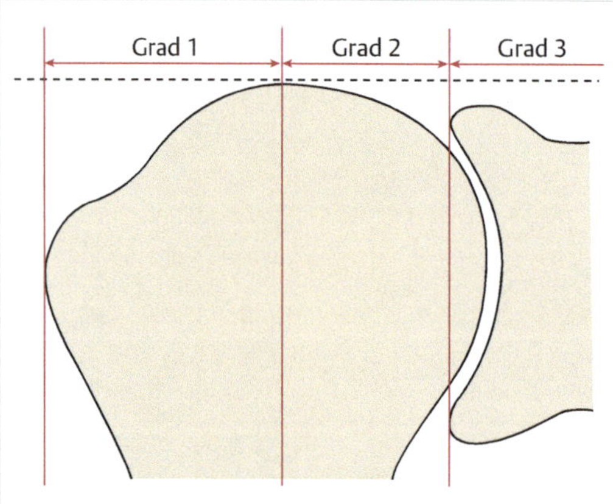

Abb. 4.19 Patte-Einteilung. Grad der Sehnenretraktion des M. supraspinatus nach Patte; Grad 1 = Retraktion bis zur Mitte des Humeruskopfs, 2 = Retraktion bis zum Glenoid, 3 = Retraktion medial des Glenoids (Quelle: [383]).

Reine knöcherne Deformitäten (Akromionformen Typ 2 und 3 nach Bigliani, ▸ Abb. 4.17) sind in der Diagnostik ebenso zu beachten wie muskuläre Dysbalancen. Letztere sind der Ansatz für ein krankengymnastisches Übungs- bzw. Trainingsprogramm. In Spezialfällen können die Kraftverhältnisse der Innen- und Außenrotatoren isokinetisch getestet werden. Problematisch bei der Interpretation ist jedoch, dass die Referenzwerte von Gesunden nicht automatisch auf Sportler übertragen werden können (Kap. Normbegriff in der Sportmedizin (S. 171)).

▸ **Therapie.** Die Therapie bei Rotatorenmanschettenpathologien des Sportlers besteht in der Beseitigung des auslösenden Moments sowie in der Therapie der entstandenen Folgeschäden. Bei Tendinosen ohne Rissbildungen können **konservative Maßnahmen** wie Krankengymnastik, manuelle Therapie, Kryotherapie, NSAR (selektive COX-2-Hemmer wie z. B. Etoricoxib 90 mg 1 × /d) oder „platelet rich plasma" zur Anwendung kommen. Eine weitere Therapieoption v. a. bei schmerzhaften Bursitiden sind Injektionen mit Kortikoiden (z. B. Triamcinolon kombiniert mit Lokalanästhetika [z. B. 10 mg Bupivacain 0,25 %]). Intratendinöse Injektionen sind zu vermeiden, weil sie die Rupturrate der Sehnen erhöhen. Kortikoide sind in der Sportmedizin unter der Beachtung der Doping-Richtlinie einzusetzen (Kap. 9). Die Therapie der Tendinitis der langen Bizepssehne (LBS) folgt den Therapieprinzipien von Tendinopathien (Kap. Tendopathien/Tendovaginitis (S. 184)).

Ist eine Ruptur der Rotatorenmanschette (▸ Abb. 4.18) diagnostiziert worden, sollte diese **operativ versorgt** werden. Eine solche Operation ist arthroskopisch oder in der Mini-open-Technik möglich. Die Ergebnisse sind identisch und hängen viel mehr von der Erfahrung des Operateurs ab als von der gewählten Technik.

Praxistipp

Injektionen in der Sportorthopädie und die NADA-App

Intramuskuläre Injektionen mit Kortisonpräparaten sind im Wettkampf nicht erlaubt, außerhalb des Wettkampfes jedoch schon. Eine andere Regelung gilt für intraartikuläre Injektionen, die sowohl im als auch außerhalb des Wettkampfes erlaubt sind.

Bei Unklarheiten kann die NADA-App für Smartphones oder Tablets weiterhelfen. Hier kann man den jeweiligen Wirkstoff suchen und erhält je nach Anwendungsart (z. B. Kortikoidinjektionen intraartikulär vs. intramuskulär) detaillierte Informationen darüber, ob er zulässig ist oder nicht. Durch ein regelmäßiges Update der App sind Änderungen im Doping-Reglement nachzulesen. Weitere Optionen wie die Kölner-Liste (Nahrungsergänzungsmittel) machen die NADA-App sehr wertvoll.

Tennisellenbogen

Die **Epicondylopathia humeri radialis** (auch **Tennisellenbogen**) ist eine Erkrankung des radialen, proximalen Sehnenansatzes der Extensoren der Hand und der Finger am Ellenbogen. Nur in seltenen Fällen sind Tennisspieler betroffen. Beim Golferellenbogen sind die ulnaren Sehnenansätze betroffen. Ursache ist eine Überbeanspruchung vor allem des M. extensor carpi radialis. Typisch sind der Druckschmerz am lateralen Epikondylus ▸ Abb. 4.20 und ein schmerzhafter Funktionstest ▸ Abb. 2.14. Neben lokalen Differenzialdiagnosen (Arthrose, traumatische osteochondrale Defekte, etc.) müssen vor allem Schulter-Arm-Syndrome mit (pseudo-) radikulären Ursachen ausgeschlossen werden. Die Therapie besteht vor allem in einem konsequenten Stretching und exzentrischem Krafttraining. Ansonsten können alle weiteren Therapiemaßnahmen bei Tendinopathien ergriffen werden.

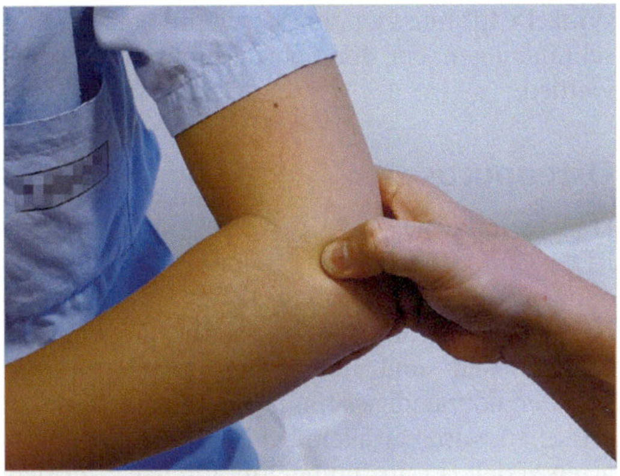

Abb. 4.20 Druckschmerz am Ursprung des M. extensor carpi radialis bei der Epicondylopathia humeri radialis (sog. „Tennisellenbogen").

4.11.5 Knochen – Stressfrakturen

► **Entstehung.** Ausdauersportler (v. a. Langstreckenläufer) sind prädestiniert für Stressfrakturen. Die häufigsten Stressfrakturen sind an der Tibia und den Mittelfußknochen lokalisiert. Meist können die Sportler keinen exakten Zeitpunkt bzw. ein Trauma als Auslöser benennen.

► **Symptome und Diagnostik.** Der Sportler klagt über Schmerzen in der betroffenen Region. Die Diagnostik gestaltet sich v. a. bei den Frühformen oft schwierig. Die Röntgenuntersuchung kann hier oft falsch negative Ergebnisse erbringen. In späteren Stadien ist auch diese positiv. In unklaren Fällen ist eine MRT indiziert. Die Kontinuitätsunterbrechung der betroffenen Kortikalis ist selten komplett (► Abb. 4.21).

► **Therapie.** Die Heilungstendenz von Stressfrakturen ist hoch. Die Therapie besteht in einer Sportpause bis zur Frakturkonsolidierung und ggf. Entlastung im Alltag mit Unterarmgehstützen oder einem pneumatischem Schuh (z. B. Vacuped).

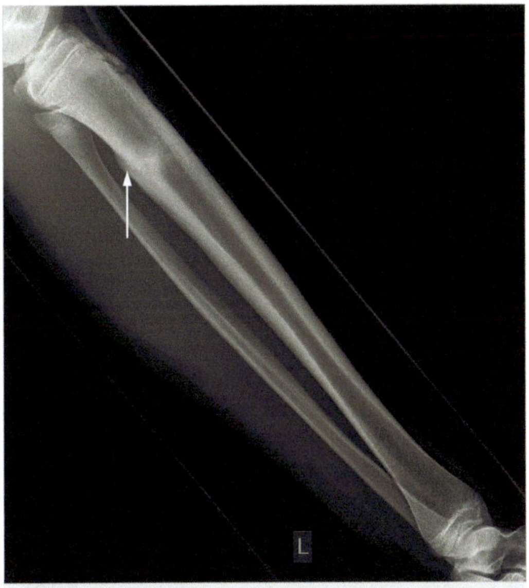

Abb. 4.21 Stressfraktur. Stressfraktur der proximalen Tibiadiaphyse.

4.11.6 Sport bei orthopädischen Erkrankungen und nach Operationen

Wirbelsäule

Die Frage, ob man Sport bei Wirbelsäulenerkrankungen durchführen kann, ist nicht pauschal zu beantworten, da ein und dieselbe Sportart die diskoligamentären Strukturen je nach muskulärer Rumpfstabilisation ganz unterschiedlich beanspruchen kann.

► **Bedeutung der Rumpfmuskulatur.** Kaum eine Sportart kommt ohne eine kräftige Rumpfmuskulatur aus. Für viele Sportarten ist sie sogar ein leistungslimitierender Faktor (z. B. Turnen, Schwimmen). Der Speerwerfer kann nur einen gewissen Teil der Beschleunigungsenergie mit dem Arm aufbringen.

Das Training der wirbelsäulenstabilisierenden Muskulatur (sog. Core-Training) für aktive Sportler sollte durch einen erfahrenen Sport-/Trainingstherapeuten geleitet werden. Dabei kann der Sportler an Kraftmaschinen trainieren, aber auch Übungen mit dem eigenen Körpergewicht durchführen. Speziell konstruierte Kraftmaschinen haben den Vorteil, die Belastung stufenweise und standardisiert gestalten zu können, jedoch den Nachteil, dass die

Bewegungsbahn vorgegeben ist. Freie Übungen bzw. solche mit dem eigenen Körpergewicht erlauben mehr Freiheit bei der Bewegungsausführung, jedoch auch mehr Möglichkeiten der Ausweichbewegungen und somit einer Fehlbelastung. Zudem ist nicht jede Kraftübung auf die komplexe Anforderung der jeweiligen Sportart übertragbar.

▶ **Rückenschmerzpatienten.** Patienten mit chronischen Rückenschmerzen profitieren von einem Training der wirbelsäulenstabilisierenden Muskulatur. Wenn die Rückenschmerzen jedoch durch akute Bandscheibenvorfälle mit einer progredienten neurologischen Symptomatik hervorgerufen werden, sollte die Rumpfmuskulatur nicht trainiert werden. Bestehen die neurologischen Defizite jedoch schon seit mehreren Monaten unverändert, ist ein Training durchaus möglich.

Cave!

Bei akuten Bandscheibenvorfällen mit einer progredienten, neurologischen Symptomatik sollte kein Training durchgeführt werden!

▶ **Skoliose.** Die sportmedizinische Empfehlung zum Sport oder der Wahl einer Sportart bei Skoliosepatienten hängt vom Schweregrad ab:

- Bei leichten Skoliosen (Cobb-Winkel unter 20°) sollten vor allem die Jugendlichen nicht vom Schulsport befreit werden. Neben der krankengymnastischen Therapie sollte vor allem Kindern ein möglichst vielseitiges Sportangebot gemacht werden.
- Mittelschwere Skoliosen (Cobb-Winkel 20°–40°) erfordern eine Korsettbehandlung. Sportarten wie Aerobic, Tanzen und Schwimmen können empfohlen werden. Einseitige Sportarten wie Tennis, Golf, Speerwerfen sind eher nicht empfehlenswert.
- Schwere Skoliosen von mehr als 40° erfordern meist eine operative Therapie. Die Empfehlung zum Sport hängt unter anderem von der Länge der Fusionsstrecke und der Belastbarkeit des Implantats ab.

Ein wissenschaftlicher Nachweis, dass bestimmte Sportarten Skoliosen auslösen oder den Ausprägungsgrad erhöhen könnten, besteht nicht. Während der Sportausübung sollten Orthesenträger diese nicht tragen. Bei Skoliosen mit einem Cobb-Winkel > 40° muss ggf. mit kardiopulmonalen Einschränkungen bei der Sportausübung gerechnet werden.

Osteoporose

Eine wesentliche Säule der Osteoporosetherapie ist der Sport. Die Ziele der Therapie sind die Anregungen der Osteoblastenaktivität (Knochenaufbau), die Kräftigung der Muskulatur und eine verbesserte Geh- und Stehfähigkeit (Sturzprophylaxe). Der notwendige Stimulus, um diese Ziele zu erreichen, wird vor allem bei kraftbetonten Sportarten erzielt (Krafttraining, Vibrationsplattformen, Gymnastik). Außerdem sollten Sportarten mit niedrigem Sturzrisiko durchgeführt werden. Ausdauerbetonte Sportarten sind bezüglich der Verbesserung der Knochendichte eher zweite Wahl. Die positiven Effekte für das Herz-Kreislauf-System beim Ausdauersport dürfen jedoch nicht vergessen werden. Daher ist eine Kombination aus einem Training mit einem kombinierten kraft- und ausdauerorientierten Schwerpunkt in punkto Gesamtfitness des älteren Sportlers sinnvoll.

Arthrose

Die Hauptrisikofaktoren für die Entstehung einer **Arthrose** sind Alter, Geschlecht, genetische Disposition und Varus- und Valgusdeformitäten der unteren Extremität. Ein kausaler Zusammenhang zwischen sportlicher Belastung und Arthrose konnte nicht nachgewiesen werden und wird in der wissenschaftlichen Literatur kontrovers diskutiert. Die oben genannte Aussage trifft vor allem auf moderate Sportausübung zu. Leistungssportler weisen jedoch ein erhöhtes Risiko einer Hüft- und Kniegelenksarthrose auf [335]. Als besonders sinnvolle und geeignete Sportarten werden z. B. Schwimmen, Radfahren, Gymnastik, Wandern und Skilanglauf angesehen. Stop-and-go-Sportarten wie Tennis, Squash, Fußball, etc. sind für Hüft-, Knie- und Sprunggelenksarthrosen eher ungeeignet. Die Therapie besteht u. a. in entzündungshemmenden Maßnahmen. Über die Wirksamkeit der Gabe von Hyaluronsäure (intraartikuläre Injektion oder p. o.-Gabe) oder Chondroitin und Glucosamin (z. B. dona Filmtabletten) besteht Uneinigkeit.

Beim Vorliegen einer aktivierten Arthrose können NSAR (p. o.) oder intraartikuläre Injektionen verabreicht werden.

> **Merke**
>
> Ausgeprägte und stark symptomatische Arthrosen der großen Gelenke führen nicht nur zu einer Reduktion der Alltagsaktivitäten, sondern auch zu einer reduzierten Ausübung von kardioprotektiven Ausdauersportarten. Hierbei ist meist die Arthrose als limitierender Faktor anzusehen. Eine konsequente Therapie (konservativ oder auch operativ) beeinflusst daher nicht nur die primäre orthopädische Problematik, sondern sekundär auch die kardiovaskulären und metabolischen (z. B. Insulinsensitivität des Diabetikers) Risikofaktoren.

Sport mit Gelenkersatz

Vor und nach einer Gelenkersatzoperation (v. a. Hüft- oder Knie-TEP) kann und sollte der Patient sportlich aktiv sein. Ähnlich wie bei der Wahl der Sportart bei einem Patienten mit Osteoporose sollte das sportliche Sturzrisiko nach Gelenkersatz niedrig sein. Die möglichen Komplikationen bestehen in einer vorzeitigen Lockerung der Prothese und einer periprothetischen Fraktur.

► **Periprothetische Fraktur.** Eine solche Fraktur bedeutet für den Patienten ein hohes perioperatives Risiko (z. B. Immobilisation, Materiallockerung, Revisionseingriffe). In der Realität einer Endoprothesenklinik der Maximalversorgung sind jedoch weitaus häufiger multimorbide und inaktive Patienten diejenigen, die eine periprothetische Fraktur erleiden. Periprothetische Frakturen bei der Ausübung einer Sportart sind eine Seltenheit.

► **Prothesenlockerung.** Der häufigste Grund für eine Lockerung einer Prothese ist die aseptische Lockerung. Hierfür gibt es mehrere Gründe:

- patientenbezogene Faktoren (Alter, Körpergewicht, Begleiterkrankungen)
- implantatbedingte Faktoren (Implantatdesign, z. B. gekoppelte Knieprothese vs. bikondylärer Oberflächenersatz, Gleitpaarung, Verankerungstechnik)
- operativ-chirurgische Faktoren (Zugang, z. B. minimal-invasiv, Zementiertechnik, Achsausrichtung, Erfahrung des Operateurs)

Während die beiden letzten Faktoren beeinflussbar sind, gilt dies für die patientenbezogenen Faktoren nur bedingt. Beispielsweise sind bei jüngeren Patienten (< 55. Lebensjahr) höhere Raten an aseptischen Lockerungen als bei älteren Patienten zu verzeichnen. Mit den aktuell verwendeten Gleitpaarungen (z. B. ultrahochmolekulares Polyethylen (UHMW-PE)), mit Vitamin E angereichertes hochvernetztes Polyethylen) können wesentlich längere Standzeiten erwartet werden. Der Aspekt der abriebbedingten Lockerungen wird somit an Einfluss verlieren. Für den Sport als eigenständigen Risikofaktor sind in der wissenschaftlichen Literatur keine gesicherten Ergebnisse vorhanden [336].

Kinderorthopädie und -traumatologie

Der kindliche Knochen besitzt eine größere Verformbarkeit als der erwachsene. Es reicht jedoch bereits eine geringe Krafteinwirkung für die Entstehung einer Fraktur aus. Vor allem die Wachstumsfugen sind empfindlich gegenüber Scherkräften. Der Knorpel des Kindes ist elastischer und besitzt eine größere Fähigkeit zur Regeneration. Treten kleinere Knorpelschäden auf, so kann beim kindlichen Knorpel teilweise mit einer kompletten Heilung aufgrund des größeren Regenerationspotenzials gerechnet werden.

Typische **kinderorthopädische Krankheitsbilder** sind:

- Morbus Osgood-Schlatter
- Apophysenausrisse
- Skoliosen
- Spondylolyse und Spondylolisthesis

Der **Morbus Osgood-Schlatter** ist eine klinische Diagnose. Das meist sportlich aktive Kind berichtet vor allem über Schmerzen nach Belastung im Bereich der Tuberositas tibiae. Hier ist in der klinischen Untersuchung auch der typische Druckschmerz zu finden. Eine verkürzte Quadrizepsmuskulatur oder (sportliche) Überbeanspruchung ist meist die Ursache. Die Therapie besteht in einer Sportpause oder Intensitätsreduktion, in schwerwiegenden Fällen sogar in einer Teilbelastung an Unterarmgehstützen. Additiv können antiphlogistische Maßnahmen eingesetzt werden. Ist die Ursache eine verkürzte Muskulatur, sollte ein intensives Stretchingprogramm durchgeführt werden. Persistierende Schmerzen nach dem klassischen

Erkrankungsalter von 11-15 Jahren können mit einer sekundären Ossifikationsstörung und der Ausbildung von Ossikeln einhergehen. Nur in sehr seltenen Fällen bei Beschwerdepersistenz im jungen Erwachsenenalter müssen operative Verfahren (Fragmentexzision) gewählt werden [190].

Plötzlich auftretende Schmerzen im Bereich der Lenden-Becken-Hüft-Region können durch **Apophysenausrisse**, wie sie gehäuft bei Fußballern v. a. beim M. rectus femoris, der ischiocruralen Muskulatur und den Adduktoren auftreten [107], entstehen. Apophysen sind sekundäre Ossifikationszentren. An dieser Stelle ist ein Knochenkern über eine Wachstumsfuge mit dem zentralen Skelett verbunden. Im Wachstumsalter ist diese Stelle anfällig für Ausrisse der Sehnenansätze, da diese Stellen eine verminderte Belastbarkeit aufweisen. In 90 % sind Jungen betroffen. Die Therapie von Apophysenausrissen ist meist konservativ [108].

Bei juvenilen idiopathischen **Skoliosen** mit einem Cobb-Winkel > 10° sind einseitige Sportarten, wie z. B. Tennis, Golf oder Badminton nicht zu empfehlen. Ab einem Cobb-Winkel > 25° sollte bis auf einige Ausnahmen kein Leistungssport mehr betrieben werden.

Scher- und Druckbelastungen werden als Auslöser für die Entstehung einer **Spondylolyse und Spondylolisthesis** vor allem im Bereich der unteren Lendenwirbelsäule und des lumbosakralen Übergangs diskutiert. Vor allem Sportarten mit einer ausgeprägten Hyperextension wie z. B. Turnen, Speerwerfen, Delphinschwimmen, Gewichtheben und Trampolinspringen sind besonders prädestiniert für die Entstehung einer Spondylolyse oder -listhesis. Im Extremfall kann es zum klinischen Bild einer Hüft-Lenden-Strecksteife kommen. Bei der klinischen Untersuchung müssen Kaudasyndrome und radikuläre Läsionen ausgeschlossen werden. Die primäre Therapie besteht in einer muskuläre Stabilisierung der Lenden-Becken-Hüft-Region. Nur in ausgewählten Fällen mit großen Gleitstrecken oder beim Vorliegen persistierender oder progredienter neurologischer Symptome ist eine operative Versorgung mittels Spondylodese notwendig. Beim Vorliegen einer Spondylolyse oder -listhesis sollte von der Ausübung von hyperextendierenden Risikosportarten (s. o.) abgeraten werden.

Kinder und Krafttraining

Die Absolvierung von Krafttraining im Kindesalter wird kontrovers diskutiert. Der kindliche Bewegungsapparat weist nicht dieselbe Beanspruchbarkeit wie die eines Erwachsenen auf. Überlastungssyndrome können bei inadäquat gewählter Intensität und falscher Bewegungsausführung auftreten. Die korrekte Bewegungsausführung sollte, noch mehr als bei einem erwachsenen Sportler, durch einen erfahrenen Trainer überwacht werden.

> **Merke** M!
>
> Ein generalisiertes Verbot von Krafttraining mit Zusatzlasten ist aus sportorthopädischer Sicht nicht sinnvoll. Bei vielen Sportarten (zum Beispiel Abgang am Reck oder Stufenbarren) werden teilweise deutlich höhere Belastungen und Beanspruchungen des Stütz- und Bewegungsapparats ausgeübt als beim kontrollierten Training mit moderaten Zusatzlasten.

70 % der Sportuntauglichkeitsbescheinigungen von Kindern werden aufgrund von Wirbelsäulenerkrankungen ausgestellt. Die häufigsten sind:

- Skoliosen
- Juvenile Osteochondrose (Morbus Scheuermann)
- Spondylolyse bzw. Spondylolisthesis.

4.12 Dermatologie

M. Axt-Gadermann

4.12.1 Definition

Sport hat sowohl ein gesundheitsförderndes als auch ein gesundheitsschädliches Potenzial. Das betrifft nicht nur allgemeine gesundheitliche Fragestellungen, sondern gilt insbesondere auch für das „Hautorgan“: Als Grenzorgan ist die Haut beim Sport zahlreichen potenziell schädigenden Faktoren ausgesetzt. Andererseits kann körperliche Aktivität aber auch einen regulierenden Einfluss auf Hauterkrankungen ausüben und in der Therapie dermatologischer Erkrankungen eingesetzt werden.

4.12.2 Hauterkrankungen durch Sport

Während der körperlichen Aktivität sind Sportler unterschiedlichsten Umweltfaktoren ausgesetzt:

- Im Freien sind dies insbesondere Sonnenstrahlung, Kälte, Hitze, Staub oder Allergene. Bei Langstreckenläufern konnte eine signifikante Assoziation zwischen dem wöchentlichen Trainingsumfang und der Wahrscheinlichkeit von Hautveränderungen festgestellt werden [303].
- Beim „Indoor-Sport" im Schwimmbad, der Sporthalle oder dem Fitnessstudio spielen Chlorwasser oder die hygienischen Bedingungen an der Sportstätte eine wichtige Rolle. Das Risiko für Infektionen wie Fußpilz (Tinea pedis) oder gewöhnliche Warzen (Verrucae vulgares) ist hier erhöht.
- Hautveränderungen können auch durch Verletzungen oder Traumen (z. B. durch falsches Schuhwerk oder Sportmaterial) verursacht werden.
- Darüber hinaus treten bei der Einnahme leistungssteigernder Substanzen (Doping), die selbst im Freizeitsport verbreitet sind, typische Hautveränderungen auf (Kap. 9.5) [20]

Sowohl im Breiten- als auch im Leistungssport sind deshalb die korrekte dermatologische Einordnung und die adäquate Behandlung der Dermatosen bedeutsam. Gerade für leistungsorientierte Sportler sind diese Dermatosen keineswegs banale Erkrankungen, sondern können die sportliche Leistungsfähigkeit entscheidend beeinträchtigen [83].

Dermatosen durch ultraviolette Strahlung

► **Klinische Problematik.** Outdoorsportler wie Radfahrer, Langstreckenläufer oder Wassersportler sind in den Sommermonaten in besonderem Maße einer hohen UV-Dosis ausgesetzt. Eine jahrelange starke Lichtbelastung führt zu einer chronischen Lichtschädigung der Haut und erhöht das Risiko für verschiedene Hautkrebsformen sowie für Hautkrebsvorstufen. Das belegt eine dermatologische Untersuchung an 210 Marathonläufern (Alter: 19–71 Jahre) sowie einer Kontrollgruppe mit 210 Nichtläufern. Obwohl in der Kontrollgruppe der Anteil der Personen mit einem lichtempfindlichen Hauttyp höher war, wurden nur bei 14 (6,6 %) der Nichtläufer Hautkrebs bzw. Vorstufen (atypische Nävi, Präkanzerosen) festgestellt. Bei den Marathonläufern waren 24 Personen (11,5 %) betroffen. Zusammenhänge bestanden auch zwischen den wöchentlichen Trainingskilometern und dem Ausmaß der Hautveränderungen: Läufer mit großen Trainingsumfängen waren besonders häufig betroffen. Fast alle Sportler gaben an, in Training und Wettkampf kurze Hosen (96,7 %) und ärmellose oder kurzärmelige Trikots (98,6 %) zu tragen. Lediglich 56,2 % verwendeten regelmäßig Sonnenschutzmittel [7].

Vor allem bei Wassersportlern (Surfer, Segler) findet man oft eine chronische Lichtschädigung des Lippenrots mit festhaftenden Hyperkeratosen. Diese Cheilitis actinica chronica entspricht einer Präkanzerose. Ein spinozelluläres Karzinom sollte histologisch ausgeschlossen werden.

► **Prävention und Therapie.** Langstreckenläufer und andere Outdoorsportler sollten aufgrund ihres erhöhten Hautkrebsrisikos zu wirkungsvollen UV-Schutz-Maßnahmen beraten werden:

- Ein dem individuellen Hauttyp angepasster UV-Schutz umfasst nicht nur einen UVB-, sondern auch einen guten UVA-Schutz.
- Für Sportler sollte das Produkt wasserfest sein, weil Schweiß die Creme sonst rasch abwäscht.
- Das Produkt muss in ausreichender Menge aufgetragen werden. Nur mit einer Dosis von 2 mg/cm^2 Haut wird auch der auf der Verpackung angegebene Lichtschutzfaktor erzielt. Wird eine geringere Menge verwendet, liegt der erzielte Schutzfaktor auf der Haut deutlich unter dem auf der Packung angegebenen [31]. Um den gesamten Körper eines Erwachsenen ausreichend vor UV-Licht zu schützen, sind 30 ml bzw. 6 Teelöffel Sonnencreme notwendig. Das entspricht einer ganzen Hand voll Sonnenschutzlotion.
- Vor allem bei längeren UV-Expositionszeiten ist Nachcremen unerlässlich. Bei nur einmaliger Anwendung eines Sonnenschutzprodukts in ausreichender Menge ist nach 4 Stunden Aufenthalt in der Sonne und gelegentlicher körperlicher Aktivität nur noch rund 60 % der ursprünglichen Schutzwirkung vorhanden. Nach 8 Stunden ist die Schutzwirkung auf 43 % gesunken [35].

> **Merke**
>
> Outdoorsportler haben ein deutlich erhöhtes Hautkrebsrisiko. Diesem sollte durch Verwendung von reichlich Lichtschutzcreme sowie textilem UV-Schutz Beachtung geschenkt werden. Intensive UV-Belastungen führen nicht selten zu Hautveränderungen, die dermatologisch beurteilt werden müssen.

Thermisch induzierte Dermatosen

Miliaria (Schwitzbläschen)

▸ **Klinische Problematik.** Bei körperlicher Aktivität in schwülwarmer Umgebung kann es durch einen Verschluss der Schweißdrüsenausführungsgänge zu einer Miliaria (Schwitzbläschen, Hitzepickel) kommen. Vor allem an bedeckten Hautarealen treten juckende oder brennende Bläschen mit klarem, manchmal auch milchigem Inhalt auf.

▸ **Prävention und Therapie.** Kleidung oder fetthaltige Pflegepräparate, die die Luftzirkulation behindern, können die Hautveränderungen begünstigen. Die Behandlung besteht im Tragen lockerer, luftiger Kleidung und dem Verzicht auf fette Salben. Eine äußerliche Austrocknung der Bläschen, z. B. durch das Auftragen einer Zinkschüttelmixtur (Lotio alba), unterstützt die Abheilung.

Perniones (Frostbeulen)

▸ **Klinische Problematik.** Jogger, Bergsteiger, Skifahrer, Reiter oder auch Trainer, die in der Kälte stehen müssen, sind bei ihren Aktivitäten oft niedrigen Temperaturen ausgesetzt. Kommt noch eine hohe Luftfeuchtigkeit und eine dem Wetter nicht angepasste, zu dünne oder enge Kleidung hinzu, kann die Haut Schaden nehmen [165]. Häufig bilden sich dann die zwar ungefährlichen, aber dennoch oft extrem belastenden Frostbeulen (Perniones). Typisch sind bläulich livide, ödematöse, kissenartige Schwellungen, vor allem an den Dorsalseiten der Finger und Zehen, an den Unterschenkeln und den Innenseiten der Kniegelenke. Bei Erwärmung jucken und brennen die Hautveränderungen typischerweise stark und nehmen eine hellrote Farbe an. Perniones treten oft im Frühjahr und häufiger bei Frauen auf (▸ Abb. 4.22).

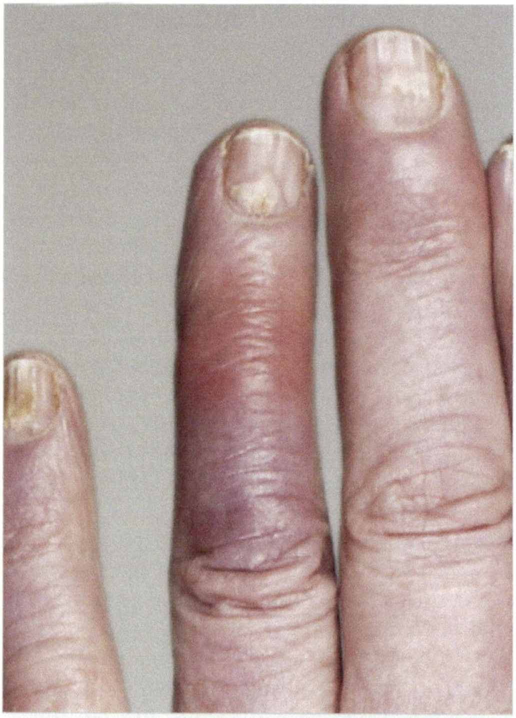

Abb. 4.22 Perniones (Frostbeulen) (Quelle: [316]).

▸ **Prävention und Therapie.** Wird keine Vorsorge getroffen, können die Dermatosen bei entsprechenden Umweltbedingungen über Jahre hinweg rezidivieren. Vorbeugen lässt sich nur durch entsprechende Kleidung. Äußerlich kann die Anwendung durchblutungsfördernder Salben helfen.

Mechanisch induzierte Hautveränderungen

Blasen

▸ **Klinische Problematik.** Viele Sportarten zeichnen sich durch das häufige Wiederholen gleichförmiger Bewegungsabläufe aus. Das bedeutet eine hohe mechanische Belastung für die Haut. Durch Druck und Reibung können dann Blasen entstehen. Bei Wanderern oder Läufern sind oft neue oder schlecht passende Schuhe und ungewohnte Belastungen für Blasen an den Füßen verantwortlich. Tennisspieler leiden häufig unter Blasen an den Handinnenflächen, bei Baseballspielern, Reitern und Fechtern treten die Blasen bevorzugt an den Fingern auf. Nicht selten zwingt die Blasenbildung zum Abbruch der sportlichen Tätigkeit.

▸ **Prävention und Therapie.** Vorbeugend sollte auf geeignetes Schuhwerk und Socken bzw. entsprechende Sportgeräte und Technik geachtet werden. Neue Schuhe und eine ungewohnte Belastung bergen immer das Risiko einer Blasenbildung. Hier gilt es, Rötungen rechtzeitig zu erkennen und die entsprechenden Stellen durch Blasenpflaster zu schützen. Sind keine zur Hand, eignen sich auch hydrokolloide Wundauflagen.

Praxistipp

Besteht bereits eine Blase, kann diese mit einer sterilen Nadel geöffnet werden, wobei das Blasendach aber als Infektionsschutz belassen werden sollte.

Hämatome an Händen und Füßen

▸ **Klinische Problematik.** Repetitive Traumen können zu meist kleineren Hämatomen führen. Diese sind zwar in der Regel nicht schmerzhaft, können aber bei wiederholtem Auftreten zu Nagelverdickungen führen oder mit pigmentierten Hautveränderungen verwechselt werden.

- Unter „black nails", subungualen Hämatomen, leiden häufig Läufer, Tennis- oder Squashspieler. Auch bei Arbeitern mit Stahlkappenschuhen treten sie auf. Die Fingernägel sind bei bis zu 30 % der Sportkletterer betroffen.
- Hämorrhagien an den Fersen („black heel" = schwarze Ferse) sind bei Tennis- und Basketballspielern sowie bei Kletterern häufig, kleine Einblutungen an den Handflächen (palmare Hämorrhagien) treten bei Tennis- und Golfspielern sowie bei Kletterern auf. Es handelt sich hier um intraepidermale Hämorrhagien im Stratum corneum.

Notwendig ist die differenzialdiagnostische Abklärung. Mit Hilfe eines Auflichtmikroskop kann ein Muttermal in der Nagelfalz oder ein Melanom ausgeschlossen werden. Für ein Hämatom sprechen das plötzliche Auftreten und das langsame Herauswachsen mit dem Nagel. Muttermale oder Melanome entwickeln sich langsamer und wachsen nicht mit dem Nagel heraus.

▸ **Prävention und Therapie.** Bei schmerzlosen kleinen Einblutungen ist keine Therapie erforderlich. Schuhe mit adäquatem Raum für die Zehen, Änderungen an Griff oder Technik können ein erneutes Auftreten verhindern. Bei ausgedehnten und schmerzhaften subungualen Hämatomen kann es notwendig sein, den Nagel durch eine Trepanation der Nagelplatte zu entlasten. Möglich ist das mit einem Skalpell, einem Elektrokauter oder einer erhitzten Büroklammer solange das Blut noch nicht geronnen ist.

Merke

Einblutungen selbst sind meist harmlos, müssen jedoch von einem Nävus, einer Pilzinfektion der Nagelplatte oder einem malignen Melanom abgegrenzt werden.

Acne mechanica

▸ **Klinische Problematik.** Unter Acne mechanica versteht man eine Sonderform der Akne, die durch mechanische Belastungen wie Druck oder Reibung oft zusammen mit Wärme und Schwitzen ausgelöst wird. Meist ist eine Akneanamnese gegeben. Ein Beispiel für diese Akneform sind Pusteln bei Reitern um den Mund herum, ausgelöst durch den Kinnschutz.

▸ **Prävention und Therapie.** Wenn praktikabel, sollten die Auslöser beseitigt werden. Da es sich aber oft um Schutzkleidung handelt, ist das nicht immer ohne Weiteres möglich:

- Wichtig: Helm, Gurte, Kinnschutz etc. regelmäßig desinfizieren
- die Haut nach dem Sport gründlich reinigen
- Behandlung mit entsprechenden Externa wie bei Acne vulgaris

Infektiöse Hautveränderungen

▸ **Klinische Problematik.** Infektionskrankheiten der Haut sind bei Sportlern durchaus ein gewisses Problem: Werden die infizierten Sportler zum Training oder Wettkampf zugelassen, droht eine Übertragung auf andere Teammitglieder – durch Nichtbeachten der Schutzmaßnahmen sind bereits ganze Mannschaften infiziert worden! Auf der anderen Seite sind die meisten Infektionen nicht lebensbedrohlich und eine Disqualifizierung mitten in der Saison wäre für den einzelnen Sportler fatal. Deshalb ist es wichtig, Infektionen vorzubeugen bzw. diese rechtzeitig zu erkennen und ausreichend zu behandeln. Bei Sportlern findet man überzufällig häufig:

- Dermatophyteninfektionen wie Tinea pedis und Tinea corporis
- bakterielle Infektionen wie Keratoma sulcatum oder Follikulitis
- viral bedingte Dermatosen wie Herpes-simplex-Infektionen (Herpes gladiatorum) oder Mollusca contagiosa (Dellwarzen)

Die meisten dieser Infektionen können durch Haut-zu-Haut- oder Matte-/Fußboden-zu-Haut-Kontakt übertragen werden. In einem Review wurden Infektionen mit multiresistentem Staphylococcus aureus (MRSA) (27,4 %) sowie Tinea corporis und capitis (13,7 %) am häufigsten erwähnt. Durch Blut übertragene Erkrankungen nehmen hingegen nur einen geringen Stellenwert (3,9 %) ein [81], [130].

▸ **Prävention und Therapie.** Die Anfälligkeit für Infektionskrankheiten hängt sowohl von der Infektiosität des Erregers als auch von der Immunlage des Sportlers (Open-Window-Effekt) ab. Hygienische Präventionsmaßnahmen sind vor allem bei Sportarten mit Körperkontakt notwendig. Infektiöse Hautveränderungen sollten sicher abgedeckt, Matten und Böden desinfiziert werden.

Herpes-Infektionen

▸ **Klinische Problematik.** Herpes-simplex-Epidemien treten gehäuft bei Ringern und Rugbyspielern auf. Herpes gladiatorum ist eine primäre Infektion mit Herpes-simplex-Virus (HSV). Verletzungen erhöhen die Gefahr der Infektion. Sportler, die HSV-seropositiv sind, haben ein etwas geringeres Risiko für eine Neuinfektion. Skiläufer und Surfer neigen oft zu rezidivierendem Herpes labialis aufgrund der hohen UV-Exposition, verstärkt durch Reflexion bei Schnee und Wasser. UV-Strahlung ist ein starker Stimulus für die Reaktivierung einer latenten HSV-Infektion.

▸ **Prävention und Therapie.** Bei einer Herpes-simplex-Infektion kann eine rechtzeitig eingeleitete antivirale Therapie den Krankheitsverlauf um rund 20 % verkürzen [8]. Antivirale Lokaltherapie ist nur im Prodromalstadium sinnvoll!

Keratoma sulcatum

▸ **Klinische Problematik.** Keratoma sulcatum bezeichnet eine Dermatose, die durch das Corynebacterium minutissimum hervorgerufen wird. Die Infektion wurde schon während der englischen Kolonialzeit in Indien beschrieben, da diese Erkrankung häufig zu erheblichen Ausfällen während militärischer Einsätze geführt hat. Auch bei Sportlern kann es zu starken Beeinträchtigungen kommen. In Kombination mit Wärme, Hyperhidrosis und okklusivem Schuhwerk führen die Bakterien zu Mazeration und verursachen grübchenförmige Hornhautdefekte an mechanisch belasteten Bereichen der Fußsohle. In Ruhe besteht meist nur ein geringer Druckschmerz, der beim Gehen, Laufen oder längerer Belastung jedoch zu einem unerträglichen brennenden und stechenden Schmerz werden kann.

▸ **Prävention und Therapie.** Die Therapie besteht in einer Beseitigung der Hyperhidrose (Leitungswasseriontophorese, Antitranspiranzien) sowie der Anwendung von Antiseptika oder Antibiotika (Erythromycin, Clindamycin).

4.12.3 Sport bei Hauterkrankungen

Sport und Bewegung werden allgemein als gesundheitsfördernd angesehen. Allerdings scheuen sich viele Menschen mit chronischen Hauterkrankungen – von denen es in Deutschland schätzungsweise 6 Millionen gibt – davor, regelmäßig körperlich aktiv zu sein. Ein Grund dafür ist die – nicht immer unberechtigte – Furcht, dass sich die Hautveränderungen durch Schweiß, Druck oder Reibung verschlechtern könnten. Manche Betroffene fühlen sich auch durch ihre Hauterkrankung bei der Ausübung des Sports gehemmt. Viele sind unsicher, ob eine bestimmte Aktivität für sie geeignet ist und verzichten deshalb von vornherein auf sportliche Betätigung.

▸ **Atopisches Ekzem.** Starkes Schwitzen kann beim atopischen Ekzem Juckreiz hervorrufen, der nicht nur auf die ekzematösen Areale beschränkt ist, sondern sich oft an der gesamten Haut bemerkbar macht. Aus diesem Grund raten noch immer viele Ärzte Menschen mit Neurodermitis oder auch Psoriasis vulgaris von schweißtreibenden sportlichen Aktivitäten ab. Allerdings zeigt die Erfahrung, dass die Stärke des Juckreizes auch von der psychischen Verfassung abhängt und je nach aktueller Situation anders empfunden wird. Unter Stress nimmt bei vielen Betroffenen das unangenehme Gefühl stark zu, bei Entspannung bessern sich die Beschwerden. Sport kann Entspannung und Stressabbau fördern und sich so indirekt günstig auf die Dermatosen auswirken [148]. Inzwischen konnte aber auch in mehreren Untersuchungen nachgewiesen werden, dass sich – in den meisten Fällen – der Hautzustand bei Neurodermitikern durch Sport nicht verschlechtert. Diese Angst ist also meist unbegründet. Gleichzeitig ließen sich auch zahlreiche günstige Effekte auf das Wohlbefinden und die psychische Verfassung feststellen: An der Erlanger Dermatologischen Klinik wurde deshalb systematisch untersucht, welche Auswirkungen Gruppensport, der dem individuellen Leistungsniveau angepasst ist, auf den Hautzustand hat [148]. 26 Patienten trainierten während des stationären Aufenthaltes in der Klinik viermal wöchentlich eine Stunde. 26 weitere Personen erhielten die gleiche dermatologische Behandlung, nahmen aber nicht am Sportangebot teil. Nach dem Sport wurde ein entsprechendes Hautpflegeprogramm durchgeführt:

- 3–4 Minuten lauwarm duschen
- Haut nur leicht abtrocknen, keine Reibung
- Anwendung einer hydrophilen, feuchtigkeitsspendenden Creme
- evtl. zehnminütige Ruhepause (am besten liegend, mit leichter Bekleidung)

Zwar führte der Gruppensport in der Studie nicht zu einer beschleunigten Abheilung der Hautveränderungen, aber es kam zu einer deutlichen „Besserung in Bereichen wie Leidensdruck und Depressivität, allgemeiner emotionaler Belastung sowie Einschränkung der Lebensqualität" [165].

M!

Merke

Ein dem Fitnesszustand angepasster Ausdauersport, verbunden mit Hautpflegemaßnahmen kann den meisten Menschen mit chronischen Hauterkrankungen empfohlen werden.

▸ **Köbner-Phänomen.** Einige Hauterkrankungen können sich durch Sport tatsächlich verschlechtern. Hier muss das Für und Wider genau abgewogen werden. Der „isomorphe Reizeffekt" (Köbner-Phänomen) wurde erstmals 1872 durch den Hautarzt Heinrich Köbner beschrieben: In Bereichen zuvor gesunder Haut können durch kleine Verletzungen, Reibung oder an Druckstellen neue Hautläsionen entstehen. Dies ist nicht nur bei Psoriasis vulgaris, sondern auch bei Lichen ruber (Knötchenflechte) oder Vitiligo (Weißfleckenkrankheit) nachgewiesen. Es kann also durchaus zu einer Verschlechterung der Hautveränderung durch Reibung der Sportausrüstung (Schuhe, Helme, Schutzkleidung), durch Sportgeräte (Tennisschläger, Zügel) oder durch Verletzungen beim Sport kommen.

Praxistipp

- Auch hautkranke Menschen sollten keine Angst vor Bewegung haben. Für jeden lässt sich eine passende Sportart finden, die Spaß macht. Nur ganz selten wird sich eine Hauterkrankung durch Sport verschlechtern.
- Sport hat zahlreiche positive Auswirkungen auf Gesundheit und Wohlbefinden.
- In manchen Fällen kann Schweiß den Juckreiz verstärken. In diesem Fall sollte man den Sport so planen, dass gleich im Anschluss eine Möglichkeit besteht, zu duschen und die Haut einzucremen.
- Manche Hauterkrankungen können durch Umweltfaktoren verschlechtert werden. Hier lässt sich oft durch entsprechende Maßnahmen wie Sonnenschutz, wetterfeste Kleidung oder – zum Beispiel in der Pollensaison – Verlegung der Sportaktivitäten in ein Fitnessstudio, Hallenbad oder Turnhalle, einer Verschlechterung vorbeugen.

4.13 Pädiatrie

J. Siaplaouras

4.13.1 Definition

Die pädiatrische Sportmedizin ist eine junge Disziplin. Sie hat die umfassende Betreuung Sport treibender Heranwachsender zur Aufgabe. Eine zunehmende Spezialisierung des ärztlich-medizinischen Bereichs sowie der Fachdisziplinen und Berufsgruppen, die dabei partizipieren, wird als fortschreitende Entwicklung zu beobachten sein.

Die pädiatrische Sportmedizin beinhaltet alters-, erkrankungs- und anforderungsspezifisch Theorie und Praxis körperlicher Aktivität bei Kindern und Jugendlichen und dient ausschließlich ihrem Interesse. Das Ziel der Vermeidung von Inaktivität und der Wahrung psychischer und physischer Integrität kann über einen interdisziplinären Ansatz, innovative, integrative/inklusive Konzepte sowie interkulturelle Kompetenz erreicht werden (7i-Modell der pädiatrischen Sportmedizin, ▶ Abb. 4.23).

4.13.2 Physiologische Grundlagen, Trainierbarkeit und Auswirkungen von Training

Herz-Kreislauf-System

Um unter Belastung den zunehmenden O_2-Bedarf decken zu können, stehen als ineinandergreifende Mechanismen die Zunahme des Herzminutenvolumens (HMV = Herzfrequenz × Schlagvolumen) und der arteriovenösen Sauerstoffdifferenz zur Verfügung. Bei intensiv ausdauertrainierten Kindern ist eine geringe Zunahme des Schlagvolumens nachweisbar. Die maximale Herzfrequenz bleibt bei Trainierten konstant, die Ruheherzfrequenz sinkt ab, wodurch die resultierende Herzfrequenzreserve zunimmt. Die maximale arteriovenöse Sauerstoffdifferenz liegt beim Trainierten höher als beim Untrainierten [178].

M!

Merke

Erwachsene können durch Erhöhung des Schlagvolumens und der Herzfrequenz den unter Belastung geforderten Mehrbedarf decken, Kinder können dies weitgehend nur über eine Zunahme der Herzfrequenz. Das relative (gewichtsbezogene) HMV bleibt im Alter von 1–40 Jahren unverändert.

Blutdruck

Der Blutdruck sollte am rechten Oberarm in sitzender Position nach 5-minütiger Ruhephase bis zu dreimal gemessen werden, ggf. an allen 4 Extremitäten. Die Manschettenbreite muss altersentsprechend gewählt werden und die Manschette auf Herzhöhe positioniert sein. Als normal wird ein Blutdruck < 90. Perzentile angesehen, im Bereich 90.–94. Perzentile als hochnormal. Die arterielle Hypertonie Grad 1 ist als dauerhafte Erhöhung des Blutdrucks über die 95. Blutdruckperzentile, als Grad 2 über die 99. Perzentile definiert [210]. Erhöhte Blutdruckwerte müssen abgeklärt werden.

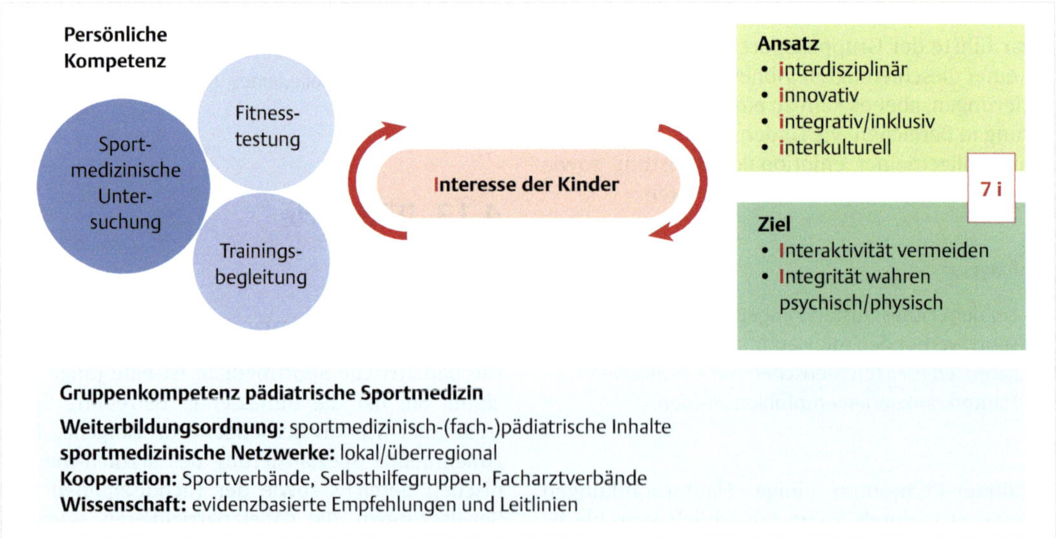

Abb. 4.23 7i-Modell der pädiatrischen Sportmedizin.

Praxistipp

Aktuelle deutsche Blutdruckreferenzwerte liefert die KiGGS-Studie (Referenzperzentile für anthropometrische Maßzahlen und Blutdruck aus der Studie zur Gesundheit von Kindern und Jugendlichen in Deutschland).

Motorische Grundfertigkeiten

▶ **Ausdauer.** Ab dem Kleinkindalter ist die aerobe Leistungsfähigkeit hoch und gut trainierbar, die anaerobe Leistungsfähigkeit dagegen geringer. Das Training in der Pubeszenz entscheidet über die spätere Leistungsfähigkeit.

▶ **Kraft.** Die Kraft kann in jeder Altersstufe trainiert werden und stellt eine wichtige Verletzungsprophylaxe dar. Risiken wie Epiphysenschädigung und Wachstumsrestriktion sind widerlegt. Voraussetzungen sind eine gute Eingangsuntersuchung, anthropometrisch passende Geräte und ein Training, das erst Bewegungsabläufe schult, um danach die Intensität zu steigern (Beginn 1–2 Serien zu 10–15 Wiederholungen, ggf. 2–3 Serien).

▶ **Schnelligkeit.** Reaktionsgeschwindigkeit, Beschleunigungsvermögen, Schnellkoordination und Bewegungsfrequenz können präpupertär am besten trainiert werden und erreichen in der Pubeszenz Erwachsenenwerte.

▶ **Koordination.** Die Koordination ist ab dem Kindergarten- und Grundschulalter trainierbar, wobei im späten Schulalter die größten Zuwachsraten zu verzeichnen sind. Angestrebt ist eine Erweiterung des Bewegungsschatzes durch Erlernen sportlicher Grundtechniken.

▶ **Beweglichkeit.** Die Beweglichkeit ist die einzige der motorischen Hauptbeanspruchungsformen, die bereits im späten Schulkindalter ihren Maximalwert erreicht, um dann wieder abzunehmen.

Merke

Die Ausübung mehrerer Sportarten, v. a. Ballspiele und Kinderturnen sowie funktionelles Krafttraining fördern das Erlernen motorischer Grundfertigkeiten. Ab der Pubeszenz kann eine sportartspezifische Spezialisierung angestrebt werden [142].

4

Wachstum und Pubertätsentwicklung

Man unterscheidet das chronologische vom biologischen Alter, das körperlich-geistige Reifungsvorgänge zur Grundlage hat. Eine fachpädiatrische Untersuchung ist bei Auffälligkeiten bezüglich Wachstum und Pubertätsentwicklung indiziert. Diagnostisch wegweisend sind das Wachstum entlang der Perzentilen, das Pubertätsstadium, das Knochenalter, der Zeitpunkt der Pubertätsentwicklung, die Größe der Eltern sowie ggf. Labor- und humangenetische Untersuchungen.

Genetische Zielgröße nach Tanner (individuelle P50):

- Jungen: mittlere Elterngröße + 6,5 cm
- Mädchen: mittlere Elterngröße - 6,5 cm

Die mittlere Elterngröße ist die Summe der Größen von Mutter und Vater (in Zentimeter) geteilt durch 2. Der genetische Zielbereich ist Zielgröße ± 8,5 cm (individuelle P3–P97). In diesem Bereich wachsen 95 % der Kinder. Bei Eltern mit großen Längenunterschieden ist die Formel nicht sicher anwendbar. Die säkulare Akzeleration ist nicht berücksichtigt.

Praxistipp

In medizinisch begründeten Einzelfällen kann auf Antrag das biologische Alter zur Grundlage der Einteilung nach Altersklassen der Sportverbände verwendet werden.

4.13.3 Sportmedizinische Untersuchung bei Kindern

Allen Empfehlungen zur Sporttauglichkeitsuntersuchung gemeinsam sind die systematische ausführliche Eigen-, Familien- und Sportanamnese sowie die internistische und orthopädische körperliche Untersuchung unter besonderer Berücksichtigung der ausgeübten Sportart. Zu den pädiatrischen sporttauglichkeitsrelevanten Erkrankungen, die ausgeschlossen werden müssen, gehören die arterielle Hypertonie, die Aortenisthmusstenose, Herzfehler, Ionenkanalerkrankungen (z. B. LQTS, Brugada-Syndrom, katecholaminerge polymorphe ventrikuläre Tachykardie u. a.) und das Marfan-Syndrom (Kap. 4.1.15). Belastungsuntersuchung und Echokardiografie sind bei unauffälliger Anamnese und Untersuchung nicht obligat, sollten bei entsprechendem Verdacht jedoch großzügig veranlasst werden. Die Durchführung ist aufgrund apparativer und medizinischer Anforderungen vor allem bei jüngeren Kindern und entsprechender Fragestellung nur in kinderkardiologischen oder sportmedizinischen Spezialambulanzen möglich.

Praxistipp

In der Praxis bewährt haben sich:

- sportartbezogene Empfehlungen der Gesellschaft für Pädiatrische Sportmedizin (www.kindersportmedizin.org)
- Anamnese- und Erhebungsbögen der Deutschen Gesellschaft für Sportmedizin und Prävention (www.dgsp.de)

4.13.4 Prävention adverser Effekte von Sport

Vermeidung von Übertraining

Der Gesamtumfang sportlicher Aktivität ist der beste Prädiktor für Überlastungsverletzungen. Keinesfalls sollten 16–20 Wochenstunden intensiver sportlicher Aktivität an maximal 5 Wochentagen überschritten werden. Ein bis zwei sportfreie Tage pro Woche, eine 1- bis 3-wöchige Trainingspause am Saisonende und 2–3 wettkampffreie Monate pro Jahr sollten fest in die Trainingsplanung und die Wettkampftermine eingeplant sein.

Die Steigerung des Trainings bezüglich Zeit und Intensität sollte maximal 10 % pro Woche betragen.

Cave!

Kinder- und Jugendtraining ist kein reduziertes Erwachsenentraining.

Vermeidung von Sportverletzungen

Prä- und intrasaisonale Trainingsprogramme zur Verbesserung von Muskelkraft, Koordination, Flexibilität, Ausdauer und neuromuskulärer Kontrolle schützen sowohl Kinder und Jugendliche mit vorangegangener Sportverletzung als auch bisher verletzungsfreie Sportler.

Wachstumsbedingt treten Verletzungen überwiegend epiphysär an Stellen des Längenwachstums oder apophysär an den Ansatzstellen des muskuloskelettalen Apparats auf. Knie- und Sprunggelenk sind die häufigsten Prädilektionsstellen für Sportverletzungen, seltener ist die obere Extremität betroffen. In bis zu 50 % der Verletzungen ist der Bindegewebsapparat (Sehnen und Bänder) betroffen, im Vergleich zu Erwachsenen sind Muskelzerrungen, Muskelfaserrisse oder Muskelrisse seltener.

Sexualisierte Gewalt und Diskriminierung

Ausländer- und Frauenfeindlichkeit, Sexismus und Homophobie sind Bestandteil des Sports. Etwa jedes 4.–5. Mädchen und jeder 9.–12. Junge erfährt vor dem 18. Lebensjahr sexualisierte Gewalt. Trotz Bemühungen des Deutschen Olympischen Sportbunds (DOSB) und der Deutschen Sportjugend (DSJ) sind nur wenige Vereine auf den Umgang mit Verdachtsfällen sexueller Übergriffe vorbereitet und haben eine Risikoanalyse vorgenommen.

Praxistipp

Alle am Kinder- und Jugendsport Beteiligten sollten in Schule und Verein transparente Strukturen schaffen, die sexuell oder rassistisch motivierte Übergriffe und Homophobie verhindern. Prävention erfolgt durch offenen Umgang mit diesen Thematiken und durch Schulung von Trainern, Eltern und Kindern.

Sportpsychologie

Die Sportpsychologie ist eine Teildisziplin von Psychologie und Sportwissenschaft und untersucht mit wissenschaftlichen Mitteln menschliches Verhalten im Kontext von Sport. Im Schulalter muss die Intervention immer über und mit den Eltern erfolgen, erst danach direkt mit dem Jugendlichen. Eine sportpsychologische Betreuung von Nachwuchssportlern ist immer noch die Ausnahme.

Praxistipp

Trainer können durch Nutzung sportpsychologischer Instrumente die Erhaltung der in diesen Altersgruppen sehr hohen intrinsischen Motivation fördern und den Umgang mit Misserfolg schulen.

Biomechanische Bewegungsanalysen

Zur Verletzungsprävention und zur Vermeidung von Überlastungen sollten statische Fehlstellungen der Gelenke und dynamische Fehlbelastungen u. a. mittels computergestützter biomechanischer Bewegungsanalyse nachgewiesen werden. Der Analysebericht dient Therapeuten und Ärzten zur weiterführenden Beratung und Therapie. Zusätzlich kann auch eine dynamische Druckverteilungsmessung der Fußsohle (Pedografie) hilfreich sein.

4.13.5 Sport bei akuten und chronischen Erkrankungen

Sport bei Kindern mit einer Grunderkrankung

Beim Sport chronisch kranker Kinder und Jugendlicher müssen organisatorische Rahmenbedingungen den Zugang zu einer sicheren Ausübung des Sports ermöglichen (▶ Abb. 4.24):

- Integration/Inklusion (Beispiel Schul- oder Vereinssport): Probleme bereiten der Vergleich mit Gesunden, die Benotung und Ängste von Kind und Eltern bezüglich der Sicherheit.
- Kohortierbare Gruppe (klassisches Modell Koronarsport der Erwachsenen, pädiatrisches Modell Asthmasport in Rehaeinrichtung): Die hohe Inzidenz der Erkrankung bei ähnlicher Ausprägung und Alter erlaubt die gemeinsame Ausübung von Sport.
- Eingeschränkt kohortierbare Gruppe (Beispiel Kinderherzsportgruppen): Niedrigere Inzidenz der Erkrankung. Unterschiede in Geschlecht, Alter und Belastbarkeit erschweren gemeinsames Training.
- Einzelsport (Beispiele sind onlinebasierte Trainingsportale u. a. im Rahmen von Studien oder eine sportmedizinische Betreuung vor Ort): Aufgrund einer individuell gewählten Einzelsportart oder sehr seltener Erkrankung ist keine Gruppierung möglich. Probleme bereiten der Erhalt der Motivation, die Trainingssteuerung und die Sicherheit (bei Ionenkanalerkrankungen Empfehlung: buddy-sports).

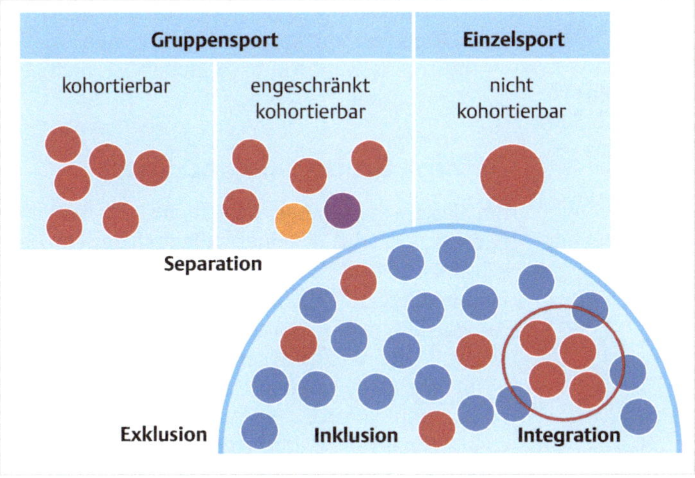

Abb. 4.24 Sport bei erkrankten Kindern.

Infektionserkrankung und Sport

Im Rahmen von „Erkältungskrankheiten" der Atemwege und grippalen Infekten kann es in bis zu 10 % der Fälle zu einer kardialen Beteiligung kommen mit dem Risiko fataler Arrhythmien. Präventiv wird daher bezüglich körperlicher Aktivität empfohlen:

- banale Atemwegserkrankung (Rhinitis, Halsschmerzen ohne Fieber/Muskelschmerzen): Intensives Training kann einige Tage nach vollständiger Genesung fortgesetzt werden.
- ausgeprägte Infektionserkrankung (Fieber, Muskelschmerzen, Lymphknotenschwellung): Intensives Training kann 2–4 Wochen nach vollständiger Genesung fortgesetzt werden.

> **M!**
> **Merke**
> Bei Symptomen oberhalb des Kehlkopfes kann meistens ein Training mit geringer Belastung absolviert werden (Ausnahme z. B. eitrige Tonsillitis), bei Symptomen, die unterhalb dieser Grenze entstehen (z. B. Husten), ist meist eine Trainingspause einzulegen.

Angeborene Herzfehler und Sport

Angeborene Herzfehler sind mit einer Rate von 1,1 % die häufigsten angeborenen Fehlbildungen. Der Beurteilung des kardiovaskulären Defekts (zyanotisch/azyanotisch) dienen u. a. Residualbefund, Ventrikelfunktion, systemischer und pulmonaler Gefäßwiderstand/Blutdruck sowie der Herzrhythmus bzw. Herzrhythmusstörungen. Sport führt zu einer Belastung des Herz-Kreislauf-Systems und bedingt ein interdisziplinär abzuschätzendes Risiko [332]. Kinder mit einem angeborenen Herzfehler haben nach § 126 SGB IX Anspruch auf einen Nachteilsausgleich. Lehrer sollten daher den ihnen zugestandenen Ermessensspielraum gemäß der gesetzlichen Vorgaben nutzen.

Sporttauglichkeit kann in aller Regel bei nachfolgenden einfachen Vitien ohne weitere kardiale Begleitfehlbildungen attestiert werden:

- Vorhofseptumdefekt (ASD):
  - bei Symptomfreiheit und hämodynamisch nicht bedeutsamem Shunt
  - operativ oder interventionell verschlossener ASD: bei Symptomfreiheit, ohne signifikanten Residualshunt, keine Arrhythmien, keine pulmonalarterielle Hypertension und normale Ventrikelfunktion
  - postoperativ, postinterventionell 6-monatiges Sportverbot
- Ventrikelseptumdefekt:
  - bei Symptomfreiheit und hämodynamisch nicht bedeutsamen Shunt
  - operativ oder interventionell verschlossener VSD: bei Symptomfreiheit, ohne signifikanten Residualshunt, keine Arrhythmien, keine pulmonalarterielle Hypertonie und normale Ventrikelfunktion
  - postoperativ, postinterventionell 6-monatiges Sportverbot
- Aortenisthmusstenose:
  - systolischer Gradient zwischen rechtem Oberam und unterer Extremität < 20 mmHg, ohne Dilatation des Aortenbulbus oder der prästenotischen Aorta und mit normalem Blutdruckverhalten
  - postoperativ, postinterventionell 6-monatiges Sportverbot
- bikuspide Aortenklappe:
  - ohne Aortendilatation, Insuffizienz und Stenose
- persistierender Ductus arteriosus (PDA):
  - Symptomfreiheit, Shunt hämodynamisch nicht bedeutsam
  - operativ oder interventionell verschlossener PDA: bei Symptomfreiheit, ohne signifikanten Residualshunt, keine Arrhythmien, keine pulmonalarterielle Hypertonie, normale Ventrikelfunktion und kardiale Dimensionen
  - postoperativ, postinterventionell 3-monatiges Sportverbot

Asthma bronchiale und Sport

Bei Beschwerdefreiheit besteht bei der Diagnose Asthma bronchiale keine sportmedizinische Einschränkung (Kap. 4.2.3). Dennoch kann es krankheitsbedingt zu einem Trainingsdefizit kommen. Aufwärmübungen sind vor intensiverer Belastung sinnvoll, bei Belastungsasthma die vorbeugende Einnahme eines rasch wirksamen β_2-Mimetikums oder Montelukast. Schwimmen triggert die bronchiale Hyperreagibilität weniger als andere Ausdauersportarten.

> **Merke**
>
> Eine leitlinienkonforme Asthmatherapie mit Führung eines Beschwerdetagebuches und Peak-Flow-Messung ermöglichen den allermeisten erkrankten Kindern und Jugendlichen eine uneingeschränkte körperliche Belastbarkeit. Bei Wettkampfsport sind die Anti-Doping-Richtlinien zu beachten (Kap. 9).

Aufmerksamkeitsdefizit-Hyperaktivitäts-Syndrom und Sport

Körperliche Aktivität führt bei Kindern mit Aufmerksamkeitsdefizit-Hyperaktivitäts-Syndrom (ADHS) zu einer signifikanten Verbesserung von Verhalten und Kognition und ist daher zu empfehlen. Sport kann für ADHS-Erkrankte aufgrund von Fehlverhalten erschwert sein.

> **Merke**
>
> Methylphenidat (MPH) beeinflusst Leistung und Thermoregulation. Gemäß Anti-Doping-Richtlinien ist MPH ein nicht erlaubtes Mittel während des Wettkampfes.

Diabetes mellitus und Sport

Kinder und Eltern müssen individuell geschult sein und mit dem behandelnden Diabetes-Team abstimmen, wie die Therapie bei sportlichen Aktivitäten angepasst werden kann. Vor allem länger andauernde oder unerwartete körperliche Belastungen sind ein erhöhtes Risiko bezüglich einer Hypoglykämie.

> **Merke**
>
> Kinder und Jugendliche mit Typ-1-Diabetes können unter der Voraussetzung einer adäquaten Stoffwechseleinstellung und Schulung jede Sportart ausüben und auch an Turnieren und Wettkämpfen teilnehmen (Kap. Diabetes mellitus Typ 1 (S. 138)).

Hämatologisch-onkologische Erkrankungen und Sport

Die supportive Sporttherapie bei kindlichen Krebserkrankungen zeigt krafterhaltende Effekte und bewirkt eine geringere Abnahme der Ausdauerleistungsfähigkeit sowie höhere Werte bei Untersuchungen zur Lebensqualität im Gegensatz zur jeweiligen Kontrollgruppe. Das sporttherapeutische Angebot sollte immer alters-, erkrankungs- und therapiephasenspezifisch sein, die Familie miteinbeziehen und individuelle Vorlieben der Patienten berücksichtigen [318].

> **Merke**
>
> Kontrollierte körperliche Aktivität im Rahmen einer supportiven Sporttherapie vermindert die Therapiefolgen.

Marfan-Syndrom und Sport

Das Marfan-Syndrom (MFS) ist eine autosomal-dominant vererbte Erkrankung des Bindegewebes mit einer Häufigkeit von 1:5 000–1:10 000. Bei Patienten mit klassischem MFS werden in bis zu 95 % Mutationen im *FBN1*-Gen identifiziert. Die Diagnostik erfolgt gemäß der Ghenter Nosologie von 2010 und kann im Kindesalter schwierig sein. Zur Erhaltung der Gesundheit sind regelmäßig wenig anstrengende, wenig intensive Übungen mit Stärkung der Muskulatur, des Herz-Kreislauf-Systems und der Gelenke und des Knochenbaus empfohlen.

> **Praxistipp**
>
> Physical activity guidelines, The Marfan Foundation (www.marfan.org)

4.14 Ophthalmologie

T. Katlun

4.14.1 Definition

Über das Sehen werden ca. 80–90 % der sensorischen Informationen für das tägliche Leben und damit auch für den Sport aus dem Umfeld aufgenommen [49], [82], [123], [169]. Der Sehvorgang folgt dem Prinzip:

- Abbilden (Auge)
- Verarbeiten (Netzhaut, Sehnerv, Sehbahn)
- Wiedererkennen (Gehirn)
- Verarbeiten/Reagieren (z. B. Auge-Hand-Koordination)

Erst das geschulte Zusammenspiel dieser Faktoren macht das gesamte Spektrum des Sehens und die daraus folgenden Reaktionen möglich. Innerhalb dieses Sehvorgangs kann die eigentliche Sehleistung (Visus, Gesichtsfeld) nicht trainiert werden. Man kann sie aber optimal und der Sportart entsprechend einstellen. Die Wahrnehmung und die Verarbeitung des Gesehenen kann dagegen trainiert werden, z. B. um die Reaktionen zu verbessern. Dies ist aber nur sinnvoll, wenn vorher die Sehleistung kontrolliert und ggf. korrigiert wurde.

> M!
> **Merke**
> Wenn über die Sehleistung gesprochen wird, hat an erster Stelle die Untersuchung der Sehleistungen und Funktionen zu stehen, bevor man Verarbeitung und Reaktion entsprechend schulen und trainieren kann.

4.14.2 Augenärztliche Untersuchungen im Sport

► **Handhabung in der Praxis.** Screening, Voruntersuchungen und die damit verbundene Beratung über die bestmögliche Korrektur sollten Grundlage für den Sportbetrieb sein. Leider wird dieser Bereich nach wie vor nicht ausreichend ausgeschöpft. Die gültigen Untersuchungsrichtlinien des Deutschen Olympischen Sportbundes sehen nur für die A-, B- und C-Kader bestimmter Sportarten einen Sehtest vor [89]. Dabei handelt es sich nicht um eine augenärztliche Untersuchung, sondern um ein Sehtest-Screening. Bei Auffälligkeiten folgen dann weitere Untersuchungen und Korrekturen (Brille, Kontaktlinse, Operation) vom Augenarzt oder Augenoptiker. In den meisten (Profi-) Vereinen sind augenärztliche Untersuchungen nicht verpflichtend, sondern immer nur ausgehend und mitbestimmt vom Trainer und seinem Team. Erst wenn diese Untersuchungen in guter Qualität durchgeführt wurden und bestmögliche Korrekturen angepasst sind, können Schulungen z. B. des dynamischen Sehens oder der Augenmotorik (Visualtraining) sinnvoll sein [153], [169], [239], [225].

► **Versicherungen.** Ein wichtiges Argument für eine gründliche augenärztliche Untersuchung und Dokumentation liegt im versicherungstechnischen Bereich. Sollte es im Sport zu Verletzungen mit bleibenden Schäden kommen, ist es wesentlich einfacher, den Versicherungen eine Verschlechterung des Sehens anhand von Vorbefunden nachzuweisen als ohne.

4.14.3 Augeninfektionen und -verletzungen

Immer wieder kommt es im Training oder im Wettkampf zu Entzündungen oder Verletzungen an den Augen (► Abb. 4.25). Infektionen oder Verletzungen können zu einer (nicht mehr korrigierbaren) Verschlechterung des Sehens oder zum Verlust des Auges führen. Deshalb ist ein richtiger Umgang mit Verletzungen ausgesprochen wichtig [1], [14], [26], [88], [154], [411].

- Bei jeder Unsicherheit oder sichtbaren Verletzung sind Auge oder Lider mit einem sterilen Wundverband abzudecken und sofort der nächste augenärztliche (Notfall-)Dienst aufzusuchen. In diesen Situationen ist keine sportophthalmologische Ausbildung der Augenärzte notwendig. Im Vordergrund steht eine rasche bestmögliche augenfachärztliche Untersuchung und Versorgung (evtl. operativ) [287], [411].
- Nur in den Ausnahmefällen, in denen man sich sicher ist, dass es sich um eine oberflächliche Verletzung der Hornhaut (Erosio corneae) ohne Einblutung in die Vorderkammer oder Verletzung des Auges handelt, kann der Sportler unter Betäubungstropfen (Conjucain EDO, 2-3 Tr. in 2 Min.) kurze Zeit weiterspielen [115].

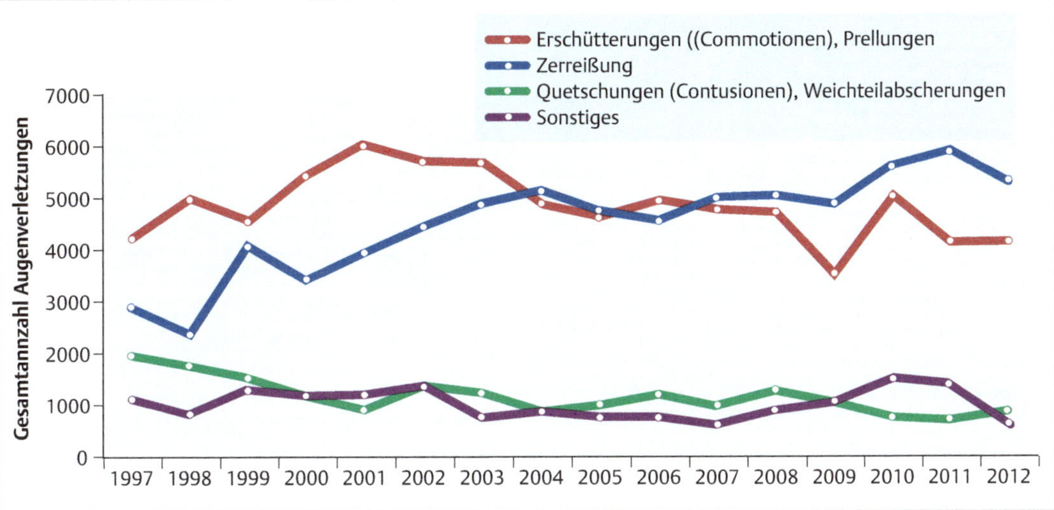

Abb. 4.25 Häufigkeit von Augenverletzungen. Augenverletzungen im Schulsport 1997–2012 nach Art der Verletzung (Quelle: [88]).

- Bei leichten Reizungen, die durch Trockenheit in der Halle oder allergische Reaktionen bedingt sind, kann in der akuten Phase mit Tränenersatzmitteln und/oder antiallergischen Augentropfen eine Linderung erreicht werden (Dosierung: zu Beginn jede Stunde, dann entsprechend der Beschwerden angepasst. Eine Überdosierung ist bei Tränenersatzmittel nicht möglich).
- Nach dem Abschluss der Erstversorgung sollten die Sportler von Sportaugenärzten betreut werden, um zu gewährleisten, dass in einem vertretbar schnellen Zeitraum Training und Wettkampf in Absprache mit dem Sportler und dem Verein angepasst und sportartspezifisch wieder betrieben werden können.

M!

Merke

Ein enge Zusammenarbeit zwischen Arzt, Sportler, Betreuer und Verein ist auch in der Augenheilkunde für den besten Heilungs- und Rehabilitationsprozess unersetzlich. Auch wenn die Problematik des Dopings in der Augenheilkunde nicht so entscheidend ist wie z. B. in der Inneren Medizin, müssen sich alle Behandlungen nach den aktuellen Richtlinien der NADA orientieren (www.nada.de).

4.14.4 Auswirkungen von Augenproblemen im Sport

Fehlsichtigkeiten

Nach einer aktuellen Erhebung bedürfen rund zwei Drittel der Deutschen einer Korrektur, um das beste physiologisch mögliche Sehen erreichen zu können [6]. Diese Korrektur ist mit einer Brille, mit Kontaktlinsen (weiche/formstabil, harte, ▸ Abb. 4.26) oder durch eine operative Korrektur (Excimerlaserbehandlung/Linsenimplantation) möglich. Die notwendige Beratung und Versorgung sollten erfahrene Augenärzte und Optiker mit entsprechendem Sportwissen durchführen, um für den Sportler die bestmögliche Anpassung zu erreichen [169].

▸ **Brille.** Die einfachste, schnellste und häufig auch preiswerteste Korrektur einer Fehlsichtigkeit ist die Brille. Mit ihr kann fast jede Fehlsichtigkeit sehr gut korrigiert werden. Da Brillen schon in vielen Sportarten als Schutz vor Witterungseinflüssen wie Sonne (UV-Licht), Wind, Staub, Fremdkörpern oder Ähnlichem getragen werden, kann man sie auch leicht zur Korrektur nutzen [49]. Es gibt jedoch Sportler, die sich nicht an eine Brille gewöhnen können oder die es stört, wenn die Brillen verrutschen oder beschlagen. Zudem sind nicht in allen Sportarten Brillen möglich oder regelkonform (Kampfsportarten).

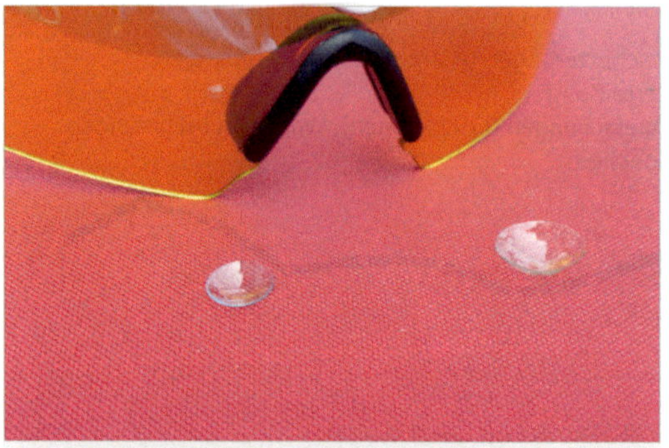

Abb. 4.26 Schutz- und Korrekturmöglichkeiten bei Augenproblemen. Schutzbrille, formstabile, harte Kontaktlinse (links) und weiche Kontaktlinse (rechts).

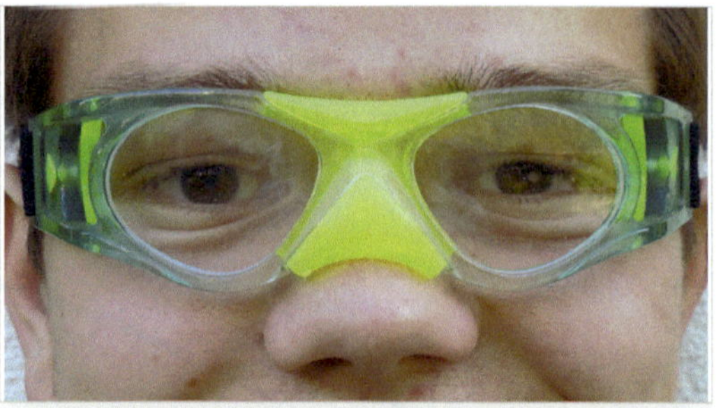

Abb. 4.27 Schutzbrille. Gut angepasste Schutzbrille, z. B. zur Vermeidung weiterer Schäden.

Praxistipp

Als (Sport-)Augenärzte halten wir es für unabdingbar, dass z. B. bei funktioneller Einäugigkeit oder nach bestimmten Operationen oder Verletzungen des Auges (ggf. auch nur zeitweise) eine Sportschutzbrille getragen wird (► Abb. 4.27), um weitere Schäden zu vermeiden. Zum Tragen von Sportschutzbrillen gibt es in Deutschland jedoch in den aktuellen Regelwerken keine Vorschriften (www.sicherheitimsport.de) [154].

► **Kontaktlinsen.** Kontaktlinsen haben verschiedene Vorteile: Sie bilden bis in die Peripherie scharf ab, haben keinen Rand, liefern auch bei Augenbewegungen ein scharfes Bild in alle Richtungen und gehen bei richtiger Anpassung selten verloren. Kontaktlinsen können unter Schutzbrillen, Tauchermasken und Schwimmbrillen, unter Helmen oder Visieren getragen werden [169], [340], [339].

Durch die sportliche Aktivität verändert sich jedoch der Stoffwechsel, die Temperatur und der Tränenfilm im und am Auge. Deshalb müssen die getragenen Linsen besonders sauerstoffdurchlässig (möglichst hoher DK/t-Wert, DK/t = Sauerstoffdurchlässigkeit DK in Relation zur Linsenmittendicke t) sein:

- Formstabile (harte) Linsen erfüllen diesen Anspruch am besten und sind deshalb die erste Wahl. Sie bedecken im Gegensatz zu weichen, flexiblen Linsen die Hornhaut nicht vollständig, sodass ausreichend Sauerstoff ans Auge gelangt. Nach einer oft kurzen Eingewöhnungszeit können sie viele Jahre ohne Komplikationen getragen werden.
- Die verfügbaren Weichlinsen (Silikonhydrogel) sind sauerstoffdurchlässig und werden schnell gut vertragen. Hier liegt jedoch, besonders bei nicht ausreichender Pflege, die Zahl der Infektionen deutlich höher als bei formstabilen (harten) Kontaktlinsen [341]. Im Wasser oder unter extremen Bedingungen sind weiche Kontaktlinsen, die es auch als Einmallinsen und damit in einer hygienischeren Ausführung gibt, sehr gute Korrekturmöglichkeiten [368].
- Eine Besonderheit sind Übernachtlinsen. Diese formstabilen Hartlinsen werden ausschließlich nachts getragen und formen dabei die Hornhaut (bis zu –4 dptr), sodass tagsüber ein stabiles Sehen ohne Hilfsmittel möglich ist [169], [340], [339].

Praxistipp

Nach eigenen Erfahrungen und nicht veröffentlichten Berichten anderer Kollegen lehnen viele Sportler das Tragen von Brillen oder Kontaktlinsen zur Verbesserung der Sehleistung ab. Ein Grund dafür kann sein, dass das Sehen und seine Verarbeitung und damit der sportliche Erfolg nicht nur vom eigentlichen Sehen abhängen, sondern auch von Faktoren wie Talent, Antizipieren und koordinativen Fähigkeiten. Eine Korrektur wird dann als störend und damit leistungsmindernd empfunden.

► **Operative Korrekturen.** Operative Korrekturen der Fehlsichtigkeiten, unabhängig ob keratorefraktiv (an der Hornhaut) oder intraokular (im Auge), sind in der Augenheilkunde etabliert, sollten jedoch erst durchgeführt werden, wenn Brille oder Kontaktlinse nicht ausreichen. Grundlage jeder Behandlung dieser Art sind in Deutschland die Richtlinien der Kommission Refraktive Chirurgie (www.augeninfo.de):

- Verfahren mittels Excimerlaser können mit hoher Genauigkeit und mit einem sehr geringen Risiko Myopien (Kurzsichtigkeiten) bis –8 (bis –10) dptr, Hyperopien (Weitsichtigkeiten) bis + 3 dptr und Hornhautverkrümmungen (Astigmatismus, Zylinder) bis 5(6) dptr korrigieren:
  - Die oberflächlichen Methoden (PRK = photorefraktive Keratektomie) der Hornhautbehandlung sind für jede Sportart geeignet.
  - Die (Femto-)LASIK (LASIK = Laser-in-situ-Keratomileusis) geht mit weniger Wundschmerz und einer schnelleren Visusrehabilitation einher. In der Aufklärung und für die Wahl des Verfahrens ist es jedoch wichtig, dass sich der Flap bei hohen Scherkräften (z. B. Boxen, Karate) auch nach Jahren noch verschieben kann, weshalb dieses Verfahren bei Kontaktsport nicht empfehlenswert ist.
  - Sport ist in vollem Umfang nach einer kurzen Phase des Infektionsschutzes (3–4 Tage) besonders nach der LASIK wieder möglich.
  - Ein guter UV-Schutz ist in den ersten Monaten postoperativ dringend zu empfehlen.
- Nach einer intraokularen Korrektur der Fehlsichtigkeit mittels Linsentausch (CLE = „clear lens extraction"), die bei höheren Fehlsichtigkeiten angezeigt ist, sind die Grundsätze des postoperativen Verhaltens nach Kataraktoperation zu beachten, d. h. mindestens 2 Wochen Schutz vor zusätzlichen Infektionen (Schwimmen) und 4 Wochen keine Sportarten mit Erschütterungen (z. B. Laufen, Reiten) oder der Gefahr einer Contusio bulbi. Erst dann ist die im Kapselsack liegende Intraokularlinse „festgewachsen".
- Vorderkammerlinsen oder an der Iris befestigte Linsen (sog. Zusatzlinsen) sind nicht für Sportler geeignet, weil durch Druck- und Lageschwankungen irreversible Endothelschäden auftreten können [4], [169], [191], [192], [182], [27].

Gesichtsfeld und Blickfeld

Lässt man ein Auge einen zentralen Punkt fixieren und misst dann die Größe des zu erkennenden Areals der Netzhaut (▶ Abb. 4.28), erhält man das Gesichtsfeld. Vom Zentrum bis in die äußerste Peripherie der Netzhaut nehmen die räumliche Auflösung (die Sehschärfe), das Farbensehen ab sowie die zeitliche Auflösung (die Wahrnehmung von schnell hintereinander folgenden Lichtreizen [Flimmern] und von Bewegungen) zu. Im peripheren Gesichtsfeld kann man überschwellige, d. h. kontrastreiche und sich stark bewegende Strukturen und Objekte wahrnehmen, die Informationen zusätzlich zum zentralen Sehen vermitteln (z. B. die Position von Gegnern oder Mitspielern). Durch Schulungen der Blickbewegungen weitet man den überschaubaren Raum aus. Dieses sog. Blickfeld wird umso größer, je besser die Beweglichkeit der Augen ist [339], [352].

Schätzung von Entfernungen, Sehen im Raum, Stereosehen

Entfernungen kann man sowohl einäugig als auch beidäugig abschätzen. Besitzt man ein normales Stereosehen („3D-Sehen"), das durch horizontale Bildverschiebung (Querdisparation) beider Augen

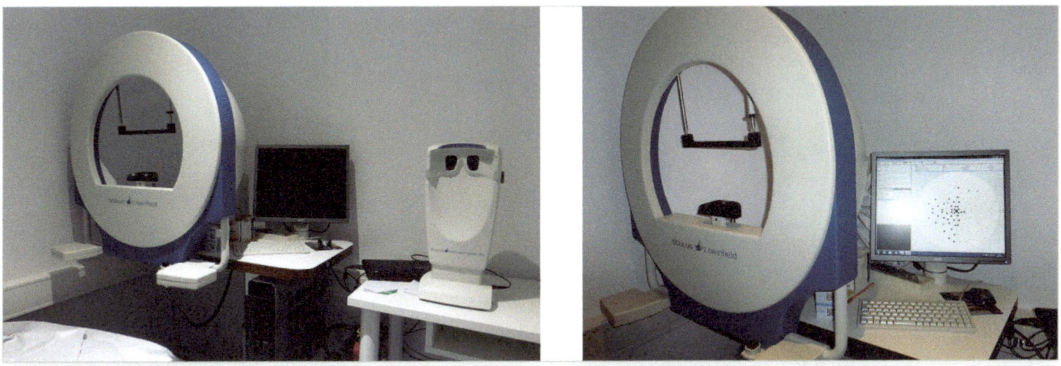

Abb. 4.28 Gesichtsfeldmessung. Messung des Gesichtsfeldes und Binoptometer zum Screening.

entsteht, sind die Schätzungen im Bereich bis etwa 8–10 m am genauesten. Dabei werden sie durch einäugige Tiefenschätzkriterien wie die geometrische Perspektive, Größenveränderungen des Netzhautbildes, Bewegungsparallaxe, perspektivische Verkürzungen, Verteilung von Licht und Schatten und die teilweise Überdeckung von Objekten, unterstützt, die schließlich in größerer Entfernung das Tiefensehen ermöglichen. Die Entwicklung des räumlichen Sehens ist mit 6–8 Jahren abgeschlossen, die räumliche Wahrnehmung kann durch Übungen trainiert werden.

Es gibt viele bekannte (und unbekannte) Sportlerinnen und Sportler, die auf Weltklasseniveau aktiv sind, ohne dass es auffällt, dass sie einäugig agieren [94], [169]. Mangelndes Stereosehen kann mit Übung ausgeglichen werden und sollte daher untersucht werden, um auch dem Sporttreibenden Hinweise geben zu können.

Farb- und Kontrastsehen

▸ **Farbsehen.** Ohne Farbsehen erkennt man (schwarz-weiß) nur zwischen 30 und 60 Kontraststufen (Graustufen), mit Farbsehen sind dies 5 Millionen Abstufungen. Deshalb kann es bei fehlender Farbdifferenzierung nicht nur Einbußen beim Sehen mancher Farben geben, sondern auch zur Verminderung der Reaktionszeit bei der Wahrnehmung und bei der Abgrenzung farbiger Objekte kommen [49], [94].

Selten führt eine sehr große bzw. komplette Störung im Rot-Grün- und Blau-Gelb-Bereich zu Schwierigkeiten im Mannschaftssport. Neuere Daten zeigen, dass bestimmte Trikotfarben unbewusste Vorgänge beeinflussen, z. B. dass rote Trikots als „Aggressionsfarbe" wahrgenommen werden [247].

> M!
>
> **Merke**
>
> Farbfehlsichtigkeiten sind fast immer angeboren (8 % Männer, 0,5 % Frauen), unterschiedlich stark ausgeprägt und nicht heilbar.

▸ **Kontrastsehen.** Das Kontrastsehen hängt von verschiedensten Faktoren ab [49], [94], [153] und ist eine der wichtigsten Bedingungen für das Sehen. Die ungenügende Korrektur einer Fehlsichtigkeit, eine Hornhautquellung bei zu langem Tragen von Kontaktlinsen, Infektionen oder Narben der Hornhaut bis hin zu Trübungen der Linse (Katarakt) können das Sehen „trüben". Sobald erste Anzeichen auftreten, ist es für Sportler wie Trainer wichtig, die Ursachen abzuklären. Einfachste Zeichen einer solchen Störung sind sog. Halos (Streulichtphänomene), die besonders nachts um Ampeln oder Autorücklichter auftreten können.

4.14.5 Schulung von Sehfunktionen, Wahrnehmung und Reaktionszeiten

Die noch nicht sehr umfangreichen wissenschaftlichen Veröffentlichungen zeigen, dass ein „Visual Training" oder „Sehtraining" zur Weiterentwicklung des dynamischen Sehens und damit zu einer besseren sportlichen Leistung führen kann und dass insbesondere angeborene oder antrainierte Wahrnehmungsleistungen im dynamischen Sehen in bestimmten Sportarten zu besonderen Erfolgen führen können (Tischtennis, Fußball). Bei diesen Methoden wird nicht die eigentliche Sehleistung, sondern die Verarbeitung und damit Reaktion untersucht und trainiert. Da zum jetzigen Zeitpunkt weder einheitliche Messverfahren noch größere wissenschaftlich fundierte Studien vorliegen, sind nicht alle angebotenen Trainingselemente kritiklos, sondern erst nach kritischer Betrachtung anzuwenden [103], [155], [239], [225].

4.14.6 Fazit

Im heutigen Leistungssport sind umfangreiche bewährte und neue Trainings-, Ernährungs- und Motivationsmethoden wichtig, um bestmögliche Leistungen abrufen zu können. Mit der frühestmöglichen Kontrolle und notwendigen Verbesserung der Sehleistungen, schon im jugendlichen Alter, und dem Schutz der Augen steht ein weiterer, nicht unwesentlicher Baustein zur Verfügung, um dies zu erreichen. Deshalb ist es wichtig, gemeinsam ein Bewusstsein für das Sehen im Sport bei Athleten und Betreuern aufzubauen.

4.15 Literatur

[1] Abbott J, Shah P. The epidemiology and etiology of pediatric trauma. Surv Ophthalmol 2013; 58: 476–485

[2] Abergel E, Chatellier G, Hagege AA et al. Serial Left Ventricular Adaptations in World-Class Professional Cyclists. Implications for Disease Screening and Follow-Up. JACC 2004; 44: 144–149

[3] Agneskirchner JD, Lafosse L, Lobenhoffer P. Arthroskopische Schulterchirurgie. Köln: Deutscher Ärzteverlag; 2013

[4] Alio JL, Ortiz D, Muftuoglu O et al. Ten years after photorefractive keratectomy (PRK) and laser in situ keratomileusis (LASIK) for moderate to high myopia (control-matched study). Br J Ophthalmol 2009; 93: 1313–1318

[5] Allen NE et al. Bradykinesia and reduced muscle power in Parkinson`s disease. Mov Dis 2009; 24: 1344–1351

[6] Allensbacher Archiv, IfD Umfrage 185 (1952), AWA (West), zuletzt 2014

[7] Ambros-Rudolph C, Hofmann-Wellenhof R et al. Malignant Melanoma in Marathon Runners. Arch Dermatol 2006; 142:1471–1474

[8] Anderson BJ. Valacyclovir to expedite the clearance of recurrent herpes gladiatorum. Clin J Sport Med 2005; 15: 364–366

[9] Anderson GP. Endotyping asthma: new insights into key pathogenic mechanisms in a complex, heterogeneous disease. Lancet 2008; 372: 1107–1119

[10] Anderson LA, McConnell SR. Cognitive health: an emerging public health issue. Alzheimers Dement. 2007; 3(2 Suppl): 70–73

[11] Anderson SD, Kippelen P. Assessment and prevention of exercise-induced bronchoconstriction. Br J Sports Med 2012; 46: 391–396

[12] Anderson SD. Indirect challenge tests: Airway hyperresponsiveness in asthma: its measurement and clinical significance. Chest 2010; 138: 25S–30S

[13] Ansley L, Rae G, Hull JH. Practical approach to exercise-induced bronchoconstriction in athletes. Prim Care Respir J 2013; 22: 122–125

[14] ARAG Sportversicherung. Augenverletzungen im Sport. Unveröffentlichte statistische Auswertung der Ruhr-Universität Bochum auf der Basis von 180.218 erfassten Sportverletzungen. Sportunfall-Datenbank der ARAG Allgemeine Versicherungs-Gesellschaft – Sportversicherung, Düsseldorf; 2011

[15] Arida RM et al. Physical activty and epilepsy: proven and predicted benifits. Sports Med 2008; 38: 607–615

[16] Arida RM et al. The potential role of physical exercise in the treatment of epilepsy. Epileps Behav 2010; 17: 432–435

[17] Arslan S, Erol MK, Gundogdu F, Sevimli S et al. Prognostic Value of 6-Minute Walk Test in Stable Outpatients with Heart Failure. Tex Heart Inst J 2007; 34: 166–169

[18] Assmann G, Schulte H. The Prospective Cardiovascular Münster (PROCAM) study: prevalence of hyperlipidemia in persons with hypertension and/or diabetes mellitus and the relationship to coronary heart disease. Am Heart J 1988; 116: 1713–1724

[19] Aune AK, Holm I, Risberg MA et al. Four-Strand Hamstring Tendon Autograft Compared with Patellar Tendon-Bone Autograft for Anterior Cruciate Ligament Reconstruction. Am J Spo Med 2001; 6: 722–728

[20] Axt-Gadermann M. Dermatologische Aspekte. In: Raschka C, Nowacki PE, Zichner L, May R (Hrsg). Doping. Stuttgart: Schattauer; 2011: 103–107

[21] Bangalore S, Steg G, Deedwania P et al. β-Blocker Use and Clinical Outcomes in Stable Outpatients With and Without Coronary Artery Disease. JAMA. 2012; 308(13): 1340–1349

[22] Barber-Westin SD, Noyes FR. Factors Used to Determine Return to Unrestricted Sports Activities After Anterior Cruciate Ligament Reconstruction. J Arthr Rel Surg 2011; 12: 1697–1705

[23] Barbesier M, Boval C, Desfeux J et al. Acute fatal coronary artery dissection following exercise-related blunt chest trauma. J Forensic Sci 2015; 60: 233–235

[24] Barker-Jørgensen J, Hunter AA. Berthold Origins of endocrinology. Odense University Press; 1971

[25] Bartolo M et al. Four week trunk specific rehabilitation treatment improves lateral trunk flexion in Parkinson`s disease. Mov Disorder 2010; 25: 325–331

[26] Bartz-Schmidt KU. Ablatio retinae und Trauma. Ophthalmo Update 2013. Handbuch OPHTHALMOLOGIE; 2013/2014

[27] Berufsverband der Augenärzte Deutschlands, Deutsche Ophthalmologische Gesellschaft. Richtlinien der Kommission Refraktive Chirurgie des BVA und der DOG. Im Internet: http://cms.augeninfo.de/fileadmin/PDF/qualit.pdf; Stand: 23.08.2015

[28] Betof AS, Dewhirst MW, Jones LW. Effects and potential mechanisms of exercise training on cancer progression: A translational perspective. Brain Behav Immun 2013; 30 (Suppl): S 75–S 87

[29] Bey T, Ostick B. Second impact syndrome. West J Emerg Med 2009; 10: 6–10

[30] Biensø RS, Olesen J, Gliemann L et al. Effects of Exercise Training on Regulation of Skeletal Muscle Glucose Metabolism in Elderly Men. J Gerontol A Biol Sci Med Sci 2015; 70: 866–872

[31] Bimczok R, Gers-Barlag H, Mundt C et al. Influence of applied quantity of sunscreen products on the sun protection factor – a multicenter study organized by the DGK Task Force Sun Protection. Skin Pharmacol Physiol 2007; 20: 57–64

[32] Bjarnason-Wehrens B, Predel HG, Graf C et al. Änderung der körperlichen Leistungsfähigkeit durch ein vierwöchiges kardiales Rehabilitationsprogramm der Phase II. Z Kardiol 1999; 88: 113–122

[33] Bjarnason-Wehrens B, Schulz O, Gielen S et al. Leitlinie körperliche Aktivität zur Sekundärprävention und Therapie kardiovaskulärer Erkrankungen. Deutsche Gesellschaft für Prävention und Rehabilitation von Herz-Kreislauferkrankungen e. V. (DGPR) (Hrsg). Clin Res Cardiol 2009; Suppl 4: 1–44

[34] Blumenthal JA, Babyak MA, Moore K et al.: Effects of exercise training on older patients with major depression. Arch Intern Med 1999; 159: 2349–2356

[35] Bodekaer M et al. Sun protection factor persistence during a day with physical activity and bathing. Photodermatol Photoimmunol Photomed 2008; 24: 296–300

[36] Booij SH, Bos EH, de Jonge P et al. Markers of stress and inflammation as potential mediators of the relationship between exercise and depressive symptoms: findings from the TRAILS study. Psychophysiology 2015; 52: 352–358

[37] Booth S, Adams L. The shuttle walking test: a reproducible method for evaluating the impact of shortness of breath on functional capacity in patients with advanced cancer. Thorax 2001; 56: 146–150

[38] Börjesson M, Assanelli D, Carré F et al. ESC Study Group of Sports Cardiology: recommendations for participation in leisure-time physical activity and competitive sports for

patients with ischaemic heart disease. Eur J Cardiovasc Prev Rehabil 2006; 13: 137–149
[39] Borregaard S (Hrsg). Therapeutischer Nutzen einer in den Dialysezeitraum integrierten Bewegungstherapie mit Hämodialysepatienten. Lengerich: Pabst Science Publisher; 2004, 49–98
[40] Boule LP. Cough and upper airway disorders in elite athletes: a critical review. Br J Sports Med 2012; 46: 417–421
[41] Braith RW, Stewart KJ. Resistance exercise training: its role in the prevention of cardiovascular disease. Circulation 2006; 113: 2642–2650
[42] Braith RW, Welsch MA, Feigenbaum MS, Kluess HA, Pepine CJ. Neuroendocrine activation in heart failure is modified by endurance exercise training. J Am Coll Cardiol 1999; 34: 1170–1175
[43] Braunwald, E. Heart failure. J Am Coll Cardiol HF 2013; 1: 1–20
[44] Breuch G, Servos W (Hrsg). Dialyse für Einsteiger. 3. Aufl. München: Urban & Fischer; 2007: 27–45
[45] Bridgewater KJ, Sharpe MH. Trunk muscle performance in early Parkinson´s disease. Phys Ther 1998, 566–576
[46] Broocks A, Sommer M. Psychische Sportwirkung. Deutsche Zeitschrift für Sportmedizin 2005; 56: 393–394
[47] Bruder O, Wagner A, Jensen CJ et al. Myocardial scar visualized by cardiovascular magnetic resonance imaging predicts major adverse events in patients with hypertrophic cardiomyopathy. J Am Coll Cardiol 2010; 56: 875–887
[48] Bundesärztekammer (BÄK), Kassenärztliche Bundesvereinigung (KBV), Arbeitsgemeinschaft der Wissenschaftlichen Medizinischen Fachgesellschaften (AWMF) et al, Hrsg. Nationale VersorgungsLeitlinie Chronische Herzinsuffizienz. Langfassung 1. Aufl. 2009, Stand 08/2013. Im Internet: www.leitlinien.de/mdb/downloads/nvl/ herzinsuffizienz/herzinsuffizienz-1aufl-vers7-lang.pdf Stand: 03.08.2015
[49] Burk A, Burk ROW. Checkliste Augenheilkunde. 4. Aufl. Stuttgart: Thieme; 2010
[50] Busse WW, Lemanske RF Jr. Asthma. N Engl J Med 2001; 344: 350–362
[51] Camm AJ, Kirchhof P, Lip GYH et al. Guidelines for the management of atrial fibrillation. The Task Force for the Management of Atrial Fibrillation of the European Society of Cardiology (ESC). Eur Heart J 2010; 31: 2369–2429
[52] Cardonalsaza D. Insufficiencia renal y ejercicio fisico. Editoral Acadêmica Espanola; 2012: 8–38
[53] Carraro A, Gobbi E. Exercise intervention to reduce depressive symptoms in adults with intellectual disabilities. Percept Mot Skills 2014; 119: 1–5
[54] Ceballos-Baumann, Ebersbach G. Aktivierende Therapie bei Parkinson-Syndromen, 2. Aufl. Stuttgart: Thieme; 2012
[55] Chaitman BR. An electrocardiogram should not be included in routine preparticipation screening of young athletes. Circulation 2007; 116: 2610–2614
[56] Chen H, Gould MK, Blanc PD et al. Asthma control, severity, and quality of life: quantifying the effect of uncontrolled disease. J Allergy Clin Immunol 2007; 120: 396–402
[57] Chen S, Vijayan A (eds). Nephrology Subspecialty Consult. Washington: Washington University Wolters Kluwer; 2012: 292–364
[58] Clausen JP. Circulatory adjustments to dynamic exercise and effects of physical training in normal subjects and in patients with coronary artery disease. In: Sonnenblick EH, Lesch M (eds). Exercise and Heart Disease. New York: Grune & Stratton; 1977: 39–75
[59] Cockcroft DW, Swystun VA. Asthma control versus asthma severity. J Allergy Clin Immunol 1996; 98: 1016–1018
[60] Codd MB, Sugrue DD, Gersh BJ et al. Epidemiology of idiopathic dilated and hypertrophic cardiomyopathy. A population-based study in Olmsted County, Minnesota, 1975–1984. Circulation 1989; 80: 564–572
[61] Conolly A, Katz VL, Bash KL et al. Trauma and Pregnancy. A J Perinat 1997; 14: 331–336
[62] Cornelissen VA, Fagard RH. Effect of resistance training on resting blood pressure: a meta-analysis of randomized controlled trials. J Hypertens 2005; 23: 251–259
[63] Conroy RM, Pyorala K, Fitzgerald AP et al. Estimation of ten-year risk of fatal cardiovascular disease in Europe: the SCORE project. Eur Heart J 2003; 24: 987–1003
[64] Corrado D, Basso C, Nava A et al. Sudden death in young people with apparently isolated mitral valve prolapse. G Ital Cardiol. 1997; 27(11): 1097–1105
[65] Corrado D, Basso C, Schiavon M et al. Screening for hypertrophic cardiomyopathy in young athletes. N Engl J Med 1998; 339: 364–369
[66] Corrado D, Biffi A, Basso C et al. 12-lead ECG in the athlete: physiological versus pathological abnormalities. Br J Sports Med 2009; 43: 669–676
[67] Corrado D, Pelliccia A, Bjørnstad HH et al. Study Group of Sport Cardiology of the Working Group of Cardiac Rehabilitation and Exercise Physiology and the Working Group of Myocardial and Pericardial Diseases of the European Society of Cardiology: Cardiovascular pre-participation screening of young competitive athletes for prevention of sudden death: proposal for a common European protocol. Eur Heart J 2005; 26: 516–524
[68] Corrado D, Wichter T, Link MS et al. Treatment of arrhythmogenic right-ventricular cardiomyopathy/dysplasia: an international task force consensus statement. Circulation 2015; doi: 10.1161/CIRCULATIONAHA.115 017 944
[69] Corren J, Adinoff AD, Buchmeier AD et al. Nasal beclomethasone prevents the seasonal increase in bronchial responsiveness in patients with allergic rhinitis and asthma. J Allergy Clin Immunol 1992; 90: 250–256
[70] Corren J, Manning BE, Thompson SF. Rhinitis therapy and the prevention of hospital care for asthma: a case-control study. J Allergy Clin Immunol 2004; 113: 415–419
[71] Courneya KS, Friedenreich CM. Physical Activity and Cancer: an introduction. Heidelberg: Springer 2011: 186
[72] Courneya KS, Friedenreich CM, Franco-Villalobos C et al. Effects of supervised exercise on progression-free survival in lymphoma patients: an exploratory follow-up of the HELP Trial. Cancer Causes Control 2015; 26: 269–276
[73] Courneya KS, Segal RJ, Mackey JR et al. Effects of aerobic and resistance exercise in breast cancer patients receiving adjuvant chemotherapy: a multicenter randomized controlled trial. J Clin Oncol 2007; 25: 4 396–4 404
[74] Courneya KS, Segal RJ, McKenzie DC et al. Effects of exercise during adjuvant chemotherapy on breast cancer outcomes. Med Sci Sports Exerc 2014; 46: 1744–1751
[75] Cramp F, Byron-Daniel J. Exercise for the management of cancer-related fatigue in adults. Cochrane Database Syst Rev 2012; 11: CD006 145
[76] Cumming D. Excercise associated amenorrhoea, low bone density and oestradiol replacement therapy. Arch Intern Med 1996; 156: 2193–2195
[77] Cumming TB, Tyedin K, Churilov L et al. The effect of physical activity on cognitive function after stroke: a systematic review. Int Psychogeriatr 2012; 24: 557–567

[78] Danielsson L, Papoulias K, Petersson EL et al. Exercise or basic body awareness therapy as add-on treatment for major depression: a controlled study. J Affect Disord 2014; 168: 98–106

[79] Das Nierenportal, Daten und Fakten zur Nephrologie. Im Internet: http://www.dgfn.eu/aktuell.html; Stand: 09.07.2015

[80] Daul AE, Krause R, Völker K (Hrsg). Sport-und Bewegungstherapie mit chronisch Nierenkranken. München: Dustri-Verlag; 1997: 121–166, 261–274

[81] De Luca JF, Adams BB, Yosipovitch G. Skin manifestations of athletes competing in the summer olympics: what a sports medicine physician should know. Sports Med 2012; 42: 399–413

[82] de Marées H, Hrsg. Sportphysiologie. 9. Aufl. Köln: Verlag Sport und Buch Strauß; 2002: 115 ff.

[83] Degitz K. Sportbedingte Hauterkrankungen. Dtsch Arztebl 2005; 102: A-2869/B-2422/C-2283

[84] Dehnert C, Bärtsch P. Can patients with coronary heart disease go to high altitude? High Alt Med Biol 2010; 11: 183–188

[85] Dempsey JC, Sorensen TK, Williams MA et al. Prospective Study of gestational Diabetes mellitus risk in Relation to maternal recreational physical Activity before and during Pregnancy. A J Epidemiol 2004; 159: 655–662

[86] Depenbrock PJ. Thromboembolic disorders: guidance for return-to-play. Curr Sports Med Rep 2011; 10: 78–83

[87] Desai KB, Ribbans WJ, Taylor G. Incidence of five common Fracture types in an institutional epileptic pobulation. Injury 1996; 27: 97–100

[88] Deutsche Gesetzliche Unfallversicherung. DGUV-Statistik Schulsport-Augenverletzungen 2012. Im Internet: http://www.dguv.de/dguv/medien/inhalt/zahlen/broschueren/broschschueler/Augenverletzungen_im_Schulsport_2012.pdf; Stand: 23.08.2015

[89] Deutscher Olympischer Sportbund. Untersuchungsrichtlinien DOSB. Im Internet: www.dosb.de/de/leistungssport/olympiastützpunkte/sportmedizin; Stand: 23.08.2015

[90] Deutscher Sportärztebund, Sektion Rehabilitation und Behindertensport. Bewegungs- und Sporttherapie bei depressiven Erkrankungen. Deutsche Zeitschrift für Sportmedizin 1999; 50: 109–112

[91] Diddle AW. Interrelationship of Pregnancy and athletic Performance. J Tenn Med Assoc 1984; 77: 265–269

[92] Diehl P, Gollwitzer H, Schauwecker J et al. Konservative Therapie der chronischen Enthesiopathien. Orthopäde 2014, 43: 183–193

[93] Dienst M. Femoroacetabuläres Impingement und Hüftdysplasie. Arthroskopie 2014: 125–135

[94] Dietze H. Die optometrische Untersuchung. 2. Aufl. Stuttgart: Thieme; 2015

[95] Dishman RK, Berthoud HR, Booth FW et al. Neurobiology of exercise. Obesity 2006; 14: 345–356

[96] Drezner JA, Fischbach P, Froelicher V et al. Normal electrocardiographic findings: recognising physiological adaptations in athletes. Br J Sports Med 2013; 47: 125–136

[97] Dröge C, Thorbecke R, Brandt C. Sport bei Epilepsie. „Schriften über Epilepsie", Band 5, STIFTUNG MICHAEL 2011. Im Internet: http://www.stiftungmichael.de/schriften/schriften_epilepsie.php?l=1&dl=SE-2011-5&sc=0; Stand: 23.08.2015

[98] Dueck CA, Matt KS, Manore MM et al. Treatment of athletic amenorrhoea with diet and a training intervention program. Int J Sport Nutr 1996; 6: 24–40

[99] Dungey M, Hull KL, Smith AC et al. Inflammatory factors and exercise in chronic kidney disease. Int J Endocrin 2013; 569–831

[100] Ebersbach G. Comparing exercise in Parkinson`s disease – the Berlin LSVT R BIG study. Mov Disord 2010; 25: 192–198

[101] Edelmann-Walt S. Gut leben mit chronischer Niereninsuffizienz. München: Urban & Fischer, 2007: 91–99

[102] Eder K, Hoffmann H. Verletzungen im Fußball. München: Elsevier; 2006

[103] Ehrenstein WH, Jendrusch G. Dynamisches Sehen im Sport. DOZ 2008; 5: 10–13

[104] Elsner H, Thorbecke R. Anfallshäufigkeit und Verletzungsrisiko am Arbeitsplatz. Psycho 1995; 21: 29–34

[105] Eng JJ, Reime B. Exercise for depressive symptoms in stroke patients: a systematic review and meta-analysis. Clin Rehabil 2014; 28: 731–739

[106] Engebretsen AH, Myklebust G, Holme I et al. Intrinsic risk factors for groin injuries among male soccer players: a prospective cohort study. Am J Sports Med 2010; 38(10): 2051–2057

[107] Engelhardt M, Krüger-Franke M, Pieper HG et al. Sportverletzungen-Sportschaden. In: Praxiswissen Halte- und Bewegungsapparat. Stuttgart: Thieme; 2005

[108] Engelhardt M. Sportverletzungen. München: Elsevier; 2016

[109] Esefeld K, Zimmer P, Stumvoll M et al: Diabetes, Sport und Bewegung. Diabetologie 2014; 9(Suppl 2): S 196–S 201

[110] Fisk JD, Pontefract A, Ritvo PG et al. The impact of fatigue on patients with multiple sclerosis. Can J Neurol Sci 1994;21: 9–14

[111] Forster AC, Shorter GW, Griffiths MD. Muscle dysmorphia: Could it be classified as an addiction to body image. J Behavioural Addictions 2015; 4: 1–5

[112] Frank R, Nixdorf I, Beckmann J. Depressionen im Hochleistungssport: Prävalenzen und psychologische Einflüsse. Deutsche Zeitschrift für Sportmedizin 2013; 64: 320–326

[113] Franz I, Mellerowicz H, Noak W. Training und Sport zur Prävention und Rehabilitation in der technisierten Umwelt/Training and Sport for Prevention and Rehabilitation in the Technicized Environment. Heidelberg: Springer; 1984

[114] Frick M, Pachinger O, Pölzl G. Myokarditis als Ursache des plötzlichen Herztodes bei Sportlern. Herz 2009; 34: 299–304

[115] Furlanello F, Bertoldi A, Dallago M et al. Atrial fibrillation in elite athletes. J Cardiovasc Electrophysiol 1998; 9(Suppl. 8): S 63–S 68

[116] Füßl HS, Middeke M. Duale Reihe Anamnese und klinische Untersuchung. Stuttgart: Thieme; 2014

[117] Gänsslein A, Schmehl I. Leichtes Schädel-Hirn-Trauma im Sport. Handlungsempfehlungen. Köln: Sportverlag Strauß; 2015

[118] Garrison SR, Allan GM, Sekhon RK et al. Magnesium for skeletal muscle cramps. Cochrane Database Syst Rev. 2012; 9: CD009 402

[119] Geberth S, R Nowack. Praxis der Dialyse. 2. Aufl. Heidelberg: Springer Verlag; 2011: 175–212

[120] Gianatti EJ, Dupuis P, Hoermann R et al. Effect of testosterone treatment on glucose metabolism in men with type 2 diabetes: a randomized controlled trial. Diabetes Care 2014; 37: 2098–2107

[121] Gibney J, Healy ML, Sönksen PH. The growth hormone/insulin-like growth factor-I axis in exercise and sport. Endocr Rev 2007; 28: 603–624

[122] Gilbert S, Weiner D (Hrsg). National Kidney Foundation's Primer on Kidney Diseases. Philadelphia: Saunder Elsevier; 2009: 421–542
[123] Glaeser G, Paulus HF. Die Evolution des Auges. Heidelberg: Springer; 2014
[124] Global strategy for asthma management and prevention 2012 (update 2015). Im Internet: http://www.ginasthma.org/local/uploads/files/GINA_Pocket_2015.pdf; Stand: 09.07.15
[125] Goldenberg N, Barkan A. Factors regulating growth hormone secretion in humans. Endocrinol Metab Clin North Am 2007; 36: 37–55
[126] Greenwood BM, Fleshner M. Exercise, learned helplessness, and the stress-resistant brain. Neuromolecular Med 2008; 10: 81–98
[127] Greenwood SA, Koufaki P, Mercer TH et al. Effect of exercise training on estimated GFR, vascular health, and cardiorespiratory fitness in patients with CKD: a pilot randomized controlled trial. Am J Kidney Dis 2015; 65: 425–434
[128] Greulich T, Nell C, Koepke J et al. Benefits of whole body vibration training in patients hospitalised for COPD exacerbations – a randomized clinical trial. BMC Pulm Med 2014
[129] Grimsmo J, Grundvold I, Maehlum S et al. High prevalence of atrial fibrillation in long-term endurance cross-country skiers: echocardiographic findings and possible predictors – a 28–30 years follow-up study. Eur J Cardiovasc Prev Rehabil 2010; 17: 100–105
[130] Grosset-Janin A, Nicolas X, Saraux A. Sport and infectious risk: a systematic review of the literature over 20 years. Med Mal Infect 2012; 42: 533–544
[131] Grossmann M. Testosterone and glucose metabolism in men: current concepts and controversies. J Endocrinol 2014; 220: R37–55
[132] Habermayer P, Lichtenberg S, Magosch P. Schulterchirurgie. München: Elsevier; 2010
[133] Hackney ME, Ehrhart GM. Effects of Dance on Gait and Balance in Parkinson`s Disease: A Comparison of Partnered an Nonpartneres Dance Movement: Neurorehab Neur Repair 2009; 24: 384–392
[134] Haldar P, Pavord ID, Shaw DE et al. Cluster analysis and clinical asthma phenotypes. Am J Respir Crit Care Med 2008; 178: 218–224
[135] Halle M, Kemmer FW, Stumvoll M et al. Körperliche Aktivität und Diabetes mellitus. Evidenzbasierte Leitlinie der Deutschen Diabetes-Gesellschaft. Im Internet: www.deutsche-diabetes-gesellschaft.de
[136] Halle M, Schmidt-Trucksäss A, Hambrecht R et al. (Hrsg). Sporttherapie in der Medizin. 6. Aufl. Stuttgart: Schattauer Verlag; 2008: 7–40, 221–231
[137] Hambrecht R, Fiehn E, Weigl C et al. Regular physical exercise corrects endothelial dysfunction and improves exercise capacity in patients with chronic heart failure. Circulation 1998; 98: 2709–2715
[138] Hansen JS, Zhao X, Irmler M et al. Type 2 diabetes alters metabolic and transcriptional signatures of glucose and amino acid metabolism during exercise and recovery. Diabetologia 2015; 58: 1845–1854
[139] Harmon KG et al. American Medical Society for Sports Medicine position statement: concussion in sport. Br J Sports Med 2013; 47: 15–26. Review: Erratum in: Br J Sports Med 2013; 47:184
[140] Härter M, Schneider F. Affektive Störungen (F3). In: Schneider F (Hrsg). Facharztwissen Psychiatrie und Psychotherapie. Heidelberg: Springer; 2012: 295–319
[141] Hazeleger R, van der Wieken R, Slagboom T et al. Coronary Dissection and Occlusion due to Sports Injury. Circulation 2001; 103: 1174–1175
[142] Hebestreit H, Ferrari R, Meyer-Holz J et al. (Hrsg). Kinder- und Jugendsportmedizin. Grundlagen, Praxis, Trainingstherapie. Stuttgart: Thieme; 2002
[143] Heidbüchel H, Corrado D, Biffi A et al. Recommendations for participation in leisure-time physical activity and competitive sports of patients with arrhythmias and potentially arrhythmogenic conditions. Part II: Ventricular arrhythmias, channelopathies and implantable defibrillators. Eur J Cardiovasc Prev Rehabil 2006; 13: 676–686
[144] Hennig J. Tri-Trimming. Gesundheit durch Bewegung. Im Internet: http://www.tri-trimming.de; Stand: 20.08.2015
[145] Hergenroeder AC. Bone mineralization, hypothalamic amenorrhoea and sex steroid therapy in female adolescents and young adults. J Pediatric 1995; 126: 683–689
[146] Hettenkofer H-J, Schneider M, Braun J. Rheumatologie. 6. Aufl. Stuttgart: Thieme; 2014
[147] Highet H. Athletic amenorrhoea. Sports Med 1989; 7: 82–108
[148] Hornstein O, Gall K, Salzer B. Gruppensport als therapeutisches Adjuvans bei Neurodermitis. Dtsch Arztebl 1997; 94: 2564–2568
[149] Irwin ML, Smith AW, McTiernan A et al. Influence of pre- and postdiagnosis physical Activity on Mortality in Breast Cancer Survivors: The Health, Eating, Activity, and Lifestyle Study. J Clin Oncol 2008; 26: 3958–3964
[150] Irwin TA. Current concepts review: insertional achilles tendinopathy. Foot Ankle Int 2010; 31: 933–939
[151] Jalava M, Sillanpaa M. Physical acitivity, health related fitness and health experience in adults with childhood-onset epilepsy: a controlled study. Epilepsia 1997; 38: 424–429
[152] Je Y, Jeon JY, Giovannucci EL et al. Association between physical activity and mortality in colorectal cancer: A meta-analysis of prospective cohort studies. Int J Cancer 2013; 133:1905–1913
[153] Jendrusch G, Ilg A, Lingelbach B. Gut Sehen im Schnee. Optometrie 2010; 56: 5–12
[154] Jendrusch G, Katlun T, Schnell D et al. Eye injuries in sports – latest figures. In: Meeusen R, Duchateau J, Roelands B et al. (eds). Book of Abstracts of the 17th annual Congress of the European College of Sport Science – 4–7th July ECSS Bruges 2012; 2012
[155] Jendrusch G, Oertzen-Hagemann V, Platen P. Sehtest(s) im Rahmen der Gesundheitsuntersuchung – Möglichkeiten und Grenzen am Beispiel der Hockey-Nationalmannschaften. Leistungssport 2014; 44: 5–10
[156] Jeon J, Sato K, Niedzwiecki D et al. Impact of physical activity after cancer diagnosis on survival in patients with recurrent colon cancer: Findings from CALGB 89803/Alliance. Clin Colorectal Cancer 2013; 12: 233–238
[157] Jhund PS, Macintyre K, Simpson CR et al. Long-term trends in first hospitalization for heart failure and subsequent survival between 1986 and 2003: a population study of 5.1 million people. Circulation 2009; 119: 515–523
[158] Johansen KL. Exercise and chronic kidney disease: current recommendations. Sports Med 2005; 35: 485–499
[159] Johnston K et al. Current concepts in concussion rehabilitation. Currr Sports Med Rep 2004; 3: 316–323
[160] Jones LW, Alfano CM. Exercise-oncology research: past, present, and future. Acta Oncol 2013; 52: 195–215
[161] Juniper EF, Kline PA, Vanzieleghem MA et al. Effect of long-term treatment with an inhaled corticosteroid (budesoni-

de) on airway hyperresponsiveness and clinical asthma in nonsteroid-dependent asthmatics. Am Rev Respir Dis 1990; 142: 832–836

[162] Juraschek SP, Blaha MJ, Whelton SP. Physical fitness and hypertension in a population at risk for cardiovascular disease: the Henry Ford Exercise Testing (FIT) Project. J Am Heart Assoc 2014; 3: e001 268

[163] Kagan KO, Kuhn U. Sports and Pregnany. Herz 2004; 29: 426–434

[164] Kaplan NM, Gidding SS, Thomas G, Pickering TG et al. Task Force 5: Systemic Hypertension. J Am Coll Cardiol 2005; 45: 1346–1348

[165] Karamfilov T, Elsner P. Sport als Risikofaktor und therapeutisches Prinzip in der Dermatologie. Hautarzt 2002; 53: 98–103

[166] Karjalainen J, Kujala UM, Kaprio J et al. Lone atrial fibrillation in vigorously exercising middle aged men: case-control study. BMJ 1998; 316: 1784–1785

[167] Karvinen KH, Courneya KS, Campbell KL et al. Exercise preferences of endometrial cancer patients: a population-based study. Cancer Nurs 2006; 29: 259–265

[168] Katelaris CH, Carrozzi FM, Burke TV et al. Effects of intranasal budesonide on symptoms, quality of life, and performance in elite athletes with allergic rhinoconjunctivitis. Clin J Sport Med 2002; 12: 296–300

[169] Katlun T, Schnell D. Sehen im Leistungssport. Leistungssport 2014; 44: 27–32

[170] Katz VL. Exercise in water during Pregancy. Clin Obstet Gynecol 2003; 46: 432–441

[171] Keles N. Treating allergic rhinitis in the athlete. Rhinology 2002; 40: 211–214

[172] Keller C, Geberth S (Hrsg). Praxis der Nephrologie. 3. Aufl. Heidelberg: Springer Verlag; 2010: 263–287

[173] Kelm J, Ahlhelm F, Weißenbach P et al. Physical training during intrahepatic chemotherapy. Arch Phys Med Rehabil 2003; 84: 687–690

[174] Kenfield SA, Stampfer MJ, Giovannucci E et al. Physical activity and survival after prostate cancer diagnosis in the health professionals follow-up study. J Clin Oncol 2011; 29: 726–732

[175] Kerstjens HA, Brand PL, de Jong PM et al. Influence of treatment on peak exspiratory flow and its relation to airway hyperresponsiveness and symptoms. The Dutch CNSLD Study Group. Thorax 1994; 49: 1109–1115

[176] Kiely et al. Physical activity and stroke risk: the Framingham Study. Am J Epidemiol 1994; 140: 608–620

[177] Kindermann M. Kardiale Device-Therapie und Sport – Was darf der Patient mit Herzschrittmacher/Defibrillator? Dtsch Z Sportmed 2010; 10: 241–242

[178] Kindermann W, Dickhuth HH, Niess A, Röckler K. Sportkardiologie. 2.Aufl. Darmstadt: Steinkopff; 2007

[179] Klaus D, Gleichmann S. Bluthochdruck und kardiovaskuläre Risikofaktoren. Ein Leitfaden für Arzt-Patienten-Seminare, 3. Auflage. Wiesbaden: Dr. Werner Jopp Verlag; 1998

[180] Knapen J, Vancampfort D, Morien Y et al. Disabil Rehabil 2014; 24: 1–6

[181] Knobloch K, Hüfner T. Konservative Behandlung der Achillestendinopathie. Unfallchirurg 2010; 113: 705–711

[182] Knorz MC. Derzeitiger Stand der refraktiven Chirurgie an Hornhaut und Linse. Ophthalmologe 2013; 110: 683–693

[183] Knubben K, Reischies FM, Adli M et al. A randomized, controlled study on the effects of a short-term endurance training programme in patients with major depression. Br J Sports Med 2007; 41: 29–33

[184] Koch HJ, Kittig G, Eisermann B et al. Konzept einer zusätzlichen Sportstunde pro Woche in englischer Sprache („moving words“) in einer Mittelschule. MMW Fortschritte der Medizin 2015; 157(Suppl 4): 1–5

[185] Koch HJ. Psychocardiology: the spectrum of stress in the genesis of heart disease: a point of view. Research Reports in Clinical Cardiology 2013; 4: 153–159

[186] Koch HJ. Rational differential clinical laboratory work-up in psychiatry. Diagn Therap Study 2012; 1: 30–33

[187] Koch HJ. Schwere Chondromalazie der Kniescheiben als Folge einer durch Depression und Anorexie komplizierten Sportsuchterkrankung. Sport- und Präventivmedizin 2012; 41: 5–7

[188] Koch S, Karacabeyli D, Galts C et al. Effects of inhaled bronchodilators on lung function and cycling performance in female athletes with and without exercise-induced bronchoconstriction. J Sci Med Sport 2015; 18: 607–612

[189] Koch S, MacInnis MJ, Sporer BC et al. Inhaled salbutamol does not affect athletic performance in asthmatic and nonasthmatic cyclists. Br J Sports Med 2015; 49: 51–55

[190] Kohn D. Expertise Knie. Stuttgart: Thieme; 2016

[191] Kohnen T (Hrsg). Refraktive Chirurgie. Heidelberg: Springer; 2011

[192] Kohnen T, Klaproth OK. Komplikationsvermeidung und -management bei Laser-in-situ-Keratomileusis. Ophthalmologe 2013; 110: 629–638

[193] Kosmadakis GC, Bevington A, Smith AC et al. Physical Exercise in Patients with Severe Kidney Disease. Nephron Clin Pract 2010; 115: c7–c16

[194] Koziris LP, Hickson RC, Chatterton RT Jr et al. Serum levels of total and free IGF-I and IGFBP-3 are increased and maintained in long-term training. J Appl Physiol (1985) 1999; 86: 1436–1442

[195] Kraemer WJ, Gordon SE, Fleck SJ et al. Endogenous anabolic hormonal and growth factor responses to heavy resistance exercise in males and females. Int J Sports Med 1991; 12: 228–235

[196] Kraemer WJ, Marchitelli L, Gordon SE et al. Hormonal and growth factor responses to heavy resistance exercise protocols. J Appl Physiol (1985) 1990; 69: 1442–1450

[197] Krämer BK, Risler T. Sport und Niere. Der Internist 1992; 33: 150–153

[198] Krogh J, Speyer H, Gluud C et al. Exercise for patients with major depression: a protocol for systematic review with meta-analysis and trial sequential analysis. Systematic Reviews 2015; 4: 40

[199] Krüger J, Miltner O. Die Ostitis pubis in der sportmedizinischen Praxis. SportOrthoTrauma 2009; 25: 300–305

[200] Kuehl R, Scharhag-Rosenberger F, Schommer K et al. Exercise Intensity Classification in Cancer Patients Undergoing Allogeneic HCT. Med Sci Sports Exerc 2015; 47: 889–895

[201] Kuhlmann U, Böhler J, Lift FC et al. (Hrsg). Nephrologie, 6. Aufl. Stuttgart: Thieme; 2015: 682–824

[202] Lampert R, Olshansky B, Heidbuchel H et al. Safety of Sports for Athletes With Implantable Cardioverter-Defibrillators. Results of a Prospective, Multinational Registry. Circulation 2013; 127: 2021–2030

[203] Lang RM, Badano LP, Mor-Avi V et al. Recommendations for Cardiac Chamber Quantification by Echocardiography in Adults: An Update from the American Society of Echocardiography and the European Association of Cardiovascular Imaging. Am Soc Echocardiogr 2015; 28: 1–39

[204] Lang RM, Bierig M, Devereux RB et al. Recommendations for chamber quantification. Eur J Echocardiogr 2006; 7: 79–108

[205] Laubenheimer M et al. Forced Exercise – Auswirkungen eines MOTOmed-Trainings auf parkinsontypische motorische Dysfunktionen. Neurologie und Rehabilitation 2011: 17: 239–246

[206] Laughlin GA, Dominguez CE, Yen SS. Nutritional and endocrine-metabolic aberrations in women with functional hypothalameian amenorrhoea J Clin Endocrinol Metab 1998; 83: 25–32

[207] Le VV, Mitiku T, Sungar G et al. The blood pressure response to dynamic exercise testing: a systematic review. Prog Cardiovasc Dis 2008; 51: 135–160

[208] LeCheminant JD, Hinman T, Pratt KB et al. Effect of resistance training on body composition, self-efficacy, depression, and activity in postpartum women. Scand J Med Sci Sports 2014; 24: 414–421

[209] Leikis MJ, McKenna MJ, Petersen AC et al. Exercise performance falls over time in patients with chronic kidney disease despite maintenance of hemoglobin concentration. Clin J Am Soc Nephrol 2006; 3: 488–495

[210] Leitlinie (S 2k) Pädiatrische Kardiologie, Pädiatrische Nephrologie und Pädiatrie: Arterielle Hypertonie im Kindes- und Jugendalter. Aktueller Stand 08/2013. Im Internet: http://www.awmf.org/uploads/tx_szleitlinien/023-040l_S 2k_Arterielle_Hypertonie_Kinder_Jugendliche_2014-06.pdf; Stand: 14.09.2015

[211] Lépine JP, Briley M. The increasing burden of depression. Neuropsychiatric Disease and Treatment 2011; 7(Supp. 1): 3–7

[212] Lerma E, Nissenson A (eds). Nephrology secrets. Philadelphia: Elsevier Mosby; 2012: 371–402

[213] Li F et al. Tai chi and postural stability in patients with Parkinson´s disease. N Engl J Med 2012; 366: 511–519

[214] Li G, Zhang P, Wang J et al. Cardiovascular mortality, all-cause mortality, and diabetes incidence after lifestyle intervention for people with impaired glucose tolerance in the Da Qing Diabetes Prevention Study: a 23-year follow-up study. Lancet Diabetes Endocrinol 2014; 2: 474–480

[215] Lindquist R, Dupuis G, Terrin ML et al. POST CABG Biobehavioral Study Investigators. Comparison of health-related quality-of-life outcomes of men and women after coronary artery bypass surgery through 1 year: findings from the POST CABG Biobehavioral Study. Am Heart J 2003; 146: 1038–1044

[216] Lipworth BJ. Leukotriene-receptor antagonists. Lancet 1999; 353: 57–62

[217] Lise L et al. Risk Factors of Stroke Incidence and Mortality. A 12-Year Follow-up of the Oslo Study. Stroke 1993; 24: 1484–1489

[218] Löllgen H. Das EKG beim Sportler. Herschrittmacherther Elektrophysiol 2015; 26: 274–290

[219] Löllgen H, Ulmer HV. Das „Gespräch“ während der Ergometrie: Die Borg-Skala. Dtsch Arztebl 2004; 101: A1014–A1015

[220] Lorenz J. The German guideline for the diagnosis and treatment of patients with Asthma. Pneumologie 2006; 60: 137–138

[221] Lötvall J, Akdis CA, Bacharier LB et al. Asthma endotypes: a new approach to classification of disease entities within the asthma syndrome. J Allergy Clin Immunol 2011; 127: 355–360

[222] Lowe SS, Watanabe SM, Baracos VE et al. Associations between physical activity and quality of life in cancer patients receiving palliative care: a pilot survey. J Pain and Symptom Management 2009; 38: 785–796

[223] Lowe SS, Watanabe SM, Baracos VE et al. Physical activity interests and preferences in palliative cancer patients. J Support Oncol 2009; 7: 27–34

[224] Lowe SS, Watanabe SM, Courneya KS. Physical activity as a supportive care intervention in palliative cancer patients: a systematic review. Support Care Cancer 2010; 18: 1469–1475

[225] Lüder A, Andexer V, Witte K et al. Dynamisches Sehen von Sportlern mit unterschiedlichem Anforderungsprofil an den visuellen Apparat. Klin Monatsbl Augenheilkunde 2011; 228: 1103–1107

[226] Lynch BM, Neilson HK, Friedenreich CM. Physical activity and breast cancer prevention. Recent Results Cancer Res 2011; 186: 13–42

[227] Mackinnon L. Overtraining effects on immunity and performance of athletes. Immunology and Cell Biology 2000; 78: 502–509

[228] Macphee I, Fronek J (eds). Handbook of Renal and Pancreas Transplantation. Oxford: Blackwell; 2012: 9–32, 141–158, 243–273

[229] Mancia G, Fagard R, Narkiewicz K et al. 2013 ESH/ESC Guidelines for the management of arterial hypertension: the Task Force for the management of arterial hypertension of the European Society of Hypertension (ESH) and of the European Society of Cardiology (ESC). J Hypertens 2013; 31:1281–1357

[230] Maneechotesuwan K, Yao X, Ito K et al. Suppression of GATA-3 nuclear import and phosphorylation: a novel mechanism of corticosteroid action in allergic disease. PLoS Med 2009; 6: e1 000 076

[231] Mann J (Hrsg). Nierenerkrankungen. Stuttgart: Trias; 2015: 142–146

[232] Maron BJ. Sudden Death in Young Athletes. N Engl J Med 2003; 349: 1064–1075

[233] Maron BJ, Ackerman MJ, Nishimura RA et al. 36th Bethesda Conference: Eligibility Recommendations for Competitive Athletes With Cardiovascular Abnormalities. Task Force 4: HCM and Other Cardiomyopathies, Mitral Valve Prolapse, Myocarditis, and Marfan Syndrome. JACC 2005; 45: 1340–1345

[234] Maron BJ, Chaitman BR, Ackerman MJ et al. Recommendations for Physical Activity and Recreational Sports Participation for Young Patients With Genetic Cardiovascular Diseases. Circulation 2004; 109: 2807–2810

[235] Maron BJ, Doerer J, Haas TS et al. Sudden Deaths in Young Competitive Athletes: Analysis of 1866 Deaths in the United States, 1980–2006. Circulation 2009; 119: 1085–1092

[236] Maron BJ, Pelliccia A, Spirito P. Cardiac Disease in Young Trained Athletes. Insights Into Methods for Distinguishing Athlete's Heart From Structural Heart Disease, With Particular Emphasis on Hypertrophic Cardiomyopathy. Circulation 1995; 91: 1596–1601

[237] Marti B. Health effects of recreational running in women. Sports Med 1991; 11: 20–51

[238] Masoli M, Fabian D, Holt S et al. The global burden of asthma: executive summary of the GINA Dissemination Committee report. Allergy 2004; 59: 469–478

[239] Mayer J, Hermann HD. Mentales Training. 2. Aufl. Heidelberg: Springer-Verlag; 2010

[240] McCrory P et al. Consensus statement on concussion in sport: the 4th International Conference on Concussion in Sport held in Zurich, November 2012. Br J Sports Med 2013; 47: 250–258

[241] McDonald JL, Cripps AW, Smith PK et al. The anti-inflammatory effects of acupuncture and their relevance to allergic rhinitis: a narrative review and proposed model. Evid Based Complement Alternat Med 2013; 591 796

[242] McMurray JJ, Adamopoulos S, Anker SD et al. ESC Guidelines for the diagnosis and treatment of acute and chronic heart failure 2012: The Task Force for the Diagnosis and Treatment of Acute and Chronic Heart Failure 2012 of the European Society of Cardiology. Developed in collaboration with the Heart Failure Association (HFA) of the ESC. Eur Heart J 2012; 33: 1787–1847

[243] Med. Netcare GmbH. Datenanalyse Dialyse. Jahresbericht 2012 für den G-BA: Gemeinsamer Bundesausschuss Berlin 2012. Im Internet: http://www.ikk-nord.de/fileadmin/user_upload/docpool/IKKNord/DMP/evaberichte_diabetes_typ1/20 130 930_sh_evabericht_dm2.pdf; Stand: 10.07.2015

[244] Medelli J, Lounana J, Messan F et al.Testing of pulmonary function in a professional cycling team. J Sports Med Phys Fitness 2006; 46: 298–306

[245] Mehrholz J, Friis R, Kugler J et al. Treadmill training for patients with Parkinson`s disease. Cochrane Database Sysr Rev 2010; CD007 830

[246] Melmed S. Idiopathic adult growth hormone deficiency. J Clin Endocrinol Metab 2013; 98: 2187–2197

[247] Memmert D, Strauss B, Theweleit D. Der Fußball. Die Wahrheit. München: Süddeutsche Zeitung Edition; 2013

[248] Mercer TH, Crawford C, Gleeson NP (eds). Low-Volume Exercise Rehabilitation Improves Functional Capacity and Self-Reported Functional Status on Dialysis Patient. Am J Phys Med Rehabil 2002; 8: 162–167

[249] Merlo M, Pivetta A, Pinamonti B et al. Long-term prognostic impact of therapeutic strategies in patients with idiopathic dilated cardiomyopathy: changing mortality over the last 30 years. Eur J Heart Fail 2014; 16: 317–324

[250] Mieghem NM, Wenen S, Nollen G et al. Traumatic Coronary Artery Dissection: Potential Cause of Sudden Death in Soccer. Circulation 2013; 127: e280–e282

[251] Mishra SI, Scherer RW, Geigle PM et al. Exercise interventions on health-related quality of life for cancer survivors. Cochrane Database Syst Rev 2012; 8: CD007 566

[252] Mishra SI, Scherer RW, Snyder C et al. Exercise interventions on health-related quality of life for people with cancer during active treatment. Cochrane Database Syst Rev 2012; 8: CD008 465

[253] Missault L, Duprez D, de Buyzere M et al. Decreased exercise capacity in mild essential hypertension: non-invasive indicators of limiting factors. J Hum Hypertens 1992; 6: 151–155

[254] Mitchell JH, Haskell W, Peter Snell P et al. 36th Bethesda Conference: Eligibility Recommendations for Competitive Athletes With Cardiovascular Abnormalities. Task Force 8: Classification of Sports 2005: 1364–1367

[255] Mittleman MA, Maclure M, Tofler GH et al. Triggering of acute myocardial infarction by heavy physical exertion. Protection against triggering by regular exertion. Determinants of Myocardial Infarction Onset Study Investigators. N Engl J Med 1993; 329: 1677–1683

[256] Moinuddin I, Leehey DJ. A comparsion of aerobic exercise and resistance training in patients with and without chronic kidney disease. Adv Chron Kidney Dis 2008; 15: 83–96

[257] Moore GE, Parsons DB, Stray-Gundersen et al. Uremic Myopathy Limits Aerobic Capacity in Hemodialysis Patients. Am J Kidney Dis 1993; 22: 277–287

[258] Moore WC, Meyers DA, Wenzel SE et al. Identification of asthma phenotypes using cluster analysis in the Severe Asthma Research Program. Am J Respir Crit Care Med 2010; 181: 315–323

[259] Mosterd A, Hoes AW. Clinical epidemiology of heart failure. Heart 2007; 93: 1137–1146

[260] Müller R, Pfeiffer H, Rentrop M. Affektive Störungen. In: Rentrop M, Müller R, Willner H (Hrsg). Klinikleitfaden Psychiatrie und Psychotherapie. München: Urban & Fischer 2013: 293–324

[261] Muschaweck U, Gollwitzer H, Conze J. Sportlerleiste – Begriffbestimmung, Differenzialdiagnostik und Therapie. Orthopäde 2015; 44: 173–187

[262] Myerburg RJ, Vetter VL. Electrocardiograms Should Be Included in Preparticipation Screening of Athletes. Circulation 2007; 116: 2616–2626

[263] Myers J, Prakash M, Froelicher V et al. Exercise capacity and mortality among men referred for exercise testing. N Engl J Med 2002; 346: 793–801

[264] NADA, Nationale Anti Doping Agentur Deutschland. NADA-Medikamentendatenbank. Im Internet: http://www.nada.de/de/nc/medizin/nadamed/suche/?tx_meddb_pi1[conditions_accept] = 1#.VdF-d5evHmE, Stand: 17.08.2015

[265] Nakken Ko. Physical exercise in outpatients with epilepsy. Epilepsia 1999; 40: 643–651

[266] National Kidney Foundation. Take steps to keep your heart healthy on dialysis. Im Internet: http://www.kidney.org; Stand: 09.07.2015

[267] Nationale Versorgungsleitlinie Asthma, Version 13. Juli 2011. Im Internet: http://www.leitlinien.de/mdb/downloads/nvl/asthma/archiv/asthma-2-aufl-lang-1.3.pdf; Stand: 09.07.15

[268] Neumann NU, Frasch K. Neue Aspekte zur Lauftherapie bei Demenz und Depression – klinische und neurowissenschaftliche Grundlagen. Deutsche Zeitschrift für Sportmedizin 2008; 59: 28–33

[269] Niebauer J (Hrsg). Sportkardiologie. Heidelberg: Springer; 2015: 77–162

[270] Nieuwenhuijsen K, Faber B, Verbeek JH et al. Interventions to improve return to work in depressed people. Cochrane Database Syst Rev 2014; 12: CD006 237

[271] Nitsche L. Isometrische Maximalkraft des Rumpfes und der unteren Extremität von Fußballspielern. Dt. Zeitschrift für Sportmedizin 2001; 52: 7–8, 100

[272] Nitsche L, Jessen P. Return to play – zurück auf dem Platz nach VKB-Ruptur, medical sports network 2014; 2: 42–45

[273] Nowack B, Weinreich T (Hrsg). Dialyse und Nephrologie für Fachpersonal. 3. Aufl. Heidelberg: Springer Verlag; 2009: 141–156, 193–232, 315–334

[274] O'Hanlon R, Grasso A, Roughton M et al. Prognostic significance of myocardial fibrosis in hypertrophic cardiomyopathy. J Am Coll Cardiol 2010; 56: 867–874

[275] Oldervoll LM, Loge JH, Paltiel H et al. Are palliative cancer patients willing and able to participate in a physical exercise program? Palliative and Supportive Care 2005; 3: 281–287

[276] Painter P, Zimmerman SW. Exercise in End-Stage Renal Disease. Am J Kidney Dis 1986; 7: 386–394

[277] Parsons JP, Hallstrand TS, Mastronarde JG et al. An official American Thoracic Society clinical practice guideline: exercise-induced bronchoconstriction. Am J Respir Crit Care Med 2013; 187: 1016–1027

[278] Patel DR, Raj VM, Torres A. Chronic kidney disease, exercise and sports in children, adolescents and adults. Phys Sportsmed 2009; 37: 11–19

[279] Pechter U, Ots M, Mesikepp S et al. Beneficial effects of water-based exercise in patients with chronic kidney disease. Int J Rehabil Res 2003; 26: 153–156

[280] Pelliccia A, Culasso F, Di Paolo FM, Maron BJ. Physiologic left ventricular cavity dilatation in elite athletes. Ann Intern Med 1999; 130: 23–31

[281] Pelliccia A, Fagard R, Bjørnstad HH et al. Recommendations for competitive sports participation in athletes with cardiovascular disease: a consensus document from the Study Group of Sports Cardiology of the Working Group of Cardiac Rehabilitation and Exercise Physiology and the Working Group of Myocardial and Pericardial Diseases of the European Society of Cardiology. Eur Heart J 2005; 26: 1422–1445

[282] Pelliccia A, Maron BJ, Culasso F et al. Clinical significance of abnormal electrocardiographic patterns in trained athletes. Circulation 2000; 102: 278–284

[283] Pelliccia A, Maron BJ, Spataro A et al. The upper limit of physiologic cardiac hypertrophy in highly trained elite athletes. N Engl J Med 1991; 324: 295–301

[284] Pellikka PA, Sarano ME, Nishimura RA et al. Outcome of 622 adults with asymptomatic, hemodynamically significant aortic stenosis during prolonged follow-up. Circulation 2005; 111: 3 290–3 295

[285] Perales M, Refovo I, Coteron J et al. Exercise during pregnancy attenuates prenatal depression: a randomized controlled trial. Eval Health Prof 2015; 38: 59–72

[286] Perk J, De Backer G, Gohlke H et al. European Guidelines on cardiovascular disease prevention in clinical practice (version 2012). The Fifth Joint Task Force of the European Society of Cardiology and Other Societies on Cardiovascular Disease Prevention in Clinical Practice (constituted by representatives of nine societies and by invited experts). Eur Heart J 2012; 33: 1635–1701

[287] Petersen L, Renström P. Verletzungen im Sport. 3. Aufl. Köln: Deutscher Ärzte-Verlag; 2002

[288] Petty SJ, O'Brien TJ, Wark JD. Anti-epileptic medication and bone health. Osteoporosis Int 2007; 18: 129–142

[289] Pieper G, Muschol M. Die Schulter des Wurf- und Überkopfsportlers, Sport. Orthop Traumatol 2014; 30: 19–24

[290] Piepoli MF, Corrà U, Benzer W et al. Secondary prevention through cardiac rehabilitation: from knowledge to implementation. A position paper from the Cardiac Rehabilitation Section of the European Association of Cardiovascular Prevention and Rehabilitation. Eur J Cardiovasc Prev Rehabil 2010; 17: 1–17

[291] Piepoli MF, Davos C, Francis DP et al. Exercise training meta-analysis of trials in patients with chronic heart failure (ExTraMATCH). BMJ 2004; 328: 189

[292] Piette JD, Richardson C, Himle J et al. A randomized trial of telephone counseling plus walking for depressed diabetes patients. Med Care 2011; 49: 641–648

[293] Pivarnik JM. Maternal Exercise during Pregnancy. Sports Med 1994; 18: 215–217

[294] Pluim BM, de Hon O, Staal JB et al. β_2-Agonists and physical performance: a systematic review and meta-analysis of randomized controlled trials. Sports Med 2011; 41: 39–57

[295] Pollock ML, Gaesser GA, Butcher JD. The recommended quantity and quality of exercise for developing and maintaining cardiorespiratory and muscular fitness, and flexibility in healthy adults. Med Sci Sports Exerc 1998; 30: 975–991

[296] Poortmans JR, Vanderstraeten J. Kidney Function During Exercise in Healthy and Diseased Humans. Sports Med 1994; 18: 419–437

[297] Pop T, Adamek J. The dynamics of physical activity in palliative care patients. Ortopedia, Traumatologia, Rehabilitacja 2010; 12: 80–89

[298] Portugal EM, Cevada T, Monteiro-Junior RS et al. Neuroscience of exercise. From neurobiology mechanisms to mental health. Neuropsychobiology 2013; 68: 1–14

[299] Posttraumatic Retrograde and Anterograde Amnesia: Pathophysiology and Implications in Grading and Safe Return to play. J Athletic Training 2001; 36: 244–248

[300] Poyet R, Capilla E, Kerebel S et al. Acute myocardial infarction and coronary artery dissection following rugby-related blunt chest trauma in France. J Emerg Trauma Shock 2015; 8: 110–111

[301] Predel HG. Bluthochdruck und Sport. Deutsche Zeitschrift für Sportmedizin 2007; 58. Im Internet: http://www.zeitschrift-sportmedizin.de/fileadmin/content/archiv2007/heft09/328-333.pdf; Stand: 07.09.2015

[302] Prinz C, Farr M, Hering D et al. The diagnosis and treatment of hypertrophic cardiomyopathy. Dtsch Arztebl Int 2011; 108: 209–215

[303] Purim KSM, Leite N. Sports-related dermatoses among road-runners in Southern Brazil. An Bras Dermatol 2014; 89: 587–592

[304] Radloff LS. The CES-D Scale: A self-report depression scale for research in the general population. Applied Psychological Measurement 1977; 1: 385–401

[305] Raichlen DA, Polk JD. Linking brains and brawn: exercise and the evolution of human neurobiology. Proceedings of the Royal Society 2012; 280: 20 122 250

[306] Raschka C. Ausdauersport zu Hause – mit dem richtigen Ergometer – Heimtrainer: rudern, steppen, radeln oder swingen. Naturarzt 2011; 129: 26–33

[307] Raschka C, Vogel ML. Einsatz des Relactivers in der kardiologischen Rehabilitation. Eine explorative Studie. Prävention und Rehabilitation 2013; 25: 110–115

[308] Rasmussen OW, Lauszus FF, Hermansen K. Effects of postprandial exercise on glycemic response in IDDM subjects. Studies at constant insulinemia. Diabetes Care 1994; 17: 1203–1205

[309] Reddel H, Ware S, Marks G et al.. Differences between asthma exacerbations and poor asthma control. Lancet 1999; 353: 364–369

[310] Rethorst DC, Landers DM, Nagoshi CT et al. Efficacy of exercise in reducing depressive symptoms across 5-HTTLPR genotypes. Med Sci Sports Excerc 2010; 42: 2141–2147

[311] Rief H, Omlor G, Akbar M et al. Feasibility of isometric spinal muscle training in patients with bone metastases under radiation therapy – first results of a randomized pilot trial. BMC Cancer 2014; 14: 67

[312] Rietberg et al.: Exercise therapy for multiple sclerosis. Cochrane Database Syst. Rev. 2004; CD003 980

[313] Riva N, Faccendini S, Lopez ID et al. Balance exercise in patients with chronic sensory ataxic neuropathy: a pilot study. J Peripher Nerv Syst 2014; 19: 145–151

[314] Robert Koch-Institut, Hrsg. Daten und Fakten: Ergebnisse der Studie „Gesundheit in Deutschland aktuell

2012". Beiträge zur Gesundheitsberichterstattung des Bundes. RKI, Berlin 2014
[315] Roberts WO, Christie DM. Return to training and competition after deep vein thrombosis. Med Sci Sports Exer 1992, 24: 2–5
[316] Röcken M, Schaller M, Sattler E, Burgdorf W, Hrsg. Taschenatlas Dermatologie. Stuttgart: Thieme 2010: 385
[317] Rockette-Wagner B, Edelstein S, Venditti EM et al. The impact of lifestyle intervention on sedentary time in individuals at high risk of diabetes. Diabetologia 2015; 58: 1198–1202
[318] Rosenhagen A, Bernhörster M, Vogt L et. al. Implementation of structured physical activity in the pediatric stem cell transplantation. Klin Padiatr 2011; 223: 147–151
[319] Rost R (Hrsg). Sport-und Bewegungstherapie bei Inneren Erkrankungen. Köln: Deutscher Ärzte Verlag; 2005: 154–156
[320] Rudolf S, Bermejo I, Schweiger U et al. Praxisnahe Diagnostik depressiver Störungen. Dtsch Arztebl 2006; 103: A1754–1762
[321] Sacco et al. Leisure-time physical activity and ischemic stroke risk: the Northern Manhattan Stroke Study. Stroke 1998; 29: 380–387
[322] Sachs S, Weinberg RL. Pulmonary rehabilitation for dyspnea in the palliative-care setting. Curr Opin Support Palliat Care 2009; 3: 112–119
[323] Salenius S et al. Defective Cortical drive to muscle in Parkinson`s disease and its improvement with levodopa. Brain 2002; 125: 491–500
[324] Sanborn CF, Horea M, Siemers BJ et al. Disordered eating and the female athlete triad. Clin Sports Med 1994; 13: 315–327
[325] Sanchis-Alfonso V, Monllau JC. The ACL-Deficient Knee. London, Heidelberg, New York: Springer; 2013
[326] Saunders et al. Physical fitness training for stroke patients Cochrane Database Syst Rev 2013; 10: CD003316; doi: 10.1002/14651858.CD003316.pub5
[327] Schaller N, Blume K, Hanssen H et al. Prevalence of the metabolic syndrome and its risk factors: results of a large work-site health assessment. Dtsch Med Wochenschr 2014; 139: 2279–2284
[328] Scharhag J. Bikuspide Aortenklappe und Sporttauglichkeit. Dtsch Z Sportmed 2010; 11: 270–271
[329] Scharhag-Rosenberger F, Kuehl R, Klassen O et al. Exercise training intensity prescription in breast cancer survivors: validity of current practice and specific recommendations. J Cancer Surviv 2015; doi: 10.1007/s11764-015-0437-z
[330] Schauder P, Eckel H (Hrsg). Zukunft sichern: Senkung der Zahl chronisch Kranker. Deutscher Ärzteverlag; 2006
[331] Schiltenwolf, M Hollo, DF. Begutachtung der Haltungs- und Bewegungsorgane. Stuttgart: Thieme; 2013
[332] Schmaltz AA. Erwachsene mit angeborenem Herzfehler. Darmstadt: Steinkopff; 2008
[333] Schmehl I et al. Brain Check nach Schädel-Hirn-Trauma. Diagnostisches Modul zur Ermittlung von Folgeschäden. Trauma und Berufskrankheiten 2011; 13: 12–17
[334] Schmitt H, Carstens C. Skoliose und Sport. Dt. Zeitschrift für Sportmedizin 2004; 55(6): 163–164
[335] Schmitt H, Rohs C, Schneider S et al. Führt intensiver Langstreckenlauf zur Arthrose der Hüft- oder Kniegelenke? Orthopäde 2006; 35(10): 1087–1092
[336] Schmitt-Sody M, Pilger V, Gerdesmeyer L. Rehabilitation und Sport nach Hüfttotalendoprothese. Orthopäde 2011; 40: 513–519
[337] Schmitz K, Ahmed R, Troxel A et al. Weight lifting in Women with breast-cancer-related Lymphedema. N Engl J Med 2009; 361: 664–673
[338] Schmitz KH, Courneya KS, Matthews C et al. American College of Sports Medicine roundtable on exercise guidelines for cancer survivors. Medicine and science in sports and exercise 2010; 42: 1409–1426
[339] Schnell D. Auge. In: Graf C (Hrsg). Lehrbuch Sportmedizin. Köln: Deutscher Ärzteverlag; 2012: 645–666
[340] Schnell D. Sport mit Kontaktlinsen. Z prakt Augenheilkd. Sonderdruck; 2003: 1–32
[341] Schnell D, Khaireddin R. Hornhautstoffwechsel unter Kontaktlinsen im Sport. Ophthalmologe 2013; 110: 502–510
[342] Schommer K, Bärtsch P. Basic medical advice for travelers to high altitudes. Dtsch Arztebl Int 2011; 108: 839–848
[343] Sesso HD, Paffenbarger RS Jr, Lee IM. Physical activity and coronary heart disease in men: The Harvard Alumni Health Study. Circulation 2000; 102: 975–980
[344] Shi Z, Araujo AB, Martin S et al. Longitudinal changes in testosterone over five years in community-dwelling men. J Clin Endocrinol Metab 2013; 98: 3289–3297
[345] Shinton R, Sagar G. Lifelong exercise and stroke. BMJ 1993; 307: 231–234
[346] Sievers M, Weisser B. Krafttraining und arterielle Hypertonie. Deutsche Med Wochenschrift 2007; 132: 2449–2452
[347] Silvers WS, Poole JA. Exercise-induced rhinitis: a common disorder that adversely affects allergic and nonallergic athletes. Ann Allergy Asthma Immunol 2006; 96: 334–340
[348] Smart NA, Williams AD, Levinger I et al. Exercise & Sports Science Australia (ESSA) position Statement on Exercise and chronic Kidney disease. J Sci Med Sport 2013; 16: 406–411
[349] Smith RM, Adeney-Steel M, Fulcher G et al. Symptome change with exercise is a temporary phenomenon for people with multiple sclerosis. Arch Phys Med Rehabil 2006; 87: 723–727
[350] Smith SC Jr, Benjamin EJ, Bonow RO et al. AHA/ACCF secondary prevention and risk reduction therapy for patients with coronary and other atherosclerotic vascular disease: 2011 update: a guideline from the American Heart Association and American College of Cardiology Foundation. J Am Coll Cardiol 2011; 58: 2432–2446
[351] Sonntag WE, Ramsey M, Carter CS. Growth hormone and insulin-like growth factor-1 (IGF-1) and their influence on cognitive aging. Ageing Res Rev 2005; 4: 195–212
[352] Spectrum. Lexikon der Neurowissenschaft. Im Internet: http://www.spektrum.de/lexikon/neurowissenschaft/aufloesungsvermoegen/1071Bilder/sec; Stand: 23.08.2015
[353] Spooner CH, Spooner GR, Rowe BH. Mast-cell stabilising agents to prevent exercise-induced bronchoconstriction. Cochrane Database Syst Rev 2003: CD002307
[354] Steddon S, Chesser A, Cunningham J et al. (eds). Oxford Handbook of Nephrology and Hypertension. Oxford University Press: 2014: 335–448
[355] Stein T, Mehling A, Jäger A. Arthroskopische Meniskusrefixierung vs. arthroskopische Meniskusteilresektion. Arthroskopie 2008; 21: 239–244
[356] Steindorf K, Scharhag-Rosenberger F, Schmidt ME et al. Supportive Sport- und Bewegungstherapie für onkologische Patienten. Onkologie heute 2014; 12: 41–46
[357] Steinhoff BJ, Neususs K, Thegeder H et al. Leisure time activity and physical fitness in patients with epilepsy. Epilepsia 1996; 37: 1221–1227

[358] Stewart S, MacIntyre K, Hole DJ et al. More 'malignant' than cancer? Five-year survival following a first admission for heart failure. Eur J Heart Fail 2001; 3: 315–322

[359] Streckmann F, Kneis S, Leifert JA et al. Exercise program improves therapy-related side-effects and quality of life in lymphoma patients undergoing therapy. Ann Oncol 2014; 25: 493–499

[360] Sudi K, Ottl K, Payerl D et al. Anorexia athletica. Nutrition 2004; 20: 657–661

[361] Suissa S, Ernst P, Benayoun S et al. Low-dose inhaled corticosteroids and the prevention of death from asthma. N Engl J Med 2000; 343: 332–336

[362] Sundström J et al. Association of blood pressure in late adolescence with subsequent mortality: cohort study of Swedish male conscripts. BMJ 2011, 342; d643; DOI: 10.1136/bmj.d643

[363] Tabak R, Aquije G, Fisher BE. Aerobic exercise to improve executive function in Parkinson`s disease: a case series. J Neurol Phys Ther 2013; 37: 58–64

[364] Taipale RS, Häkkinen K. Acute hormonal and force responses to combined strength and endurance loadings in men and women: the "order effect". PLoS One 2013; 8: e55 051

[365] Taneichi H, Kaneda K, Takeda N et al. Risk factors and probability of vertebral body collapse in metastases of the thoracic and lumbar spine. Spine 1997; 22: 239–245

[366] Tannheimer M, Angelini C, Faulhaber M et al. Ergebnisse und Empfehlungen des 7th European Hypoxia Symposiums 2014. Dtsch Z Sportmed 2015; 66: 78–80

[367] Taylor DR, Bateman ED, Boulet LP et al. A new perspective on concepts of asthma severity and control. Eur Respir J 2008; 32: 545–554

[368] Tetzlaff K. Checkliste Tauchtauglichkeit. 1. Aufl. Stuttgart: Gentner Verlag; 2009

[369] Thaut MH et al. Rhythmic auditory stimulation in gait training for Parkinson´s disease patients. Mov Disord 1996; 11: 193–200

[370] Thiele H, Pohlink C, Schuler G. Hypertonie und Bewegung. Sportarten für den Hypertoniker. Herz 2004; 29: 401–405

[371] Timmermans C, Smeets JLRM, Rodriguez LM et al. Aborted sudden death in the Wolff-Parkinson-White syndrome. Am J Cardiol 1995; 76: 492–494

[372] Ting SM, Hamborg T, McGregor G et al. Reduced Cardiovascular Reserve in Chronic Kidney Failure: A Matched Cohort Study. Am J Kidney Dis 2015; 66: 274–284

[373] Tongtako W, Klaewsongkram J, Jaronsukwimal N et al. The effect of acute exhaustive and moderate intensity exercises on nasal cytokine secretion and clinical symptoms in allergic rhinitis patients. Asian Pac J Allergy Immunol 2012; 30: 185–192

[374] Tsai CL, Wang CH, Pan CY et al. The effects of long-term resistance exercise on the relationship between neurocognitive performance and GH, IGF-1, and homocysteine levels in the elderly. Front Behav Neurosci 2015; 9: 23

[375] Tscholl PM, Dvorak J. Abuse of medication during international football competition in 2010 – lesson not learned. Br J Sports Med 2012; 46: 1140–1141

[376] Vallance JKH, Courneya KS, Jones LW et al. Exercise preferences among a population-based sample of non-Hodgkin´s lymphoma patients. Eur J Cancer Care 2006; 15: 34–43

[377] van den Broeck M, Beghi E. Accidents in patients with epilepsy: types, circumstances and complications: a European cohort study. Epilepsia 2004; 45: 667–672

[378] Van Eijckeren FJM et al. Nordic walking improves mobility in Parkinson`s disease. Mov Disord 2008; 23: 2239–2240

[379] van Waart H, Stuiver MM, van Harten WH et al. Effect of Low-Intensity Physical Activity and Moderate- to High-Intensity Physical Exercise During Adjuvant Chemotherapy on Physical Fitness, Fatigue, and Chemotherapy Completion Rates: Results of the PACES Randomized Clinical Trial. J Clin Oncol 2015; 33: 1918–1927

[380] Vashisht P, Casale T. Omalizumab for treatment of allergic rhinitis. Expert Opin Biol Ther 2013; 13: 933–945

[381] WADA. World Anti Doping Agengy: Prohibited List. Im Internet: https://wada-main-prod.s3.amazonaws.com/resources/files/wada-2015-prohibited-list-en.pdf; Stand: 09.07.2015

[382] Wagenmakers AJ, Strauss JA, Shepherd SO et al. Increased muscle blood supply and transendothelial nutrient and insulin transport induced by food intake and exercise: effect of obesity and ageing. J Physiol 2015; doi: 10.1113/jphysiol.2 014 284 513

[383] Waldt S, Eiber M, Wörtler K. Messverfahren und Klassifikationen in der muskuloskelettalen Radiologie. Stuttgart: Thieme; 2011

[384] Waschbisch A, Tallner A, Pfeiffer K et al. Multiple Sklerose und Sport. Nervenarzt 2009; 80: 688–692

[385] Wasfy MM, DeLuca J, Wang F et al. ECG findings in competitive rowers: normative data and the prevalence of abnormalities using contemporary screening recommendations. Br J Sports Med 2015; 49: 200–206

[386] Weiler JM, Bonini S, Coifman R et al. American Academy of Allergy, Asthma & Immunology Work Group report: exercise-induced asthma. J Allergy Clin Immunol 2007; 119: 1349–1358

[387] Wenzel S. Severe asthma: from characteristics to phenotypes to endotypes. Clin Exp Allergy 2012; 42: 650–658

[388] Wenzel SE. Asthma phenotypes: the evolution from clinical to molecular approaches. Nat Med 2012; 18: 716–725

[389] Wheeler GD, Singh M, Pierce WD et al. Endurance training decreases serum testosterone levels in men without change in luteinizing hormone pulsatile release. J Clin Endocrinol Metab 1991; 72: 422–425

[390] Whelton SP, Chin A, Xin X, He J. Effect of aerobic exercise on blood pressure: a meta-analysis of randomised, controlled trials. Ann Intern Med 2002; 136: 493–503

[391] White LJ, Dressendorfer RH. Exercise and multiple sclerosis. Sports Med 2004; 34: 1077–1100

[392] Whyte G, Godfrey R, O'Hanlon R et al. Acute myocardial infarction in the presence of normal coronaries and the absence of risk factors in a young, lifelong regular exerciser. BMJ Case Rep. 2009; ohne Seitenzahl, DOI: 10.1136/bcr.07.2 008 0384

[393] Wiemann K. Präzisierung des LOMBARDschen Paradoxon in der Funktion der ischiocruralen Muskeln beim Sprint. Sportwissenschaft 21 1991; 4: 413–428

[394] Willenberg HS, Bornstein SR, Scherbaum WA. Störungen der Hodenfunktion und Gynäkomastie. In: Greten H, Rinninger F, Greten T, Hrsg. Innere Medizin; 13. Aufl. Stuttgart: Thieme; 2010: 595–600

[395] William PT. Breast Cancer Mortality vs. Exercise and Breast Size in Runners and Walkers. PLoS ONE 2013; 8: e80 616

[396] Wilmore JH. Exercise testing, training and beta-adrenergic blockade. Physician Sports Med 1988; 16: 45–51

[397] Winters-Stone KM, Dobek J, Nail L et al. Strength training stops bone loss and builds muscle in postmenopausal breast cancer survivors: a randomized, controlled trial. Breast Cancer Res Treat 2011; 127: 447–456

[398] Wiskemann J, Hedrich C, Bannasch M. Krafttraining. In: Baumann FT, Bloch W, Jäger E (Hrsg). Körperliche Aktivität und Sport bei Krebs. Heidelberg: Springer; 2012: 131–144

[399] Wiskemann J, Kleindienst N, Kuehl R et al. Effects of physical exercise on survival after allogeneic stem cell transplantation. Int J Cancer; 2015; doi: 10.1002/ijc.29 633

[400] Wisløff U, Ellingsen Ø, Kemi OJ. High-intensity interval training to maximize cardiac benefits of exercise training? Exerc Sport Sci Rev 2009; 37: 139–146

[401] Wolf PA, Benjamin EJ, Belanger AJ, et al. Secular trends in the prevalence of atrial fibrillation: the Framingham Study. Am Heart J 1996; 131: 790–795

[402] Wolf-Maier K, Cooper RS, Banegas JR et al. Hypertension prevalence and blood pressure levels in 6 European countries, Canada, and the United States. JAMA 2003; 289: 2363–2369

[403] Wolin KY, Yan Y, Colditz GA et al. Physical activity and colon cancer prevention: a meta-analysis. Br J Cancer 2009; 100: 611–616

[404] World Anti-Doping Agency. The World Anti-Doping Code. The 2015 prohibited List. International Standard (20.09.2014): 6, 9. Im Internet: https://wada-main-prod.s3.amazonaws.com/resources/files/wada-2015-prohibited-list-en.pdf; Stand: 27.07.2015

[405] World Cancer Research Fund / American Institute for Cancer Research. Food, Nutrition, Physical Activity, and the Prevention of Cancer: a global perspective. Washington DC: AICR; 2007

[406] Wörtler K. MRT von Muskelverletzungen. Radiologie up2date 2014; 14: 291–304

[407] Wu FC 1, Tajar A, Beynon JM et al. Identification of late-onset hypogonadism in middle-aged and elderly men. N Engl J Med 2010; 363: 123–135

[408] Yang Z, Scott CA, Mao C et al. Resistance exercise versus aerobic exercise for type 2 diabetes: a systematic review and meta-analysis. Sports Med 2014; 44: 487–499

[409] Zander A, Passmore E, Mason C et al. Joy, exercise, enjoyment, getting out: A quality study of older people´s experience of cycling in Sidney, Australia. J Environment Public Health 2013; Article ID 547 453

[410] Zhong S, Jiang T, Ma T et al. Association between physical activity and mortality in breast cancer: a meta-analysis of cohort studies. Eur J Epidemiol 2014; 29: 391–404

[411] Zierhut M. Sportverletzungen am Auge. Deutsche Zeitschrift für Sportmedizin 2000; 52: 373

[412] Zile MR, Brutsaert DL. New Concepts in Diastolic Dysfunction and Diastolic Heart Failure: Part I. Diagnosis, Prognosis, and Measurements of Diastolic Function. Circulation 2002; 105: 1387–1393

[413] Zipes DP, Ackerman MJ, Mark Estes NA 3rd. 36th Bethesda Conference: Eligibility Recommendations for Competitive Athletes with Cardiovascular Abnormalities. Task Force 7: Arrhythmias. JACC 2005: 1354–1563

[414] Zugck C, Krüger C, Dürr S et al. Is the 6-minute walk test a reliable substitute for peak oxygen uptake in patients with dilated cardiomyopathy? Eur Heart J 2000; 21: 540–549

▶ Weiterführende Literatur

[415] Clatworthy M (eds). Nephrology. Oxford: Blackwell; 2010: 148–210

[416] Deutsche Nierenstiftung. Bewegung und Sport zur Prävention. Im Internet: http://www.nierenstiftung.de; Stand: 09.07.2015

[417] Engelhardt M, Hrsg. Sportverletzungen – GOTS Manual. Diagnose, Management und Begleitmaßnahmen. München: Elsevier; 2016

[418] Go AS, Chertow GM, Fan D et al. Chronic kidney disease and the risk of death, cardiovascular events and hospitalization. N Engl J Med 2004; 351: 1296–1305

[419] Habermayer P, Lichtenberg S, Magosch P. Schulterchirurgie. München: Elsevier; 2010

[420] Hollmann W, Strüder HK (Hsrg). Sportmedizin. 5. Auflage. Schattauer Verlag; 2009

[421] IOC. International Olympic Committee: Beta2 adrenoceptor agonists and the Olympic Games in Beijing hwooDREerp, Zugang 01.07.2013

[422] Koch S, MacInnis MJ, Sporer BC et al. Inhaled salbutamol does not affect athletic performance in asthmatic and non-asthmatic cyclists. Br J Sports Med 2015; 49: 51–55

[423] Krämer BK, Risler T. Sport und Niere. Internist 1992; 33: 150–153

[424] Liesen H, Baum M. Sport und Immunsystem. Stuttgart: Hippokrates; 1997

[425] Müller-Wohlfahrt HW, Ueblacker P, Hänsel L. Muskelverletzungen im Sport. Stuttgart: Thieme; 2014

[426] NADA, Nationale Anti Doping Agentur Deutschland. TUE-Antragsverfahren in Abhängigkeit vom Testpool. Im Internet: http://www.nada.de/de/medizin/im-krankheitsfall/medizinische-ausnahmegenehmigungen-tue/genehmigung-verbotener-substanzen/#.VdF9tZevHmE; Stand: 09.07.2015

[427] Patel DR, Raj VM, Torres A. Chronic kidney disease, exercise and sports in children, adolescents and adults. Phys Sportsmed 2009; 37: 11–19

[428] Prokop L (Hrsg). Zur physiopathologischen Grenze im Sport. Maudrich: WUV-Universitätsverlag; 1996

[429] Saleh HA, Durham SR. Perennial rhinitis. BMJ 2007; 335: 502–507

[430] Silbernagel KG, Thomeé R, Eriksson BI et al. Continued sports activity, using a pain-monitoring model, during rehabilitation in patients with Achilles tendinopathy: a randomized controlled study. Am J Sports Med 2007; 35: 897–906

[431] Spätling L, Fallenstein F, Huch A et al. The Variability of cardiopulmonary Adaptation to Pregnancy at rest and during exercise. Br J Obstet Gynaecol 1992; 8: 1–40

[432] Wenzel SE. Asthma phenotypes: the evolution from clinical to molecular approaches. Nat Med 2012; 18: 716–725

[433] WHO/ISH Guidelines Subcommittee. 1999 World Health Organization – International Society of Hypertension guidelines for the management of hypertension. J Hypertens 1999; 17: 151–183

5 Sport in der Rehabilitation

K. Edel, J. Schröter, T. Kunze

5.1 Herzsport

K. Edel

5.1.1 Einführung

Leben lernen mit einer chronischen Erkrankung – so brachte Prof. Max. Halhuber, der Nestor der kardiologischen Rehabilitation in Deutschland, die umfassende Aufgabe der Rehabilitation auf einen gemeinsamen Nenner. Der Sport- und Bewegungstherapie kommt neben der Lebensstiländerung die größte Bedeutung zu.

► **Phasen.** Die Rehabilitation gliedert sich in 3 Phasen:

- Nach einem kardiologischen Akutereignis beginnt im Krankenhaus die Frühmobilisierung (Phase I).
- Daran schließt sich idealerweise die Phase II in einem stationären oder ambulanten Setting an.
- Nach der Beendigung der Anschlussheilbehandlung (AHB) wird die Rehabilitation lebenslang in der ambulanten Herzgruppe (Phase III) und der Nachfolgegruppe praktiziert.

► **Beispiel.** Nach der Behandlung eines akuten Herzinfarkts stellt sich die Frage nach der Sekundärprävention der koronaren Herzkrankheit (KHK), denn 40,2 % der Todesfälle in Deutschland gehen auf das Konto dieser Erkrankung [24]. Einige Risikofaktoren der KHK sind bekannt, die Ursache liegt aber noch im Dunkeln [6], [11]. Leider nehmen dennoch nur ca. 40 % der Betroffenen aus den unterschiedlichsten Gründen eine ambulante oder stationäre Rehabilitationsmaßnahme in Anspruch [19]. Der Herzpatient wird in deren Verlauf mit seinen persönlichen Risikofaktoren vertraut gemacht, medikamentös eingestellt und bezüglich seines Lebensstils beraten. Das Thema Sport spielt dabei eine zentrale Rolle [13]. Idealerweise transferiert der Rehabilitand Bewegung in seinen Alltag. Die Frage, ab wann, „wie viel", also wie häufig und wie intensiv diese ausfallen kann, ist keine triviale Frage und muss individuell beantwortet werden.

5.1.2 Grundlagen der modernen Bewegungstherapie

Regelmäßige körperliche Aktivität beansprucht unterschiedliche Muskelgruppen, löst eine kardiovaskuläre und metabolische Anpassung aus und verhindert die Progression von Gefäßerkrankungen [4], [12], [13], [22], [27], [28]. Ziel ist es, die Krankheitsprogression zu verlangsamen und die Belastbarkeit zu verbessern. Bewegung wird als Anpassungsvorgang (= Adaptation) gesehen. Es ist möglich, durch gezieltes Training eine funktionelle Anpassung auszulösen [7].

► **Dosierung.** Die Dosis sollte bei mindestens 30 Minuten pro Tag liegen [13], [5]. Bewegung bei moderater körperlicher Aktivität bedeutet, dass sie mit einer Intensität von 40–60 % der VO_2max bzw. 4–6 MET (= metabolisches Äquivalent, 1 MET = Umsatz in Ruhe = 1 kcal/kgKG/h) durchgeführt wird. Training über 4 MET hat kardioprotektive Wirkung. In diesem Bereich sollten beispielsweise das Ergometer-Training in der kardiologischen Rehabilitation und das Programm in Herzgruppen liegen. Darüber hinausgehende starke körperliche Aktivität wird Herzpatienten nicht empfohlen.

► **Körperliche Aktivität und kardiovaskuläre Risikofaktoren.** Körperliches Training kann sowohl in der Prävention [10], [20] als auch in der Therapie kardiovaskulärer Risikofaktoren eingesetzt werden, wie z. B. arterieller Hypertonie, Übergewicht, Hypercholesterin- und Hypertriglyzeridämie, Insulinresistenz und Glukoseintoleranz. Körperliches Training, in Kombination mit einer Gewichtsreduktion, kann die LDL-Cholesterinwerte senken und die Reduktion des HDL-Cholesterins vermeiden [25].

► **Körperliche Aktivität und Gefäßfunktion.** Eine bedeutende Rolle spielt das körperliche Training in der Verbesserung der Gefäßfunktion und somit in der Prävention kardiovaskulärer Ereignisse. Dieser Effekt ist nicht nur bei Gesunden [8] oder Personen mit Risikofaktoren, aber ohne KHK [17], sondern auch bei Personen mit KHK festzustellen. Ein regelmäßiges, 4-wöchiges, aerobes, körperliches Training konnte bei Patienten mit stabiler KHK, bei denen eine Bypass-Operation vorgesehen war, die Endothelfunktion im Vergleich zu Patienten, die sich der Operation ohne vorheriges Training unterzogen, signifikant verbessern [14].

► **ETICA-Studie.** Ein gewichtiges Argument für Bewegung lieferte Sim bereits 1974, indem er eine höhere Ischämietoleranz der Herzkranzarterien bei Belastung zeigen konnte [23]. Die ETICA-Studie (ETICA = Exercise Training Intervention after Coronary Angioplasty) fand, dass 6 Monate körperliches Training zwar die Restenose-Raten nicht verbessern konnte, aber trainierte Patienten eine signifikante Verbesserung der VO_2 (+ 26 %) und der Lebensqualität (+ 27 %) aufwiesen [2].

5.1.3 Training bei Patienten mit koronarer Herzkrankheit

► **Studienlage.** Mehrere Metaanalysen haben ergeben, dass die auf körperlichem Training basierende Rehabilitation bei Patienten nach Myokardinfarkt die Sterblichkeit reduziert [1], [18], [21]. Eine 2011 veröffentlichte umfangreiche Metaanalyse [16] schloss 47 randomisierte kontrollierte Studien mit 10 794 Probanden ein, die die Effekte körperlichen Trainings im Rahmen der Rehabilitation nach Myokardinfarkt untersuchten. Es wurden Patienten nach Myokardinfarkt, koronarem Bypass oder PTCA („percutaneous transluminal coronary angiography"), mit Angina pectoris oder mit koronarer Herzerkrankung (diagnostiziert mittels Koronarangiografie) eingeschlossen. Verglichen wurde die Wirkung eines Ausdauertrainings als Teil der kardiologischen Rehabilitation mit einer medikamentösen Standardtherapie ohne Ausdauertraining. Durch das Training konnte die Gesamtmortalität im Langzeitverlauf um 13 %, die kardiovaskuläre Mortalität um 26 % und die Notwendigkeit einer Krankenhausaufnahme um 31 % gesenkt werden. Zusätzlich hatten die trainierten Patienten eine wesentlich bessere Lebensqualität.

► **Erklärung.** Eine Erklärung dafür könnte sein, dass bewegungsbasierte Rehabilitationsprogramme die elektrische Stabilität des Myokards erhöhen (und somit das Risiko für ventrikuläre Rhythmusstörungen reduzieren) [3] oder die ischämiebedingte myokardiale Schädigung durch Präkonditionierung vermindern [15].

5.1.4 Herzgruppen

► **Bedeutung.** Heute gibt es in Deutschland etwa 6 000 Herzgruppen, in denen mehr als 110 000 Patienten ein- bis zweimal in der Woche, ärztlich überwacht, unter Anleitung eines ausgebildeten Übungsleiters aktiv sind und bezüglich ihres Krankheitsbildes professionell geschult werden. Bedauerlicherweise fehlen vergleichende Untersuchungen zur Bewegungstherapie von Betroffenen innerhalb und außerhalb von Herzgruppen in Deutschland zur Sicherung der Effektivität einer Gruppenteilnahme. Die Herzgruppen sind unter dem Dach der Deutschen Gesellschaft für Prävention und Rehabilitation von Herz-Kreislauf-Erkrankungen e. V. (DGPR) in 16 Landesverbänden zusammengefasst.

► **Sicherheit.** Die Bewegungstherapie in Herzgruppen ist sicher. Das Risiko eines Herz-Kreislauf-Stillstandes ist verhältnismäßig gering. So kam es 2004 in hessischen Herzgruppen zu 4 Herzstillständen mit erfolgreicher Reanimation [26]. Das wichtigste Symptom, das sich in 583 889 Patientenübungsstunden herauskristallisierte, war akut auftretende Dyspnoe. Kontraindikationen wie akute kardiale Dekompensation, Ruhebeschwerden, maligne Rhythmusstörungen, akute Entzündungen/ Systemerkrankungen sind zu beachten.

► **Phasen der Übungsstunden.** Die Trainingssitzungen beginnen mit einer mindestens 2-minütigen Aufwärmphase („warming up"), an die sich die gezielte Bewegung in der Belastungsphase anschließt, gefolgt von einer graduellen Reduktion der Belastung im Sinne eines „cooling down".

M!

Merke

Ein angepasstes aerobes Ausdauertraining bei stabiler KHK wird in den Leitlinien zur Verbesserung der körperlichen Leistungsfähigkeit, der Lebensqualität und der Langzeitprognose empfohlen (Klasse-Ia-Empfehlung [5]). Hinsichtlich der Dosiswirkungsbeziehung der Trainingsintervention (Art, Dauer und Intensität) gibt es keine prospektiv vergleichenden Studien im Bereich der Sekundärprävention.

5.1.5 Fazit für die Praxis

Für Patienten mit KHK (insbesondere nach akutem Koronarsyndrom und/oder Bypass-Operation) ist die Teilnahme an einer ambulanten Herzgruppe zur Förderung eines regelmäßigen körperlichen Trainings – neben anderen das Risiko reduzierenden Lebensstiländerungen – empfehlenswert. Hierfür ist es wichtig, mit dem Patienten die individuellen Grenzen für das körperliche Training verständlich festzulegen.

Grundsätzlich sollte ein Belastungs-EKG oder besser noch eine Spiroergometrie in jährlichen Abständen durchgeführt werden. Der optimale Trainingslevel liegt bei 50–80 % der maximalen Leistungsfähigkeit bezogen auf die maximale Sauerstoffaufnahme. Will man den Trainingsumfang mittels Belastungs-EKG festlegen, arbeitet man am sichersten mit der Herzfrequenzreserve (HFR). Die HFR ist die Differenz zwischen der Herzfrequenz in Ruhe (HF_{Ruhe}) und der HF_{max} aus der Ergometrie. Multipliziert mit einem vorgegebenen Prozentsatz, der sich an der Leistungsfähigkeit des Patienten in den Grenzen der Leitlinie orientiert (50–80 % der max. Leistungsfähigkeit), werden Zwischenergebnis und die Ruhe-HF addiert: $HF_{train} = HF_{max} - HF_{Ruhe} \times Faktor + HF_{Ruhe}$.

Soll der Patient mit 60 % der HFR trainieren, so ergibt sich bei einer Ruhefrequenz von 60 (S/min) und einer Maximalfrequenz von 140 (S/min) eine Trainingsherzfrequenz von 108 (S/min).

Beispielrechnung: $HF_{Ruhe} = 60/min$; $HF_{max} = 140/min$; $HF_{train} = 60 + (140-60) \times 0,6 = 108/min$.

Die Herzfrequenz ist dabei ein objektiver, leicht zu ermittelnder Parameter zur Belastungssteuerung und -kontrolle in der Sekundärprävention. Ist man bezüglich des Trainingslevels der Patienten unsicher, folgt man am besten der Regel: „start low, go slow“. Der Patient sollte sich 3–5 Tage/Woche für 30–60 Minuten nach Aufwärmübungen bewegen, gerne mit Partner, und sich während des Trainings unterhalten, sodass weitgehend sichergestellt ist, dass er sich nicht überanstrengt. Der aktivere Lebensstil muss fester Bestandteil des Alltags werden.

5.2 Sportler in der orthopädischen Rehabilitation

J. Schröter, T. Kunze

5.2.1 Einführung

Die orthopädische Rehabilitation hat die Aufgabe, einen Sportler nach einer Verletzung der Bänder und Sehnen, der Gelenke oder der Knochen bzw. der Wirbelsäule so weit wiederherzustellen, dass er in der Lage ist, sein Training im vollen Umfang wieder aufzunehmen. Die Ziele sind daher vornehmlich die Verbesserung von Beweglichkeit, Koordination und Kraftfähigkeit und die Reduktion von Schmerzen. Die Verbesserung von Schnelligkeit und Ausdauerfähigkeit sind Aufgabe der sich anschließenden postrehabilitativen Phase.

5.2.2 Verbesserung der Gelenkbeweglichkeit

Es ist eine aktiv oder passive Bewegung möglich. Unter assistiver Bewegung versteht man Bewegung unter Abnahme der Eigenschwere, mit restriktiver Bewegung ist eine Bewegung gegen Widerstand gemeint. Den passiven Techniken werden Lagerung, Traktion oder entlastende Ausgangsstellungen zugerechnet. In Abhängigkeit von der Ursache der Hypomobilität stehen verschiedene Mobilisierungstechniken zur Verfügung:

- Bei intraartikulären Ursachen der Bewegungseinschränkung mobilisiert man durch Traktion und manuelle Therapie.
- Bei extraartikulären Ursachen bieten sich die Gleitmobilisation sowie Querfriktion und Funktionsmassage an, insbesondere bei Bewegungseinschränkungen durch die Sehnen und das Begleitgewebe.

5.2.3 Gelenkschwellung

Eine Gelenkschwellung wird mit physikalischen Maßnahmen behandelt. Dazu gehören z. B. eine dosierte Kälteanwendung mit kaltem Tuch oder kalter Luft, Lymphdrainagen bei vorhandenem Lymphstau oder resorptionsfördernde Ströme (z. B. CP-Strom (CP = module en courtes periodes; Frequenzwechsel in kurzen Zeiträumen. Je Sekunde erfolgt ein Wechsel zwischen 50 und 100 Hz)). Zusätzlich kann man Antiphlogistika bzw. Enzympräparate geben. Von forcierter Gelenkaktivierung ist in dieser Phase abzusehen.

5.2.4 Koordinatives Training

Die Koordination ist wesentliche Voraussetzung für Bewegungshandlungen. Neben den muskulären und arthrogenen Voraussetzungen für koordinative Handlungen spielt hierbei auch der psychische Zustand des Sportlers eine Rolle, da Erregungszustände die Motorik beeinflussen.

Merke

Ein koordinatives Training bildet einen wesentlichen Pfeiler der Rehabilitationsmedizin.

Der Anspruch an koordinative Fähigkeiten ist sportartspezifisch unterschiedlich und beinhaltet u. a. die Rhythmus- und Gleichgewichtsfähigkeit.

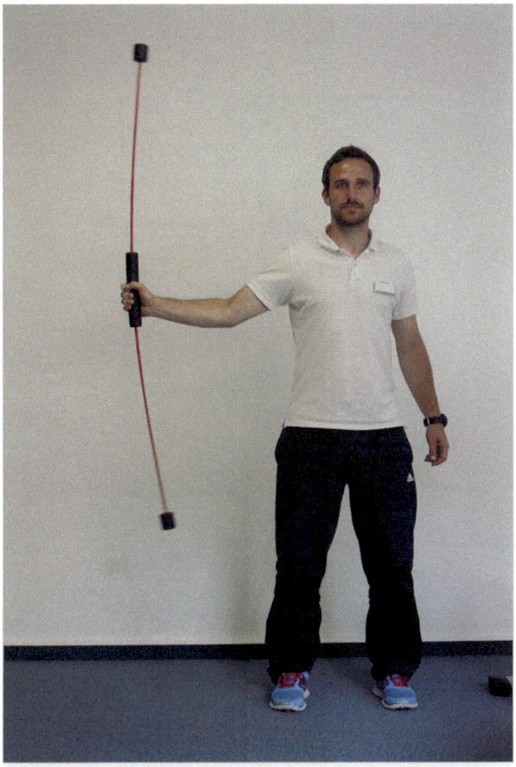

Abb. 5.1 Propriomed. Einsatz des Propriomeds für die sensomotorische Behandlung der Arme und des Schultergürtels.

In den letzten Jahren wurden hierzu die unterschiedlichsten Therapiemittel entwickelt, die inzwischen weit verbreitet sind. Erwähnt seien das Propriomed für die sensomotorische Behandlung der Arme, des Schultergürtels, Rumpfes und Beckengürtels (▸ Abb. 5.1), das Posturomed zur Behandlung der unteren Extremitäten und der Wirbelsäule (▸ Abb. 5.2) oder das Galileo-Gerät zur Verbesserung der Balance, propriozeptiver Eigenschaften und intermuskulärer Koordination.

5.2.5 Behandlung und Training der Muskulatur

Die Behandlung der Muskulatur bildet einen Schwerpunkt in der Rehabilitation, insbesondere die Reduzierung vorhandener muskulärer Dysbalancen. Typisch sind die Muskelverschmächtigung der mehrgelenkigen phasischen Muskulatur und die Verspannung der eingelenkigen tonischen Muskulatur. Muskeltraining ist isokinetisch, konzentrisch und exzentrisch möglich.

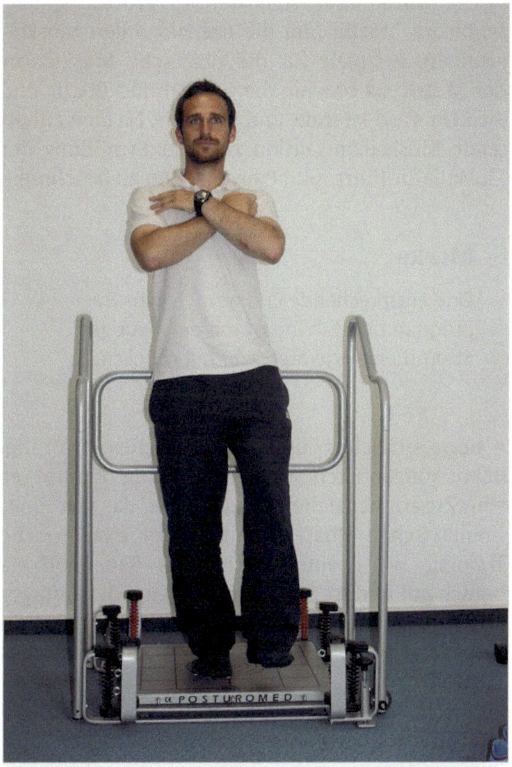

Abb. 5.2 Posturomed. Koordinationstraining auf dem Posturomed.

► **Isokinetisches Training.** Bei der isometrischen Anspannung wird der Muskel nicht bewegt. Unterstützt werden kann die Wirkung durch die Applikation eines Schwellstroms (Serienimpulsstrom). Hierbei wird eine Frequenz angestrebt, die einen komplett verschmolzenen Tetanus erreichen lässt. Einerseits muss hierfür die Frequenz zum Trainingserfolg entsprechend hoch sein (50 Hz). Andererseits muss jedoch beachtet werden, dass eine zu hohe Frequenz eine Muskelermüdung zur Folge hat. Die Frequenz ist in Abhängigkeit vom vordergründigen Muskelfasertyp (Typ I = „slow twitch", 10–20 Hz, Typ II = „fast twitch", 30–50 Hz) zu wählen. Die phasische Muskulatur ist hierbei vordergründig von Fast-Twitch-Muskeln (Zielmotorik) geprägt, die tonische von Slow-Twitch-Fasern (Stützmotorik). Weitere Trainingsparameter bilden die Impulsdauer und die Intensität (Amplitude). Angewandt werden Intensitäten zwischen 40 und 80 % der isometrischen Muskelwillkürkontraktionskraft [9].

Tonische und phasische Muskulatur existieren als Mischform. Beispiele für die vordergründig tonische Muskulatur sind der M. erector spinae, M. biceps brachii und die ischiokruralen Muskelgruppen, Beispiele für die phasische Muskulatur der M. triceps brachii, die Glutealmuskulatur und die Mm. vasti lateralis und medialis. Da eine anhaltende Muskelkontraktion zu einer Ermüdung der Muskulatur führt, sind Pausenzeiten zu beachten.

> **Merke** M!
>
> Eine entsprechende und gewünschte Trainingsprogrammgestaltung ist mit den heutigen Stromtherapiegeräten sehr gut möglich.

► **Konzentrisches und exzentrisches Training.** Beim konzentrischen Muskeltraining kommt es zum Zusammenziehen des Muskels, das mit einer isometrischen Phase beginnt. Das exzentrische Training weist einen geringeren Sauerstoffverbrauch auf und ist durch die Dehnung der Antagonisten gekennzeichnet. Angestrebt werden ein ausgewogenes exzentrisches und konzentrisches Muskeltraining.

5.2.6 Medizinische Trainingstherapie

Die medizinische Trainingstherapie unterteilt sich in die frühfunktionelle und die funktionelle Therapie. Ein funktionelles Muskelaufbautraining erfordert bereits eine uneingeschränkte Funktionsfähigkeit (► Abb. 5.3).

► **Frühfunktionelle Therapie.** Voraussetzung für das Muskelaufbautraining bildet eine ausreichende allgemeine kardiopulmonale Leistungsfähigkeit nach der Phase der verletzungsbedingten Inaktivität. Trainingseinheiten in dieser Phase sind nicht länger als 60 min zu gestalten.

► **Funktionelle Therapie.** Ziele bilden neben der verbesserten Ausdauer- und Koordinationsfähigkeit die Muskelstabilisierung und Muskelkraft, wobei die Therapie durch isokinetische Trainingsgeräte erweitert wird. Die Trainingsdauer pro Trainingseinheit ist individuell zu erhöhen.

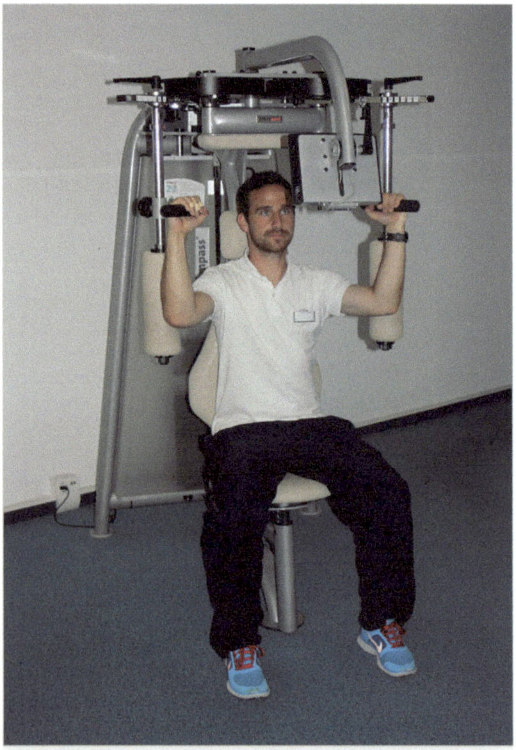

Abb. 5.3 Compass-Haltungsstabilisator. Training der oberen Rumpfmuskulatur am Compass-Haltungsstabilisator.

5.2.7 Zusammenfassung

Wesentliche Merkmale der Rehabilitation sind:

- die Zusammenarbeit zwischen Arzt, Physiotherapeut und Sporttherapeut
- die Überprüfung klinischer Parameter wie Gelenkbefund (Beweglichkeit, Umfang, Muskelkraft)
- die Angaben des Sportlers bezüglich seiner Schmerzen

Sportler in der Rehabilitation zeichnen sich in der Regel durch eine hohe emotionale Stabilität, Motivation und Zielstrebigkeit aus, da eine baldmögliche Wiederaufnahme des Trainings angestrebt wird. Um den Sportler vor einer Überbelastung zu schützen, ist die Besprechung der Rehabilitationsinhalte und -ziele verlaufsabhängig notwendig.

5.3 Literatur

[1] Balady GJ, Williams MA, Ades PA et al. Core components of cardiac rehabilitation/secondary prevention programs: 2007 update: a scientific statement from the American Heart Association Exercise, Cardiac Rehabilitation, and Prevention Committee, the Council on Clinical Cardiology; the Councils on Cardiovascular Nursing, Epidemiology and Prevention, and Nutrition, Physical Activity, and Metabolism; and the American Association of Cardiovascular and Pulmonary Rehabilitation. J Cardiopulm Rehabil Prev 2007; 27: 121–129

[2] Belardinelli R, Paolini I, Cianci G et al. Exercise training intervention after coronary angioplasty: the ETICA trial. J Am Coll Cardiol 2001; 37: 1891–1900

[3] Billman GE. Aerobic exercise conditioning: a nonpharmacological antiarrhythmic intervention. J Appl Physiol (1985) 2002; 92: 446–454

[4] Bjarnason-Wehrens B, McGee H, Zwisler AD et al. Cardiac rehabilitation in Europe: results from the European Cardiac Rehabilitation Inventory Survey. Eur J Cardiovasc Prev Rehabil 2010; 17: 410–418

[5] Bjarnason-Wehrens B, Schulz O, Gielen S et al. Leitlinie körperliche Aktivität zur Sekundärprävention und Therapie kardiovaskulärer Erkrankungen. Clin Res Cardiol Suppl 2009; 4: 1–44. Im Internet: http://www.dgpr.de/fileadmin/user_upload/DGPR/Leitlinien/LL_Koerperliche_Aktivitaet_CRCS 078.pdf; Stand: 07.05.2015

[6] Bundesärztekammer, Arbeitsgemeinschaft der Wissenschaftlichen Medizinischen Fachgesellschaften, Kassenärztliche Bundesvereinigung. Nationale Versorgungs-Leitlinie Chronische KHK. 3. Aufl; 2014: 249. Im Internet: http://www.awmf.org/uploads/tx_szleitlinien/nvl-004l_S 3_KHK_2015-04.pdf; Stand: 15.09.2015

[7] Busch JC, Lillou D, Wittig G et al. Resistance and balance training improves functional capacity in very old participants attending cardiac rehabilitation after coronary bypass surgery. J Am Geriatr Soc 2012; 60: 2270–2276

[8] Clarkson P, Montgomery HE, Mullen MJ et al. Exercise training enhances endothelial function in young men. J Am Coll Cardiol 1999; 33: 1379–1385

[9] Edel H. Fibel der Elektrodiagnostik und Elektrotherapie. 6. Aufl. Berlin: Gesundheit; 1991

[10] Gohlke H. Europäische Leitlinien zur Prävention kardiovaskulärer Erkrankungen. Was hat sich 2012 geändert? Herz 2013; 38: 838–847

[11] Gohlke H. Primary prevention of coronary artery disease: is there a role for risk scores? Herz 2012; 37: 75–80

[12] Graf C, Böhm M, Predel HG. Arteriosklerose – eine lebenslange Herausforderung. Herz 2002; 27: 760–764

[13] Graf C, Halle M. Aktuelle Aspekte im Herzsport. Der Kardiologe 2015; 9: 67–80

[14] Hambrecht R, Adams V, Erbs S et al. Regular physical activity improves endothelial function in patients with coronary artery disease by increasing phosphorylation of endothelial nitric oxide synthase. Circulation 2003; 107: 3 152–3 158

[15] Hamilton KL, Powers SK, Sugiura T et al. Short-term exercise training can improve myocardial tolerance to I/R without elevation in heat shock proteins. Am J Physiol Heart Circ Physiol 2001; 281: H1346–H1352

[16] Heran BS, Chen JM, Ebrahim S et al. Exercise-based cardiac rehabilitation for coronary heart disease. Cochrane Database Syst Rev, 2011(7): CD001 800

[17] Higashi Y, Sasaki S, Kurisu S et al. Regular aerobic exercise augments endothelium-dependent vascular relaxation in normotensive as well as hypertensive subjects: role of endothelium-derived nitric oxide. Circulation 1999; 100: 1194–1202

[18] Jolliffe JA, Rees K, Taylor RS et al. Exercise-based rehabilitation for coronary heart disease. Cochrane Database Syst Rev2001(1): CD001 800

[19] Karoff M, Held K, Bjarnason-Wehrens B. Cardiac rehabilitation in Germany. Eur J Cardiovasc Prev Rehabil 2007; 14: 18–27

[20] Perk J, De Backer G, Gohlke H et al. European Guidelines on cardiovascular disease prevention in clinical practice (version 2012): The Fifth Joint Task Force of the European Society of Cardiology and Other Societies on Cardiovascular Disease Prevention in Clinical Practice (constituted by representatives of nine societies and by invited experts) * Developed with the special contribution of the European Association for Cardiovascular Prevention & Rehabilitation (EACPR). Eur Heart J 2012; 33: 1635–1701

[21] Piepoli MF, Corrà U, Benzer W et al. Secondary prevention through cardiac rehabilitation: from knowledge to implementation. A position paper from the Cardiac Rehabilitation Section of the European Association of Cardiovascular Prevention and Rehabilitation. Eur J Cardiovasc Prev Rehabil 2010; 17: 1–17

[22] Shaten BJ, Kuller LH, Neaton JD. Association between baseline risk factors, cigarette smoking, and CHD mortality after 10.5 years. MRFIT Research Group. Prev Med 1991; 20: 655–659

[23] Sim DN, Neill WA. Investigation of the physiological basis for increased exercise threshold for angina pectoris after physical conditioning. J Clin Invest 1974; 54: 763–770

[24] Statistisches Bundesamt. Gesundheit.Todesursachen in Deutschland. Fachserie 12 2012. Reihe 4. Im Internet: https://www.destatis.de/DE/Publikationen/Thematisch/Gesundheit/Todesursachen/Todesursachen212 040 012 7 004.pdf; Stand: 15.09.2015

[25] Stefanick ML, Mackey S, Sheehan M et al. Effects of diet and exercise in men and postmenopausal women with low levels of HDL cholesterol and high levels of LDL cholesterol. N Engl J Med 1998; 339: 12–20

[26] Unverdorben M, Unverdorben S, Edel K. Risk predictors and frequency of cardiovascular symptoms occurring during cardiac rehabilitation programs in phase III-WHO. Clin Res Cardiol 2007; 96: 383–388

[27] Wiklund RA, Stein HD, Rosenbaum SH. Activities of daily living and cardiovascular complications following elective, noncardiac surgery. Yale J Biol Med 2001; 74: 75–87

[28] Williams PT. Lifestyle and structured interventions to increase physical activity. J Am Med Assoc 1999; 282: 1515–1517

6 Spezielle sportmedizinische Aspekte und spezielle Sportarten

6.1 Reisemedizin

T. Goliasch

6.1.1 Globalisierte Sport-Planungsgesichtspunkte

Wenn Sportler reisen, sind Reisemediziner und Sportärzte gefordert, den Besonderheiten einer außerordentlich vielgestaltigen Gruppierung gerecht zu werden.

Athleten sind in Kraft, Ausdauer, Schnelligkeit, Koordination und Flexibilität beträchtlich unterschiedlich trainiert und biologisch adaptiert. Ziel und Zweck einer Reise können ein Wettkampf oder ein Trainingslager, eine Taucherreise oder eine Segelflugdisziplin, der Start unter freiem Himmel oder in der überfüllten Halle sein. Sportler gehen einzeln oder in Gruppen auf Reisen, sind gesund oder körperlich/geistig behindert unterwegs, in Genesung befindlich, verletzt oder erkrankt auf der Rückreise. Im Unterschied zu einer Urlaubsreise gibt es durchaus auch heute Sportler/-innen, die sich zum ersten Mal in der Ferne einer Meisterschaft stellen möchten. Junge wie Ältere, Sensible wie Erfahrene; auch Athleten, die z. B. besonders sportartbedingt auf eine Dehydratation oder Gewichtsveränderungen zu achten haben. Nicht zuletzt kann die Destination wegen äußerer Bedingungen wie unterschiedlichen Zeitzonen, Luftfeuchtigkeit, Höhe, Kälte, Hitze und/oder Ozongehalt der Luft eine erhebliche Herausforderung für die Planung und Durchführung der Reise stellen. Bedarf es für die An-/Rückreise einer sehr aufwendigen PKW-/Bus-/Bahnreise oder einer Flug-/Seereise, sind auch hier unterschiedliche Gesichtspunkte zu beachten. Diese Modalitäten sind für Sportler, Trainer und Delegationsleiter gleichermaßen bedeutsam. Nicht selten sind Sportler einzig auf ihren Sieg konzentriert und setzen eine perfekte Planung der Reise durch Professionals voraus. Dies soll an dieser Stelle in der globalisierten „Welt des Sports" ausdrücklich erwähnt sein. Hier stehen i. d. R. Organisationen, Fachverbände und Fachagenturen mit ihren Mitarbeitern in sehr großer Verantwortung.

6.1.2 Reisekrankheit

▸ **Bedeutung.** Eine See-, Luft- oder Liftkrankheit kann so gut wie jeden Gesunden ereilen. Eine Vorhersage über die individuelle Kinetoseempfindlichkeit gegenüber bestimmten Kinetose auslösenden Reizen ist bisher kaum möglich. Man schätzt, dass nur 15 % der Bevölkerung kinetoseresistent sind. Auf Fähren erkranken 7 % der Passagiere. Bekannt ist, dass bis zur Pubertät eine hohe Anfälligkeit vornehmlich und bei Frauen besteht [40].

▸ **Pathophysiologie.** Nicht nur die passive Körperbeschleunigung stellt den auslösenden Faktor dar, auch die rein optokinetische Stimulation z. B. beim Kinobesuch mit Breitwandprojektion kann die Symptome auslösen. Ebenso wird die Vielfalt psychischer Faktoren als Ursache bestätigt [34]. Die Ursache der Gesundheits- und damit verbundenen Leistungsstörung geht offensichtlich mit einem nicht kontrollierbaren komplexen Geschehen der Nervenbahnen und ihrer Vernetzung mit vestibulären Reflexmechanismen wie Sinnestäuschungen einher.

▸ **Symptome.** Dazu gehören Kaltschweißigkeit mit und ohne Erbrechen, Kopfschmerzen, Mattigkeit und Schwindel. Diese Symptome können durchaus auch Initialsymptomen anderer Erkrankungen ähneln. Angst, Alkoholgenuss, Küchendüfte, Vibrationen, kalorienreiche Nahrungsaufnahme und Sitzbedingungen, bei denen die Augen der äußeren Bewegung nicht folgen können, können die Beschwerden forcieren. Für die Praxis ist von großer Bedeutung, dass die sehr störenden Symptome von einigen Stunden bis zu 3 Tagen anhalten können. In einzelnen Fällen bleiben Symptome wie Schläfrigkeit, geminderte Leistungsfähigkeit und auch Apathie noch länger bestehen. Dies kann den geplanten Einsatz als Sportler infrage stellen und in unklaren Fällen auch erheblichen ärztlichen diagnostischen Aufwand vor Ort nach sich ziehen.

▸ **Prophylaxe und Therapie.** Als vorbeugende Maßnahmen gelten Desensibilisierung durch Steigerung des Kinetose auslösenden Reizes, Entspannungsmethoden wie die Relaxationstherapie nach

Jacobson und ähnliche. Therapeutisch bewähren sich:

- Scopolamin in Pflasterform, z. B. 4–6 Stunden vor Reiseantritt (hier gilt Vorsicht bei bestehender Ruhebradykardie)
- Dimenhydratat 100 mg als Einzeldosis, z. B. als Reisegold Tabs 15–30 Minuten vor Reiseantritt
- Superpep-Kaugummi, das vorteilhaft erst beim Auftreten der Symptome eingesetzt wird

Leider muss in diesen Fällen mit Müdigkeit gerechnet werden. Als Akuttherapie können Massage, Pressur u. Ä. versucht werden. Weitere Therapieoptionen obliegen ärztlichem Tun.

6.1.3 Gesundheits-/Leistungsprophylaxe

Impfung und Infektionsschutz

▸ **Impfschutz.** Für alle Sportler zuhause und auf Reisen sollte der obligatorische Impfschutz gegen Tetanus, Diphtherie, Keuchhusten, Polio und Hepatitis gelten. Impfungen gegen Tollwut, Cholera, Gelbfieber, u. v. a. mehr sind zu erwägen oder gar vorgeschrieben und erzwingen eine reisemedizinische Beratung.

▸ **Malariaprophylaxe.** Von allen Patienten, die an der – sehr häufig zum Tod führenden – Malaria leiden, hatten 90 % keine Prophylaxe betrieben. Das unterstreicht die Bedeutung der Prophylaxe:

- Mit den direkt auf die Haut aufzutragenden sog. Repellenzien (z. B. Autan), DEET oder Icaridin enthaltenden Wirkstoffzubereitungen lässt sich immerhin ein bis zu 8 Stunden andauernder Schutz gegen Insektenstiche erreichen.
- Das Tragen geeigneter Kleidung vor Einsetzen der Dämmerung ergänzt diese Maßnahme.
- Die sog. Chemoprophylaxe sieht im zeitlichen Zusammenhang zur Reise die exakt regelmäßige Einnahme von Tabletten vor. Dazu gehören die vom beratenden Arzt zu verordnenden Medikamente wie Malorone, Resochin oder Mefloquin (abzuraten für Reisende mit Aktivitäten, die auf eine ungestörte Aufmerksamkeit angewiesen sind). Leider kann die Einnahme mit mehr oder weniger gravierenden unerwünschten Wirkungen einhergehen.
- Nach neueren Erkenntnissen ist das in Deutschland – im Gegensatz zur restlichen westlichen Welt – nicht zugelassene bewährte Antibiotikum Doxyzyklin zu empfehlen. Gute Wirksamkeit und Verträglichkeit sowie niedrige Kosten sind für den Sportler von großem Vorteil. Die Formalien des „off-label-use“ müssen strikt eingehalten werden.

▸ **Prophylaxe von Virusinfektionen.** Virusinfektionen breiten sich aufgrund räumlicher Enge an Bord und/oder Sportstätten schnell aus. Zur Vermeidung einer Ansteckung sind eine sorgfältige Handhygiene und die reisemedizinischen Empfehlungen der Nahrungsaufnahme sehr wichtig. Unabdingbar ist auch die tropenmedizinische Aufmerksamkeit bei Haut-, Durchfall- und Fiebererkrankungen bei Rückkehrern.

Praxistipp

Auf jede Reiseregion bezogen lassen sich aktuelle Impfempfehlungen im Internet nachlesen (z. B. www.dtg.org).

Jetlag-Anpassung

▸ **Entstehung.** Bei sog. Zeitzonenflügen sowohl nach Osten wie nach Westen mit mehr als 6 Stunden Zeitunterschied zur Herkunftsregion kann sich die „innere Uhr“ mit den wichtigsten biologischen Funktionen eines austrainierten Sportlers erheblich verändern, sodass der Schlaf-Wach-Rhythmus, die Körpertemperatur, Puls und Blutdruck leistungsmindernd beeinträchtigt sind.

▸ **Symptome.** Bei diesem „Jetlag“ beklagen 75 % aller Reisenden abhängig vom Tageslichtreiz Symptome wie Tagesmüdigkeit, Stimmungsschwankungen und Hunger zu ungewohnten Zeiten [41]. Auch dies kann eine Wettkampfvorbereitung nachhaltig stören. Von Individuum zu Individuum sehr unterschiedlich adaptiert sich der Organismus besser bei Flügen in West- (nach 3 Tagen) als in Ostrichtung (nach 7 Tagen).

▸ **Prophylaxe.** Da der Lichtreiz den stärksten Anpassungsreiz ausmacht, sollte man sich ab Ankunft am örtlichen Tagesrhythmus orientieren [37]. Auch wird geraten, vorbeugend zuhause die Zeiten des Reiselandes „vorwegzunehmen“, sich z. B. bei Westreisen 3 Tage lang je 1 Stunde später zur Nachtruhe zu begeben. Die Anpassungsvorgänge werden durch Einnahme von Schlafmitteln nicht günstig beeinflusst. 1–2 mg Melatonin am Abend 3–4 Tage vor Abflug und nach einem Zeitzonenflug eingenommen, wird immer noch kontrovers diskutiert [37].

> **Merke**
>
> Die besonderen und leistungseinschränkenden Bedingungen durch Zeitzonenflüge müssen bekannt sein, eine Vorbereitung ist möglich.

Schlaf und Regeneration

Die für den Sportler sehr bedeutsamen Regenerations- und Speichervorgänge sind eingebettet in einen 24-Stunden-Biorhythmus. Regenerations- und Speichervorgänge können Sekunden, Stunden und auch Wochen dauern. Der Erholungswert des Schlafes von durchschnittlich 7 Stunden Dauer und guter Qualität wird durch eine Tiefschlafphase von 4–5 Stunden und das dabei ausgeschüttete Wachstumshormon (Kap. 4.3.3) intensiviert. Für den Sportler ist dabei die nachgewiesene Vermehrung der Muskelmasse und Reduzierung des Fettgewebes, aber auch die nächtliche Abspeicherung von neu gelerntem Wissen und Erfahrungen (z. B. Lernvorgänge von Bewegungsabläufen) und die Regeneration des Immunsystems wichtig.

> **Merke**
>
> Leistungssportlern wird zu einem angepasstem Trainingsplan geraten (kein spät abendliches intensives Training), um schlafstörende Effekte zu vermeiden. Daher sind Trainer und Sportler gefordert, eine Reise gut zu planen [42].

Kontrazeption bei Zeitdifferenz

Kenntnisse der aktuellen Entwicklung auf dem Markt der Kontrazeptiva sind eine unabdingbare Voraussetzung für die ärztliche Aufklärung, Betreuung und Beratung reisender Sportlerinnen. Verantwortungsvoll gilt es, auch ihren Zusatznutzen auszuschöpfen (u. a. auch die eventuell sinnvoll erscheinende Verschiebung der Periodenblutung [„prämenstruelles Syndrom"]). Die heute gängigen niedrig dosierten Kontrazeptiva gewähren einen sicheren Schutz bei Reisen mit einer Zeitdifferenz von mehr als 8 Stunden durch eine zum üblichen Einnahmerhythmus einmalige zusätzliche Verabreichung zeitlich genau zwischen der letzten Einnahme zuhause und der ersten vor Ort [30].

6.1.4 Leistungsverhalten unter besonderen Klimabedingungen

► **Hitze.** Im Sport spricht man von Hitzebedingungen bei einer Lufttemperatur von mehr als 27 °C. Dies ist bei Ausdauerbelastungen dynamischer Art von Bedeutung (Kap. 6.5.3). Die Anpassung vollzieht sich in 5–10 Trainingstagen bei wiederholten moderaten Trainingseinheiten (z. B. 70 % der Bestzeit, 60–90 min Dauer) unter Hitzeexposition und besteht in der Zunahme von Anzahl und Größe der Schweißdrüsen, Abnahme von Mineralgehalt im Schweiß, Absinken der Körpertemperatur, Zunahme des Plasmavolumens im Blut und Sinken der Belastungsherzfrequenz.

Hitzeerkrankungen mit Körpertemperaturen von mehr als 40 °C sind bei Wettläufen über 5 km Distanz schädlich und erfordern vorbeugende Maßnahmen:

- in Qualität und Quantität exakt berechnete Flüssigkeitszufuhr (intervallmäßige kleine Mengen Wasser mit Zusatz von nicht mehr als 3 g Kochsalz/l, und Kohlenhydrate)
- schweißdurchlässige Kleidung
- „precooling"

Ähnliches gilt auch bei extrem hoher und auch niedriger Luftfeuchtigkeit. Ein zweimal tägliches Wiegen kann wichtige Informationen über die Größe des Flüssigkeitsverlustes geben.

► **Kälte.** Ähnlich einer Hitze- gibt es auch eine Kälteakklimatisation. Dennoch verlangen der gesteigerte Stoffwechsel unter Kältebedingungen mit der damit verbundenen Schweißproduktion adäquate Kleidung und die durch die erhöhte Muskelaktivität bei Kälte einhergehende Glykogendepotentleerung eine exakte Ernährungsberatung [21].

► **Höhe.** Nicht an Höhe akklimatisierte Personen, die auf mehr als 2500 m steigen, riskieren eine (lebensgefährliche) Höhenkrankheit (Kap. 6.3). Nicht nur die Sauerstoffversorgung der Lunge und die damit verbundenen Folgen, sondern das Dämpfen der Aktivitäten des Parasymathikus fordern körperliche Funktionen über die Leistungsgrenzen heraus; dem kann zum Teil mit bestimmten Trainingsprogrammen vorgebeugt werden [5].

▸ **Sonnenexposition.** Wirkungsvoller Sonnenschutz muss durch Aufenthalt in geeigneten Räumen, Sonnenschutzcremes mit Faktor 50 und unterschiedliche Ausführung von UV-Schutzkleidung einschließlich Brille mit CE-Siegel sportartgerecht umgesetzt werden.

▸ **Ozonbelastung.** In Los Angeles treten Ozonkonzentrationen von bis zu 800 µg/m³ auf, ohne dass dort Sportler kürzer treten. Bei Werten zwischen 180 und 360 µg/m³ können sich Lungenfunktionswerte unter körperlicher Belastung verschlechtern, sodass die körperliche Leistungsfähigkeit auch ohne subjektive Beschwerden bei Ausdauerbelastungen eingeschränkt sein kann. Hier gilt für Ozonsensible einzig die Unterlassungsstrategie. Wissenschaftliche Daten fehlen leider noch [14].

6.1.5 Reisethrombose

Patienten mit Reisethrombose haben überwiegend Langstreckenflüge hinter sich und wurden innerhalb von 96 Stunden symptomatisch [5], [39]. Es wird möglicherweise einzig ein geschwollener schmerzhafter Unterschenkel beklagt. Das allgemeine Risiko bei allen Altersgruppen ist sehr gering und wird auf 0,0014 % geschätzt. Daten für Sportler nach Trainingslagern oder Wettkämpfen liegen nicht vor. Berücksichtigt man eine nach dem Wettkampf nicht ausreichend behobene Dehydratation, durch Aufenthalt in der Höhe eine Polyzythämie und/oder längere Ruhe-/Erholungsphase im Liegen, scheint die empfohlene Prophylaxe mit niedermolekularem Heparin wie bei hohem Risikoprofil gerechtfertigt zu sein [28].

> **Cave!**
> Sportler haben u. U. ein hohes Reisethromboserisiko – eine medikamentöse Prophylaxe ist zu prüfen.

6.2 Tauchmedizin

T. Sitte

6.2.1 Einführung

Alles Leben kommt aus dem Wasser. Auch das eigene Leben entstand im Fruchtwasser der schützenden Gebärmutter. Vorgeburtlich war der Mensch zur Lebenswerdung und -erhaltung über die Nabelschnur mit dem nährenden Körper der Mutter verbunden. Und heute? „Tauchen ist eine gefahrgeneigte Tätigkeit in (für Menschen) lebensfeindlicher Umgebung.“ So beginnt ein Handbuch für Berufstaucher aus der ersten Hälfte des letzten Jahrhunderts. Daran hat sich prinzipiell auch nichts geändert. Der längere Aufenthalt unter Wasser ist für Menschen vergleichbar risikobehaftet und leicht ebenso tödlich wie jener im Weltall, wenn grundlegende Regeln nicht beachtet werden und die Aqua- wie Astronauten keine angemessene Schutzausrüstung mit sich führen.

Trotzdem ist Tauchen kein Risikosport im engeren Sinne, sondern vielmehr und immer noch eine weitgehend sicher durchführbare Freizeitbeschäftigung in der Natur und ein echter Trendsport. Dabei ist Tauchen zugleich eine wunderbare Gelegenheit, diese Naturverbundenheit in besonderer Weise genießen zu können, dies i. d. R. zu zweit oder in kleinen Gruppen, sich zu bewegen, anderes zu erleben und auch zu lernen als sonst im Alltag.

▸ **Tauchmediziner.** Was sollte ein sportmedizinisch interessierter und/oder weitergebildeter Arzt darüber wissen? Zunächst gilt für Tauchmediziner eine Grundregel: „Ein Tauchmediziner, der nicht taucht, taugt nichts.“ Gerade wenn Ärzte zum Tauchen beraten und damit Verantwortung für Gesundheit und Leben ihrer Klienten und Patienten übernehmen, ist es in besonderer Weise entscheidend, selbst erlebt zu haben, worauf es beim Tauchen ankommen kann.

▸ **Tauche nie allein! Oder doch?.** Allgemein gilt als Grundregel in vielen Tauchausbildungen, nie allein zu tauchen. Wer nicht sehr genau weiß, was er tut, in seinen Grenzen nicht 100 %ig sicher ist, sollte sich tunlichst daran halten. Dies gilt besonders auch für das bei Unerfahrenen als ungefährlich geltende Apnoetauchen. Aber auch beim Gerätetauchen überschätzt mancher seine Fähigkeiten viel zu sehr.

Solotauchgänge können unter bestimmten Bedingungen, z. B. bei extremen Wrack- oder Höhlentauchgängen, sogar ein Mehr an Sicherheit bieten. Rund 6 Mio. Deutsche geben an, gelegentlich oder häufig tauchen zu gehen. Die meisten Urlaubstaucher absolvieren nicht viel mehr als 10 Tauchgänge pro Jahr beim üblichen Jahresurlaub. Sie sollten sich gut überlegen, was sie tun und ob sie sich nicht besser einem erfahrenen Guide anschließen sollten.

► **Apnoetauchen – Gerätetauchen.** Apnoetauchen, also Tauchen mit Luftanhalten, und Gerätetauchen, also Tauchen mit Atemgasen, die zu- oder mitgeführt wird, sind in einigen Fragen grundlegend verschieden:

- Beim Apnoetauchen ist die Herausforderung die begrenzte Tauchzeit, weil nur ein Atemzug zur Verfügung steht. Während des Apnoetauchens verändern sich die Verhältnisse der Blutgase genauso stark wie die luftgefüllten Räume im Körper schnellen, teils extremen Druck- und Volumenschwankungen unterliegen.
- Hilfsmittel zum Tauchen sind seit Jahrtausenden im Gebrauch. Sie werden immer weiter entwickelt, immer ausgefeilter und damit oft auch immer komplexer. Beim Gerätetauchen gibt es geräteeigene Risiken und mögliche technische Probleme. Daneben gilt es insbesondere zu beachten, wie sich Atmung unter Druck über die Zeit auf die im Blut vorhandenen Partialdrücke auswirkt und was geschieht, wenn man seinen Bewegungsraum sehr viel weiter ausdehnt, als dies mit einem tiefen Atemzug möglich wäre.

► **Sporttauchen – technisches Tauchen.** Sporttauchen ist eine relativ sichere Freizeitbeschäftigung, die gewisse Fähigkeiten und Fertigkeiten erfordert. Sie kann unter Beachtung von Regeln und auch mit Assistenz von nahezu jedem ausgeführt werden. Es besteht ein relativ sicheres Management auch für unerwartete Notfallsituationen. Der direkte Weg zur Wasseroberfläche ist in der Regel gefahrenarm möglich.

„Heute gibt es allgegenwärtige Grenzen, die zum Teil durch Vernunft, oft durch reine Willkür festgelegt wurden. Und es gibt immer wieder Menschen, die nach dem ‚Warum?' fragen und die bereit sind, diese Grenzen für sich zu verschieben." (M. Waldbrenner [29]). Beim technischen Tauchen werden diese Grenzen der Tauchzeit, der Tauchtiefe und auch des Tauchortes für Laien oft kaum vorstellbar verschoben. Beispielsweise kann die Tauchzeit viele Stunden oder die Tauchtiefe mehrere 100 m betragen. Unter arktischen Eisbergen kann hinab- und kilometerweit in Höhlensysteme hineingetaucht werden.

Der direkte Weg zur Wasseroberfläche ist beim technischen Tauchen in der Regel nicht möglich. Technisch durch den Taucher selbst nicht beherrschbare Notfälle enden damit schnell tödlich. Die Atemgase sind teils grundverschieden von „normaler Luft" mit stark reduziertem Sauerstoffgehalt und Edelgas (z. B. Helium) als Intergas. Es liegt auf der Hand, dass diese Form des Tauchens mit den üblichen Vorstellungen des Tauchens und auch der Tauchmedizin nicht ohne Weiteres zu verstehen ist.

6.2.2 (Tauch)Physik

Unabdingbar sind für das Verständnis der Vorgänge im Körper beim Ab- und Auftauchen, aber auch des Aufenthaltes im flachen Wasser einige physikalische Gesetze und physiologische Grundregeln.

Physikalische Gesetze

► **Boyle-Mariotte-Gesetz.** Das Gasgesetz von Boyle-Mariotte besagt, dass der Druck im umgekehrten Verhältnis zum Volumen steht (bei konstanter Temperatur):

$$p \sim \frac{1}{V}$$

Dieses Gasgesetz ist für die häufigsten Schäden beim Tauchen und für etliche tödliche Unfälle verantwortlich. Insbesondere beim schnellen Abtauchen in Apnoe (Kap. 6.2.1) kommt es z. B. in den Nebenhöhlen und im Mittelohr zu starken Volumenschwankungen mit Trommelfellverletzungen oder Einblutungen in die Nebenhöhlen. Besonders stark ist die Belastung in geringer Wassertiefe, was der Laie möglicherweise anders erwarten würde (► Abb. 6.1).

► **Henry-Gesetz.** Das Gasgesetz von Henry besagt, dass die Gasmenge, die in einer Flüssigkeit gelöst ist, zum Umgebungsdruck im direkten Verhältnis steht (zusätzlich abhängig von Temperatur und Löslichkeit). Dies ist beim Abtauchen kein Problem. Wenn man aber nach einer gewissen Zeit wieder auftaucht, ist das Blut mit sog. Inertgas ge-

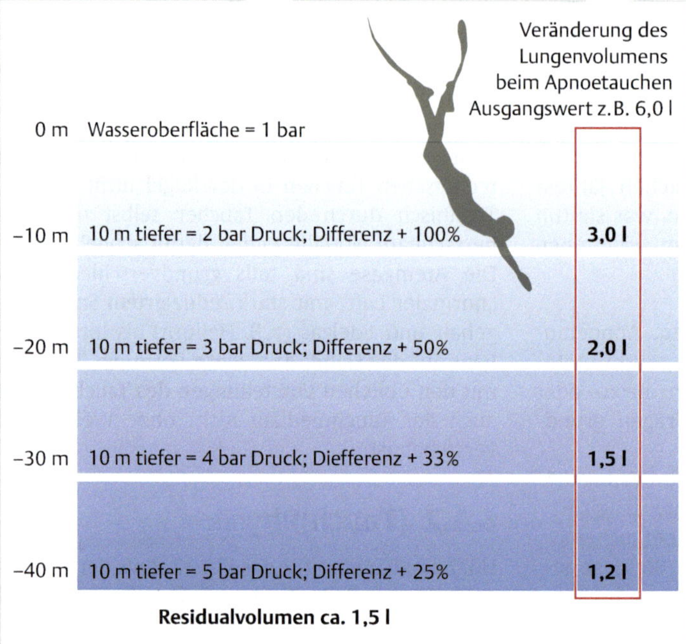

Abb. 6.1 Tauchphysik. Druck und Lungenvolumen bei zunehmender Tiefe. In der Grafik kann man leicht erkennen, dass unterhalb von ungefähr 40 m Wassertiefe der Umgebungsdruck so groß geworden ist, dass das eingeatmete Luftvolumen kleiner ist als das Residualvolumen. Das Lungenvolumen wird dann erheblichen Schwerkräften ausgesetzt, was zur Zerreißung der Atemwege oder Blutgefäße führen kann.

sättigt (ein Inertgas nimmt nicht am Stoffwechsel teil, z.B. Stickstoff). Bei zu schneller Auftauchgeschwindigkeit kann das Inertgas im Blut ausperlen (wie der Sprudel in einer Flasche, wenn man sie öffnet). Diese Gasblasen können schwere Schädigungen hervorrufen – sowohl im Mikrobereich als auch bei großen, sichtbaren Blasen (sog. Dekompressionskrankheit).

▸ **Dalton-Gesetz.** Das Gasgesetz von Dalton besagt, dass sich der Gesamtdruck eines Gasgemischs aus der Summe des Drucks der Einzelgase (Summe der Partialdrücke) zusammensetzt. Auf Höhe des Meeresspiegels gilt:

$pLuft = pN_2 + pO_2 = 0{,}79\ bar + 0{,}21\ bar = 1\ bar$

Partialdrücke und mögliche Auswirkungen

▸ **Partialdrücke von Stickstoff, Sauerstoff und Kohlendioxid.** Die einzelnen Partialdrücke spielen sowohl beim Apnoetauchen als auch beim Gerätetauchen mit Luft oder sog. Mischgasen eine erhebliche und sehr verschiedene Rolle. Die im Blut an Hämoglobin gebundene oder auch im Plasma frei gelöste Menge an Sauerstoff ist unmittelbar entscheidend dafür, dass der Stoffwechsel reibungslos funktionieren kann.

Cave!

Tauchspezifisch kann es zu einem zu hohen O_2- oder einem zu niedrigen CO_2-Partialdruck kommen.

▸ **Flachwasser-Ohnmacht.** Will ein Taucher beim Apnoetauchen längere Tauchzeiten erreichen, wird er in der Regel vor dem Abtauchen hyperventilieren, weil sich der Atemantrieb dann leichter unterdrücken lässt. Hält er sich dann in größerer Tiefe auf, steigt der Sauerstoffpartialdruck (pO_2) an und ein Atemantrieb durch das CO_2 wird erst relativ spät einsetzen. Beim Auftauchen fällt der pO_2 durch den sinkenden Umgebungsdruck proportional ab, alleine auf den letzten 10 m um 50 %. Dies führt zur sog. Flachwasser-Ohnmacht (auch Flachwasser-Blackout) bei einem pO_2 von unter ca. 40 mmHg und zum Ertrinken, wenn der Taucher alleine ist.

▸ **Schwimmbad-Ohnmacht.** Durch intensive Hyperventilation vor einem Streckentauchversuch oder statischer Apnoe kann der Atemantrieb durch CO_2 evtl. zuverlässig unterdrückt werden, bis eine Ohnmacht durch Hypoxie (auch Schwimmbad-Blackout) auftritt. Steigt das CO_2 dann weiter an, wird der ohnmächtige Taucher unter Wasser einatmen und ertrinken, wenn er nicht zuvor gerettet wird. Solche Ertrinkungsunfälle geschehen auch im Kinderplanschbecken oder in der Badewanne, wenn kein Helfer bereit ist, um den Versuch zu beobachten und notfalls eingreifen zu können.

Cave!

Deshalb gilt die Grundregel: Apnoeversuche im Grenzbereich niemals ohne mindestens eine weitere Person zur Sicherung durchführen.

► **Tiefenrausch, Stickstoffnarkose.** Stickstoff ist ein Inertgas, das nicht am Stoffwechsel teilnimmt. Alle Inertgase können trotzdem eine Bedeutung erlangen, wenn sie mit einem hohen Partialdruck vorliegen, weil sie dann die Übertragung elektrischer Potenziale an der Zellmembran behindern. Dadurch kommt es unterhalb von 30 m je nach Tagesform und Trainingszustand zunächst zu einer mentalen Verlangsamung und Symptomatik ähnlich einem Alkoholrausch und bei zunehmendem Druck zu einer Narkose.

Praxistipp

Die Symptomatik ist sofort (!) reversibel, wenn der Druck vermindert wird, wobei wenige Meter Tiefe hierbei schon entscheidend sein können.

► **Sauerstoffvergiftung.** Zu wenig Sauerstoff führt zur Ohnmacht, ein Zuviel an Sauerstoff kann durch Neurotoxizität ohne Vorankündigung zu zerebralen Krampfanfällen führen. Das Risiko steigt bei Partialdrücken über 1,6 bar stetig an. 1,6 bar entspricht bei einer Atmung mit Luft einer Wassertiefe von ca. 66 m (1 bar an der Oberfläche + [1 bar pro 10 m Wassertiefe] × 21 % O_2 = 1 bar + 6,6 bar × 21 % = 8 bar × 21 : 100 = 1,6 bar pO_2). Das heißt, auch Apnoetaucher, denen es gelingt, so tief zu tauchen, setzen sich diesem Risiko aus.

► **Nullzeit-, Dekompressionstauchgang.** Taucht man eine gewisse Zeit tiefer als 7 m, sammelt sich eine Menge an Stickstoff im Körper an, die ein sofortiges Auftauchen gefährlich werden lassen kann, weil dann möglicherweise Stickstoff im Blut ausperlt und Blutgefäße embolisch verschließen kann. Prinzipiell besteht diese Gefahr auch bei einer größeren Zahl tieferer Apnoetauchgänge. Einen Tauchgang, bei dem man mit der üblichen, langsamen Aufstieggeschwindigkeit (je nach Tiefe zwischen 12,5 und 2,5 m/min) an die Oberfläche auftauchen kann, nennt man Nullzeittauchgang.

Übersteigen Tauchtiefe und/oder Tauchzeiten die Nullzeitgrenze, benötigt der Taucher definierte Stopps für definierte Tiefen über definierte Zeiten, um den Stickstoff oder andere Inertgase, die sich im Körper angesammelt haben, abatmen zu können. Bei Berufstauchern, die eine Zeit lang in großer Tiefe arbeiten und auch in einem Unterwasserhabitat wohnen, können diese Auftauchzeiten Tage bis Wochen betragen. Dies zeigt, dass Tauchen in den Herausforderungen, die damit verbunden sind, auf den festen Boden zurückzukehren, durchaus mit einem Raumflug verglichen werden kann.

6.2.3 Tauchtauglichkeit

► **Bescheinigung.** Oft werden Hausärzte von ihren sonst gut belastbaren und gesunden Patienten angesprochen, ob sie nicht eine Tauchtauglichkeit attestieren könnten. Es ist in der Regel, außer bei manchen berufsbedingten Untersuchungen, keine Ausbildung und keine Zertifizierung erforderlich, um eine solche Bescheinigung auszustellen. Es sollte dennoch der o.g. Grundsatz gelten: „Ein Tauchmediziner, der nicht taucht, taugt nicht."

► **DGTÜM-Untersuchungen.** Die Gesellschaft für Tauch- und Überdruckmedizin (GTÜM) empfiehlt für alle Taucher zwischen 18 und 40 Jahren eine Wiederholungsuntersuchung mindestens alle 3 Jahre. Bei unter 18-Jährigen und über 40-Jährigen sollte die Untersuchung jährlich wiederholt werden. Die GTÜM hat passende Frage- und Dokumentationsbögen für den Untersuchungsgang herausgegeben, die man von der Webseite der GTÜM herunterladen kann und von denen man inhaltlich nur mit gutem Grund abweichen sollte.

► **Menschen mit Behinderungen.** Auch chronisch Kranke und körperlich mehr oder weniger stark eingeschränkte Menschen können mit entsprechenden Vorsichtsmaßnahmen und Hilfen tauchtauglich sein. Tauchen kann für z. B. Paraplegiker eine wunderbare Möglichkeit sein, Mobilität neu zu entdecken. Schwer Hörgeschädigte, die über Wasser im täglichen Leben Einschränkungen erfahren müssen, fehlt unter Wasser nahezu nichts.

Praxistipp

Tauchmedizin GTÜM

Eine Zusatzbezeichnung Tauchmedizin der Ärztekammern gibt es nicht, aber eine sehr differenzierte Fortbildung seitens der GTÜM. Hier ist zu unterscheiden zwischen einer Diplomierung für „Tauchtauglichkeitsuntersuchungen“, dem „Taucherarzt“-Diplom, dem „Druckkammerarzt“-Diplom und dem Diplom „Tauch- und Hyperbarmedizin“. Die Berechtigung zur Führung der Bezeichnung ist sinnvoll gebunden an regelmäßige theoretische und praktische Fortbildungen, die von der GTÜM zertifiziert wurden.

6.2.4 Tauchunfälle und Taucherkrankheiten

Versicherungsrechtlich relevant und gleichermaßen schwierig kann die Unterscheidung zwischen Erkrankung und Unfall durch das Tauchen sein (▶ Abb. 6.2). So ist ein Unfall Folge einer von außen auf den Körper einwirkenden Gewalt. Beim Tauchen wirken die Druckschwankungen aber häufig von innen, z. B. im Rahmen der Blasenbildung.

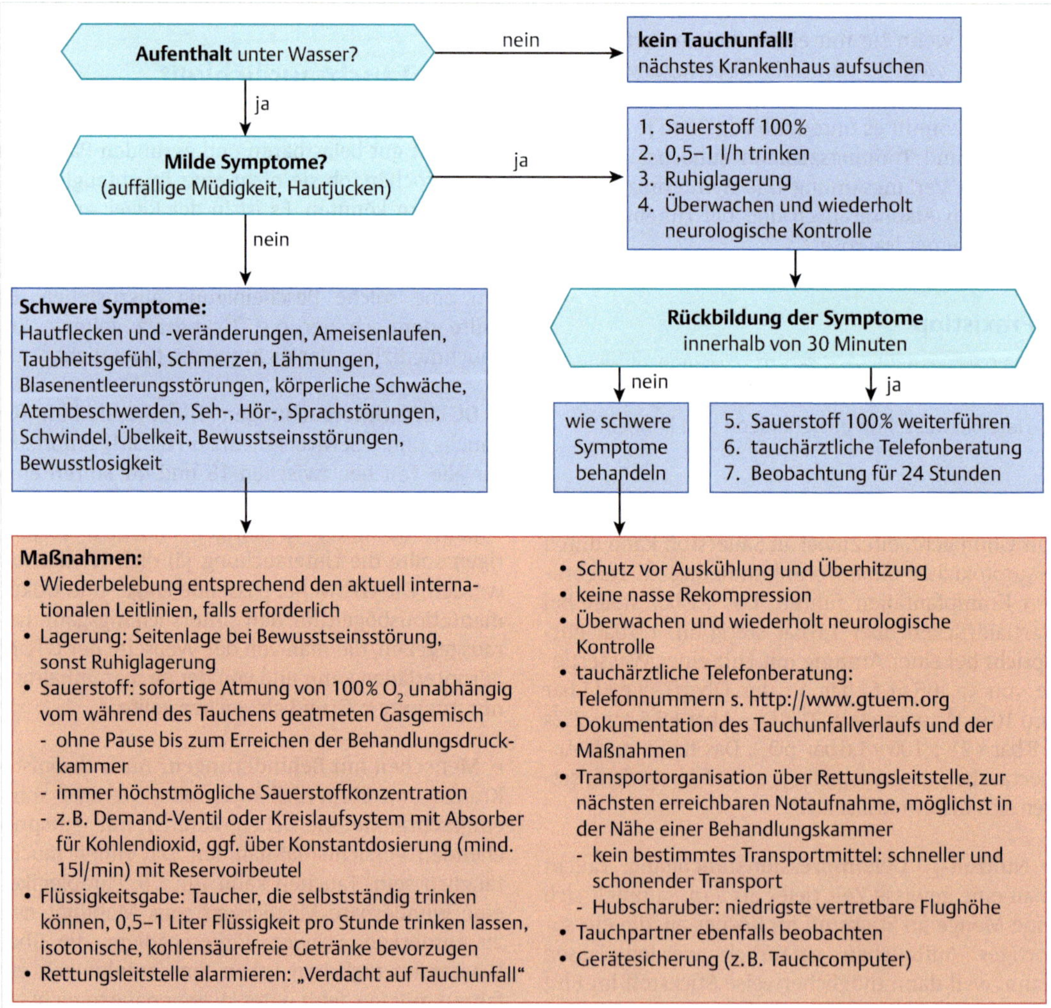

Abb. 6.2 Tauchunfall Ablaufschema Behandlung eines Tauchunfalls (Quelle: [15]).

Risiken

▶ **Risiken der Kompressionsphase.** Unterdruckbarotraumata können beim Abtauchen entstehen, besonders beim zu schnellen Abtauchen und beim unvollständigen Druckausgleich der Nebenhöhlen. Folgen sind Ergüsse, Einblutungen und Rupturen, z. B. des Tympanons. Unter der Tauchermaske oder beim Trockentauchanzug kann es ebenfalls zu Hämatomen kommen. Gleiches kann auch für die Lungen, insbesondere beim tiefen Apnoetauchen gelten, bei dem es regelmäßig zum Lungenödem kommt, bis hin zu Rupturen der Bronchien und Blutgefäße durch maximale Kompression der Lunge unter das Residualvolumen bei Tiefen deutlich jenseits der 50-m-Grenze.

▶ **Risiken der isobaren Phase.** In der Isopressionsphase bestehen die hauptsächlichen Risiken durch die andauernde Wirkung der Inertgase im Sinne einer zunehmenden Intoxikation (Rausch) oder durch falsche Atemgasmischungen (z. B. Hyperoxie, Hypoxie, Hyperkapnie). Die Toleranz gegen die Giftigkeit hoher Sauerstoffkonzentrationen ist abhängig von der Tagesform und kaum vorhersehbar.

▶ **Risiken der Dekompressionsphase.** Das Auftauchen ist die gefährlichste Phase des Tauchgangs mit den höchsten Unfallraten. Nicht nur beim zu schnellen Auftauchen können Gasblasen ausperlen (Kap. Partialdrücke und mögliche Auswirkungen (S. 232)). Die Folge ist in der Regel eine Dekompressionskrankheit (DCS, engl. Decompression Sickness) verschiedener Ausprägung vom leichten Juckreiz oder milden Gefühlsstörungen bis hin zu kompletten Plegien und Todesfällen.

> **Merke** M!
>
> Alle Hohlräume, in die evtl. beim Tauchgang Atemgase gelangt sind, können sich übermäßig ausdehnen. Dies gilt auch z. B. für Hohlräume unter Zahnfüllungen oder den Magen-Darm-Trakt!

▶ **Ensoufflement.** Die Neigung, gefahrgeneigten Aktivitäten nachzugehen, hat teils auch mit einem „Angstzination" genannten Phänomen zu tun: Das, was eigentlich ängstigt, ist gleichzeitig auch attraktiv. Tauchen ist deshalb für manche Menschen auch in besonderer Weise anziehend. Für einen sicheren Umgang mit Technik, technischen kleinen und größeren Problemen und auch drohenden oder tatsächlichen Gefahrenmomenten beim Tauchen ist oft ein ruhiges Denken und Handeln erforderlich. Die Atmung ist für das Leben essenziell. Beim Tauchen ist man auf „künstliche Luft" angewiesen. Dabei ist beim Gerätetauchen das Ausatmen wichtiger als das Einatmen! Dies gilt auch für andere Tätigkeiten unter Atemschutzausrüstung wie Brandeinsätze bei Feuerwehrmännern. In Stresssituationen, unter Belastung, neigen viele Menschen dazu, mehr einzuatmen als auszuatmen. Das kann unter eskalierender Panik zum oft tödlichen, sog. Ensoufflement führen: Bei unzureichender Ausatmung verschiebt sich die Atemmittellage immer weiter bis zur fast vollständigen Inspiration hin. Der Taucher bekommt keine Luft mehr bei voll eingeatmeter Lunge und erstickt/ertrinkt, obwohl er noch ausreichend Atemluft in der Tauchflasche gehabt hätte.

Tauchunfallbehandlung

Bei den meisten Arten von Tauchunfällen ist die übliche Notfallversorgung je nach Befund erforderlich, wie sonst in der Notfallmedizin auch. Daneben gilt es, schnell eine Atmung mit möglichst 100 % (!) Sauerstoff in der Inspiration sicherzustellen. Dies gelingt nicht mit einer Nasensonde oder Maske, sondern nur mit einem Kreislaufsystem oder z. B. einem Lungenautomaten für die Sauerstoffatmung mit ausreichend großer Sauerstoffflasche. Dazu kommt eine angemessene Überwachung mit Dokumentation (5-Minuten-Neurocheck) und die umgehende Information einer Tauchernotrufnummer (z. B. DAN-Europe, www.diversalertnetwork.org) und bei Bedarf die Überleitung in eine Druckkammer. Ein gutes Verzeichnis der Druckkammern, welches regelmäßig aktualisiert wird, findet sich unter www.gtuem.org/33.

Häufige Erkrankungen und Unfälle durch das Tauchen

▶ **Probleme der Ohren.** Die empfindlichen **Gehörgänge** sind in besonderer Weise beim Tauchen belastet. Einerseits führen Verunreinigungen oder auch unphysiologischer Salzgehalt und Wärme-/Kältereize bei einem Teil der Taucher regelmäßig zu einer Otitis externa. Dies insbesondere, wenn reichlich Cerumen im Gehörgang vorhanden ist, weshalb zahlreiche Taucher die Ohren prophylaktisch mit einer Reihe von Mitteln (wie Olivenöl, verdünntem Eisessig, Ohrentropfen) vorbeugend behandeln. Andererseits ist natürlich besonders das empfindliche **Trommelfell** starken Zug- und Druckbelastungen durch relativen Über- und Unterdruck auf der einen oder anderen Seite ausgesetzt, was häufig zu Einblutungen ins Trommelfell oder zu Ergüssen im Mittelohr führt. Ist das Mittelohr mit einem Erguss vollgelaufen, ist zwar das Gehör erheblich eingeschränkt, die Belastung auf das Trommelfell aber viel geringer.

Auch am **Innenohr** können durch die Druckschwankungen, aber auch durch eine Dekompressionskrankheit sensorisch Probleme wie Tinnitus und Vertigo auftreten. Gerade der Vertigo kann immer auch ein zerebrales Zeichen einer Dekompressionskrankheit sein.

► **Taucherflöhe.** Ein „Taucherflöhe“ genannter Pruritus der Haut gehört als eines der Leitsymptome zur Dekompressionskrankheit. Ein Pruritus tritt relativ häufig kurz nach dem Tauchgang auf und bildet sich rasch zurück, weshalb er oft unbeachtet bleibt.

► **Bends.** Als Zeichen einer auch milden Dekompressionskrankheit können Schmerzen in einem oder mehreren großen Gelenken auftreten. Äußerlich findet man keinerlei Veränderungen oder Entzündungszeichen. Die Schmerzen verstärken sich meist beim Bewegen und Strecken, sodass das Gelenk in einer gebeugten Schonhaltung fixiert bleibt („bended“ = gebeugt).

► **Spätschäden durch Tauchen.** Neben direkten Schäden durch eine Dekompressionskrankheit, die teils irreversibel sind, oder solchen durch immer wiederkehrende Komplikationen an Trommelfell, Mittel- und Innenohr kommen bei intensiver Sporttaucherei und Berufstauchern auch spezifische Langzeitschäden am ZNS vor. Da sie bei Tauchern mit persistierendem offenen Foramen ovale (PFO) doppelt so häufig sind, wird ein Zusammenhang mit Mikroblasen vermutet, die nicht im Kapillarbett der Lunge herausgefiltert werden, sondern durch das PFO immer wieder ins Gehirn gelangen und dort zu Läsionen führen, die im Kernspin als „weiße Flecken“ darstellbar sind und in zunehmender Ausprägung mit kognitiven Einschränkungen verbunden sein können.

> **Merke** M!
>
> So gilt, überspitzt gesagt, auch beim („Sport“-) Tauchen Berthold Brechts Aphorismus: „Der große Sport fängt da an, wo er längst aufgehört hat, gesund zu sein.“
>
> Gerade dem untersuchenden Tauchmediziner obliegt es, unerfahrene Anfänger und erfahrene Tech-Diver fundiert zu beraten, sodass der einzelne Sportler für sich entscheiden kann, wo und wie er seine spezifische Grenze definiert und insbesondere keine anderen durch sein Handeln gefährdet.

6.3 Höhenmedizin

L. Hotz, M. M. Berger

Die Höhenkrankheit umfasst 3 Krankheitsbilder, die jeweils eigenständige Krankheitsentitäten darstellen und sowohl alleine als auch in Kombination auftreten können: Die akute Bergkrankheit (ABK) und das Höhenhirnödem (HHÖ) stellen die zerebrale Form der Höhenkrankheit dar und das Höhenlungenödem (HLÖ) die pulmonale Form (► Tab. 6.1). Die Krankheitsbilder können in Höhen von über 2500 m bei unzureichender Akklimatisation auftreten.

6.3.1 Akute Bergkrankheit

► **Definition.** Die akute Bergkrankheit (ABK) ist definiert durch das Auftreten von Kopfschmerz in Kombination mit Appetitlosigkeit oder Übelkeit, Erbrechen, Müdigkeit oder Schwäche, Schwindel und Schlafstörungen in Folge einer akuten Höhenexposition. Im Allgemeinen wird von ABK gesprochen, wenn das Symptom Kopfschmerz von mindestens 2 weiteren Symptomen begleitet wird.

► **Verlauf.** Typischerweise treten die Symptome der ABK mit einer Latenz von 4–12 Stunden nach Höhenexposition auf. Meist bilden sie sich innerhalb weiterer 24–48 Stunden spontan und vollständig zurück, wenn nicht in größere Höhen aufgestiegen wird. Es ist jedoch möglich, dass die unangenehmen, aber harmlosen Symptome in ein lebensbedrohliches Höhenhirnödem mit Ataxie und Bewusstseinstrübung übergehen. Insbesondere dann, wenn trotz persistierender ABK-Symptome weiter aufgestiegen wird [32].

Tab. 6.1 Charakteristika der Höhenkrankheit sowie Maßnahmen zur medikamentösen Prophylaxe und Therapie. Obwohl nicht explizit dargestellt, gilt als beste und sicherste Maßnahme zur Prophylaxe aller 3 Formen der Höhenkrankheit der langsame Aufstieg (300–500 Höhenmeter pro Tag ab einer Höhe von 2500m) bei guter Vorakklimatisation.

Form der Höhenkrankheit	Primär betroffenes Organ	Symptome	Medikamentöse Prophylaxe	Therapie
akute Bergkrankheit (ABK)	zentrales Nervensystem (ZNS)	• Kopfschmerz • Appetitlosigkeit/Übelkeit • Erbrechen • Müdigkeit/Schwäche • Schwindel • Schlafstörungen • allgemeines Krankheitsgefühl	• 1. Wahl: Acetazolamid (p. o.) ○ Dosis: 2 × 125–250 mg/d ○ Beginn: 1 Tag vor Aufstieg ○ Dauer: 2–3d nach Erreichen der definitiven Höhe • 2. Wahl: Dexamethason ○ Dosis: 4 mg alle 8h ○ Beginn: am Aufstiegstag ○ Dauer: max. 2–3d	• Ruhetag, ggf. Analgetika • Abstieg um 500–1000hm, wenn keine Besserung innerhalb von 24–48h unter o. g. Maßnahmen • wenn Abstieg nicht möglich: ○ Sauerstoff (2–4 l/min) ○ ggf. zusätzlich Dexamethason (wie bei HHÖ)
Höhenhirnödem (HHÖ)	zentrales Nervensystem (ZNS)	• wie bei ABK bzw. HLÖ plus ○ Bewusstseinstrübungen ○ Verwirrtheit ○ Gleichgewichtsstörungen ○ extremer Kopfschmerz ○ Teilnahmslosigkeit	wie bei ABK	• sofortiger Abstieg um mindestens 1000hm, evtl. Sauerstoff (2–4 l/min) • wenn Abstieg nicht möglich: ○ Dexamethason initial 4–8 mg i. v. ○ gefolgt von 4 mg alle 6h und Abstieg nach Besserung
Höhenlungenödem (HLÖ)	Lunge	• trockener Husten • inadäquate Anstrengungs-/Ruhedyspnoe • Leistungsabfall • blutig-schaumiger Auswurf • rasselnde Atemgeräusche	• 1. Wahl: Nifedipin (p. o.) ○ Dosis: 20 mg retard alle 8h ○ Beginn: am Aufstiegstag ○ Dauer: 2–3d nach Erreichen der definitiven Höhe • 2. Wahl: Tadalafil (p. o.) ○ Dosis: 2 × 10 mg/d ○ Beginn: am Aufstiegstag ○ Dauer: 2–3d nach Erreichen der definitiven Höhe • 3. Wahl: Dexamethason ○ Dosis: 2 × 8 mg/d ○ Beginn: am Aufstiegstag ○ Dauer: 2–3d nach Erreichen der definitiven Höhe	• sofortiger Abstieg um mindestens 1000hm • evtl. Nifedipin 20 mg retard (p. o.) alle 6h, bis Abstieg und/oder Sauerstoff (2–4 l/min) möglich sind

hm = Höhenmeter

► **Differenzialdiagnose.** Die Unterscheidung von anderen Beschwerden wie Erschöpfung, Flüssigkeitsmangel, Unterkühlung oder Migräne kann schwierig sein. Bis zum Beweis des Gegenteils sollte jedoch von einer ABK ausgegangen und entsprechend gehandelt werden.

► **Prävalenz und Risikofaktoren.** Die Prävalenz der ABK steigt mit zunehmender Höhe an. Entscheidende Faktoren sind die Aufstiegsgeschwindigkeit, das Ausmaß der Vorakklimatisation und die individuelle Anfälligkeit für eine ABK, die sich aus der bisherigen Höhenanamnese erschließen lässt (► Abb. 6.3) [38]. Faktoren wie Trainings-

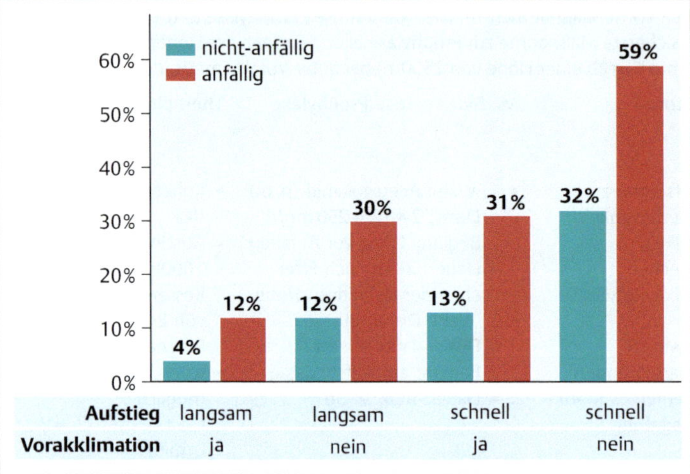

Abb. 6.3 Risiko einer akuten Bergkrankheit. Einfluss der Aufstiegsgeschwindigkeit, der Vorakklimatisation und der individuellen ABK-Disposition auf das Risiko, in einer Höhe von 4559 m an einer ABK zu erkranken. Ein Aufstieg war langsam bei < 460 Höhenmetern pro Tag ab einer Höhe von 2000 m. Als erfolgte Vorakklimatisation wurde definiert, wenn innerhalb der letzten 2 Monate mindestens 5 Tage über 3000 m Höhe verbracht wurden. Als „nicht anfällig" galten Bergsteiger, die bei vorangegangenen Höhenexpositionen nie oder selten an höhenbedingten Kopfschmerzen und anderen Symptomen der ABK litten (Quelle: [38]).

zustand, Body Mass Index, Alter oder Geschlecht haben einen vernachlässigbaren Einfluss für das Auftreten [38].

► **Prophylaxe.** Die beste Prophylaxe der ABK besteht darin, oberhalb von 2500 m die tägliche Schlafhöhe um maximal 300–500 Höhenmeter zu steigern. Dies allein reduziert das Risiko um ca. 50 % [38]. Durch weitere Akklimatisationstage ohne Steigerung der Schlafhöhe kann man die Höhenanpassung weiter optimieren. Zwischenzeitlich erreichte Tageshöhen können höher liegen, sofern zum Schlafen wieder abgestiegen wird („climb high – sleep low"). Wurden innerhalb der letzten 2 Monate mindestens 5 Tage über 3000 m verbracht, reduziert dies das Risiko noch einmal um ca. 50 % [38]. Durch die Kombination aus langsamem Aufstieg und ausreichender Vorakklimatisation kann eine ABK fast immer vermieden werden (► Abb. 6.3).

Bei anfälligen Personen, bei denen eine ABK sehr wahrscheinlich oder wenn ein schneller Aufstieg unvermeidbar ist, ist eine medikamentöse Prophylaxe der ABK möglich:

- Mittel der Wahl ist der Karboanhydrasehemmer Acetazolamid. Die optimale Dosierung wird kontrovers diskutiert, wobei die Tagesdosis dem Risikoprofil angepasst werden sollte [31]. In ► Tab. 6.1 sind die Dosierungen bei moderatem und hohem Risiko für ABK dargestellt.
- Mittel der 2. Wahl ist Dexamethason [24], wobei dieses Medikament aufgrund der Nebenwirkungen, die vor allem bei längerer Anwendung zum Tragen kommen, Situationen vorbehalten bleiben sollte, in denen Acetazolamid nur ungenügend wirkt oder kontraindiziert ist (► Tab. 6.1).
- Die beste Wirksamkeit zur Prophylaxe gegen den einfachen höheninduzierten Kopfschmerz scheint Ibuprofen aufzuweisen [36].

Praxistipp

Vorakklimatisation und langsamer Aufstieg sind die beste Prophylaxe bei ABK, HHÖ und HLÖ.

► **Therapie.** Bei leichter ABK kann ein Ruhetag auf gleicher Höhe zu einem Rückgang der Symptome führen. Stehen Kopfschmerzen im Vordergrund der Symptomatik, können zusätzlich Analgetika der WHO-Stufe 1 (z. B. Ibuprofen, bis zu 3 x 400 mg/d) eingesetzt werden [9].

Bei mittelschwerer bis schwerer ABK sollte man um 500–1000 Höhenmeter absteigen. Ist dies aufgrund schwieriger Geländeverhältnisse oder des schlechten Gesundheitszustandes des Patienten nicht möglich, ist die Gabe von Sauerstoff (2–4 l/min) indiziert. Bei schwerer ABK sollte zusätzlich Dexamethason gegeben werden (► Tab. 6.1).

Ein tragbarer Überdrucksack kann einen Abstieg um 2000–3000 Höhenmeter simulieren. Dies führt zu einer raschen klinischen Besserung, die nach Behandlungsende jedoch nicht lange anhält. Daher sollte die hyperbare Kammer mit längerfristiger Therapie kombiniert werden (Abstieg, Medikamente) [27].

Merke

Abstieg ist bei allen Formen der Höhenkrankheit Mittel der Wahl. Alle weiteren therapeutischen Maßnahmen können nur das Ziel haben, einen sicheren Abstieg zu ermöglichen.

6.3.2 Höhenhirnödem

Das Höhenhirnödem (HHÖ) tritt in der Regel erst in Höhen über 4000 m auf (▸ Abb. 6.4). Es ist die seltenste, jedoch bedrohlichste Form der Höhenkrankheit. Meist entsteht es auf dem Boden einer ABK, zum Teil auch in Kombination mit einem Höhenlungenödem. Das Auftreten von neurologischen Symptomen definiert das HHÖ.

▸ **Symptome und Verlauf.** Klinisch imponieren insbesondere Bewusstseinstrübungen, irrationale Verhaltensweisen (Verwirrtheit), Gleichgewichtsstörungen, extremer Kopfschmerz und Apathie. Die Bewusstseinsstörungen können dazu führen, dass die Betroffenen die Ernsthaftigkeit des HHÖ unterschätzen. Die Symptomatik, die durch die zunehmende Schwellung des Gehirns verursacht wird, schreitet unbehandelt rasch fort und kann zu Koma und Tod des Patienten durch Einklemmung des Gehirns führen [18].

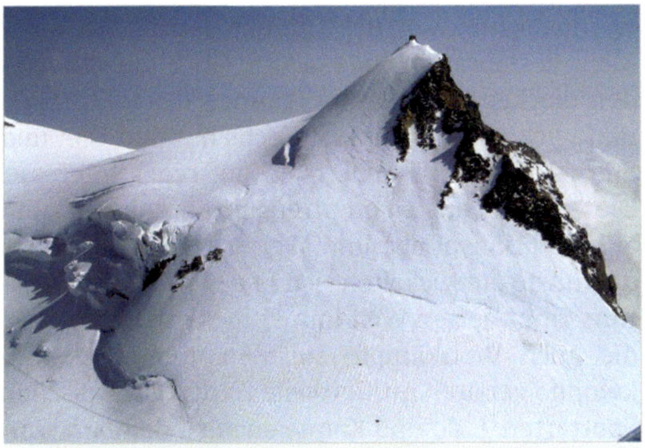

Abb. 6.4 Margherita-Hütte. Die Margherita-Hütte (4559m), Signalkuppe, Walliser Alpen, ist die höchstgelegene Hütte Europas. Seit Ende des 19. Jahrhunderts finden hier wissenschaftliche Untersuchungen zur Pathophysiologie, Prävention und Therapie der Höhenkrankheiten statt. Zahleiche Publikationen in renommierten Fachjournalen nahmen hier ihren Ursprung.

Cave!

Neurologische Symptome (Apathie, Ataxie, Verwirrtheit) weisen auf ein Höhenhirnödem hin.

▸ **Prophylaxe und Therapie.** Die Prophylaxe des HHÖ entspricht den Maßnahmen, die zur Vorbeugung von ABK und HLÖ gelten. Ist ein HHÖ manifest, muss der Betroffene schnellstmöglich in tiefere Regionen abtransportiert werden (um mindestens 1000 Höhenmeter). Sollte ein Abtransport in niedrigere Höhenlagen nur verzögert möglich sein, kann die Therapie mit einem transportablen Überdrucksack eingeleitet werden. Zusätzlich sollten Sauerstoff und Dexamethason gegeben werden (▸ Tab. 6.1) [8]. Die Applikation von Dexamethason (2 x 8 mg/d) sollte intravenös erfolgen, aber auch orale oder intramuskulore Gaben in gleicher Dosierung sind möglich. Ob nach überstandenem HHÖ bleibende neurologische Schäden zu erwarten sind, ist unklar.

6.3.3 Höhenlungenödem

▸ **Symptome.** Initiale Symptome des Höhenlungenödems (HLÖ) sind trockener Husten und eine atypische Anstrengungsdyspnoe. Hinzu kommt ein inadäquater, für den Betroffenen meist unerklärlicher Leistungsabfall. Später kommen Ruhedyspnoe und eventuell blutig tingierter, schaumiger Auswurf hinzu, begleitet von rasselnden Atemgeräuschen. Die anfangs unspezifische Symptomatik macht eine frühe Diagnose häufig schwierig. Das HLÖ ist in 50 % der Fälle mit einer ABK und in 14 % mit einem HHÖ vergesellschaftet [22].

In der Regel tritt das HLÖ zwischen dem 2. und 4. Tag nach Erreichen einer bestimmten Höhe auf. Die Symptome entwickeln sich häufig über Nacht und schreiten rasch fort, was einen Abstieg oft unmöglich macht. Klinisch finden sich Zyanose, Tachypnoe und feuchte, feinblasige Rasselgeräusche, die aber selbst bei ausgeprägten radiologischen Befunden oft nur diskret auskultierbar sind. Oft liegt eine erhöhte Körpertemperatur bis 38,5 °C vor [7].

▸ **Differenzialdiagnosen.** Differenzialdiagnostisch ist eine Pneumonie oder Linksherzdekompensation in Betracht zu ziehen. Da am Berg jedoch diagnostische Hilfsmittel fehlen, sollte bis zum Beweis des Gegenteils bei plötzlichem Leistungsabfall, trockenem Husten und progredienter Dyspnoe primär von einem HLÖ ausgegangen werden.

► **Individuelle Anfälligkeit.** Auch beim HLÖ nimmt die Häufigkeit mit zunehmender Aufstiegsgeschwindigkeit und erreichter Höhe zu. Die Bedeutung der individuellen Anfälligkeit ist für das HLÖ gut belegt: Wenn Bergsteiger, die bereits einmal an einem HLÖ erkrankt waren, binnen 22 Stunden auf 4559 m aufsteigen, liegt die Rezidivrate eines HLÖ bei 62 %. Bei Bergsteigern ohne entsprechende Anamnese liegt die Inzidenz hingegen bei 7 % [3].

► **Prophylaxe.** In Analogie zur ABK ist ein langsamer Aufstieg die beste prophylaktische Maßnahme. Mit einer Aufstiegsgeschwindigkeit von 350–400 Höhenmetern pro Tag können selbst bei Anfälligkeit für ein HLÖ Höhen von 7000 m erreicht werden [6]. Sollte ein langsamer Aufstieg nicht möglich sein, ist bei entsprechender Disposition eine medikamentöse Prophylaxe des HLÖ mit Nifedipin möglich (► Tab. 6.1) [4]. Eine weitere medikamentöse Option ist der Phosphodiesterasehemmer Tadalafil [13]. Prophylaktisch kann auch Dexamethason eingenommen werden (► Tab. 6.1). Für die beiden letztgenannten Medikamente ist die Evidenz jedoch geringer.

► **Therapie.** Das HLÖ ist bei schneller und korrekter Therapie in kurzer Zeit vollständig reversibel. Unbehandelt endet es jedoch meist letal. Primäres Ziel der Therapie muss daher die rasche Verbesserung der Oxygenierung sein:

- Dies wird am besten durch Abstieg um mindestens 1000 Höhenmeter erreicht. Ist das nicht möglich, kann man Sauerstoff geben (2–4 l/min). In aller Regel wird der Gesundheitszustand hierdurch deutlich verbessert.
- In fortgeschrittenen Fällen, gerade wenn zusätzlich ein HHÖ besteht, ist eine Evakuierung in das nächstgelegene Krankenhaus notwendig.
- Wenn bei einem manifesten HLÖ weder zusätzlicher Sauerstoff vorhanden noch der Abstieg möglich ist, sollte überbrückend Nifedipin verabreicht werden [35]. Falls vorhanden, kann zusätzlich zum Nifedipin ein transportabler Überdrucksack eingesetzt werden. In jedem Fall muss man jedoch sobald wie möglich in niedrigere Höhenlagen absteigen.

Praxistipp

Es werden im deutschsprachigen Raum von mehreren Veranstaltern entsprechende Kurse für Ärzte angeboten, um theoretische und praktische Expertise in der Höhenmedizin zu erlangen. Nach bestandener Prüfung kann das "Diploma in Mountain Medicine" erworben werden.

6.4 Kampfsport

S. Donner

6.4.1 Einleitung

Zu den 4 häufigsten Kampfsportarten, die im deutschsprachigen Raum ausgeübt werden, gehören [11]:

- Karate (Deutscher Karate Verband, 165 959 Mitglieder)
- Judo (Deutscher Judo Bund, 161 164 Mitglieder)
- Taekwondo (Deutsche Taekwondo Union, 54 871 Mitglieder)
- Ju-Jutsu (Deutscher Ju-Jutsu-Verband, 52 992 Mitglieder)

Entwicklung

Im Gegensatz zu allen sonstigen Sportarten haben Kampfsportarten ursprünglich das Ziel, den Körper derart zu trainieren, dass er im Kampf als Waffe primär im Sinne der Selbstverteidigung eingesetzt werden kann. Seit der Öffnung Japans nach der Meiji-Restauration Ende des 19. Jahrhunderts wurden die Kampfkünste im Rahmen des kulturellen und wirtschaftlichen Austauschs mit den USA und Europa verbreitet und trafen auf reges Interesse. Die zumeist auf einen strengen Ehrenkodex und auf Traditionspflege und Werterhaltung abzielende Künste entwickelten sich in der westlichen leistungsorientierten Welt immer mehr zu Sportarten, die auch Wettkämpfe zuließen. Judo und Taekwondo gehören mittlerweile zu den Olympischen Sportarten, Judo und Karate auch zu den paralympischen.

Ende des 20. Jahrhunderts formte sich eine Gegenbewegung, bei der die Kampf*kunst* wiederbelebt wurde und traditionelle Werte wie Disziplin, Respekt und Achtsamkeit in den Vordergrund traten. Heute werden Kampfsportarten zur Prävention chronischer Überlastungsschäden, als Ausgleichssportart und mit dem Ziel der spirituellen Erfüllung ausgeübt. Kampfsportarten sind zunehmend in allen Altersgruppen beliebt und gehören mittlerweile entsprechend der enormen Mitgliederentwicklung in den Bereich „Breitensport".

Karate, Judo, Taekwondo und Ju-Jutsu kennzeichnen sich jeweils durch unterschiedliche Kampfdistanzen, Bewegungsabläufe und somit auch Verletzungslokalisationen und -mechanismen. Waffen finden im Zweikampf keine Anwendung. Die „Bruchtests" haben in den letzten Jahren an Bedeutung verloren.

Kampfdistanzen

Um zu verstehen, welche Arten von Verletzungen bei den verschiedenen Kampfsportarten vorkommen können, ist es sinnvoll, die unterschiedlichen Kampfdistanzen zu erläutern [19]:

- **Ferndistanz:** Die Gegner stehen sich in einer Distanz gegenüber, die etwa der doppelten Armlänge entspricht. Damit ist es möglich, den Gegner zu einem Fußtritt oder Sprungtritt zu treffen.
- **Nahdistanz:** Die Gegner stehen sich auf einer Armlänge gegenüber. Damit sind Treffer durch Armtechniken möglich.
- **Kurze Nahdistanz:** Die Gegner stehen sich so nahe, dass Greiftechniken, Ellenbogen- und Hakenschläge möglich sind.
- **Clinch/In-fight:** Die Gegner umklammern einander. Hebeltechniken und Würfe sowie Würgetechniken sind möglich.
- **Bodenkampf:** Beide Gegner sind am Boden. Es sind Festhalte- und Fixierungstechniken möglich.

Karate und Taekwondo werden in der Fern- und Nahdistanz ausgeübt. Ju-Jutsu und Judo bedienen sich Techniken und Aktionen aus der Kurzdistanz und finden als Bodenkampf statt. Dementsprechend stellen die Beintechniken bei Taekwondo und Karate die häufigste Verletzungsursache dar, während beim Judo und Ju-Jutsu am häufigsten Würfe zu relevanten Verletzungen führen.

6.4.2 Karate-Do

▶ **Charakteristika.** Die 3 Säulen des Karates („Der Weg der leeren Hand") bestehen aus

- Freikampf (Kumite),
- Formen/Schattenkampf (Kata) und
- als Basis die Grundschule (Kihon).

Einen hohen Stellenwert haben die Etikette und die hierarchische Ordnung innerhalb der Trainingsgruppe. Regel Nr. 1 der 20 Karate-Regeln von Gichin Funakoshi, dem Begründer des modernen Karates besagt: „Karate beginnt mit Respekt und endet mit Respekt". Betont wird auch die kontinuierliche Weiterentwicklung des Charakters, das lebenslange Training und Lernen und das Praktizieren der Karate-Etikette außerhalb des Trainingsortes im alltäglichen Leben.

▶ **Verletzungen.** Es kommen vorwiegend Tritte und Schläge zur Anwendung, die aus der Fern- und Nahdistanz ausgeübt werden und vor dem Auftreten auf den gegnerischen Körper gestoppt werden sollen. Aufgrund dieser Tatsache und der Verwendung von Schutzkleidung (Faustschützern, Körperschutz, Brustschutz, Tiefschutz, Zahnschutz, Schienbeinschonern, Fußschonern) zählt Karate zu den Kampfsportarten mit einer niedrigen Verletzungsrate [33]. Die Wettkämpfe des Zweikampfs werden in verschiedenen Gewichtsklassen ausgetragen. Sie dauern 2 Minuten (Frauen) bzw. 3 Minuten (Männer).

In einer Studie von Arriazia et al. [1] wurden die Verletzungshäufigkeiten während der 3 Karate-Weltmeisterschaften der World Karate Federation (WKF) jeweils vor und nach grundlegenden Änderungen des Regelwerks dokumentiert. Die Verletzungen wurden in schwer, mittel und leicht unterteilt – entsprechend der „WKF Injury Severity Classification", die seit 1990 verwendet wird [2].

Die Änderungen, die im Jahr 2001 in Kraft traten, umfassten eine neue Punktverteilung für Faust- und Fußtechniken, zum anderen eine Intensivierung der Strafen bei Treffern zu untersagten Körperzonen (Hals, Arme, Beine, Unterleib). Die allgemeine Verletzungsrate konnte nach dieser Änderung auf ca. 0,18 Verletzungen pro Wettkampf etwa halbiert werden. Die Rate an schweren Verletzungen wie z. B. Gesichtsfrakturen, Gelenkluxationen, SHT Grad III, veränderte sich nicht signifikant. Bezüglich der Art der Verletzungen kam es vor allem zu Prellungen (47 %), Nasenbluten (20 %) und Platzwunden (10 %). Gesichtsverletzungen stellten den größten Anteil von 66 % dar.

Praxistipp

Epistaxis während des Karate-Wettkampfes

Nasenbluten tritt in der Regel durch einen entsprechenden Treffer akut und so stark auf, dass der Wettkampfarzt hinzugezogen werden muss. Dieser hat 3 Minuten Zeit zur Behandlung. Zur Akuttherapie werden einfache Nasentamponaden aus Kompressionsmull empfohlen, die nach dem Wettkampf durch z. B. Vaseline-Tamponadenstreifen ersetzt werden sollten. Bei stärkeren Blutungen sollte umgehend die Notfallbehandlung durch einen Facharzt für HNO-Heilkunde zum Frakturausschluss eingeleitet werden.

6.4.3 Judo

► **Charakteristika.** Das Bewegungsmuster des Judo („der sanfte/flexible Weg") kennzeichnet sich vor allem durch Würfe und Hebel-, Boden- und Schlagtechniken. Im Gegensatz zum Karate findet der Kampf eher auf dem Boden statt. Hauptbestandteile sind der Formenlauf (Kata) und der Übungskampf (Randori) bzw. der Wettkampf (Shiai). Judo wird barfuß auf einer quadratischen Matte (8 × 8m) im weißen Baumwollanzug ausgeübt. Der getragene Gürtel signalisiert über die entsprechende Farbe den Ausbildungsstand und Meistergrad. Die Kampfzeit beträgt für Erwachsene 5 Minuten.

► **Verletzungen.** Bei den Olympischen Sommerspielen in Peking und London wurde eine durchschnittliche Verletzungshäufigkeit von 11,2–12,3 % für die ca. 380 teilnehmenden Judo-Athleten pro Olympische Spiele berechnet [25], [12]. James und Pieter [23] fanden ähnliche Verletzungshäufigkeiten von 13–14 %.

Verletzungen beim Judo betreffen häufig die Extremitäten [10], vor allem das Knie (bis 28 %), die Schulter (bis 22 %) und Hand und Finger (bis 30 %). Fingerverletzungen werden bei Green et al. als häufigste Lokalisation angegeben [17] – aufgrund von häufigen Greifaktionen während des Kampfes, die einen hohen Zeitanteil am gesamten Kampf ausmachen. Knie- und Schultergelenke wurden am häufigsten durch Würfe oder Geworfen-Werden verletzt [10]. 85 % der Verletzungen treten im Nahkampf (stehend) auf [17].

Merke

Die meisten Verletzungen (85 %) im Judo treten im Nahkampf auf.

6.4.4 Taekwondo

► **Charakteristika.** Taekwondo („der Fuß-Faust-Weg") ist eine koreanische Kampfkunst mit Wurzeln auf der Insel Okinawa. Wie beim Karate kommen Tritte und Schläge zur Anwendung, hier dominieren jedoch im Vergleich zum Karate deutlich Fußtritte aus der Ferndistanz.

► **Verletzungen.** Die häufigen Fußtritte aus der Ferndistanz spiegeln sich auch in der Verletzungsstatistik wider. Kazemi et al. [26] konnten in einer retrospektiven Longitudinalstudie zeigen, dass die häufigsten Verletzungslokalisationen der Kopf (19 %), der Fuß (16 %) und der Oberschenkel (9 %) sind. Die Technik, die am meisten zu Verletzungen führte, war der Defensivkick (44 %), gefolgt vom Offensivkick (35 %). Zu den häufigsten Verletzungen gehören Kontusionen (36 %), Distorsionen (19 %) und Muskelfaserrisse (15 %).

Praxistipp

Eistherapie im Kampfsport

Bei der Behandlung von Kontusionen, z. B. während eines Karate-Wettkampfes kommt am häufigsten Crush-Eis mit folgenden Vorteilen zur Anwendung (s. a. Kap. PECH-Schema (S. 171)):

- schnelle Reduktion der Hauttemperatur auf unter 10 °C
- gute analgetische Wirkung
- Wechsel in einen anderen Aggregatzustand und dadurch ein höheres Potenzial, Wärme aus der Haut abzuziehen [16]
- Crush-Eis ist einfach verfügbar und kostengünstig
- Kompressionseffekt
- individuell zu portionieren je nach Körperregion und Gelenkgröße

6.5 Langzeitausdauersportarten

N. Kuhn

6.5.1 Überlastungssyndrome

Die Gemeinsamkeit der Langdistanzausdauersportarten Radfahren, Langstreckenlauf, Langdistanztriathlon, aber auch Freiwasserschwimmen, besteht in sehr hohen Trainingsumfängen aus repetitiven, teils einseitigen Bewegungen. So stehen Überlastungsschäden im Vordergrund der orthopädischen Beschwerden. Diesbezüglich sind besonders Laufsportler verletzungsanfällig.

M!

Merke

Die 5 häufigsten Laufverletzungen („big five") sind:

- iliotibiales Bandsyndrom
- vorderer Knieschmerz
- Schienbeinkantensyndrom („shin splints")
- Achillodynie
- Fasciitis plantaris

Iliotibiales Bandsyndrom

► **Definition und Ursachen.** Das iliotibiale Bandsyndrom (Tractus-Scheuersyndrom, Läuferknie) ist ein chronischer Reizzustand des Tractus iliotibialis ansatznah über dem äußeren Kniegelenk. Ursachen dieser Tendinopathie können anatomisch (Genu varum, Beinlängendifferenz, prominenter lateraler Epicondylus) oder funktionell (Hüftabduktorenschwäche mit fehlender Stabilisierung des Beckens, Überpronation) sein.

► **Symptome.** Der Sportler beschreibt stechende Schmerzen über dem äußeren Kniegelenk mit steigender Intensität bei zunehmender Laufstrecke und beim Bergablaufen. Da häufig Ruheschmerzen oder ein lokaler Druckschmerz fehlen, lässt sich eine Provokation meist nur durch spezielle Tests (Noble-Test, Obers-Test, Flexion im Einbeinstand) erreichen. Beim Noble-Test beispielsweise übt der Untersucher ausgehend vom um 90° flektierten Knie Druck mit dem Daumen auf den lateralen Femurepicondylus aus. Unter langsamer Knieextension gleitet der Tractus iliotibialis bei ca. 30° nach anterior zwischen lateralem Epicondylus und Untersucherdaumen. Bei positivem Test erfolgt dies unter Schmerzangabe.

► **Therapie.** Nach ausführlicher Analyse und folgender Behebung der möglichen Auslöser spielt die physiotherapeutische Betreuung hier eine Schlüsselrolle (z. B. Dehnübungen, Querfriktion, Muskelkräftigung, Kinesiotaping). Auch lokale Injektionen kommen zum Einsatz (s. a. Kap. Tendopathien/Tendovaginitis (S. 184)). Eine Operation im Sinne einer Z-Plastik ist nur in Ausnahmefällen indiziert.

Chronischer Unterschenkelschmerz

► **Ursachen.** Mögliche Ursache chronischer, laufinduzierter Unterschenkelschmerzen ist – neben einer Stressfraktur (Kap. 4.11.5) – ein funktionelles Kompartmentsyndrom (Synonym: Schienbeinkantensyndrom, „shin splints", Periostitis, Knochenhautreizung). Beim Schienbeinkantensyndrom steht die belastungsinduzierte muskuläre Volumenzunahme im Missverhältnis zur wenig elastischen Faszienstruktur. Ein oder mehrere Kompartimente des Unterschenkels können betroffen sein. Als Ursachen kommen beim Läufer neben einer zu raschen Belastungssteigerung (Tempoläufe während des Formaufbaus) auch Laufen auf hartem Untergrund, vermehrte Vorfußbelastung, Überpronation oder sehr feste Schuhe (Spikes) infrage.

► **Symptome.** Der Sportler klagt über meist diffuse Schmerzen im betroffenen Kompartiment, die kurz nach Laufbeginn einsetzen. Sie verschwinden anfangs mit Ende der Belastung, können jedoch in fortgeschrittenem Stadium auch über das Laufende hinaus anhalten. Klinisch zeigen sich oft eine Druckdolenz und ein Hypertonus. Par- oder Hypästhesien entsprechend der nervalen Versorgung oder sogar Muskelschwächen liegen nur bei schweren Formen vor.

► **Therapie.** Die zunächst konservative Therapie besteht in einer Belastungsmodifikation und -pause. Auch antiphlogistische Medikation (NSAIDs, Enzyme), Salbenverbände, Elektrotherapie, milde Wärme und Kryotherapie nach der Belastung kommen unterstützend zum Einsatz. Eine Spontanremission im Sinne einer Anpassungsreaktion an die gesteigerte Belastung ist nicht selten. Operative Verfahren (offene oder endoskopisch assistierte Fasziotomie) werden nur als Ultima ratio nötig.

6.5.2 Hautschäden

Schürfwunden durch Stürze

▶ **Bedeutung.** Stürze gehören zum Alltag eines Radsportlers. Zu den vorrangig betroffenen Körperstellen zählen Hüfte (im Bereich des Trochanter major), Knie, lateraler Unterschenkel, Schulter, Ellenbogen oder Handfläche. Bei Outdoor-Sportarten sind Verunreinigungen der Wunden und möglicher Kontakt mit Tetanuserregern unvermeidbar, sodass auf einen intakten Tetanusschutz geachtet werden muss. Die Angst vor einem impfassoziierten Leistungsabfall ist unbegründet. Auch vereinfachen im Vorfeld rasierte Beine die Wundversorgung.

▶ **Heilung und Therapie.** Nach möglichst umgehender Reinigung (beispielsweise mit isotonischer Kochsalzlösung gefolgt von einem Antiseptikum) bestehen grundsätzlich 2 Möglichkeiten der Heilung:

- Zum einen die natürliche Wundheilung durch Schorfbildung (ca. 14–21 Tage). Diese ist mit den Nachteilen einer möglichen Infektion unter dem Schorf, Rissbildung und Einschränkungen in der Bewegungsfreiheit gerade bei großen Flächen assoziiert.
- Zum anderen eine beschleunigte Wundheilung (8–10 Tage) durch Aufbringen einer dexapanthenolhaltigen Salbe auf die desinfizierte Wundfläche. Wichtig ist hierbei die Verwendung einer Gelkompresse oder Fettgaze sowie einer sterilen Kompresse als Polsterung. Eine Fixierung durch einen Netzstrumpf und Tapes garantiert optimale Atmungsaktivität und Bewegungsfreiheit. Entscheidend ist eine stets feuchte Wundbehandlung, weil ein Austrocknen die Schorfbildung begünstigt.

Nachfolgend ist auf einen guten Sonnenschutz zu achten, auch, um ein Nachdunkeln der Wunde zu vermeiden (s. a. Kap. Dermatosen durch ultraviolette Strahlung (S. 193)).

> **Cave!**
>
> Tiefere, klaffende oder stark blutende Wunden bedürfen einer chirurgischen Wundversorgung.

Scheuerstellen und Blasen

▶ **Scheuerstellen.** Bei Radfahrern führend sind Scheuerstellen der Sitzfläche, die auch Infektionen, Furunkel oder Karbunkel zur Folge haben können. Das Augenmerk sollte hier in der Prävention liegen: individuelle Anpassung von Sattel- bzw. Sattelposition, Radhose, Sitzcreme. Im Fall einer Infektion der Sitzfläche sind Kamillensitzbäder oder Behandlung der Furunkel mit Betaisodona-Salbe ratsam.

▶ **Blasen.** Bei Läufern und Triathleten sind Blasenbildungen (intrakutan) an der Ferse führend. Begünstigend wirken orthopädische Erkrankungen (z. B. Haglund-Ferse, Hallux valgus, Krallenzehen). Die Wahl eines geeigneten Schuhwerks und die Versorgung mit orthopädischen Einlagen oder Anpassung der Laufsocken können schützen. Kleinere Blasen mit geschlossener Blasendecke resorbieren sich häufig selbst. Größere Blasen können nach ausführlicher Desinfektion durch spezielle Hydrokolloidwundschnellverbände (Comfeel) schmerzarm und wasserdicht versorgt werden. Bei eröffneter Blase vermindert das Belassen des Blasendeckels die Infektionsgefahr. Bei starker Sekretion und möglicher Infektion der Blasentasche ist eine Abtragung des Blasendeckels zu erwägen.

> **Praxistipp**
>
> Scheuerstellen, die z. B. am Klettverschluss eines Neoprenanzugs beim Freiwasserschwimmen auftreten, aber auch am Brustgurt des Herzfrequenzmessers, an prominenten Nähten der Kleidung oder beim Laufen an der Oberschenkelinnenseite, lassen sich durch das Auftragen von Vaseline, Melkfett, Hautöl oder speziell dafür entwickelten Cremes vermeiden.

Subunguale Hämatome

Zu eng oder zu kurz gewähltes Schuhwerk sowohl beim Laufen als auch beim Radfahren in Kombination mit langer Wettkampfdauer, möglichen Fußfehlstellungen (z. B. Spreizfuß) oder Bergablaufen bergen das Risiko eines subungualen Hämatoms der Zehen. Hier schafft eine frühzeitige Trepanation bei noch flüssigem Hämatom, z. B. mithilfe einer sterilen Kanüle durch schnelle Drehbewegungen, mit folgendem sterilem Wundverband Entlastung und eine rasche Beschwerdelinderung.

Dieses Verfahren ist wenig schmerzhaft und auch ohne vorausgehende Analgesie gut durchführbar.

6.5.3 Training und Wettkämpfe bei Hitze

Hitze ist für Langdistanzausdauersportler, speziell für Läufer und Triathleten, eine besondere Herausforderung.

► **Dehydratation.** Der Wasserverlust durch Schwitzen kann in Abhängigkeit von Temperatur, Luftfeuchtigkeit, Akklimatisation und Intensität 1–3 Liter pro Stunde betragen. Dies wirkt sich, verglichen mit dem Mangel anderer Nährstoffe, am gravierendsten auf die Leistungsfähigkeit aus. Mit sinkendem Wasserhaushalt verringert sich die Schweißbildung. Dies hat den Anstieg der Körperkerntemperatur zur Folge. Bereits ab einem Wasserverlust von 2 % des Körpergewichts sind erste Minderungen der Leistungsfähigkeit zu verzeichnen. Nicht selten geht dies mit Muskelkrämpfen einher. Leistungseinbußen von ca. 30 % erfährt ein Sportler bei einem Verlust von 5 % des Körpergewichts. Darüber hinaus sind hypovolämiebedingte Tachykardien, Kopfschmerzen, Schwindel und in schweren Fällen Verwirrtheitszustände sowie generalisierte Krämpfe die Folge.

► **Hitzeschäden.** Neben sowie in Kombination mit dem Flüssigkeitsdefizit hat auch ein Anstieg der Körperkerntemperatur bei Hitze eine klinische Relevanz. Bereits ein kurzzeitiger Anstieg über 40 °C, der bereits bei Belastungen von 2 Stunden möglich ist, birgt erhebliche gesundheitliche Risiken. Je nach Stadium der Hitzeerkrankung („heat illness") treten Symptome wie starker kalter Schweiß, Kopfschmerzen, Müdigkeit, Desorientierung, starker Leistungsabfall, Hypotonie und Tachykardie bis hin zu Motorikstörungen und Kollaps mit Bewusstlosigkeit auf.

Praxistipp

Bei leichten Formen genügt oft die Flachlagerung des Athleten, ggf. mit Autotransfusion durch Hochlagern der Beine, und eine externe Kühlung (Wasser, feuchte Tücher). Bei schwereren Formen kann eine Infusionstherapie mit NaCl und ggf. Glukose vor Ort mit folgender intensivmedizinischer Versorgung nötig werden.

► **Hyponatriämie.** Eine belastungsinduzierte Hyponatriämie (EAH = „exercise-associated hyponatremia", „Wasservergiftung") ist eine nicht zu vernachlässigende Komplikation bei extremen Ausdauerbelastungen. Als kritisch zu betrachten sind Blutnatriumwerte unter 135 mmol/l. Mögliche Ursachen sind:

- der Salzverlust durch Schweißbildung
- eine Flüssigkeitsüberladung durch hohe Mengen salzarmen Wassers

Bei einem Langdistanztriathlon gilt eine Gewichtsabnahme von 2,5–3 kg im Rennen als normal. Bei geringerer Gewichtsabnahme oder sogar -zunahme durch extremes Trinken führt dies meist zu einer Hyponatriämie. Dem liegt pathophysiologisch ein für die Wasserresorption nötiger Natriumeinstrom in den Darm zugrunde.

Merke

Bei einem Langdistanztriathlon bei hohen Temperaturen werden 30 % der Starter aufgrund einer Hyponatriämie medizinisch versorgt. Bevorzugt betroffen sind leistungsschwache Athleten und Frauen. Auch beim reinen Marathon ist das Übertrinkphänomen bekannt.

Erste Zeichen während des Rennens sind Desorientiertheit und Schrittunregelmäßigkeiten beim Laufen. Weitere Warnhinweise stellen Übelkeit, pochende Kopfschmerzen, Müdigkeit, keuchende Atmung und geschwollene Hände und Füße dar. Eine gefürchtete Komplikationen sind Hirn- oder Lungenödem.

Die Symptome lassen sich durch eine osmotische Flüssigkeitsverschiebung in den Intrazellutarraum erklären. In der Akutsituation sollte der Athlet zum Abbruch des Rennens bewegt werden. Eine symptomatische Hyponatriämie kann mit der Infusion hypertoner Kochsalzlösung in möglichst geringem Volumen, ggf. auch als Bolusgabe (initiale Korrekturrate von 1,5–2 mmol/l/h) ausgeglichen werden. In der Summe sollte jedoch der Ausgleich der Blutnatriumkonzentration binnen 24 Stunden 10–12 mmol/l nicht überschreiten (***Cave:*** pontine Myelinolyse).

Praxistipp

"Drink to thirst" ist eine einfache und evidente Empfehlung zur Prävention von Dehydratation und belastungsinduzierter Hyponatriämie [20].

► **Strategien bei Hitze.** Das Augenmerk im Training oder Rennen sollte bei hohen Außentemperaturen auf der Prävention liegen:

- Durch eine langsame Akklimatisierung (z. B. durch ein 5-tägiges Lauftraining im Grundlagenausdauerbereich über 30–70 min) reagiert der Körper auf die hohen Außentemperaturen. Eine schneller einsetzende, jedoch salzärmere Schweißbildung dient als effektive Kühlung.
- Im Rennen lässt sich eine externe Kühlung durch Schwämme oder eine Oberflächenvergrößerung mit gesteigerter Verdunstungskälte durch langärmlige weiße Kleidung verbessern.
- Um ein frühzeitiges Überhitzen zu vermeiden, ist eine der Temperatur angepasste, niedrigere Geschwindigkeit entscheidend.

Um sowohl Dehydrierung als auch Elektrolytentgleisungen bei Langdistanzrennen vorzubeugen, ist ein den Bedingungen, aber vor allem dem Athleten angepasstes „Trinkschema“ entscheidend. Ziel sollte es sein, die Abnahme des Körpergewichts bei Langdistanzrennen auf 0,3–0,5 kg/h zu limitieren. Im Langdistanztriathlon stellen 500–700 ml kochsalzhaltiger Flüssigkeit (ca. 1 g NaCl/l, entsprechend 400 mg Natrium) pro Stunde (eingenommen in kleinen Mengen) einen guten Richtwert dar. Kalte sowie hyperosmolare Getränke (Kohlenhydratanteil von über 8 %) erhöhen das Risiko von Magenkrämpfen. Gerade durch das breite Angebot an Energie- und Elektrolytgetränken ist eine individuelle Anpassung und ein Test im Training wichtig.

6.6 Literatur

[1] Arriaza R, Leyes M, Zaeimkohan H et al. The injury profile of Karate World Championships: new rules, less injuries. Knee Surg Sports Traumatol Arthrosc 2009; 17: 1437–1442

[2] Arriaza R, Leyes M. Injury profile in competitive karate: prospektive analysis of three consecutive World Karate Championships. Knee Surg Sports Traumatol Arthrosc 2005; 13: 603–607

[3] Bartsch P, Maggiorini M, Mairbaurl H et al. Pulmonary extravascular fluid accumulation in climbers. Lancet 2002; 360: 571; author reply: 572

[4] Bartsch P, Maggiorini M, Ritter M et al. Prevention of high-altitude pulmonary edema by nifedipine. N Engl J Med 1991; 325: 1284–1289

[5] Bartsch P, Swenson ER. Clinical practice: Acute high-altitude illnesses. N Engl J Med 2013; 368: 2294–2302

[6] Bartsch P. High altitude pulmonary edema. Med Sci Sports Exerc 1999; 31: S 23–27

[7] Bartsch P. High altitude pulmonary edema. Respiration 1997; 64: 435–443

[8] Berger MM. Prophylaxe und Therapie der akuten Bergkrankheit. Flug u Reisemed 2014; 21: 285–289

[9] Broome JR, Stoneham MD, Beeley JM et al. High altitude headache: treatment with ibuprofen. Aviat Space Environ Med 1994; 65: 19–20

[10] Cynarski WJ, Kudlacz M. Injuries in martial arts and combat sports-a comparative study. Arch Budo 2008; 4: 91–97

[11] DOSB – Bestandserhebung 2014 Im Internet: http://www.dosb.de/fileadmin/sharepoint/Materialien%20{82A97D74-2687-4A29-9C16-4232BAC7DC73}/Bestandserhebung_2014.pdf; Stand: 17.09.2015

[12] Engebretsen L, Soligard T, Steffen K et al. Sports injuries and illnesses during the London Summer Olympic Games 2012; 46: 466–470

[13] Fischler M, Maggiorini M, Dorschner L et al. Dexamethasone but not tadalafil improves exercise capacity in adults prone to high-altitude pulmonary edema. Am J Respir Crit Care Med 2009; 180: 346–352

[14] Funken O. Sport bei Ozonbelastung und Hitze. Landessportbund Nordrhein-Westfalen e. V. Duisburg 2004: 1–12. Im Internet: www.lsb-nrw.de/fileadmin/daten/lsb/downloads/Breitensport/Sport_und_Gesundheit/Praxistipps/2012_02_01_Sport_bei_Ozonbelastung_und_Hitze.pdf; Stand: 15.09.2015

[15] Gesellschaft für Tauch- und Überdruckmedizin e. V. (GTÜM). Leitlinie Tauchunfall; 2014. Im Internet: http://www.gtuem.org/wcms/ftp//g/gtuem.org/uploads/072-001l_s2k_tauchunfall_2014-10.pdf; Stand: 15.09.2015

[16] Glasgow P. Eisanwendung in der Sportphysiotherapie. Sportphysio 2013; 1: 37–44

[17] Green CM, Petrou MJ, Fogarty-Hover ML et al. Injuries among judokas during competition. Scand J Med Sci Sports 2007; 17: 205–210

[18] Hackett PH, Roach RC. High altitude cerebral edema. High Alt Med Biol 2004; 5: 136–146

[19] Hawliczek M. Typische Verletzungen im Kampfsport: Ein Vergleich von 4 popoluären Kampfsportstilen. Saarbrücken: AV Akademikerverlag; 2015

[20] Hew-Butler T, Rosner M, Fowkes-Godek S et al. Statement of the Third International Exercise- Associated Hyponatremia Consensus Development Conference, Carlsbad, California, 2015, Clinical Journal of Sport Medicine 2015; 25: 303-320

[21] Hollmann W, Hettinger T. Sportmedizin, Grundlagen für Arbeit, Training und Prävention. 4. Aufl. Stuttgart: Schattauer; 2000: 477–488

[22] Hultgren HN, Honigman B, Theis K et al. High-altitude pulmonary edema at a ski resort. West J Med 1996; 164: 222–227

[23] James G, Peter W. Injury rates in adult elite judoka. Biol Sport 2003; 20: 25–32

[24] Johnson TS, Rock PB, Fulco CS et al. Prevention of acute mountain sickness by dexamethasone. N Engl J Med 1984; 310: 683–686

[25] Junge A, Engebretsen L, Mountjoy ML et al. Sports injuries during the Summer Olympic Games 2008. Am J Sports Med 2009; 37: 2165–2172

[26] Kazemi M, Chudolinski A, Turgeon M et al. Nine year longitudinal retrospective study of Taekwondo injuries. 2009 J Can Chiropr Assoc 2009; 53: 272–281

[27] Keller HR, Maggiorini M, Bartsch P et al. Simulated descent v dexamethasone in treatment of acute mountain sickness: a randomised trial. BMJ 1995; 310: 1232–1235

[28] Kesteven PL. Traveller's thrombosis. Thorax 2000; 55 (Suppl.1): S 32–S 36

[29] Klingmann C, Tetzlaff K. Moderne Tauchmedizin. Handbuch für Tauchlehrer, Taucher und Ärzte. Stuttgart: Gentner 2009; 110

[30] Korsten-Reck U, Wanke E, Wurster KG et al. Aktuelle Möglichkeiten der hormonalen Kontrazeption – Was wissen wir über den Nutzen für Sportlerinnen? sport- & präventivmedizin 2011;41: 9–16

[31] Low EV, Avery AJ, Gupta V et al. Identifying the lowest effective dose of acetazolamide for the prophylaxis of acute mountain sickness: systematic review and meta-analysis. BMJ 2012; 345: e6779

[32] Luks AM. Physiology in Medicine: A physiologic approach to prevention and treatment of acute high-altitude illnesses. J Appl Physiol (1985) 2015; 118: 509–519

[33] Ngai KM, Levy f, Hsu EB. Injury trends in sanctioned mixed martial arts competition: a 5-year review from 2002 to 2007. Br J Sports Med 2008; 42: 686–689

[34] Nickelsen Th. In: Landgraf H, Rose DM, Aust PE (Hrsg). Flugreisemedizin. Berlin: Blackwell; 1996: 25–42

[35] Oelz O, Maggiorini M, Ritter M et al. Nifedipine for high altitude pulmonary oedema. Lancet 1989; 2: 1241–1244

[36] Pandit A, Karmacharya P, Pathak R et al. Efficacy of NSAIDs for the prevention of acute mountain sickness: a systematic review and meta-analysis. J Community Hosp Intern Med Perspect 2014; 4. doi: 10.3402/jchimp.v4.24927

[37] Petrie K et al. Effekt of melatonin on jet lag after long haul flights. Br Med J 1989; 298: 705–707

[38] Schneider M, Bernasch D, Weymann J et al. Acute mountain sickness: influence of susceptibility, preexposure, and ascent rate. Med Sci Sports Exerc 2002; 34: 1886–1891

[39] Schwarz T. Thromboserisiko nach Langstreckenflügen. Dtsch Ärztebl 2005;102A: 1813–1816

[40] Thümler R. In: Landgraf H, Rose DM, Aust PE (Hrsg). Flugreisemedizin. Berlin: Blackwell; 1996: 169–190

[41] Waterhouse J. Jet-lag and shift work: circadian rhythm. J R Soc Med 1999; 8: 398–401

[42] Zulley J. Der Schlaf des Sportlers – Regeneration. Im Internet: www.medicalsportsnetwork.com/4090,381019; Stand: 15.09.2015

▸ Weiterführende Literatur

[43] Almond CSD, Shin AY, Fortescue EB et al. Hyponatremia among Runners in the Boston Marathon. N Eng J Med 2005; 352:1550–1556

[44] Critchley GR, Mannion S, Meredith C. Injury rates in Shotokan karate. Br J Sports Med. 1999; 33:174–177

[45] Gesellschaft für Tauch- und Überdruckmedizin e. V. (GTÜM). Checkliste Tauchtauglichkeit. Stuttgart: Gentner Verlag; 2014

[46] Klingmann C, Tetzlaff K. Moderne Tauchmedizin. Stuttgart: Gentner Verlag; 2009

[47] Neumann G, Pfützner A, Hottenrott K. Das große Buch vom Triathlon. 2. Aufl. Aachen: Meyer & Meyer; 2010

[48] Pieter W. Martial arts injuries. Med Sport Sci 2005; 48: 59–73

[49] Pocecco E, Ruedl G, Stankovic N et al. Injuries in judo: a systematic literature review including suggestions for prevention. Br J Sports Med 2013; 47: 1139–1143

[50] Richter S, Betz C, Geiger H. Schwere Hyponatriämie mit Lungen- und Hirnödem bei einer Ironman Triathletin. Dtsch Med Wochenschr 2007; 132; 1829–1832

[51] Schmitt A. Das große Buch vom Radsport. Aachen: Meyer & Meyer; 2007

[52] Wirth CW, Zirchner L. Orthopädie und orthopädische Chirurgie: Fuß. Thieme; 2002

7 Sport und Ernährung

C. Raschka, S. Ruf

7.1 Sportlerernährung allgemein

Das Wesentliche an der Sportlerernährung, verglichen mit der Ernährung eines wenig Aktiven, ist der erhöhte Flüssigkeits- und Energiebedarf [37], [42].

▸ **Basisernährung.** Als Basisernährung ist unabhängig von der Sportdisziplin eine kohlenhydratbetonte (mind. 50 %), fettkontrollierte (max. 30 %), abwechslungsreiche, vollwertige Mischkost ideal, weil die Energiebereitstellung durch Kohlenhydrate unter Belastung die limitierende Größe ist [47], [1]. Wird der Mehrbedarf an Energie über eine solche Mischkost gedeckt, ist auch der Mehrbedarf an Nährstoffen gesichert, da dieser *proportional* steigt; d. h. sowohl der entsprechend höhere Protein- und Kohlenhydratbedarf (absoluter Bedarf) als auch die Mikronährstoffe (Vitamine und Mineralstoffe) lassen sich über Lebensmittel aufnehmen [1].

▸ **Leistungssportler.** Neben der Basisernährung sind für Leistungssportler je nach Sportart bzw. Belastungsart spezielle Anforderungen sinnvoll, wie supramaximal gefüllte Glykogenspeicher, kurze Regenerationszeiten, richtiges Essens-Timing oder Gewichtsvorgaben.

Der Organismus hat die Fähigkeit, die energiebereitstellenden Systeme durch Training effizient anzupassen und damit die Anteile der Energieträger (Kohlenhydrate, Fett) zu verändern – nicht aber die Energiemenge an sich [1].

▸ **Freizeitsportler.** Der Freizeitsportler hat indes lediglich auf eine adäquate Flüssigkeits- und Energiezufuhr vor, ggf. während und nach dem Sport zu achten.

> **Merke** M!
>
> Ein wesentliches Kennzeichen der Sportlerernährung ist der erhöhte Flüssigkeits- und Energiebedarf.

7.2 Energiestoffwechsel

7.2.1 Energiebilanz und Energiebedarf

▸ **Ausgeglichene Energiebilanz.** Eine ausgeglichene Energiebilanz ist das primäre Ziel des Athleten, denn ein Mangel kann sich eklatant auf die Leistung und längerfristig schließlich zudem negativ auf die Gesundheit auswirken: Mit eintretendem Gewichtsverlust wird auch Muskelmasse abgebaut, der Körper ist z. B. anfälliger für Krankheiten und Müdigkeit; er benötigt längere Regenerationszeiten und die Knochendichte wird beeinträchtigt [30]. Liegt das Körpergewicht konstant im empfohlenen Rahmen (bei abgeschlossenem Längenwachstum), kann von einer ausgeglichenen Energiebilanz ausgegangen werden [42].

> **Cave!**
>
> Bei zu geringer Energieaufnahme drohen dem Sportler Leistungseinbuße und negative Folgen für die Gesundheit.

▸ **Body Mass Index.** Zur richtigen Bewertung des Gewichts ist der Body Mass Index (BMI in kg/m^2) für den Breitensportler geeignet (Normbereich Frauen: 19–24 kg/m^2; Männer: 20–25 kg/m^2; nach [37]). Beim muskulösen Athleten ergibt der BMI keine realistische Aussage mehr.

▸ **Individueller Energiebedarf.** Der individuelle Energiebedarf kann annähernd berechnet werden, indem man das Körpergewicht (KG) und das Aktivitätsniveau einbezieht:

Gesamtenergieumsatz = Grund- + Leistungsumsatz (Arbeit, Freizeit und Training)

Der **Grundumsatz** (Bedarf bei Körperruhe = „basal metabolic rate“ = BMR; als Näherung zu verstehen) beträgt 1 kcal/kg KG/h. Das **körperliche Aktivitätsniveau** PAL (= Physical Activity Level) multipliziert den Grundumsatz um den Faktor, der für eine Tätigkeit (PAL-Wert Arbeit, Sport) notwendig ist.

PAL = Grundumsatz × Grad der Arbeitsschwere (▸ Tab. 7.1)

Tab. 7.1 Physical Activity Level (Quelle: [1]).

Tätigkeit/Belastung	PAL-Wert
Alltagsaktivitäten (Haushalt, kurze Gehstrecken)	1,0–1,39
Niedrige Aktivität: Alltagsaktivitäten + 30–60 Minuten moderate Aktivität (z. B. Gehen 5–7 km/h)	1,4–1,59
Aktiv: Alltagsaktivitäten + 60 Minuten moderate Aktivität	1,6–1,89
Hohe Aktivität: Alltagsaktivitäten + 60 Minuten moderate Aktivität + 60 Minuten hohe Aktivität oder 120 Minuten moderate Aktivität	1,9–2,5

Tab. 7.2 Energieverbrauch für verschiedene Sportarten pro Stunde (Quelle: [42], [24]).

Sportliche Belastungsart	Energieumsatz pro Stunde und kg KG
Laufen	
Laufen 7–14 km/h	7–12 kcal/kg KG
Laufen 15–17 km/h	14–15 kcal/kg KG
Marathon 16,8 km/h (2,5h)	18–20 kcal/kg KG
Radsport	
Radfahren 15–25 km/h	7–8 kcal/kg KG
Radfahren 25–35 km/h	9–12 kcal/kg KG
Radrennen 35–40 km/h (mäßige Anstiege)	14–15 kcal/kg KG
Weitere Sportarten	
Fußball, Turnen, Judo, Wettkampf-Schwimmen, Wettkampf-Rudern/Kanu	13–15 kcal/kg KG
Schwimmen 3 km/h	11–12 kcal/kg KG
Krafttraining, Basketball, Hockey	8–9 kcal/kg KG
Tennis, Badminton, Tischtennis, Volleyball	7–8 kcal/kg KG
Wandern 4–6 km/h, Gymnastik, Schwimmen (< 50 m/min)	3–4 kcal/kg KG

Exakter wird die Berechnung, wenn der PAL-Wert auf die genaue Dauer der jeweiligen Tätigkeit bezogen wird, z. B. 8 Stunden Arbeit mit PAL 1,3 + 1 Stunde Sport mit PAL 2,0 usw. Bei höheren Belastungsumfängen (Wettkampfsportler) sollte ein separater **Trainingsumsatz** nach Sportart hinzugerechnet werden, um einen realistischen, sportbedingten Richtwert zu erhalten [42]. Je nach Sportart und Intensität kann aus ▶ Tab. 7.2 der entsprechende Energieumsatz gewählt werden. Berechnet wird der Trainingsumsatz, indem vom kcal-Wert sportlicher Belastung (▶ Tab. 7.2) der PAL-Wert abgezogen wird (weil Sport anstatt der Alltagsaktivität durchgeführt wird):

Trainingsumsatz = kcal × kg KG × Sportdauer (in Stunden)

> **Merke**
>
> Zur Bewertung der Energiebilanz kann die Schätzung des Gesamtenergieumsatzes (Grund- + Leistungsumsatz) herangezogen werden, bei Wettkampfsportlern sogar der spezifische Trainingsumsatz nach individuell betriebener Sportart.

7.2.2 Hauptnährstoffe und ihre Verteilung

▶ **Nährstoffverteilung.** Grundsätzlich gelten bei der Nährstoffverteilung für Leistungssportler (durchschnittlich 1–3 h/d, Energieverbrauch durch Sport 1000–3 000 kcal/d) die regulären D-A-CH-Referenzwerte [40], [18]. Pauschale Energieprozentangaben lassen sich nur begrenzt auf Athleten übertragen, weil sie von der Gesamtkalorienzufuhr abhängen und folglich bei Sportlern stark variieren [47]:

- Ein Athlet mit einer moderat hohen Energieaufnahme (z. B. 4 000 kcal/d) erreicht bereits mit einem 50 %igen Kohlenhydratanteil die notwendige Menge von 500 g Kohlenhydraten pro Tag.
- Bei einem Sportler mit einer sehr geringen Energiezufuhr (< 2000 kcal/d) muss der Anteil für eine optimale Kohlenhydratversorgung über 60 % liegen [1].

▶ **Belastungsintensität.** Bei der Festlegung einer Nährstoffwertempfehlung ist es deshalb wesentlich, die Belastungsintensität (Leistungsniveau) und das individuelle Körpergewicht einzubeziehen (▶ Tab. 7.3). Kontrollieren lässt sich die Ernährung dann über ein einwöchiges Ernährungsprotokoll, das Ernährungsfachleute auswerten sollten [24].

> **Merke**
>
> Für die Nährstoffverteilungsempfehlung sollten Leistungsniveau und Körpermasse berücksichtigt werden.

Tab. 7.3 Hauptnährstoffverteilung nach Belastungsintensität (Angaben als Energieprozent, Quelle: [1], [30], [37]).

Trainingsintensität	Trainingsumfang	Kohlenhydrate	Fette	Proteine
Breitensport	30–60 min/d, 3-4-mal/Woche	50 % (4 g/kg KG/d)	30 % (max.)	12–15 % (0,8–1,0 g/kg KG/d)
Moderat intensives Training	2–3 h/d, 5-6-mal/Woche	55–65 % (5–8 g/kg KG/d)	30 % (max.)	15 % (1,0–1,5 g/kg KG/d)
Hochintensives Training	3–6 h/d in 1–2 Einheiten, 5-6-mal/Woche	8–10 g/kg KG/d	30 % (max.)	1,5–1,7 g/kg KG/d

7.2.3 Energiequellen für verschiedene Belastungen

Welche Energiereserven der Körper in welchem Umfang verbrennt, bestimmt primär die Intensität und die Dauer der sportlichen Belastung (▶ Tab. 7.4). Weitere Einflussgrößen auf den Energiestoffwechsel sind die Ernährungsweise und der individuelle Trainingszustand.

▶ **Intensive Belastungen.** Intensive Belastungen (Maximal- und Schnellkraft, Schnelligkeit/Schnelligkeitsausdauer, Kraftausdauer) – entscheidend ist eine schnelle Energiebereitstellung:

- Bei hochintensiven Belastungen bis ca. 10 Sekunden (z. B. 100-Meter-Sprint) bezieht der Körper die Energie primär anaerob im Muskel aus der Spaltung von Adenosintriphosphat (ATP) und indirekt über die Regeneration des ATPs durch Kreatinphosphat (KrP).
- Für hochintensive Belastungen von 2–3 Minuten (z. B. 400- oder 800-Meter-Lauf) reicht der Kreatinphosphat-Speicher nicht aus [45]. Der Organismus muss auf Blutzucker zugreifen, der wegen der hohen Bereitstellungsgeschwindigkeit nur bis Laktat abgebaut werden kann [42]. Dieser unvollständige, *laktazide* Glukoseabbau über die anaerobe Glykolyse liefert lediglich 5 % der Energie, die ein Glukosemolekül bei vollständiger aerober Verbrennung abgeben würde [47]. Der Körper kann jedoch nach 20 Sekunden der Belastung seine Sauerstoffaufnahme auf das 10-Fache anheben, sodass dann über 50 % der Energie aerob bereitgestellt werden [46].

Tab. 7.4 Vier Mechanismen der Energieverbrennung (fließende Übergänge) (Quelle: [37], [47]).

Kriterium	Zeit			
Belastungsdauer	bis 10 Sekunden	bis 2 Minuten	3–90 Minuten	Stunden
Belastungsart	Maximal- und Schnellkraft, Schnelligkeit	Kraftausdauer, Schnelligkeitsausdauer	Ausdauer	Ausdauer
Beispiele	100 m Sprint, Gewichtheben	Mittelstrecke: 400- oder 800-Meter-Lauf	Langstrecke: 5 000-Meter-Lauf	Langstrecke: Marathonlauf
Belastungsintensität	am höchsten (supramaximal)	hoch (maximal)	geringer (submaximal, hoch)	am niedrigsten (submaximal, mittel)
Sauerstoff	primär anaerob (= ohne Sauerstoff)		primär aerob (= mit Sauerstoff, oxidativ)	
Energiebereitstellung	alaktazid, energiereiche Phosphate	laktazid, anaerobe Glykolyse: unvollständige Glukoseverbrennung zu Laktat	aerobe Glykolyse: vollständige Glukoseverbrennung	Lipolyse + Betaoxidation: Fettverbrennung
Primäre Energiequellen	ATP + KrP	Kohlenhydrate	Kohlenhydrate	Fett*

*Fett bzw. Fettsäuren werden immer parallel mit Kohlenhydraten bzw. Glukose verbrannt; ATP = Adenosintriphosphat, KrP = Kreatinphosphat

Nach der Belastung wird das entstandene Laktat schließlich vollständig abgebaut und die muskuläre Erholung wird eingeleitet. Dieser Vorgang lässt sich durch „aktive Erholung" beschleunigen, indem die intensive Belastung langsam z. B. „ausgelaufen/ausgeradelt" wird [45].

▸ **Langandauernde Belastungen (Ausdauerbelastungen).** Der Organismus hat die beste Energieausbeute und „läuft" ökonomisch, wenn ausreichend Sauerstoff zur Verfügung steht: **Glukose** wird vollständig zu Kohlendioxid und Wasser oxidiert, die gesamte Energie wird gewonnen [28]. Zu diesem Gleichgewicht („steady state") zwischen Sauerstoffaufnahme und Bedarf kommt es bei „nicht" ermüdender Arbeit nach 3–5 Minuten [46]. Die Dauerleistung kann so ca. 2–3 Stunden (bei 75 % VO_2max = 75 % der maximalen Sauerstoffaufnahme) über die aerobe Nutzung des Muskel- und anschließend des Leberglykogens aufrechterhalten werden. Bevor die Reserven gänzlich erschöpft sind, sollte rechtzeitig Nahrung zugeführt werden, damit der Körper nicht in die Hypoglykämie abrutscht [47], [16].

Neben der Glykolyse steigt parallel nach ca. 30 Minuten der **Lipolyse**anteil an. Die Fettmobilisierung ist ein langsamer Prozess und erfordert obligat Sauerstoff. Entsprechend sinkt ihr Anteil an der Energiebereitstellung mit steigender Arbeitsintensität [28].

Zu etwa gleichen Teilen werden die Energieträger bei leichter bis mittelgradiger Belastung (50 % VO_2max) verbrannt [47].

M!

Merke

Entscheidende Energiequellen sind:
- ATP und KrP für Belastungen bis ca. 10 Sekunden Dauer
- anaerobe Glykolyse für Belastungen bis ca. 2 Minuten Dauer
- aerobe Glykolyse für Belastungen von 3–90 Minuten Dauer
- Lipolyse (zusätzlich zur aeroben Glykolyse) für stundenlange Belastungen

7.2.4 Trainierter Stoffwechsel

▸ **Fette.** Gut Ausdauertrainierte können Fett früher und zu einem größeren Anteil verbrennen. Die Glykogenspeicher werden geschont, wodurch der Athlet länger in der Lage ist, die Belastungsintensität höher zu halten oder Reserven für einen Endspurt aufzusparen [33]. Je nach individueller Verträglichkeit kann der Fettstoffwechsel zusätzlich über ein moderates Nüchterntraining trainiert werden, indem mit leerem Magen (morgens) in der Trainingsphase gelaufen wird [24]. Allerdings ließ sich eine verbesserte Ausdauerleistung bislang wissenschaftlich nicht eindeutig belegen und empfohlen wird auch nur eine moderate Form [39].

▸ **Glykogen.** Regelmäßige Ausdauerbelastung und das Ernährungsverhalten ermöglichen zudem, die Speicherkapazität an Glykogen in Muskulatur und Leber zu steigern [17].

▸ **Ausdauerleistungsgrenze.** Als weiterer Vorteil eines guten Trainingszustandes ist zu nennen, dass der Sportler die Dauerleistung (aerobe Leistungsfähigkeit) auf einem höheren Belastungsniveau abrufen kann. Die „aerob-anaerobe Schwelle" (Ausdauerleistungsgrenze), ab welcher der Körper zunehmend anaerob Energie gewinnen muss, wird verschoben. Dieser Wert drückt sich als Prozentsatz der maximalen Sauerstoffaufnahme, als % der VO_2max, aus [47], [28].

M!

Merke

Gut Ausdauertrainierte können dank einer optimierten „Fettverbrennung" ihre wertvollen Glykogenreserven länger schonen.

7.2.5 Kohlenhydrate

Belastungsintensitäten ab 75 % VO_2max, die eine typische Trainingsintensität in vielen Ausdauersportarten darstellen, erfordern überwiegend Kohlenhydrate als Energiequelle [33]. Kohlenhydrate stellen dem Körper die Energie schneller zur Verfügung (Energieflussrate) und benötigen zur Oxidation weniger Sauerstoff, als dies bei Fetten der Fall ist. Ihre Energieausbeute pro Liter Sauerstoff ist um 7 % ökonomischer als bei Fett [47].

Voraussetzung für solch intensive und langandauernde körperliche Arbeit über 90 Minuten ist ein stabiler Blutzuckerspiegel und damit eine kohlenhydratreiche Ernährung mindestens einen Tag vor dem Wettkampf.

> **Merke**
>
> Kohlenhydrate werden ökonomischer verbrannt als Fette.

7.2.6 Fett

Fett stellt ein ideales Energiereservoir dar. Es wird kompakt ohne bedeutsame Wassereinlagerung gespeichert und liefert 2,5-mal mehr Energie als Kohlenhydrate [7]. Die Fettspeicher des Körpers stellen für Ausdauerbelastungen auch fast unbegrenzt Energie zur Verfügung [45]. Ihr „Problem" für den Sportler ist die Geschwindigkeit der Energiefreisetzung [47].

7.3 Aspekte der Ernährung

7.3.1 Proteine

Proteinaufnahme

Die Empfehlungen zur Proteinaufnahme sind je nach Belastungsintensität unterschiedlich:

- Der Arbeitskreis Sport und Ernährung der Deutschen Gesellschaft für Ernährung (DGE) empfiehlt für **erwachsene Sportler** eine Proteinaufnahme von 0,8 g pro kg KG bzw. 12–15 % der Gesamtenergieaufnahme [20].
- Bei **hochaktiven Athleten** ist, nach Empfehlungen des American College of Sports Medicine (ACSM), grundsätzlich von einem leicht erhöhten Bedarf von 1,2–1,4 g pro kg KG auszugehen [1], [31]. Das liegt vor allem daran, dass der Anteil des Proteins am Energieumsatz in der Endphase intensiver Ausdauerbelastungen auf bis zu 15 % ansteigen kann, sobald das im Muskel eingelagerte Glykogen zur Neige geht [47].
- Für **Kraftathleten** (hoher Leistungsbereich) sind 1,2–1,7 g Protein pro kg KG indiziert [1].

Für die Ernährung beim Bodybuilding und beim Gewichtheben ist eine relativ fettarme, kohlenhydratreiche (= Proteinschutz) und im Proteingehalt qualitativ hochwertige Ernährung entscheidend:

- Der Einbau von Protein in die Muskulatur hängt von der Qualität (essenzielle Aminosäuren) ab, nicht von der Quantität.
- Durch eine kohlenhydratreiche Ernährung kann der Sportler sein Muskelprotein schützen. Hierfür sollte er mit gefüllten Kohlenhydratspeichern trainieren und auch in Diätphasen noch ausreichend Kohlenhydrate aufnehmen, damit der Körper zur Energiegewinnung keine körpereigenen Proteinreserven (Muskulatur) angreifen muss [47].

> **Merke**
>
> Das ACSM empfiehlt für hochaktive Athleten 1,2–1,4 g (bei Kraftsportlern bis zu 1,7g) Eiweiß pro kg KG pro Tag.

Protein- und Aminosäurepräparate

► **Proteinpräparate.** Die isolierte Aufnahme von Proteinpräparaten hat im Vergleich zum intakten Protein im Lebensmittel diverse Nachteile:

- Sie gelangen rascher ins Blut und folglich nutzt der Körper die Aminosäuren nicht zum Muskelaufbau, sondern verstärkt als Energiequelle.
- Es fehlt das günstige anabole Hormonprofil (Insulin), das durch Kohlenhydrate in einer gemischten Kost entstehen würde [43].
- Proteinpulver begünstigen Obstipation [32], wirken appetitanregend und nicht sättigend [47].
- Ein konstant zu hoher Konsum von Eiweißpräparaten kann dazu führen, dass mehr Kalzium und Phosphat über den Urin ausgeschieden werden, was die Knochendichte auf Dauer ungünstig beeinflusst.

> **Praxistipp**
>
> Ist eine Supplementierung für den Muskelaufbau angebracht (Diätphase), sollte der Proteindrink (Proteinpulver mit Vitamin B_6, nicht einzelne Aminosäuren) mit einem Kohlenhydrat-Snack kombiniert werden [38].

► **Aminosäurepräparate.** Neben dem klassischen Proteinpulver werden Sportlern auch einzelne Aminosäuren oder Kombinationen von Aminosäuren angepriesen, die bestimmte Wirkungen versprechen. Hierzu gibt es zum einen keine Evidenz und zum anderen geht der Sportler nach aktuellem Wissensstand ein potenzielles Gesundheitsrisiko ein. Die selektive Aufnahme einzelner Aminosäuren kann andere wichtige Aminosäuren blockieren und ein Ungleichgewicht entstehen lassen [47], [43].

Merke

Es gibt keine Evidenz für die Aufnahme einzelner Aminosäuren oder von Aminosäuregemischen im Sport.

7.3.2 Flüssigkeitszufuhr

► **Flüssigkeitsverlust.** Untrainierte können ca. 0,8 l Schweiß, trainierte Athleten dagegen 2–3 l pro Stunde produzieren [29]. Ab einem Flüssigkeitsverlust von 2 % des Gesamtkörperwassers tritt ein Leistungsabfall auf [2]: Vorzeitiger Leistungseinbruch, Konzentrations- und Koordinationsstörungen sowie Überhitzung drohen.

► **Individuelle Schweißmenge.** Das Durstgefühl ist kein ausreichender Marker für die benötigte Wasserzufuhr im Sport, sodass der Sport Treibende spontan nur etwa zwei Drittel des über den Schweiß verlorenen Wassers trinken würde. Außerdem variieren auch unter gleicher Umgebungstemperatur bei Läufern [48] die Schweißabgaben pro Stunde zwischen 0,5 und 1,7 l. Deshalb sollte die individuelle Schweißmenge über Gewichtskontrollen (**Wiege-Test**) festgestellt werden [2]:
Schweiß (l) = Gewicht vorher – Gewicht nachher (kg)
Wird während des Laufens etwas getrunken, muss diese Menge berücksichtigt werden.

Cave!

Durst ist kein suffizienter Indikator für die benötigte Flüssigkeitsmenge im Sport.

► **Flüssigkeits- und Salzausgleich.** Bei sehr hohen Ausdauer- oder mehrstündigen Intervallbelastungen werden kohlenhydrat- und salzhaltige Getränke (isoton mit 400–1100 mg Natrium/Liter oder leicht hypoton) vom Körper am schnellsten aufgenommen und animieren zum Trinken [2], [13], [41]. Aber auch über normal gesalzene Snacks können Salzverluste kompensiert werden [47].

Praxistipp

Alle Trinkstrategien, Getränke und auch die Temperatur des Getränks sollten zwingend erst im Training auf die individuelle Verträglichkeit hin ausgetestet werden [38].

Für verschiedene Belastungen empfehlen sich die folgenden Strategien:

- **< 1 Stunde:** Vor und nach dem Sport Wasser zu trinken ist ausreichend (Ausnahme: Hitze, sehr hohe Belastungsintensitäten) [2].
- **> 1 Stunde:** Trinken während der Aktivität, alle 20 min ca. 150 ml:
  - Wasser
  - Saftschorle (3–5 Teile Wasser + 1 Teil Saft = hypotone Mischung)
- **> 90 min oder > 45 min intensive Belastung** (ca. 80 % VO_2max): alle 10–20 min 150–250 ml (600–1000 ml/h), je nach Verträglichkeit [41]
  Getränke + Kohlenhydrate:
  - Saftschorle (1 Teil Saft + 1–2 Teile natriumreiches Wasser = isotone Mischung)
  - isotones Sportgetränk: Kohlenhydratgehalt von 6–8 % (60 g/l) [1] und ca. 600 mg Natrium [41]
  - natriumreiches (ca. 600 mg Natrium/l), kohlensäurearmes Wasser + feste Nahrung

Praxistipp

Saft-Schorle-Einsatz im Sport
Aufgrund des geringeren Fruchtsäureanteils im Vergleich zu Orangen- oder Grapefruitsaft eignen sich Apfel-, Trauben- oder Johannisbeersaft(-nektar)-Schorlen besser, um Magenreizungen zu minimieren. Zu große Mengen an Apfelsaftschorle können wegen des Fruktosegehalts auch leichten Durchfall induzieren.

Weitere Fakten und Empfehlungen zur Flüssigkeitszufuhr sind:

- Die optimale Trinkmenge ist individuell (Wiege-Test)!
- Vitaminzusätze oder Süßstoffe ergeben in Sportgetränken keinen Sinn.
- In der Regenerationsphase die 1,5-fache Menge des Schweißverlusts zuführen [2].

- Kalium, Magnesium, Kalzium, Eisen, Kupfer und Zink sowie wasserlösliche Vitamine und Aminosäuren gehen über den Schweiß nur in geringen Mengen verloren.
- Energy Drinks eignen sich vor allem aufgrund ihrer hypertonen Konzentration und ihres defizitären Elektrolytgehalts **nicht** für den Einsatz vor und während des Sports. Das in bekannten Energy Drinks beworbene Taurin wirkt nach der Stellungnahme des DGE-Arbeitskreises Sport und Ernährung [21] nicht „beflügelnd" bzw. leistungssteigernd. Die anregende Wirkung ist allein auf das Koffein zurückzuführen.

► **Koffein.** Eine vor Ausdauerwettkämpfen erwünschte Optimierung der Fettnutzung durch Koffein wird erst mit 3 mg Koffein pro kg KG (ca. 2 Tassen Kaffee) erreicht [5]. Unbegründet ist die frühere Annahme, Koffein würde entwässern: Koffeinhaltige Getränke führen zu keinem erhöhten Flüssigkeitsverlust [6]. Koffeinsensible Personen können allerdings mit Nervosität, Schwindel oder Kopfschmerzen u. a. Nebenwirkungen reagieren [41].

7.3.3 Wettkampfernährung

Vor der Belastung

Besonders für ausdauerbetonte Sportarten mit Belastungszeiten über 2 Stunden zahlt sich eine kohlenhydratreiche Vor-Wettkampfernährung aus [47]. Sind die Glykogenspeicher gut gefüllt und liegt die Belastungszeit unter 90 Minuten (bei 75 % VO_2max), dann ist eine Zuckerzufuhr vor dem Start nicht erforderlich. Bei längeren Wettkämpfen wirkt sich diese hingegen positiv auf die Leistung aus [47], [25].

Cave!

Wichtig bei der Wettkampfverpflegung ist, diese zuvor im Training öfter auszuprobieren, zumal unter psychischer Anspannung Speisen unterschiedlich gut vertragen werden.

Vor der Belastung gelten folgende Empfehlungen:
- Nicht nüchtern an den Start!
- 3 Stunden vor dem Start eine leicht verdauliche kohlenhydratreiche (200–300 g Kohlenhydrate), proteinmoderate, fett- und ballaststoffarme **Mahlzeit** einnehmen [1], [23], z. B.:
  - feine Haferflocken + Cornflakes + fettarme Milch
  - Brot/helles Brötchen + herzhafter oder süßer Belag, Laugenbrezel
  - Nudeln + Tomatensoße
  - Müsliriegel
  - gründliches Zerkauen der Nahrung
- **Trinken**: Nicht übermäßig trinken, aber den Körper ausreichend mit kohlensäurearmem Mineralwasser „aufladen": Während 4 Stunden zuvor insgesamt 5–7 ml/kg KG [2] auf Vorrat trinken (bei Hitze + 250 ml vor Start).
- **30 Minuten vor dem Start**
  - ein leicht verdaulicher Kohlenhydratsnack vor langen Dauerbelastungen
  - erneut 100–200 ml eines kohlenhydrathaltigen Getränks

Cave!

Bei individueller Neigung zur Hypoglykämie: 15–60 Minuten vor sportlichen Belastungen keine zu leicht resorbierbaren Kohlenhydrate (kein Maltodextrin-Drop) essen [17]. Beim Aufwärmen normalisiert sich der Blutzuckerspiegel aber auch wieder. Alternativ: bekömmlicher Sportriegel oder etwas Banane. Direkt vor der Belastung sind leicht resorbierbare Kohlenhydrate grundsätzlich unproblematisch [23].

Während des Wettkampfes

Für die Flüssigkeits- und Energiezufuhr können die folgenden Empfehlungen gegeben werden:
- Flüssigkeitszufuhr:
  - Bei Wettkampfbelastungen über 1 Stunde früh mit dem Trinken beginnen und in regelmäßigen Abständen!
  - Möglichst alle 20 min 150 ml trinken. Dabei stets die individuell verträgliche Trinkmenge beachten (Kap. 7.3.2)

- Energiezufuhr:
  - Ab 1 Stunde Wettkampfdauer: Etwa 30–60 g Kohlenhydrate/h (z. B. 1 Banane + 250 ml Sportlergetränk) wirken einer vorzeitigen Ermüdung entgegen [1] und verhindern eine Hypoglykämie.
  - Ab 2 Stunden Wettkampfdauer: 60 g/h (z. B. ½ Energieriegel + 400 ml Sportlergetränk)
  - Trainierte Athleten können unter intensiver Dauerleistung (> 2,5h) von einem Glukose-Fruktose-Mix (60 g + 30 g/h, d. h. erhöhte Oxidation von 90 g/h) profitieren – eine gute Magen-Darm-Verträglichkeit vorausgesetzt. Für eine klare Evidenz gilt es, noch weitere Studien zum Leistungsnachweis abzuwarten [9], [27].
  - Bei der Kohlenhydratzufuhr in flüssiger Form sind 600–1000 ml Sportgetränk pro Stunde mit einem Kohlenhydratgehalt von 6–8 g auf 100 ml (6–8 %) zu empfehlen [1]

> **Cave!**
>
> Fruktose (z. B. Apfelsaft) sollte während der Belastung wegen eventuell auftretender gastrointestinaler Beschwerden nur in Maßen (< 60g) konsumiert werden [14].

Ein stabiler Blutzuckerspiegel ist die Basis für hohe Belastungsintensitäten! Bei Intensitäten oberhalb von 90 % der VO_2max tritt Erschöpfung jedoch schon vor der Entleerung der Speicher im Muskel ein [44].

Nach der Belastung

▶ **Flüssigkeit.** Nach dem Sport sollte etwa die anderthalbfache Menge des Schweißverlusts an Flüssigkeit verteilt auf kleine, verträgliche Portionen aufgenommen werden [2].

▶ **Kohlenhydrate.** Der Organismus befindet sich jetzt im günstigen, anabolen Nachbelastungsstoffwechsel, weshalb mit einer unverzüglichen Kohlenhydratzufuhr (z. B. zu Beginn über Sportgetränke, nach einer Stunde feste Nahrung) diese Phase optimal genutzt werden kann. Besonders geeignet für die Regeneration in den ersten 24 Stunden sind kohlenhydratreiche Lebensmittel mit mittlerem bis hohem glykämischem Index. Die resultierende Insulinsekretion verstärkt die Glukoseaufnahme in die Muskulatur [1], [43].

Nach sehr langen Belastungsumfängen (z. B. Marathon) sind trotz kohlenhydratbetonter Kost die Glykogendepots erst wieder nach 4–7 Tagen aufgefüllt [24].

Angenommen wird auch, dass die kombinierte Aufnahme von Kohlenhydraten mit etwas Protein (mindestens 8 g, entspricht 80 g Magerquark) unmittelbar nach der Belastung die Muskelglykogensowie Proteinsynthese positiv beeinflusst. Dies ist für Athleten mit hohen Belastungsumfängen und kurzen Regenerationszeiten relevant [43], [34].

> **Merke**
>
> Nach dem Sport unterstützt eine unverzügliche Kohlenhydrataufnahme die Regeneration.

7

Ernährungstechniken für den Wettkampf

▶ **Kohlenhydratloading (Superkompensation) bei Ausdauerbelastung.** Eine Woche vor einem Wettkampf und nach einer intensiven Trainingseinheit reduziert der Athlet seine Trainingsbelastung auf 75 % der VO_2max. Die ersten 3 Tage wird eine normale Mischkost (ca. 350 g Kohlenhydrate pro Tag, 4 g/kg KG) beibehalten und dann für die weiteren 3 Tage vor dem Wettkampf auf eine sehr kohlenhydratreiche Kost (über 500 g/d, 10 g/kg KG) umgestiegen. Dadurch kann der Glykogengehalt über den Normalwert hinaus angehoben, superkompensiert werden. Diese Technik ist bei Wettkämpfen mit intensiver Ausdauerbelastung (> 90 min, 65–85 % der VO_2max) sinnvoll [44].

▶ **„Gewichtmachen" bei Kampfsportarten und im Bodybuilding.** In Sportarten mit Gewichtsklassen (z. B. Boxen, Ringen, Judo) wird vor dem Wettkampf eine Reduktion des Gewichts angestrebt, um in die leichtere Gewichtsklasse zu gelangen. Auch im Bodybuilding ist diese Methode verbreitet. Hier dient es der besseren „Definition" des Muskels. Die kurzfristige Gewichtsabnahme, vorwiegend über Flüssigkeitsrestriktion, wird als „Gewichtmachen" („Abkochen") bezeichnet. Es wird weniger getrunken, die Salzaufnahme wird reduziert und zugleich die Flüssigkeitsabgabe z. B. durch Training in warmer Kleidung, Sauna oder Diuretika (Doping!, Elektrolytverluste) gefördert. Dieses **„Abkochen"** führt allerdings zur massiven Entwässerung des Körpers! Damit ist nicht nur die

Gesundheit (Herzrhythmusstörungen, Hitzschlag), sondern auch die sportliche Leistung gefährdet [35].

In der Regel werden ausgehend vom Trainingsgewicht 5–10% weniger Gewicht angestrebt. Die Deutsche Gesellschaft für Sportmedizin und Prävention [22] hält maximal 3% Gewichtsverlust innerhalb von 5–7 Tagen für vertretbar. Das „schnelle" Gewichtmachen sollte nicht praktiziert und dafür eine frühzeitige und realistische Gewichtsplanung etabliert werden [12].

Cave!

Zum Gewichtmachen („Abkochen") sollte der Körpermasseverlust 3% innerhalb von 5–7 Tagen nicht überschreiten (DGSP-Empfehlung).

7.3.4 Mikronährstoffe

Für Leistungssportler können die **Vitamine A, C, E** und **B_6** (bei hohem Proteinkonsum) und die Mineralstoffe **Kalzium, Magnesium, Eisen** und **Zink** im Versorgungsstatus kritisch ausfallen. Unabhängig von der sportlichen Aktivität ist die **Jod**versorgung in Deutschland häufig noch suboptimal und wirkt sich bei einem Mangel als Leistungsknick im Sport aus [42].

Vitamine

Prinzipiell besteht beim Sportler kein überproportionaler Bedarf an einzelnen Vitaminen, weil der höhere Bedarf durch die vermehrte Nahrungsaufnahme bei ausgewogener Mischkost eigentlich kompensiert sein sollte. Eine Ausnahme sind vor allem die im Sport nicht selten anzutreffenden Spezialdiäten zur Gewichtskontrolle (z. B. Judo, Ringen). Grundsätzlich sollten Vitaminpräparate nicht mehr als 100% der Tagesempfehlung beinhalten. Bei unausgewogener Kost sind Multivitaminpräparate Einzelvitaminen vorzuziehen, wenn nicht ein spezifischer Mangel vorliegt [38].

Mineralstoffe

► **Kalzium.** Angesichts einer allgemein eher defizitären Kalziumversorgung in Deutschland und des erhöhten Verlusts über den Schweiß droht vor allem bei Athleten, die sich längerfristig energiereduziert ernähren und nur wenig Milchprodukte verzehren, die Entwicklung einer „athletischen Osteoporose". Als „Kalkräuber" gelten auch größere Mengen von Eiweiß, beispielsweise über Proteinpulver in der Sportlerkost [10].

► **Magnesium.** Wegen der erhöhten Magnesiumausscheidung über Schweiß und Urin wird für Leistungssportler [10] eine zusätzliche Zufuhr über die regulär empfohlenen 350 mg pro Tag hinaus diskutiert. Auch ist wohl vor allem bei Kraftsportlern wegen der hohen Proteinzufuhr mit einem vermehrten Magnesiumbedarf zu rechnen [24]. Muskelkrämpfe sind jedoch nicht zwangsläufig beim Sportler auf Elektrolytmangel zurückzuführen, sondern können bei Athleten durchaus auch Zeichen lokaler Über- oder Fehlbelastungen sein. Ein anderes Symptom ist schnelles Ermüden [11].

► **Eisen.** Für einen erhöhten Eisenbedarf beim Athleten sind primär 4 Ursachen zu nennen [19]:

- Eisenverlust über den Schweiß (ca. 0,3–0,4 mg/l Schweiß)
- gesteigerter Eisenumsatz aufgrund der höheren Gesamtblutmenge
- Marsch-Hämoglobinurie
- menstruationsbedingter Eisenverlust bei Sportlerinnen

Als Folgen des Eisenmangels sind eine reduzierte Leistungsfähigkeit, die Tendenz zur vorzeitigen Laktatazidose, allgemeine Müdigkeit, Inappetenz, vasomotorische Störungen und Muskelkrämpfe zu beobachten [10].

► **Kalium.** Muskelschwäche und leichte Beeinträchtigungen wie allgemeine Unlust drohen auch bei Mangel von Kalium, das wie Magnesium im Schweiß eine ähnliche Konzentration wie im Blut aufweist.

► **Zink.** Unter intensiver Belastung können pro Liter Schweiß 0,5–1 mg Zink verloren gehen. Auch die Zinkausscheidung im Urin ist dann erhöht, sodass der tägliche Gesamtverlust im Sport mit 3,5 mg berechnet wird. Sportler in intensiven Trainingsphasen sollten auf eine zinkreiche Ernährung achten [10].

► **Natrium.** Unter schweißtreibender, mehrstündiger Anstrengung nimmt Natrium durchaus die Stellung eines kritischen Nährstoffs ein. Ab einer

Belastungsdauer von über 4–5 Stunden hält das ACSM [2] eine Kochsalzsubstitution für indiziert (ca. 1,7 g NaCl pro Liter Getränk). Als Trinkanreiz können aber schon zuvor kleinere Mengen appliziert werden. Wird reines Wasser allein ersetzt, droht bei hoher Flüssigkeitsaufnahme eine symptomatische Hyponatriämie, die sich in leichter Form initial mit Unwohlsein, Erbrechen, leichten Kopfschmerzen und Müdigkeit manifestiert – und später sogar Bewusstseinsstörungen und Lebensgefahr impliziert.

M!

Merke

Bei Leistungssportlern kann die Versorgung mit den Vitaminen A, C, E und B_6 (bei hohem Proteinkonsum) sowie den Mineralstoffen Kalzium, Magnesium, Eisen und Zink kritisch ausfallen.

7.3.5 Ergogene Substanzen

Potenzielle Leistungsverbesserer werden auch als ergogene Substanzen (▸ Tab. 7.5) bezeichnet (gr. Ergon = Arbeit, genan = produzieren). Die ergänzende Verabreichung von Substanzen wird Supplementation genannt.

Cave!

Problematisch ist die potenzielle Verunreinigung von Nahrungsergänzungsmitteln mit dopingähnlichen Substanzen [15]. Grundsätzlich sicherer ist zwar die Nutzung von Supplementen von bekannten und namhaften Herstellern. Dennoch trägt das Risiko der Sportler.

▸ **L-Carnitin.** Der körpereigene Wirkstoff L-Carnitin ist an der Fettoxidation im Muskel beteiligt, indem er langkettige Fettsäuren in die Mitochondrien transportiert. Sein angepriesener Einsatz als „Fat Burner" ist allerdings gänzlich wirkungslos [38], [8].

▸ **Koffein.** Koffein kann neben der bekannten anregenden Wirkung auf das ZNS und das kardiovaskuläre System die „Fettverbrennung" bei trainierten Sportlern verbessern. 2004 wurde es von der Welt-Anti-Doping-Agentur (WADA) von der Doping-Liste genommen. Das ACSM empfiehlt als optimale Dosierung eine Stunde vor der Belastung 3 bis maximal 6 mg Koffein pro kg KG (3 mg entsprechen etwa 2 regulären Tassen Kaffee; [38], [5], [6]. Damit sind mögliche Nebenwirkungen (z. B. Magen-Darm-Probleme, Muskelzittern, Herzrasen) minimiert [2]. Neue Studienergebnisse zeigen jedoch, dass nur als Supplement eingenommenes reines Koffein den Fettsäurespiegel ansteigen lässt. Außerdem reagiert der Stoffwechsel der Sportler unterschiedlich stark, was einem Gewöhnungseffekt auf Koffein zuzuschreiben ist [4].

▸ **Kreatin.** Ziel einer Kreatin-Supplementation ist es, über einen erhöhten Kreatinwert im Muskel die ATP-Regeneration zu optimieren, sodass die maximale Kraftleistung länger aufrechterhalten werden kann und die Ermüdung hinausgezögert wird. Verschiedene Studien belegen den größten Einfluss einer Kreatinzufuhr bei kurzzeitigen, intensiven Belastungen (Kraft- und Schnellkraftleistungen) von bis zu 30 Sekunden Dauer, besonders bei wiederholenden Einheiten. Während Bodybuilder durch eine vergrößert wirkende Muskelmasse infolge einer kreatinbedingten Wassereinlagerung profitieren, kann sich bei Läufern die wasserbedingte Gewichtszunahme aus biomechanischen Gründen eher negativ auswirken. Als Dosierung werden 0,03 g Kreatin pro kg KG/d (maximal 3 g/d) empfohlen. Nach der Supplementierungsphase sollte eine Pause eingelegt werden [38], [5], [3].

M!

Merke

Potenziell ergogen wirken können Koffein, Antioxidanzien, Kreatin und Natriumbikarbonat/-zitrat in speziellen Belastungssituationen.

7.4 Essstörungen im Sport

Essstörungen kommen vor allem bei Sportlerinnen häufiger als in der Allgemeinbevölkerung vor, wobei vor allem Athletinnen aus figurbetonten Disziplinen wie Eiskunstlauf, rhythmischer Sportgymnastik oder Kunstturnen stärker gefährdet sind. Aber auch das männliche Geschlecht ist betroffen, vor allem, wenn ein niedrigeres Körpergewicht aus biomechanischen Gründen von Vorteil ist (z. B. Langstreckenlauf, Klettern, Skispringen).

Tab. 7.5 Ergogene Substanzen (Quelle: [1], [3], [5], [6], [8], [9], [10], [21], [38], [42]).

Substanz	Potenzielle Wirkung und Nutzen für Belastungsart	Beurteilung (für empfohlene Dosierung)
Wirksam für spezielle Belastungen		
Kohlenhydrate + Protein	Regenerationssupplementation: Kohlenhydrat-Protein-Mischung (Verhältnis 3:1) • positiv für eine anabole Stoffwechsellage (Eiweißaufbau) direkt nach der Belastung → Kraftbelastungen • schnelleres Wiederauffüllen der Kohlenhydratspeicher im Muskel → Ausdauerbelastungen mit begrenzter Regenerationszeit	wirksam und sicher
Multivitamine und Mineralstoffe	bei Ausgleich eines Mangels: Basis für optimale Leistungsfähigkeit des Körpers → Effekt bei einseitiger Ernährung/ Energierestriktion	wirksam und sicher
Koffein	• anregend (Wachheitsgrad) → geistige Leistungsfähigkeit/ psychomotorisch • Fettoxidation gefördert, positiv für trainierte Ausdauerathleten • kurzzeitige, hochintensive Belastungen von etwa 5 Minuten: mögliche Leistungsverbesserung, indem die Ermüdung verzögert eintritt	wirksam und sicher
Antioxidanzien	Minimierung von belastungsbedingten Muskelschäden → verbesserte Trainingsfähigkeit	vielversprechend und bedeutsam für Trainierte, aber weiterer Studienbedarf
Kreatin	• Kraft- und Schnellkraftleistungen: bei kurzzeitigen, intensiven Belastungen bis zu 30 Sekunden, mit wiederholenden Einheiten • Bodybuilding: Muskelmasse erscheint durch die Wassereinlagerung kurzfristig vergrößert	Wirksamkeit möglich: Responder- und Nonresponder, Nebenwirkungen unwahrscheinlich, aber Forschungsbedarf besteht
Natriumbikarbonat/-zitrat (Alkalisalze)	hochintensive, kurze Belastungen (ca. 1–7 Minuten) mit Laktatanhäufung: Leistungssteigerung durch Neutralisation von Laktat im Blut	Wirkung subjektiv unterschiedlich
Nicht wirksam oder nicht nachweisbar		
Glutamin (Aminosäure)	positiv für das Immunsystem → besonders für Ausdauerathleten oder Athleten in intensiven Trainingsphasen	Wirksamkeit nicht belegt, weitere Studien sind notwendig
HMB (β-Hydroxy-β-Methylbutyrat)	muskelabbauender Effekt nach langen Belastungen wird reduziert → Untrainierte, die mit dem Training beginnen	Wirksamkeit vermutet, weitere Studien sind notwendig
Carnitin	• erhöhte Fettoxidation → Ausdauersportler • Gewichtsverlust	nicht wirksam
Coenzym Q 10	aerobe Ausdauerleistungsfähigkeit: verbesserte Nährstoffverbrennung als Bestandteil der Atmungskette	nicht wirksam
Inosin	Kraftleistung und Ausdauer	nicht wirksam
Taurin	körperliche und geistige Leistungsfähigkeit	nicht wirksam
verzweigtkettige Aminosäuren (BCAA = „branched-chain amino acids" = Leucin, Isoleucin und Valin)	• positiv für das Immunsystem (evtl. zusammen mit Glutamin) für Athleten in einer intensiven Trainingsphase • Wirkung gegen vorzeitige Ermüdung	Wirksamkeit nicht belegt, weitere Studien sind notwendig

7.4.1 Anorexia athletica

Die Grenzen von der sportinduzierten Essstörung, der Anorexia athletica, bis zur Anorexia nervosa und zur Bulimie können fließend verlaufen. Die Anorexia athletica wird häufig noch nicht als psychische Erkrankung eingestuft, weil der Athlet bzw. die Athletin in Abhängigkeit von der jeweiligen Trainingsphase sein bzw. ihr Körpergewicht noch selbst bestimmen kann. Zwar stellt die Anorexia athletica noch kein Vollbild der Anorexia nervosa dar, kann aber als Übergangsform zur Magersucht oder Bulimie angesehen werden. 60 % der essgestörten stationären Patienten einer Klinik hatten vor ihrer Erkrankung Leistungssport betrieben [26].

7.4.2 Inverse Anorexie

Das in den 1990er Jahren von der Arbeitsgruppe um den amerikanischen Psychiater Harrison Pope [36] erstmals beschriebene Krankheitsbild, das eher bei männlichen Athleten anzutreffen ist, wird im deutschen Sprachraum auch als „Adonis-Komplex" (oder Muskelsucht) bezeichnet [37]. Die Betroffenen leiden unter dem Gefühl einer ungenügenden Ausprägung der eigenen Muskulatur, gemessen an persönlichen Idealvorstellungen. Während sich anorektische Patientinnen trotz Unterernährung häufig als zu dick erleben, empfinden sich die Muskeldysmorphen in Extremfällen trotz herkulischer Körper als zu schmächtig, unmännlich, zu schmal und unmuskulös.

Merke M!

Typische Essstörungen bei Sportlern sind die vor allem bei Sportlerinnen anzutreffende Anorexia athletica und die eher bei Bodybuildern vorkommende inverse Anorexie.

7.5 Literatur

[1] American College of Sports Medicine (ACSM), American Dietetic Association (ADA), and Dietitians of Canada (DC). Nutrition and athletic performance. Joint Position Statement. Med Sci Sports Exerc 2009; 41: 709–731

[2] American College of Sports Medicine (ACSM). Position stand: Exercise and fluid replacement. Med Sci Sports Exerc 2007; 39: 377–390

[3] American College of Sports Medicine (ACSM). The physiological and health effects of oral Creatine supplementation. Med Sci Sports Exerc 2000; 31: 706–717

[4] Antidoping Schweiz. Koffein. Faktenblätter. 07.2009a Prävention/Supplemente/Faktenblätter). Im Internet: http://www.dopinginfo.ch; Stand: 20.06.2011

[5] Applegate E. Effective nutritional ergogenic aids. Int J Sport Nutr 1999; 9: 229–239

[6] Armstrong LE. Caffeine, body fluid-electrolyte balance, and exercise performance. Int J Sport Nutr Exerc Metab 2002; 12: 189–206

[7] Astrand PO. Ausdauersport. In: Shephard RJ, Astrand PO (Hrsg). Ausdauer im Sport: Eine Veröffentlichung des IOC in Zusammenarbeit mit der FIMS. Köln: Dt. Ärzte-Verlag 1993; 22–29

[8] Australian Institute of Sport (AIS). AIS Supplement Group Classification (The AIS Sports Supplement Program 2012). Im Internet: http://www.ausport.gov.au; Stand: 18.12.2014

[9] Australian Institute of Sport (AIS). Supplement Fact Sheets Sports drinks. 05.2014. Im Internet: http://www.ausport.gov.au; Stand: 11.10.2014

[10] Baron DK, Berg A. Optimale Ernährung des Sportlers. Stuttgart, Leipzig: S. Hirzel 2005

[11] Bergeron MF. Muscle cramps during exercise- is it fatigue or electrolyte deficit? Curr Sports Med Rep 2008; 7: S 50–S 55

[12] Braumann KM, Urhausen A. Standards der Sportmedizin: Gewichtmachen. Dt Z Sportmed 2002; 53: 254–255

[13] Brouns F, Saris W, Schneider H. Rationale for upper limits of electrolyte replacement during exercise. Int J Sport Nutr 1992; 2: 229–238

[14] Coggan AR, Swanson SC. Nutritional manipulation before and during endurance exercise: Effects on performance. Med Sci Sports Exerc 1992; 24: 331–335

[15] Corrigan B, Kazlauskas R. Medication use in athletes selected for doping control at the Sydney Olympics (2000). Clin Sports Med 2003; 13: 33–40

[16] Costill DL, Hargreaves M. Carbohydrate nutrition and fatigue. Sports Med 1992; 13: 86–92

[17] Costill DL. Carbohydrate for exercise: Dietary demands for optimal performance. Int J Sports Med 1988; 9: 1–18

[18] D-A-CH: Deutsche Gesellschaft für Ernährung (DGE), Österreichische Gesellschaft für Ernährung (ÖGE), Schweizerische Gesellschaft für Ernährungsforschung (SGE), Schweizerische Vereinigung für Ernährung (SVE). Referenzwerte für die Nährstoffzufuhr (nach D-A-CH). Frankfurt a. M.: Umschau Braus; 2013

[19] de Marées H. Sportphysiologie. Köln: Sport & Buch Strauß; 2002

[20] Deutsche Gesellschaft für Ernährung (DGE). Stellungnahme des DGE-Arbeitskreises „Sport und Ernährung": Proteine und Kohlenhydrate im Breitensport. Forschung, Klinik und Praxis 01.05.2001

[21] Deutsche Gesellschaft für Ernährung (DGE). Stellungnahme des DGE-Arbeitskreises „Sport und Ernährung": Taurin in der Sporternährung. 01.08.2001; info 8

[22] Deutsche Gesellschaft für Sportmedizin und Prävention (DGSP) e. V. Die Auswirkungen des "Gewichtmachens" auf Gesundheit und Leistungsfähigkeit. Kommission Leistungssport; 2002

[23] Eidgenössische Technische Hochschule Zürich (ETH): Ernährung vor Training & Wettkampf. In: Swiss forum for sport nutrition. Juni 2006; www.sfsn.ethz.ch

[24] Friedrich W. Optimale Sporternährung. Grundlagen für Leistung und Fitness im Sport. 2. Aufl. Balingen: Spitta Verlag; 2008

[25] Hargreaves M, Costill DL, Fink WJ et al. Effect of pre-exercise carbohydrate feedings on endurance cycling performance. Med Sci Sports Exerc 1987; 19: 33–36

[26] Herpertz-Dahlmann B, Müller B. Leistungssport und Essstörungen aus kinder- und jugendpsychiatrischer Sicht. Mschr Kinderheilkunde 2000; 148: 462–468

[27] Jeukendrup A. A step towards personalized sports nutrition: Carbohydrate intake during exercise. Sports Med 2014; 44 (Suppl 1): 25–33

[28] Kirsch K. Leistungsphysiologie. In: Klinke R, Silbernagl S (Hrsg). Lehrbuch der Physiologie. Stuttgart: Thieme;1994: 517–538

[29] Konopka P. Sporternährung. Leistungsförderung durch vollwertige und bedarfsangepasste Ernährung. München, Wien, Zürich: BLV Verlagsgesellschaft mbH; 2002

[30] Kreider RB, Wilborn CD, Taylor L et al. ISSN (International Society of Sports Nutrition) exercise & sport nutrition review: Research & recommendations. J Int Soc Sports Nutr 2010; 7: 1–43

[31] Lemon PWR. Do athletes need more dietary protein and amino acids? Int J Sport Nutr 1995; 5: 39–61

[32] Maid-Kohnert U (Red.). Lexikon der Ernährung: in drei Bänden. Heidelberg: Spektrum; 2002

[33] Maughan R. The athlete's diet. Nutritional goals and dietary strategies. Proceedings of the Nutrition Society 2001; 61: 87–96

[34] Niles E, Lachowetz T, Garfi J et al. Carbohydrate-protein drink improves time to exhaustion after recovery from endurance exercise. J Exerc Physiol online 2001; 4: 45–51

[35] Oppliger RA, Nelson Stehen SA, Scott JR. Weight loss practices of college wrestlers. J Sport Nutr Exerc Metab 2003; 13: 29–46

[36] Pope HG, Phillips KA, Olivardia R. Der Adonis-Komplex. Schönheitswahn und Körperkult bei Männern. München: DTV; 2001

[37] Raschka C. Sportanthropologie. Leitfaden der modernen, vergleichenden Sportanthropologie, Sportanthropometrie und trainingsrelevanten Konstitutionsbiologie. Köln: Sportverlag Strauß; 2006

[38] Raschka C, Ruf S. Sport und Ernährung. Wissenschaftlich basierte Empfehlungen, Tipps und Ernährungspläne für die Praxis. 2. Aufl. Stuttgart: Thieme; 2015

[39] Scharhag-Rosenberg F. Fettstoffwechseltraining. Dtsch Z Sportmed 2012; 63: 357–359

[40] Schek A. Die Ernährung des Sportlers. Empfehlungen für die leistungsorientierte Trainingspraxis. Ernährungs-Umsch 2008; 6: 362–370

[41] Schek A. Sportlergetränke – Anspruch und Realität. Ernährungs-Umsch 2000; 47: 228–234

[42] Schek A. Top-Leistung im Sport durch bedürfnisgerechte Ernährung. Trainer Bibliothek 36. Deutscher Sportbund. Münster: Philippka-Sportverlag; 2002

[43] Scientific Committee on Food (SCF). Report of the Scientific Committee on Food on composition and specification of food intended to meet the expenditure of intense muscular effort, especially for sportsmen: Protein and protein components. 50 S. European Commission (Hrsg): Health & Consumer Protection Directorate-General. Brüssel. http://ec.europa.eu/food/fs/sc/scf/out64_en.pdf; Stand: 18.12.2014

[44] Sherman WM, Jacobs KA, Leenders N. Carbohydrate metabolism during endurance exercise. Overtraining in sport; Champaign: Human Kinetics 1998; 13: 289–307

[45] Stegemann J. Leistungsphysiologie. Stuttgart: Thieme; 1991

[46] Ulmer HV. Arbeits- und Sportphysiologie. In: Schmidt RF, Thews G, Lang F (Hrsg). Physiologie des Menschen. Berlin: Springer 1995; 672–696

[47] Williams MH. Ernährung, Fitness und Sport. Dt. Ausg. hrsg. von Rost R. Berlin: Ullstein Mosby; 1997

[48] Zapf J, Schmidt W, Lotsch M et al. Die Natrium- und Flüssigkeitsbilanz bei Langzeitbelastungen – Konsequenzen für die Ernährung. Dtsch Z Sportmed 1999; 50: 375–379

8 Übertrainingssyndrom

B. Kliem, C. Raschka

8.1 Definition

Das Übertrainingssyndrom (ÜTS; engl. „overtraining syndrom“ = OTS, „staleness“) bezeichnet ein chronisches Missverhältnis zwischen Beanspruchung und Belastbarkeit. Ursache dieser Funktionsstörung ist in der Regel nicht allein das Training, vielmehr hat das ÜTS eine multifaktorielle Genese. Vom ÜTS zu unterscheiden ist der Überlastungszustand (engl. „overreaching“ = OR), der noch einmal in einen funktionellen Überlastungszustand (FÜ) und einen nicht funktionellen Überlastungszustand (NFÜ) unterteilt wird [5], [22].

Cave!

Weder beim ÜTS noch beim Überlastungszustand ist ein organisch pathologischer Befund die Ursache. Somit handelt es sich jeweils um Ausschlussdiagnosen [21].

8.2 Häufigkeit und Entstehung

8.2.1 Epidemiologie

Die Lebenszeit-Prävalenz-Angaben in der Literatur (7–64 %) sind kritisch zu sehen, da bisher nur wenige qualitativ hochwertige Studien diesbezüglich vorliegen. Darüber hinaus ist eine genaue Unterscheidung zwischen FÜ, NFÜ und ÜTS schwierig und daher wahrscheinlich in den meisten Studien nicht erreicht worden. Ein positiver Zusammenhang mit der Leistungsfähigkeit scheint sich anzudeuten [10].

8.2.2 Ätiologie

Entscheidende Ursache für die Entwicklung eines ÜTS ist das über längere Zeit bestehende Missverhältnis von Trainingsumfang, -intensität, -dauer und -dichte bzw. die ungenügende Regeneration nach intendierter kurzfristiger Überlastung. Da es sich jedoch um ein multifaktorielles Geschehen handelt (▶ Abb. 8.1), spielen auch Umgebungsbedingungen eine wichtige Rolle: Hitze, Kälte, Luftfeuchtigkeit, Höhe, ggf. repetitiver Jetlag oder Wohnortwechsel. Als weitere mögliche Ursachen bzw. Auslöser eines ÜTS kommen eine zu schnelle Wiederaufnahme des gewohnten Trainings nach Infekten und eine der Beanspruchung nicht genügende Nährstoffaufnahme hinzu. Die wahrscheinlich häufigsten Auslöser eines ÜTS scheinen jedoch psychosoziale Stressoren zu sein: Beziehungsprobleme, (übertriebene) Erwartungen von Trainer, Familie, Sponsor oder Medien und Probleme in der Schule oder bei der Arbeit. Nicht zu vergessen ist hierbei die Persönlichkeitsstruktur des Sportlers in Zusammenschau mit seiner Erziehung [10], [23].

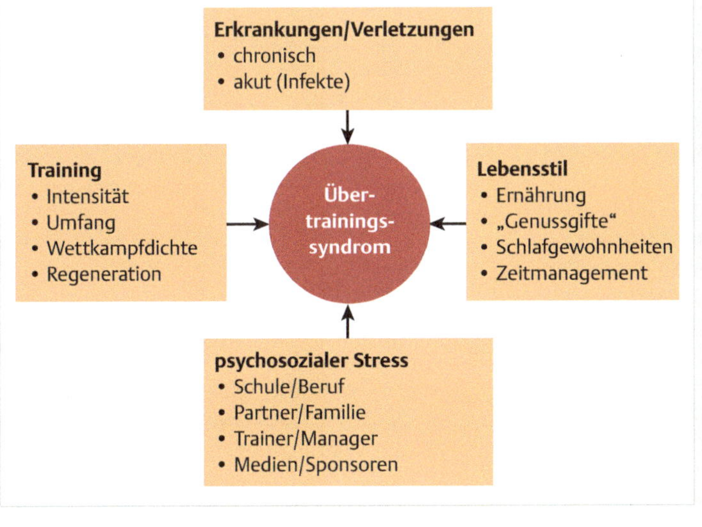

Abb. 8.1 Übertrainingssyndrom. Mögliche Ursachen/Einflussfaktoren des Übertrainingssyndroms (nicht alle Angaben sind wissenschaftlich überprüft).

8

8.2.3 Pathogenese

Die Pathophysiologie des ÜTS ist zwar bis heute nicht geklärt, jedoch gibt es einige Erklärungsansätze. Die bekanntesten sind die Glykogen-, Zytokin-, BCAA- und die Hypothalamushypothese. In der Literatur wird es als Schwäche jeder einzelnen Theorie bezeichnet, dass sie nicht alle Symptome des ÜTS erklären kann. Doch muss das jeder theoretische Ansatz leisten? Wie im Folgenden beschrieben, scheint es vielmehr so, dass alle Ansätze Teile der Pathophysiologie erklären können und miteinander in Verbindung stehen. Zweifelsfrei fehlen qualitativ hochwertige Studien, um die zu vermutenden Zusammenhänge aufzudecken.

► **Glykogenhypothese.** Ist der Glykogenspiegel in Muskulatur und Leber erniedrigt, fehlt dem Organismus Energie, um hochintensive Leistungen längerfristig erbringen zu können. Darüber hinaus führt eine Glykogendepletion zu erhöhten Katecholamin-, Kortisol- und Glukagon- sowie reduzierten Insulinspiegeln. Dadurch sind die Lipolyse aktiviert und der Abbau von verzweigtkettigen Aminosäuren („branched chain amino acids“ = BCAAs) verstärkt. Die BCAAs sind als Neurotransmitter am Entstehen von Fatigue beteiligt. So konnte gezeigt werden, dass Sportler, die im Verhältnis zur zu erbringenden Leistung zu wenige Kohlenhydrate aufnehmen, schneller ermüden. Die Kriterien zur Diagnosestellung eines ÜTS wurden jedoch nicht erreicht [1], [8].

► **Zytokinhypothese.** Bekannt ist, dass durch repetitive muskuläre Mikrotraumata akute lokale Entzündungen entstehen können. Bekommt der Körper nicht die Möglichkeit zur Regeneration, können sich daraus chronische Entzündungen entwickeln. Die damit einhergehende Ausschüttung von Zytokinen wie IL-1β, IL-6 und TNF-α führt über eine hypothalamische Wirkung zu einem reduzierten Hungergefühl und kann damit auch zu einer Glykogendepletion beitragen. Außerdem kann die exzessive Ausschüttung von Zytokinen zu Schlafstörungen, depressiven Verstimmungen und dem „Gefühl der schweren Beine“ führen [5], [8], [25].

► **BCAA-Hypothese.** Der oben bereits angesprochene Abbau von BCAAs führt dazu, dass das um den gleichen Blut-Hirn-Schranken-Transporter konkurrierende Tryptophan überwiegt und somit die Konzentration des Fatigue-induzierenden Tryptophans deutlich ansteigt [3]. Es wird außerdem vermutet, dass bei gut trainierten Sportlern die Tryptophanrezeptorsensitivität reduziert ist und diese somit weniger empfindlich auf ansteigende Tryptophanspiegel reagieren. Sportler im ÜTS scheinen diesen Anpassungsmechanismus verloren zu haben [8].

► **Hypothalamushypothese.** Ein weiterer Erklärungsansatz von Übertraining ist die Dysregulation der Hypothalamus-Hypophysen-Nebenieren-Achse [5]. Längerfristiges, intensives Training verstärkt die Immunsuppression und verlängert die Phase des „open window for infection“, in dem das entstehende Ungleichgewicht zwischen Kortisol, adrenokortikotropem Hormon (ACTH), Testosteron und Östrogen die Anfälligkeit für Infekte der oberen Atemwege erklären könnte (Kap. 4.8.2) [4], [8], [15]. Erniedrigte Kortisolspiegel im Sinne einer adrenalen Erschöpfung können zu depressiver Verstimmung, Fatigue-Symptomen und Bradykardie führen [2].

8.3 Klinik und Diagnostik

8.3.1 Klinik

Führendes Symptom des ÜTS ist der Abfall der sportartspezifischen Leistungsfähigkeit trotz eines fortgeführten oder sogar intensivierten Trainings. Weitere empfindliche Kriterien einer frühen Diagnosestellung sind Befindlichkeitsstörungen wie chronische Müdigkeit, Schlafstörungen und – insbesondere bei Radfahrern und Läufern – das Gefühl „schwerer Beine“ [19], [20]. Viele weitere in der Literatur aufgeführte Symptome sind experimentell jedoch nicht verifiziert: Affektlabilität, Antriebslosigkeit, Konzentrationsstörungen, Neigung zu Krämpfen und Verletzungen [8], [21].

► Tab. 8.1 gibt einen Überblick über die Abstufung von der Überlastung bis hin zum Übertrainingssyndrom.

8.3.2 Diagnostik

Da ein ÜTS mit einem Abfall der sportartspezifischen Leistungsfähigkeit einhergeht, ist es nachzuvollziehen, dass die sportartspezifische Leistungsfähigkeit auch den Goldstandard der Erholtheits- bzw. Ermüdungsdiagnostik darstellt [12].

Tab. 8.1 Abstufung von Überlastung und Übertraining. (Quelle: [10]).

Belastung	Beispiele	Ergebnis	Erholungszeit	Leistungsentwicklung
kurzfristige Überlastung	einzelne Trainingseinheit	akute Ermüdung	Tag(e)	Leistungssteigerung
repetitive kurzfristige Überlastungen	Trainingslager	funktioneller Überlastungszustand (FÜ)	Tage bis Wochen	kurzfristiger Leistungsabfall; Leistungssteigerung bei anschließender Regenerationsphase
mittelfristige Überlastung	• zu intensives und/ oder umfangreiches Training über Wochen • zu monotones Training	nicht funktioneller Überlastungszustand (NFÜ)	Wochen bis Monate	Leistungssteigerung, ggf. Leistungsabfall
langfristige Überlastung	• Fortführung der mittelfristigen Überlastung • weitere Intensivierung	Übertrainingssyndrom	Monate bis Jahr(e)	Leistungsabfall

Wettkampfnahe Testverfahren

Da sich Wettkämpfe zu Testzwecken nicht beliebig wiederholen lassen, werden stattdessen standardisierte wettkampfnahe Testverfahren angewendet:

- In Ausdauerdisziplinen gibt es sog. „time trials“.
- In Kraft- und Schnelligkeitsdisziplinen werden Kraft-, Sprung- und Sprinttests angewendet.
- In den Spielsportarten kommen teilweise „shuttle-run“-Tests zum Einsatz. Ein validierter sportartspezifischer Test steht in den Spielsportarten jedoch nicht zur Verfügung. Im Fußball beispielsweise könnten jedoch in Zukunft verschiedene Parameter der Spielanalyse denkbare Alternativen darstellen [12].

Ergometrische Testverfahren

In den in der Sportmedizin routinemäßig eingesetzten stufenweise ansteigenden ergometrischen Testverfahren können die Maximalleistung und die maximale Sauerstoffaufnahme mehreren Studien zufolge reduziert sein oder aber auch unverändert bleiben [6], [20]. In ausdauerorientierten Sportarten (Radfahren, Triathlon) ist möglicherweise die Beeinträchtigung der Kurzzeitausdauer aussagekräftiger. Dahingegen scheint die anaerob-alaktazide Leistung eher unbeeinträchtigt zu sein.

Potenzielle Indikatoren eines Übertrainingssyndroms

► **Laktatwerte.** Auch wenn im ÜTS bereits erniedrigte maximale Laktatwerte gemessen wurden, sind diese in der Praxis ebenso wenig relevant wie eine ggf. auftretende geringgradige Rechtsverschiebung der Laktatleistungskurve [20].

► **Respiratorischer Quotient.** Ein erniedrigter respiratorischer Quotient unter (sub-)maximaler Belastung ist wahrscheinlich ein Zeichen für eine verminderte Kohlenhydratbereitstellung, ohne dass aber eine Glykogenverarmung vorliegen muss [18]. Eine (Über-)Betonung des aeroben Ausdauertrainings ist eine mögliche Differenzialdiagnose [21].

► **Herz-Kreislauf-Parameter.** Entgegen der landläufigen Meinung konnten in zahlreichen Untersuchungen weder eine erhöhte Ruheherzfrequenz noch EKG-Veränderungen oder ein verändertes Blutdruckverhalten im ÜTS bestätigt werden. Die maximale Herzfrequenz kann um 3–5 Schläge/min reduziert sein. Dies scheint in der Praxis jedoch aufgrund fehlender standardisierter Bedingungen und fehlender Vergleichswerte nur schwer feststellbar zu sein [21]. Die Herzfrequenzvariabilität ist sympathisch und parasympathisch beeinflusst. Da ein Überwiegen von Sympathikus oder Parasympathikus Ursache eines ÜTS sein könnte und die Messung einfach und nicht invasiv durchzuführen ist, könnte die Herzfrequenzvariabilität geeignet sein, ein ÜTS anzuzeigen. Bislang ist dies wissenschaftlich jedoch nicht bestätigt worden; noch nicht mal eine Überlegenheit gegenüber der noch einfacher zu erfassenden Ruheherzfrequenz [5], [16].

► **Körpergewicht.** Auch wenn eine Körpergewichtsabnahme ein Flüssigkeitsdefizit oder einen Verlust an aktiver Körpermasse anzeigen und im Sinne einer negativen Energiebilanz die aktuelle Belastbarkeit verringern kann, scheint das Körpergewicht als ein früher Indikator eines ÜTS nicht brauchbar zu sein [21].

► **Laborparameter.** Die Kreatinkinase (CK) wird als Enzym der anaerob-alaktaziden Energiebereitstellung z. B. freigesetzt, wenn eine exzentrische Belastung Muskelzellmembranschädigungen verursacht. Als Indikator für akute Mikroschädigungen der Muskulatur ist die CK somit geeignet, nicht jedoch für ein ÜTS [24]. Steigende Harnstoffserumkonzentrationen können auf einen verstärkten Proteinabbau hinweisen; gleichzeitig kommen sie aber auch bei einem vermehrten Eiweißkonsum, einem Glykogenmangel z. B. nach intensivem Ausdauertraining oder einem Flüssigkeitsmangel vor, sodass auch Harnstoff kein geeigneter ÜTS-Diagnoseparameter zu sein scheint [21]. Entzündungsparameter wie CRP und IL-6 sowie weitere Laborparameter wie rotes Blutbild, Ferritin, Harnsäure, einzelne Leberenzyme, Kreatinin, Glukose und Elektrolyte scheinen ebenfalls nicht als Indikatoren für ein ÜTS infrage zu kommen [10].

► **Hormone.** Geeignete Indikatoren hatte man sich von den Hormonen erhofft. Doch weder Kortisol, Testosteron, ACTH noch die Katecholamine (inkl. deren Quotienten) konnten ein ÜTS eindeutig von einem FÜ unterscheiden [10], [19].

Psychometrische Testverfahren

Ein weiterer Ansatz zur Erfassung eines ÜTS besteht in psychometrischen Testverfahren. Die bekanntesten sind die Rating of Perceived Exhaustion (RPE), das Profile of Mood States (POMS) sowie sportartspezifische Tests wie der Recovery Stress Questionaire for Athletes/Erholungsbelastungsfragebogen für Sportler (RESTQ/EBF-Sport) [7], [9]. Es konnten mehrfach gute Übereinstimmungen mit der kumulativen Belastung nachgewiesen werden sowie ein Zusammenhang zwischen Trainingsstimulus und Erschöpfungsgrad. Bei der Bewertung dieser grundsätzlich sehr sinnvollen Mittel sind jedoch die Beantwortung im Sinne der sozialen Erwünschtheit sowie die Verfälschung zur Förderung des eigenen Einsatzes im Wettkampf zu berücksichtigen. Als einziges Diagnosekriterium können somit auch psychometrische Testverfahren nicht herangezogen werden [10], [12].

Als Diagnostikum bisher so gut wie noch nicht untersucht worden ist die psychomotorische Geschwindigkeit. Diese könnte jedoch insbesondere in den Spielsportarten relevant sein [12], [14].

Es ist somit offensichtlich, dass ein geeigneter Parameter zur Diagnose des ÜTS noch fehlt [12]. In den Spielsportarten kann ein zweimaliges Routine-Screening der Blutwerte – eines zu Beginn der Hinrunden- und ein zweites zu Beginn der Rückrundenvorbereitung – empfohlen werden. Mehrfach wiederholte Messungen scheinen keinen Erkenntnisgewinn zu erbringen [11], [13]. Möchte man eine aussagekräftige Diagnostikbatterie etablieren, so empfiehlt es sich, zuvor Baseline-Werte zu erheben [12].

Praxistipp

Bei unerklärbarem Leistungsabfall, abnehmender Belastbarkeit und zunehmender Müdigkeit sollten mögliche Erkrankungen (u. a. Myokarditis) als Ursache ärztlich ausgeschlossen werden. Die Anamnese ist entscheidend. Sportartspezifische und trainingswissenschaftliche Kenntnisse des Sportmediziners sind in diesem Zusammenhang unabdingbar.

8.4 Therapie und Prävention

8.4.1 Therapie

Aktuell kann die Sportmedizin keine wissenschaftlich haltbare Behandlungsstrategie für das ÜTS anbieten. Einzige wirksame Maßnahme ist – nach ihrer Identifizierung – die Ausschaltung der möglichen Auslöser [10]. Absolute Sportkarenz wird somit propagiert. Jedoch scheint leichtes Training im Sinne einer deutlichen Reduktion von Trainingsumfang, -intensität, -dauer und -dichte sinnvoller zu sein, da für einen Hochleistungssportler mit täglichem Training – teilweise mehrfach täglich – eine absolute Sportkarenz sicherlich einen zu großen Stressfaktor bedeuten würde [8]. In diesem

Zusammenhang darf insbesondere das Ausschalten der oben angesprochenen psychosozialen Auslöser nicht vergessen werden.

8.4.2 Prävention

Aufgrund der geringen Therapieoptionen besteht allgemeine Übereinkunft darin, dass der Prävention von ÜTS und NFÜ eine große Bedeutung zukommen muss. Entscheidend dafür ist eine durchdachte und auf die Wettkämpfe abgestimmte Trainingsplanung und -steuerung. Ausreichend regenerative Anteile sind genauso wichtig wie das Verhindern von Monotonie. Grundsätzlich wird ein trainingsfreier Tag pro Woche empfohlen. Ein Sportler sollte sich stets ausreichend Schlaf gönnen. Wichtig ist außerdem eine den Belastungen angepasste Ernährung. Die oben angesprochene Kohlenhydratsupplementation darf jedoch nicht auf Kosten der Zufuhr von Proteinen erfolgen. Verletzungen und Infekte müssen stets auskuriert werden [10], [17].

M!

Merke

Übertrainingssyndrom

- Hauptsymptom: Leistungsabfall
- Ätiologie: langfristige psychophysische Überlastung
- Pathomechanismus: unklar
- Diagnostik: kein valider Diagnostikparameter vorhanden
- Therapie: keine eindeutige Therapie vorhanden
- Prävention: u. a. Beachtung trainingswissenschaftlicher Prinzipien, der Belastung angepasste Regeneration

8.5 Literatur

[1] Achten J et al. Higher dietary carbohydrate content during intensified running training results in better maintenance of performance and mood state. J Appl Physiol 2004; 96: 1331–1340

[2] Brooks KA, Carter JG. Overtraining, exercise, and adrenal insufficiency. J Nov Physiother 2013; 3: 11717

[3] Budgett R et al. The effects of the 5-HT2c agonist m-chlorophenylpiperazine on elite athletes with unexplained underperformance syndrom (overtraining). Br J Sports Med 2010; 44: 280–283

[4] Carfagno DG, Hendrix JC. Overtraining Syndrom in the Athlete: Current Clinical Practice. Cur Sports Med Rep 2014; 13: 45–51

[5] Halson SL, Jeukendrup AE. Does overtraining exist? An analysis of overreaching and overtraining research. Sports Med 2004; 34: 967–981

[6] Jeukendrup AE et al. Physiological changes in male competitive cyclists after two weeks of intensified training. Int J Sports Med 1992; 13: 534–541

[7] Kellmann M. Preventing overtraining in athletes in high-intensity sports and stress/recovery monitoring. Scand J Med Sci Sports 2010; 20(Suppl 2): 95–102

[8] Kreher JB, Schwartz J. Overtraining Syndrom: A Practical Guide. Sports Health 2012; 4: 128–138

[9] McNair D, Lorr M, Dropplemann LF. Profile of Mood States Manual 1971. Im Internet: http://www.statisticssolutions.com/profile-of-mood-states-poms/; Stand 09.07.2015

[10] Meeusen R et al. Prevention, Diagnosis, and Treatment of the Overtraining Syndrom: Joint Consensus Statement of the European College of Sport Science and the American College of Sports Medicine. Med Sci Sports Exerc 2013; 45: 186–205

[11] Meister S, aus der Fünten K, Meyer T. Repeated monitoring of blood parameters for evaluating strain and overload in elite football players: is it justified? J Sports Sci 2014; 32: 1328–1331

[12] Meyer T et al. Die Messung von Erholtheit und Regenerationsbedarf im Fußball. DZSM 2013; 64: 28–34. Im Internet: http://www.zeitschrift-sportmedizin.de/en/articles-online/archiv-2013/heft-1/die-messung-von-erholtheit-und-regenerationsbedarf-im-fussball/; Stand: 09.07.2015

[13] Meyer T, Meister S. Routine Blood Parameters in Elite Soccer Players. Int J Sports Med 2011; 32: 875–881

[14] Nederhof E et al. The effect of high load training on psychomotor speed. Int J Sports Med 2007; 28: 595–601

[15] Niemann D. Immune function responses to ultramarathon race competition. Med Sportiva 2009; 13: 189–196

[16] Sandercock GR, Brodie DA. The use of heart rate variability measures to assess autonomic control during exercise. Scand J Med Sci Sports 2006; 16: 302–331

[17] Scharhag J, Meyer T. Return to play after acute infectious disease in football players. J Sports Sci 2014; 32: 1237–1242

[18] Snyder AC et al. Overtraining following intensified training with normal muscle glycogen. Med Sci Sports Exerc 1995; 27: 1063–1070

[19] Urhausen A et al. Effects of two training phases of different intensities on the exercise-induced hormonal response and psychological parameters in endurance athletes. Int J Sports Med 1998; 19(Suppl 1): 43–44

[20] Urhausen A et al. Ergometric and psychological findings during overtraining: a prospective long-term-follow-up study in endurance athletes. Int J Sports Med 1998; 19: 114–120

[21] Urhausen A, Kindermann W. Aktuelle Marker für die Diagnostik von Überlastungszuständen in der Trainingspraxis. DZSM 2000; 51: 226–233

[22] Urhausen A, Kindermann W. Diagnosis of overtraining – what tools do we have? Sports Med 2002; 32: 95–102

[23] Urhausen A, Kindermann W. Standards der Sportmedizin: Übertraining. DZSM 2002; 53: 121–122. Im Internet: http://limmatsharks.com/Overtraining/UrhausenKIndermannUebertraining.pdf; Stand: 28.08.2015

[24] Urhausen A., Gabriel H, Kindermann W. Impaired pituitary hormonal response to exhaustive exercise in overtrained endurance athletes. Med Sci Sports Exerc 1998; 30: 407–414

[25] Vargas NT, Marino F. A Neuroinflammatory Model for Acute Fatigue During Exercise. Sports Med 2014; 44: 1479–1487

9 Doping

C. Raschka

Das Wort „Doping" entstammt der englischen Sprache. Der etymologische Ursprung liegt allerdings in Südafrika. Hier bezeichneten die Einheimischen damit einen schweren Schnaps, den „Dop", der bei kultischen Feiern getrunken wurde. Später wurden mit diesem Begriff generell Getränke mit stimulierender Wirkung bezeichnet. Im Englischen kennzeichnet dieses Wort vor allem Aufputschmittel für Rennpferde. In diesem Zusammenhang fand der Begriff schließlich 1889 zum ersten Mal Eingang in ein englisches Lexikon [4].

9.1 Definitionen

Die erste bedeutsame Definition von Doping erfolgte 1963 durch den Europarat. Danach versteht sich Doping als Applikation jeglicher körperfremder, aber auch physiologischer Substanzen in unphysiologischer Art und Weise an gesunde Athleten mit dem ausschließlichen Ziel der Leistungsverbesserung im Wettkampf.

Seit der Welt-Doping-Konferenz 1999 in Lausanne wird Doping über eine Liste der explizit verbotenen Mittel und Verhaltensweisen bestimmt. Seit dem 01.01.2004 gilt die Doping-Definition der World Anti-Doping Agency (WADA). Die Liste wird jährlich aktualisiert.

9.2 Verbotsliste

In diesem Abschnitt wird die Verbotsliste des Welt-Anti-Doping-Codes (zusammengefasst in Anlehnung an die informatorische Übersetzung der NADA in leicht verkürzter Form) aufgeführt; der offizielle Wortlaut der Verbotsliste wird von der WADA jährlich in englischer und französischer Sprache veröffentlicht [23].

9.2.1 Substanzen und Methoden, die zu allen Zeiten (in und außerhalb von Wettkämpfen) verboten sind

Verbotene Substanzen

S 0 = nicht zugelassene Substanzen

Hierunter fallen anderweitig nicht explizit aufgeführte pharmakologisch wirksame Substanzen, die für die therapeutische Anwendung beim Menschen nicht zugelassen sind (z. B. Arzneimittel in der [prä]klinischen Entwicklung oder Arzneimittel, deren Entwicklung eingestellt wurde, Designer-Drogen oder nur für die Anwendung bei Tieren zugelassene Substanzen).

S 1 = anabole Substanzen

1. Anabol-androgene Steroide (AAS)
   a) Exogene (= vom Körper nicht auf natürlichem Weg produzierte) AAS
   1-Androstendiol, 1-Androstendion, Bolandiol, Bolasteron, Boldenon, Boldion, Calusteron, Clostebol, Danzol, Dehydrochlormethyltestosteron, Desoxymethyltestosteron, Drostanolon, Ethylestrenol, Fluoxymesteron, Formebolon, Furazabol, Gestrinon, 4-Hydroxytestosteron, Mestanolon, Mesterolon, Metandienon, Metenolon, Methandriol, Methasteron, Methyldienolon, Methyl-1-testosteron, Methylnortestosteron, Methyltestosteron, Metribolon, Miboleron, Nandrolon, 19-Norandrostendion, Norbolethon, Norclostebol, Norethandrolon, Oxabolon, Oxandrolon, Oxymesteron, Oxymetholon, Prostanozol, Quinbolon, Stanozolol, Stenbolon, 1-Testosteron, Tetrahydrogestrinon, Trenbolon u. andere Substanzen mit ähnlicher chemischer Struktur oder ähnlicher/n biologischer/n Wirkung (en).
   b) Endogene (= vom Körper auf natürlichem Weg produzierte) AAS, exogen appliziert: Androstendiol, Androstendion, Dihydrotestosteron, Prasteron, Testosteron und ihre Metaboliten und Isomere (darunter u. a. 5α-Androstan-3α,17α-diol, 5α-Androstan-3α,17β-

diol, 5α-Androstan-3β,17α-diol, 5α-Androstan-3β,17β-diol, 5β-Androstan-3α,17β-diol, Androst-4-en-3α,17α-diol, Androst-4-en-3α,17β-diol, Androst-4-en-3β,17α-diol, Androst-5-en-3α,17α-diol, Androst-5-en-3α,17β-diol, Androst-5-en-3β,17α-diol, 4-Androstendiol, 5-Androstendion, Androsteron, Epidihydrotestosteron, Epitestosteron, Etiocholanolon, 7α-Hydroxy-DHEA, 7β-Hydroxy-DHEA, 7-keto-DHEA, 19-Norandrosteron, 19-Noretiocholanolon.

2. Andere anabole Substanzen
   Clenbuterol, selektive Androgen-Rezeptor-Modulatoren (z. B. Andarine, Ostarine), Tibolon, α-Zearalenol, Zilpaterol

S 2 = Peptidhormone, Wachstumsfaktoren, verwandte Substanzen und Mimetika

Außer den folgend aufgeführten Substanzen umfasst das Verbot auch Substanzen mit ähnlicher chemischer Struktur oder ähnlicher/n biologischer/n Wirkung(en):

1. Erythropoetin-Rezeptor-Agonisten
   1. Erythropoiese-stimulierende Stoffe, darunter z. B. Darbepoetin alfa, Erythropoetin; EPO-Fc; EPO-mimetische Peptide, z. B. CNTO 530, Peginesatid, Methoxy-Polyethylenglykol-Epoetin β
   2. Nicht-erythropoietische EPO-Rezeptor-Agonisten, z. B. ARA-290, asialo-EPO, carbamyliertes EPO
2. Hypoxie-induzierbarer-Faktor (HIF)-Stabilisatoren (z. B. Cobalt, FG-4 592) und HIF-Aktivatoren (z. B. Argon, Xenon)
3. Choriongonadotropin (CG) und Luteinisierendes Hormon (LH) sowie ihre Releasingfaktoren (z. B. Buserelin, Gonadorelin u. Leuprorelin) bei Männern
4. Kortikotropine und ihre Releasingfaktoren (z. B. Corticorelin)
5. Wachstumshormon (GH) u. seine Releasingfaktoren (darunter GHRH und seine Analoga, z. B. CJC-1295, Sermorelin und Tesamorelin; Wachstumshormon-Sekretagoga (z. B. Ghrelin und Ghrelin-Mimetika, z. B. Anamorelin, Ipamorelin); Wachstumshormon-Releasing-Peptide (z. B. Alexamorelin, GHRP-6, Hexarelin, Pralmorelin).
   Außerdem sind folgende Wachstumsfaktoren verboten: Fibroblasten-Wachstumsfaktoren, Hepatozyten-Wachstumsfaktor, insulinähnlicher Wachstumsfaktor 1 und seine Analoga, mechanisch induzierte Wachstumsfaktoren, Blutplättchen-Wachstumsfaktor, vaskulär-endothelialer Wachstumsfaktor und alle anderen Wachstumsfaktoren, die in Muskeln, Sehnen oder Bändern Proteinsynthese und -abbau, die Gefäßbildung/-versorgung, die Energieausnutzung, die Regenerationsfähigkeit oder die Umwandlung des Fasertyps beeinflussen.

S 3 = β_2-Agonisten

Alle β_2-Agonisten (ggf. auch alle optischen Isomere) sind verboten, ausgenommen (s. a. Kap. 4.2):

- inhaliertes Salbutamol (höchstens 1600 µg/24 h)
- inhaliertes Formoterol (höchstens 54 µg/24 h)
- inhaliertes Salmeterol nach Hersteller-Empfehlungen

S 4 = Hormone und Stoffwechselmodulatoren

Verboten sind:

- Aromatasehemmer (u. a. Aminoglutethimid, Anastrozol, Androsta-1,4,6-trien-3,17-dion, 4-Androsten-3,6,17-trion, Exemestan, Formestan, Letrozol, Testolacton)
- selektive Estrogen-Rezeptor-Modulatoren (u. a. Raloxifen, Tamoxifen, Toremifen)
- andere antiestrogene Substanzen (u. a. Clomifen, Cyclofenil, Fulvestrant)
- Substanzen, welche die Myostatinfunktion(en) verändern (u. a. Myostatinhemmer)
- Stoffwechselmodulatoren (Aktivatoren der AMP-aktivierten Proteinkinase, Insulinmimetika, Meldonium, Trimetazidin)

S 5 = Diuretika und Maskierungsmittel

Hierzu gehören u. a. Desmopressin, Probenecid, Plasmaexpander (z. B. Glyzerol, Albumin, Dextran, HES, Mannitol), Acetazolamid, Amilorid, Bumetanid, Canrenon, Chlortalidon, Etacrynsäure, Furosemid, Indapamid, Metolazon, Spironolacton, Thiazide (z. B. Bendroflumethiazid, Chlorothiazid, HCT, Triamteren) und Vaptane (z. B. Tolvaptan).

Verbotene Methoden

M1 = Manipulation von Blut und Blutbestandteilen

Verboten sind die Verabreichung oder Wiederzufuhr jeder Menge von autologem, allogenem (homologem) oder heterologem Blut oder Produkten aus Erythrozyten jeglicher Herkunft in das Kreislaufsystem, die künstliche Erhöhung der Aufnahme, des Transports oder der Abgabe von Sauerstoff (u. a. Perfluorchemikalien, Efaproxiral und veränderte Hämoglobinprodukte) sowie jegliche Form der intravaskulären Manipulation von Blut (bestandteilen) mit physikalischen oder chemischen Mitteln.

M2 = chemische und physikalische Manipulation

Verboten sind die tatsächliche oder versuchte unzulässige Einflussnahme, um Integrität und Validität der Doping-Kontrollproben zu verändern (u. a. Austausch und/oder Verfälschung von Urin [z. B. mit Proteasen] sowie intravenöse Infusionen und/oder Injektionen von mehr als 50 ml innerhalb von 6 Stunden, es sei denn, sie werden rechtmäßig im Zuge von Krankenhauseinweisungen, chirurgischen Eingriffen oder klinischen Untersuchungen verabreicht.

M3 = Gendoping

Verboten sind die Übertragung von Nukleinsäure-Polymeren oder Nukleinsäure-Analoga sowie die Anwendung normaler oder genetisch veränderter Zellen zur möglichen Steigerung der sportlichen Leistung.

9.2.2 Im Wettkampf verbotene Substanzen und Methoden

Zusätzlich zu den Kategorien S 0 bis S 5 und M1 bis M3 sind im Wettkampf noch die folgenden Kategorien S 6 bis S 9 verboten:

S 6 = Stimulanzien

Verboten sind

- nichtspezifische Stimulanzien (Adrafinil, Amfepramon, Amiphenazol, Amphetamin, Amphetaminil, Benfluorex, Benzylpiperazin, Bromantan, Clobenzorex, Kokain, Cropropamid, Crotetamid, Fencamin, Fenetyllin, Fenfluramin, Fenproporex, Fonturacetam, Furfenorex, Mefenorex, Mephentermin, Mesocarb, Methamphetamin, p-Methylamphetamin, Modafinil, Norfenfluramin, Phendimetrazin, Phentermin, Prenylamin, Prolintan) sowie
- spezifische Stimulanzien (u. a. Benzphetamin, Cathin [wenn seine Konzentration im Urin 5 µg/ml übersteigt], Cathinon und seine Analoga [z. B. Mephedron], Dimethylamphetamin, Ephedrin und Methylephedrin [wenn ihre Urinkonzentration jeweils 10 µg/ml übersteigt], Etamivan, Etilamphetamin, Etilefrin, Famprofazon, Fenbutrazat, Fencamfamin, Heptaminol, Hydroxyamphetamin, Isomethepten, Levmetamphetamin, Meclofenoxat, Methylendioxymethamphetamin, Methylhexanamin, Methylphenidat, Nicethamid, Norfenefrin, Octopamin, Oxilofrin, Pemolin, Pentetrazol, Phenethylamin und seine Derivate, Phenmetrazin, Phenpromethamin, Propylhexedrin, Pseudoephedrin [wenn seine Urinkonzentration 150 µg/ml übersteigt], Selegilin, Sibutramin, Strychnin, Tenamphetamin, Tuaminoheptan sowie andere Substanzen mit ähnlicher chemischer Struktur oder ähnlichen biologischen Wirkungen.

Die lokale Anwendung (beispielsweise nasal oder ophthalmologisch) von Adrenalin (Epinephrin) oder die Applikation in Verbindung mit einem Lokalanästhetikum ist nicht verboten. Ferner sind von dem Verbot Clonidin und Imidazolderivate für die topische/ophthalmische Anwendung ausgenommen sowie Stimulanzien, die in das Überwachungsprogramm für 2015 aufgenommen wurden (Bupropion, Koffein, Nikotin, Phenylephrin, Phenylpropanolamin, Pipradol und Synephrin).

S 7 = Narkotika

Verboten sind Buprenorphin, Dextromoramid, Diamorphin (Heroin), Fentanyl und seine Derivate, Hydromorphon, Methadon, Morphin, Oxycodon, Oxymorphon, Pentazocin und Pethidin.

S 8 = Cannabinoide

Verboten sind natürliche (z. B. Cannabis, Haschisch, Marihuana) oder synthetische Cannabinoide sowie Cannabinomimetika (z. B. „Spice").

S 9 = Glukokortikoide

In p.o., i.v., i.m. und rektaler Applikationsform sind sie verboten.

9.2.3 In bestimmten Sportarten verbotene Substanzen

P1 = Alkohol

Ab dem Grenzwert einer Blutalkoholkonzentration von 0,1 g/l ist Ethanol nur im Wettkampf in folgenden Sportarten verboten: Bogenschießen, Luftsport, Motorbootsport, Motorsport.

P2 = Betablocker

- Immer verboten sind Betablocker (u. a. Acebutolol, Alprenolol, Atenolol, Betaxolol, Bisoprolol, Bunolol, Carteolol, Carvedilol, Celiprolol, Esmolol, Labetalol, Levobunolol, Metipranolol, Metoprolol, Nadolol, Oxprenolol, Pindolol, Propranolol, Sotalol, Timolol) in folgenden Sportarten: Bogenschießen, Schießen.
- Nur im Wettkampf verboten sind Betablocker in diesen Sportarten: Billard (alle Disziplinen), Darts, Golf, Motorsport, Ski/Snowboarding (Skispringen, Freistil aerials/halfpipe und Snowboard halfpipe/big air), verschiedene Tauchdisziplinen.

9.3 Doping-Regelungen im Leistungssport

9.3.1 Testpools und Risikogruppen

Zur Organisation der Kontrollen werden die Athleten der unterschiedlichen Sportarten und Kader verschiedenen Testpools – in Abhängigkeit von der Gefährdung einer Sportart – zugeordnet: von Risikogruppe A (hohes Doping-Risiko) über B (mittleres Risiko) bis C (geringes Risiko). Die Testpools werden differenziert nach:

- **Registered Testing Pool (RTP):** Athleten aus einem internationalen Registered Testing Pool, A-Kader-Athleten sowie Athleten der A-Nationalmannschaften von Sportarten der Risikogruppe A
- **Nationaler Testpool (NTP):** A-Kader-Athleten sowie Athleten der A-Nationalmannschaften aus Sportarten der Risikogruppen B und C, B-Kader-Athleten der Sportarten der Risikogruppe A, alle Athleten des erweiterten Kreises der Mannschaft für die Olympischen und Paralympischen Spiele
- **Allgemeiner Testpool (ATP):** alle anderen Bundeskaderathleten

Der nationale Sportverband meldet der NADA einmal jährlich die Athleten, die den Testpoolkriterien unterfallen.

9.3.2 Medizinische Ausnahmegenehmigung

Für einige Krankheitsbilder (z. B. Asthma bronchiale, Morbus Crohn, Diabetes mellitus) können die Athleten für verbotene Substanzen und Methoden (WADA-Code) eine medizinische Ausnahmegenehmigung (TUE = „therapeutic use exemption") beantragen. Der Internationale Standard für medizinische Ausnahmegenehmigungen (ISTUE = „international standard for therapeutic use exemptions") regelt den Verfahrensablauf. Eine Attestregelung gilt für Sportler, die auf nationaler Ebene starten und keinem Testpool angehören, d. h., die medizinische Indikation muss per Attest ärztlich bestätigt sein und für die Doping-Kontrolle muss eine Kopie des Attests abgegeben werden. Fällt die Probe positiv aus, muss rückwirkend eine medizinische Ausnahmegenehmigung beantragt werden. Eine uneingeschränkte TUE-Pflicht besteht dagegen für Angehörige der Testpools (RTP, NTP und ATP, s. o.).

Die NADA stellt auf ihrer Homepage den Ablauf des Einholens von Ausnahmegenehmigungen übersichtlich dar [8]. Formulare für die (rückwirkende) Beantragung der TUE sind ebenfalls bei der NADA im Internet zu finden [9].

Praxistipp

Die TUE muss mindestens 21 Tage vor dem Wettkampf eingereicht werden.

9.3.3 Sportanthropometrische Hinweise auf Doping im Freizeitsport

Fat-Free Mass Index

Der Fat-Free Mass Index (FFMI), den man auch als Magermasseindex bezeichnen könnte, ist ein anthropometrischer Screening-Ansatz als Hinweis auf den Missbrauch anaboler Steroide bei Bodybuildern [6]. Dabei bestimmt man zunächst die Magermasse als Differenz von Gesamtkörpermasse und Fettmasse. Der auf eine Körpergröße von 1,80 m normalisierte FFMI errechnet sich wie folgt:

FFMI = Magermasse (in kg)/Körperhöhe (in m)^2 + 6,1 × (1,8 – Körperhöhe [in m])

Anhand einer Überprüfung des FFMI in einem Kollektiv von 157 männlichen Bodybuildern (83 mit, 74 ohne Anabolikamissbrauch) wurde der Grenzwert des FFMI mit 25,0 ermittelt [6]: Bodybuilder, die den Einsatz von anabolen Steroiden ablehnten, lagen alle unter diesem Wert, während viele der Anabolika-Nutzer darüber lagen. Einschränkungen dieser an Bodybuildern entwickelten Anthropometrie-Methode ergeben sich bei hohem prozentualem Fettanteil bei Sportlern, weil dann auch der Magermasseanteil leicht den Wert 25,0 überschreiten kann. Auch für die Überprüfung des Einsatzes von anabolen Steroiden bei Ausdauersportlern ist die Methode nicht geeignet, weil für dieses Kollektiv eine schwere Muskelmasse eher hinderlich ist.

M!

Merke

Der Fat-Free Mass Index (FFMI) bietet anthropometrische Hinweise auf einen Anabolikamissbrauch bei Bodybuildern und anderen Kraftsportlern.

Körperwasseranteil

Verdachtsmomente auf eine Anabolikaanwendung können sich ergeben, wenn der prozentuale Körperwasseranteil, gemessen mit der Infrarot-Extinktionsmethode, den Schwellenwert von 65 % überschreitet [7].

9.3.4 Zulässige Medikamente und Nahrungsergänzungsmittel

Überprüfung von Medikamenten

Bei der fachgerechten Behandlung eines Spitzensportlers, der dem Doping-Kontrollsystem unterliegt, ist u. U. besondere Vorsicht angezeigt. So können z. B. schon frei verkäufliche Erkältungsmittel Substanzen enthalten, die nach der Liste der WADA verboten sind. Aus diesem Grund veröffentlicht die NADA jährlich ihre Beispielliste zulässiger Medikamente, deren Gebrauch mit den Anti-Doping-Bestimmungen der WADA vereinbar ist (▸ Tab. 9.1). Darüber hinaus besteht die Möglichkeit, in der Online-Medikamentendatenbank der NADA zu recherchieren (www.nadamed.de), in der über 2500 Medikamente und Wirkstoffe aufgeführt sind. Sie ist auch als NADA-App abrufbar.

Cave!

Kortison- und/oder betamimetikahaltige Medikamente immer bei Doping-Kontrollen angeben, z. B.:

- Beclometason Nasenspray, Dymista, Nasonex bei Allergien oder Heuschnupfen
- Formoterol/Salbutamol (mit Grenzwert) oder inhalative Kombinationspräparate (z. B. Foster, Viani, Inuvair) bei asthmatischen Beschwerden
- Dexa-Gentamicin, Isopto-Max in der Ophthalmologie

Besondere Fallstricke bei der Therapie:

- Mucosolvan ist erlaubt, aber Spasmo Mucosolvan ist verboten (enthält den Wirkstoff Clenbuterol)!
- Bei den Antihypertonika sind alle Kombinationspräparate verboten, die Diuretika enthalten (die Zusätze „comp“, „HCT“ und „plus“ weisen darauf hin)!
- Mit Nahrungsergänzungsmitteln verstößt man nicht gegen das Doping-Reglement der WADA. Es kommen aber immer wieder Kontaminationen mit verbotenen Substanzen vor, sodass die Mittel zumindest mit der Kölner Liste abgeglichen werden sollten.

Tab. 9.1 Zulässige Substanzen/Substanzgruppen nach der NADA 2015.

Indikation	Zulässige Substanzen/Substanzgruppen (Auswahl)
akute Verletzungen	• Lokalanästhetika (auch die Anwendung von Adrenalin in Verbindung mit einem Lokalanästhetikum oder die lokale Anwendung [Nase, Auge] ist erlaubt) • Externa (z. B. ABC-Pflaster, Diclac Schmerzgel, Finalgon, Heparin, ibutop, Kytta-Salbe, Mobilat DuoAktiv, Reparil-Gel N, Traumaplant, Traumeel S, Traumon, Voltaren Gel/Spray) • Interna (Bromelain-POS, Traumeel S, Wobenzym plus)
Allergien, Heuschnupfen	• z. B. Aerius, Allergodil, Cetirizin, Lorano akut, Tavegil u. a. • Beclometason Nasenspray, Dymista, Nasonex u. a. (kortison- und/oder betamimetikahaltig)
asthmatische Beschwerden	• Theophyllin, Bretaris Genuair, Spiriva, Singulair u. a. (s. a. Kap. 4.2) • Monopräparate (Formoterol/Salbutamol mit Grenzwert) oder inhalative Kombinationspräparate (z. B. Foster, Viani, Inuvair u. a.)
Ophthalmologie/HNO	z. B. Dexa-Gentamicin, Isopto-Max
bakterielle Infekte	alle Präparate, die ausschließlich Antibiotika enthalten
Husten, Bronchitis	• Schleimlöser (z. B. ACC, Ambroxol, Fluimucil, Gelomyrtol forte u. a.) • Antitussiva (z. B. Capval, Paracodin N, Silomat u. a.)
Gallen- und Nierenkoliken	Buscopan, Cholspasmin
grippale Infekte	• Schnupfenmittel (z. B. Xylometazolin, Nasivin, Euphorbium comp. SN, Emser Nasenspray u. a.) • Interna (z. B. Aspirin plus C, Ben-u-ron, Contramutan, Gripp-Heel, Grippostad C, Ibuprofen, Paracetamol, Sinupret, Thomapyrin)
Hauterkrankungen	Antimykotika (z. B. Ciclopirox, Clotrimazol, Loceryl)
Herz-Kreislauf-Erkrankungen	ACE-Hemmer, Kalziumkanalblocker, Sartane, Rasilez, Korodin
Hormontherapie, Kontrazeptiva	Schilddrüsenhormone, hormonale Ovulationshemmer, Gestagenpräparate, Notfallkontrazeptiva, Hormonersatztherapie (z. B. bei klimakterischen Beschwerden)
Immunstimulation	Contramutan, Echinacea, Esberitox, Gripp-Heel, Prosymbioflor, toxi-loges
Impfungen/Malaria	keine Beschränkungen, auch bezüglich Antimalariamitteln
Magen- und Darmbeschwerden	• Durchfall/Verstopfung: z. B. Loperamid, Kohlekompretten, Dulcolax, Perenterol, Movicol, Laxoberal • Übelkeit/Erbrechen: z. B. MCP, Iberogast, Vomex A • Sodbrennen/Gastritis/Duodenitis: z. B. Antra, Maaloxan, Omeprazol, Pantoprazol, Nexium u. a. • sonstige Mittel: z. B. Claversal, Kreon, Salofalk u. a.
Mund- und Rachenerkrankungen	GeloRevoice, Meditonsin, Locabiosol, Salviathymol N, Emser Pastillen, Dolo-Dobendan
Neurologie/Psychiatrie	Amitriptylin, Carbamazepin, Citalopram, Lasea, Mirtazapin, Neurexan, Opipramol, Valproinsäure
orthopädische Beschwerden	Alendronsäure, Kalzitonin, Dona, Fosamax, Limptar N, Zeel
Schmerzen	• NSAR: z. B. Azetylsalizylsäure, Diclofenac, Ibuprofen, Ketoprofen, Metamizol, Naproxen • sonstige Schmerzmittel: z. B. Katadolon S, Lyrica, Tramadol, Valoron N • Migränemittel: z. B. AscoTop, Maxalt
Stoffwechselstörungen	Bezafibrat, Inegy, Pravastatin, Simvastatin
Vitamin-, Mineralstoff- und Spurenelementpräparate	Dekristol, Elotrans, Ferro Sanol, Kalinor, Magnerot, Medivitan, Vigantoletten
sonstige Arzneimittel	Cialis, Clopidogrel, Glucobay, Levitra, Marcumar, Mono-Embolex, Tebonin, Viagra, Xarelto

Kortison und Adrenalin

Für Kortison und Adrenalin gelten die folgenden Regeln:

- Glukokortikoide:
  - sind nicht mehr verboten, wenn sie nichtsystemisch verabreicht werden (z. B. Augen-, Nasen- und Ohrentropfen, Cremes, Salben, Sprays, Injektionen in Gelenke oder Sehnenansätze)
  - sind im Wettkampf verboten bei systemischer Applikation (p. o., i. v., i. m. und rektal)
- Adrenalin (Epinephrin):
  - darf lokal appliziert werden (z. B. als Zusatz zu Lokalanästhetikum in der Zahnmedizin, im Bereich von Nase oder Augen)
  - ist im Wettkampf verboten bei inhalativer, i. m. und i. v. Gabe

Nahrungsergänzungsmittel: Kölner Liste

Bei der „Kölner Liste" handelt es sich um eine Service-Plattform, die vom Olympiastützpunkt Rheinland zur Verfügung gestellt wurde, um den Athleten eine Liste von Nahrungsergänzungsmitteln mit minimiertem Doping-Risiko zur Verfügung zu stellen. Eine Studie des Instituts für Biochemie der Deutschen Sporthochschule Köln hatte zuvor ergeben, dass ca. 11 % der getesteten Nahrungsergänzungsmittel Anabolika enthielten, bei denen es sich zwar höchstwahrscheinlich nur um Verunreinigungen handelte, die aber zu positiven Doping-Befunden führen können. Grundsätzlich weisen die Ersteller der Liste darauf hin, dass die Veröffentlichung eines Produkts auf der Kölner Liste nicht bedeutet, dass es grundsätzlich frei von Prohormonen, Anabolika oder Stimulanzien sei. Sie bedeute lediglich, dass das Risiko minimiert sei. Der Einsatz von Nahrungsergänzungsmitteln ist daher in jedem Fall kritisch zu überprüfen!

Praxistipp

Nahrungsergänzungsmittel mit einer Arzneimittelzulassung (apothekenpflichtig) unterliegen den strengen Richtlinien der Arzneimittelkontrollen und reduzieren damit das Risiko einer Verunreinigung deutlich.

9.3.5 Boosting

Als Boosting (engl. „Stärkung") bezeichnet man eine Methode der unerlaubten Leistungssteigerung im Behindertensport, bei der ein Sportler sich selbst absichtlich Verletzungen zufügt, um durch den Adrenalinschub (Blutdruck- und Herzfrequenzsteigerung [18]) im Sinne einer amphetaminartigen Wirkung mehr leisten zu können (autonome Dysreflexie bei Querschnittsläsionen). Zu den nozizeptiven Stimuli gehören z. B. Überdehnung der Blase oder Elektroschocks an Beinen, Zehen und Hoden.

9.4 Doping und Bodybuilding im Freizeitsport

9.4.1 Epidemiologie

Während das Medieninteresse sich vorrangig auf Hochleistungssportler fokussiert, droht aus epidemiologischer Sicht die eigentliche Gefahr im Breitensport:

- Alleine in den USA sollen ungefähr eine Million Männer Erfahrungen mit Anabolika haben [10].
- Bei einer Befragung in 24 kommerziellen norddeutschen Sportstudios nahmen 24 % der befragten Männer und 8 % der Frauen anabol wirkende Substanzen ein [3]. Bei 94 % bestand eine hohe Lebertoxizität der Substanzen, die zu 14 % von Ärzten verschrieben worden waren.
- Bei einer Befragung von 484 Freizeitsportlern in 11 Fitnessstudios im Großraum Frankfurt/Main nahmen 12,9 % der Männer und 3,6 % der Frauen anabol wirksame Medikamente ein [15]. Bei den Konsumenten wurden zu 100 % Anabolika (35 % p. o., 71 % parenteral), 14 % Stimulanzien und 5 % Wachstumshormone eingenommen.
- Etwas niedriger scheint die Doping-Prävalenz mit 5 % in ländlichen Fitnessstudios zu liegen, wie eine Erhebung im Landkreis Traunstein mit insgesamt 206 Trainierenden in 5 verschiedenen Fitnessstudios ergab [16]. Die befragten Studiobesucher nahmen leistungssteigernde Substanzen, meist aus Gründen der Ästhetik oder zum schnelleren Muskelmasse- und Kraftaufbau, zu sich.

Es bestehen weder geschlechts- oder bildungsspezifische noch altersbezogene signifikante Unterschiede bezüglich des Doping-Konsums. Signifikante Einflussfaktoren für das Doping sind die Motivation für Wettkampfteilnahmen, die zusätzliche Einnahme von Eiweißpräparaten und von Nahrungsergänzungsmitteln. Hauptsächlich werden anabole Steroide (61,5 %) eingenommen und unter diesen dominiert das Testosteron. 40 % derjenigen, die Doping betreiben, verabreichen sich die Medikamente in Form einer Injektion, 60 % in Form von Tabletten. Pro Einnahmezyklus entstehen dabei Kosten zwischen 100 und 150 €. Die durchschnittliche Körpergewichtszunahme durch den Muskelmassezuwachs beträgt knapp 15 kg. Als Bezugsquellen stechen vor allem Bekannte (36,3 %) und das Internet (27,3 %) heraus. Ärzte gibt knapp ein Fünftel (18,2 %) als Quelle an.

M!

Merke

Die Nebenwirkungen spielen hinsichtlich der Ablehnung von Doping-Substanzen eine wichtige Rolle, was die Rolle der präventiven Aufklärung unterstreicht.

9.4.2 Synthol

Synthol besteht aus Öl (85 %, meist MCT-Öl [MCT = mittelkettige Triglyzeride]), Lidocain (7,5 %, zur Analgesie) sowie Benzylalkohol (7,5 %, zur Desinfektion). Es wird zur optischen Verdickung des Zielmuskels unter die Haut oder direkt in den Muskel gespritzt (lokale Infektionsgefahr!), wo sich das Öl mit den Muskelfaszien verkapselt [20]. Ein Kraftzuwachs wird damit – trotz teils monströser Muskelform – nicht erreicht. Etwa ⅓ des injizierten Öls soll in 4 Wochen abbaubar sein, ⅔ verweilen dagegen für mehrere Monate am Injektionsort [20]. Für den häufig traktierten M. biceps brachii werden mit dieser Maßnahme 55–65 cm Oberarmumfang angestrebt. Als Nebenwirkungen können Nervenschädigungen, Lungenembolien und auch Abszesse auftreten [20].

9.5 Nebenwirkungen und Doping-Stigmata

Lünsch [7] stellte die von Beuker [2], [1] publizierten körperlichen Symptome als Indizien für Anabolikamissbrauch als Doping-Zeichen bzw. Doping-Stigmata zusammen. Als Doping-Zeichen bezeichnete er [7]:

- die frühe Alopecia androgenetica
- den Exophthalmus
- die Gynäkomastie
- die Steroid-Akne (▸ Abb. 9.1)
- die Quellmuskulatur (eine ungewöhnlich voluminöse, aufgequollene Muskulatur mit verstrichenen, glatten Konturen)
- beim Mann die Atrophie von Hoden und Penis
- bei der Frau Bartwuchs/Hirsutismus, Hypertrophie des Schildknorpels und Senkung der Stimmhöhe, Mammaatrophie und Klitorishypertrophie

Vom Verfasser dieses Kapitels wurde der Begriff der Doping-Zeichen/Doping-Stigmata auf das Somatotropin (Akromegalie, Zahndistensionen, Supraorbitalwülste, Pratzenhände u. a.) erweitert [14], [11], [13]. Die Cutis verticis gyrata (▸ Abb. 9.2) kann sowohl ein Doping-Zeichen für Anabolika als auch für das Wachstumshormon sein. Später übertrug der Verfasser den Begriff der Doping-Zeichen/Doping-Stigmata auch auf andere Substanzgruppen [12]. Da eine ausführliche Erörterung den Rahmen dieses Kapitels sprengen würde, werden relevante Doping-Nebenwirkungen und Doping-Stigmata in ▸ Abb. 9.3 synoptisch aufgeführt.

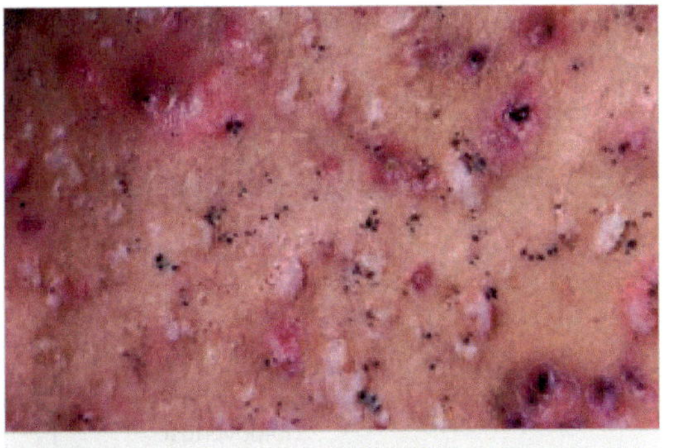

Abb. 9.1 Steroid-Akne. (Quelle: [19]).

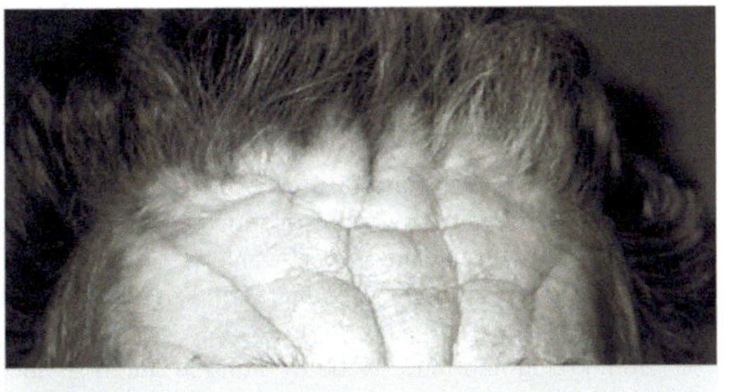

Abb. 9.2 Cutis verticis gyrata. (Quelle: [22]).

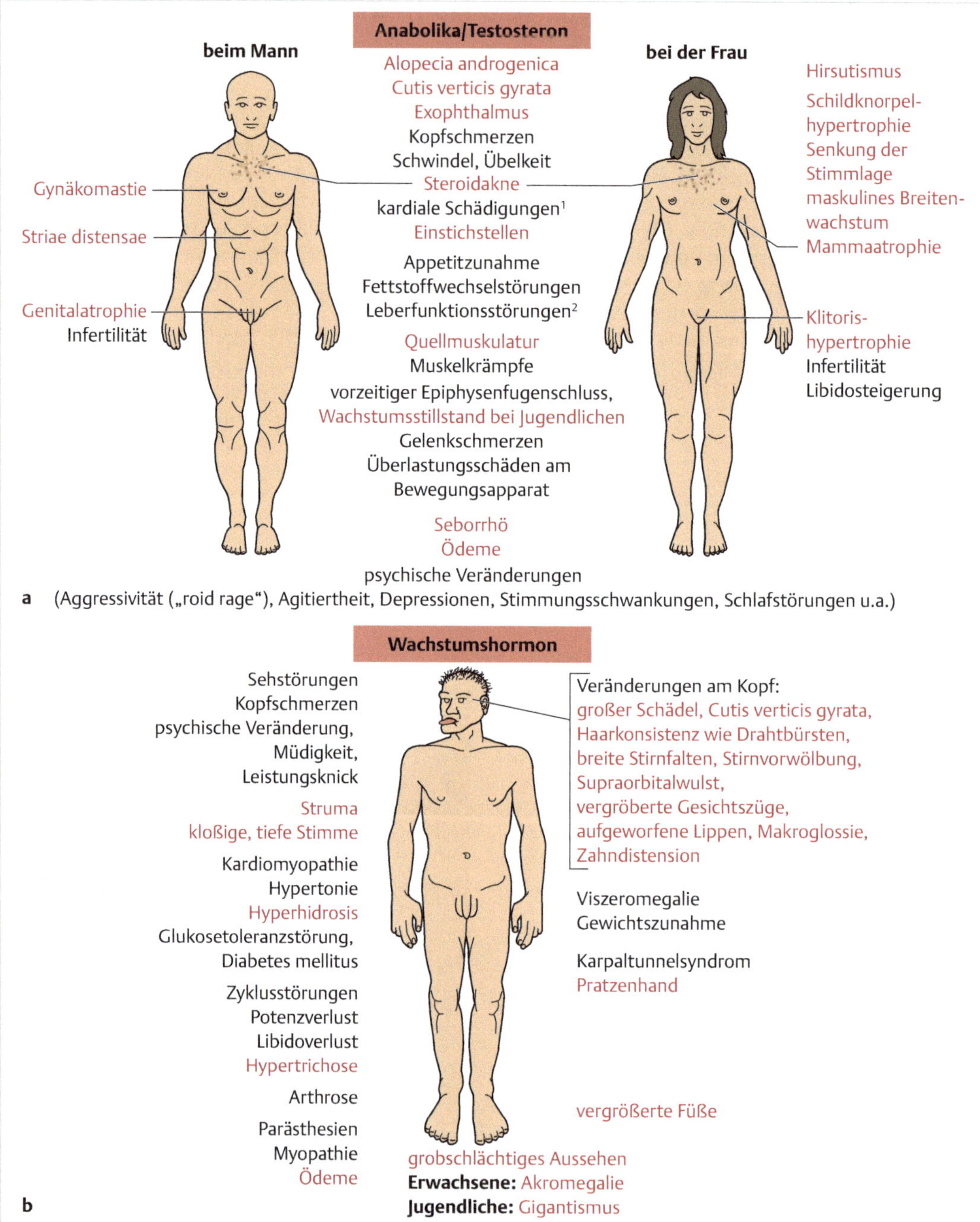

Abb. 9.3 Doping-Stigmata und -Nebenwirkungen. Synopsis der Doping-Zeichen/Doping-Stigmata und Doping-Nebenwirkungen; EPO = Erythropoietin, 1 = Herzrhythmusstörungen, Arteriosklerose, Hypertonie, Thrombosen, Vasospasmen, linksventrikuläre Hypertrophie, 2 = Sequenz nach Sweeney und Evans (1976) [21]: Fettleber → hyperplastische Leberläsionen → zystische Degeneration → Peliosis hepatis → Leberadenome → Leberkarzinom. Stigmata sind in der Schemazeichnung farblich hervorgehoben.

a Doping-Stigmata und -Nebenwirkungen durch Anabolika/Testosteron bei Mann und Frau.

b Doping-Stigmata und -Nebenwirkungen durch Wachstumshormon.

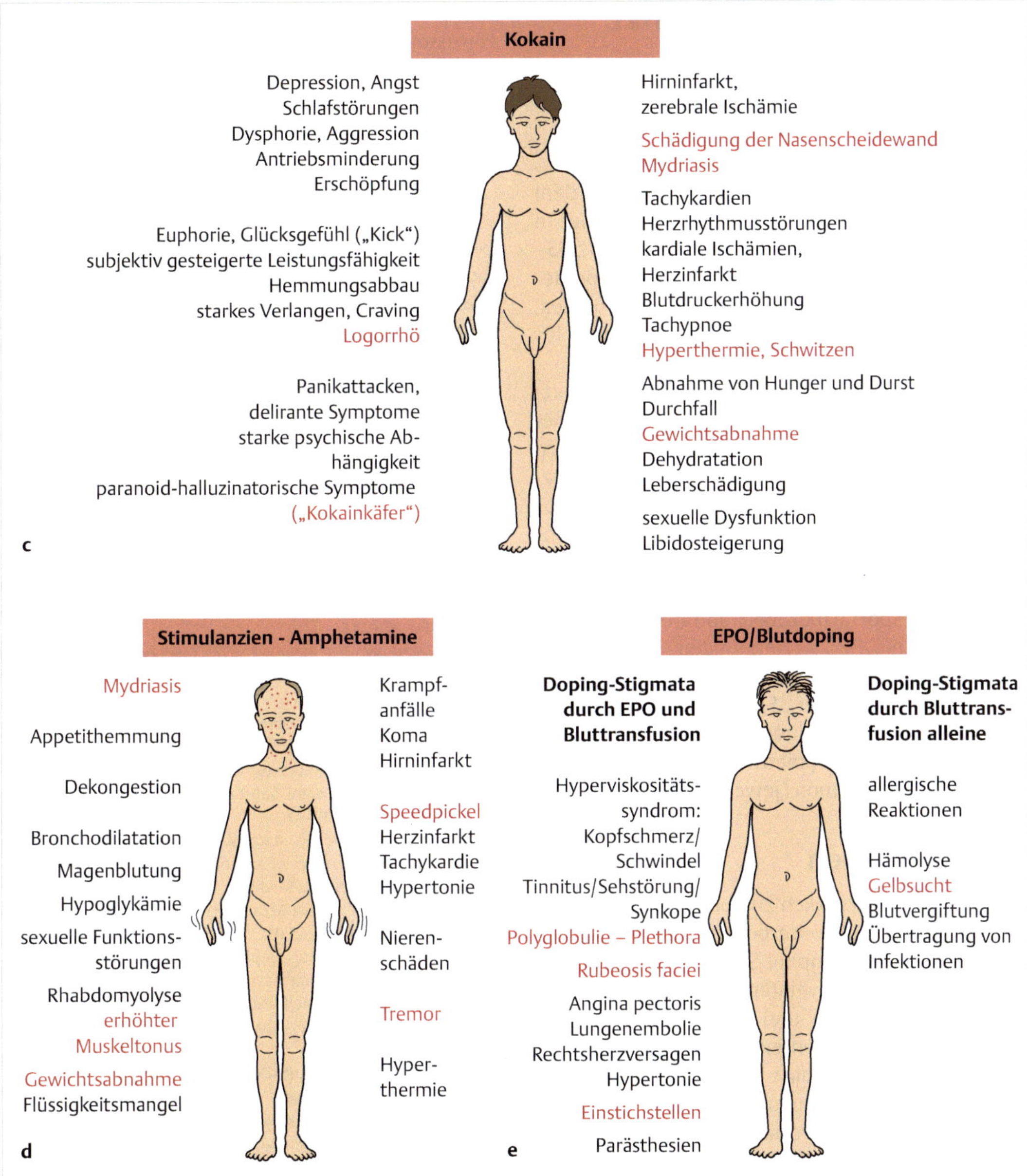

Abb. 9.3 Doping-Stigmata und -Nebenwirkungen. Fortsetzung.
c Doping-Stigmata und -Nebenwirkungen durch Kokain.
d Doping-Stigmata und -Nebenwirkungen durch Stimulanzien (Amphetamine).
e Doping-Stigmata und -Nebenwirkungen durch Erythropoietin.

9.6 Was kann der Hausarzt ausrichten?

9.6.1 Doping-Fragen beim Hausarzt

Eine wesentliche präventive Funktion kommt dem Hausarzt zu, weil sich fast jeder 4. Kaderathlet in Doping-Fragen an seinen Hausarzt wendet [5]. 65–85 % der Kaderathleten würden sich dabei von der Einnahme von Doping-Mitteln abhalten lassen, wenn ihnen die nachteiligen Konsequenzen für ihre Gesundheit vermittelt würden [5].

Eine Befragung von 764 Mitgliedern des Sportärzteverbands Hessen e.V. ergab, dass 72 % der antwortenden Ärzte schon einmal von Sportlern auf das Thema Doping angesprochen worden waren [17]. Primär ging es dabei um reine Information über Doping im Allgemeinen sowie um Nahrungsergänzungsmittel, gefolgt von Fragen nach Nebenwirkungen und der Liste der verbotenen Substanzen. Sportartbezogen dominierte das Bodybuilding mit 39,7 % Nennungen, gefolgt vom Marathonlauf (14,7 %). In absteigender Reihenfolge lag das Interesse der Sportler bei Anabolika (44,1 %), β_2-Sympathomimetika (17,6 %), Stimulanzien (16,2 %), Erythropoietin (14,7 %), Clenbuterol und Wachstumshormon (jeweils 13,2 %).

9.6.2 Vorgehen

Fritz [5] fordert sicherlich zu Recht, dass der Hausarzt grundsätzlich weiterbehandeln sollte, auch wenn sein Patient Doping-Substanzen einnimmt, dabei jedoch unmissverständlich Gefahren, Risiken, Nebenwirkungen und sportliche Folgen benennen und den Patienten auffordern muss, das Doping einzustellen. Sollte der Patient diesem Appell nicht nachkommen und somit ein gestörtes Vertrauensverhältnis vorliegen, kann und sollte die Behandlung abgebrochen werden [5]. Fritz betont, dass die meisten gedopten Sportler zu 80 % den Arzt direkt nach dem benötigten Medikament fragen, 20 % der Bodybuilder eine behandlungswürdige Erkrankung vortäuschen und 5 % der Freizeitsportler sich eine Verschreibung über Bekannte oder Verwandte besorgen (z. B. Maskierungsmittel).

Bedeutsame Indikatoren für Doping aus der klinischen Chemie in der Hausarztpraxis sind das kleine Blutbild, Blutzucker, Natrium, Kalium, Cholesterin, HDL, LDL, Triglyzeride, CK, LDH, GOT, GPT, AP, γ-GT, Bilirubin, Eiweiß, Albumin, Kreatinin, Harnstoff und TSH. Schilddrüsenhormone werden von Bodybuildern gerne genommen, um die Wirkung von Wachstumshormonen zu steigern [5].

Praxistipp

In erster Linie könnte aber die Aufklärung über eine potenzielle Impotenz oder Infertilität manchen Bodybuilder von seinen gefährlichen Praktiken abbringen, selbst wenn die Hinweise über andere mögliche Gesundheitsrisiken (Leberfunktionsstörungen, KHK etc.) meist nur geringe positive Wirkungen zeitigen.

9.7 Literatur

[1] Beuker F. Die externe Symptomatik beim Abusus anaboler Steroide im Sport. Notabene medici 1992; 8/9: 373–377

[2] Beuker F. Veränderungen an Haut und Anhangsorganen durch Mißbrauch anaboler Steroide bei Sportlern. Haut 1992; 5: 6–15

[3] Boos C, Wulff P, Kujath P et al. Medikamentenmissbrauch beim Freizeitsportler im Fitnessbereich. Dt Ärztebl 1998; 95: 953–957

[4] Clasing D (Hrsg.). Doping und seine Wirkstoffe. Balingen: Spitta-Verlag; 2004

[5] Fritz M. Ärztliche Fürsorge für Dopingsünder? Breitensportler mit Verdacht auf Substanzmissbrauch. MMW Fortschr Med 2008; 46: 39–41

[6] Kouri EM, Pope HG, Katz DL et al. Fat-free mass index in users and non-users of anabolic-androgenic steroids. Clinical Journal of Sports Medicine 1995; 5: 223–228

[7] Lünsch H. Anabolika-Missbrauch anders nachweisen. Balingen: Spitta-Verlag; 2001

[8] NADA, nationale Anti-Doping-Agentur. Ablauf des Einholens einer medizinischen Ausnahmegenehmigung. Im Internet: http://www.nada.de/fileadmin/user_upload/nada/Medizin/150331_Schaubilder_Abauf_TUE-Verfahren.pdf; Stand: 18.12.2015

[9] NADA, nationale Anti-Doping-Agentur. Medizinische Ausnahmegenehmigungen. Im Internet: http://www.nada.de/de/medizin/im-krankheitsfall/medizinische-ausnahmegenehmigungen-tue/#.VcExuDUw_IU; Stand: 18.12.2015

[10] Pope HG, Wood RI, Rogol A et al. Adverse health consequences of performance-enhancing drugs: An endocrine society scientific statement. Endocrine Reviews 2014; 35: 341–375

[11] Raschka C. Allgemeinmedizinische und internistische Aspekte des Dopings. In: Raschka C, Nowacki PE, Zichner L, May R (Hrsg.). Doping – Wirkstoffe, fachärztliche und interdisziplinäre Aspekte. Stuttgart: Schattauer Verlag; 2010

[12] Raschka C. Doping in medizinischer Hinsicht. In: Dresen A, Form L, Brand R (Hrsg.). Dopingforschung – Perspektiven und Themen. Schorndorf: Hofmann-Verlag; 2015

[13] Raschka C. Doping-Stigmata. Abstract. Rechtsmedizin 2010; 21: 385

[14] Raschka C. Sportanthropologie. Leitfaden der modernen, vergleichenden Sportanthropologie, Sportanthropometrie

und trainingsrelevanten Konstitutionsbiologie. 1. Auflage. Sportverlag Strauß; 2006

[15] Raschka C, Chmiel C, Preiß R et al. Doping bei Freizeitsportlern. Eine Untersuchung in 11 Fitnessstudios im Raum Frankfurt am Main. MMW-Fortschritte der Medizin Originalien 2013; 155: 41–43

[16] Raschka C, Draßner N. Zur Dopingepidemiologie in ländlichen Fitnessstudios im Landkreis Traunstein. MMW Fortschr Med. 2015; 157(Suppl 5): 5–8

[17] Raschka C, Ziegler R, Grebe W et al. Doping 2012 - aktuelle Befragung hessischer SportmedizinerInnen zur Erfahrung mit Doping. Prävention und Rehabilitation 2013; 25: 25–29

[18] Schmid A., Schmidt-Trucksäss A, Huonker M et al. Catecholamines response of high performance wheelchair athletes at rest and during exercise with autonomic dysreflexia. Int J Sports Med 2001; 22: 2–7

[19] Siemann-Harms E. Akne und akneähnliche Erkrankungen. In: Moll I (Hrsg). Duale Reihe Dermatologie. 7. Aufl. Stuttgart: Thieme; 2010: 427–435

[20] Sinner D. Anabole Steroide. Das Schwarze Buch 2010. Gronau: BMS Verlag; 2010

[21] Sweeney EC, Evans DJ. Hepatic lesions in patients treated with synthetic anabolic steroids. J Clin Pathol 1976; 29: 626–633

[22] Vanhoenacker F, De Grave C, Catry F. Cutis Verticis Gyrata Associated with Periventricular Calcifications. RöFo 2007; 179: 1074–1075

[23] WADA, World Anti Doping Agency. Liste der verbotenen Substanzen und Methoden. Im Internet: http://list.wada-ama.org; Stand: 18.12.2015

► Weiterführende Literatur

[24] Raschka C, Nowacki PE, Zichner L, May R (Hrsg.). Doping – Wirkstoffe, fachärztliche und interdisziplinäre Aspekte. Stuttgart: Schattauer Verlag; 2010

10 Leistungsvergütung sportmedizinischer Untersuchungen und Betreuung

W. Grebe

10.1 Einleitung

Alle Beteiligten im Deutschen Gesundheitssystem (Politik, Kassen, Patienten/Verbraucher und Ärzte) werden durch die Verlautbarungen und Berichterstattungen über Deutsche Ärztetage, durch TV-Talk-Shows mit medizinischen Inhalten und durch Informationsschreiben an die gesetzlich Krankenversicherten immer wieder verunsichert, weil es auf die folgenden Fragen divergierende Antworten gibt:

- Wo hört die „Feuerwehr-Medizin" der GKV (Gesetzlichen Krankenversicherung) auf, wo fängt Prävention an?
- Was ist als IGeL (**i**ndividuelle **Ge**sundheits**l**eistung) über die Gebührenordnung für Ärzte (GOÄ), was über die Versichertenkarte (einheitlicher Bewertungsmaßstab = EBM = Vergütungssystem der vertragsärztlichen Versorgung) zu liquidieren?
- Werde ich von meinem Arzt über den Tisch gezogen?
- Welche Check-Up-Leistungen sind sinnvoll?

Diese Themen können im Folgenden nicht alle umfassend behandelt werden, aber einige grundsätzliche und auch kritische Gedanken, insbesondere im Hinblick auf die Abrechenbarkeit ärztlicher Leistungen, sollen dargestellt werden.

10.2 Liquidation ärztlicher Leistungen

Grundlagen für die Liquidation ärztlicher Leistungen sind u. a. das Sozialgesetzbuch V (SGB V), der einheitliche Bewertungsmaßstab (EBM, auf der Grundlage des SGB V) als Vergütungssystem der vertragsärztlichen Versorgung und die Gebührenordnung für Ärzte (GOÄ), die die Abrechnung ärztlicher Leistungen außerhalb der vertragsärztlichen Versorgung regelt. Dabei lassen sich ein erster (Kassenmedizin) und ein zweiter Gesundheitsmarkt (Privatmedizin) abgrenzen, die je nach Behandlungsanlass und -umfang (und nach gesetzlichen Vorgaben) im Hinblick auf die Liquidation ein unterschiedliches Spektrum der Behandlungen abdecken bzw. die Versicherungspflichten widerspiegeln (► Abb. 10.1).

> **Cave!**
>
> Die Grenzen zwischen Kassen- und Privatmedizin sind keineswegs zementiert. Der Gewinn und Erhalt der Lebensqualität gehörte beispielsweise bis 2006 noch zum ersten Gesundheitsmarkt, wurde dann aber herausgenommen, ohne die Bevölkerung zu informieren.

10.2.1 Sozialgesetzbuch V

Inhalte

Im SGB V (Sozialgesetzbuch 5) sind alle Bestimmungen zur GKV zusammengefasst. In § 2 heißt es zur Erstattungspflicht der GKV:

„Die Krankenkassen stellen den Versicherten die im Dritten Kapitel genannten Leistungen unter Beachtung des Wirtschaftlichkeitsgebots (§ 12) zur Verfügung, soweit diese Leistungen nicht der Eigenverantwortung der Versicherten zugerechnet werden. Behandlungsmethoden, Arznei- und Heilmittel der besonderen Therapierichtungen sind nicht ausgeschlossen. Qualität und Wirksamkeit der Leistungen haben dem allgemein anerkannten Stand der medizinischen Erkenntnisse zu entsprechen und den medizinischen Fortschritt zu berücksichtigen."

Das in diesem Abschnitt bereits genannte Wirtschaftlichkeitsgebot lässt sich kurz als „WANZ" zusammenfassen:

- wirtschaftlich
- ausreichend
- notwendig
- zweckmäßig

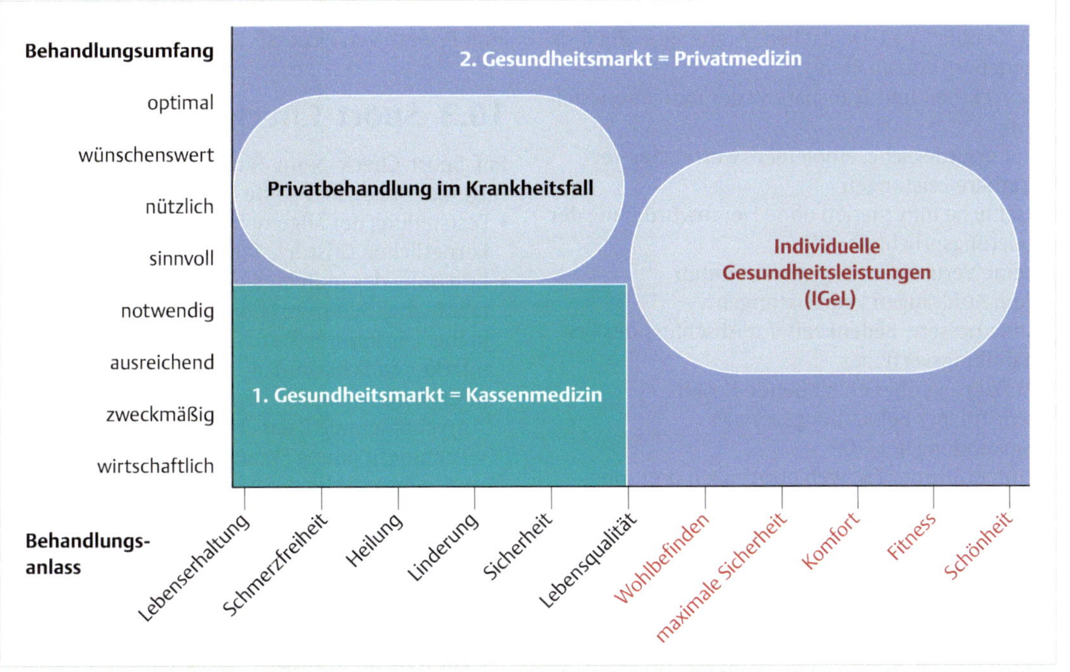

Abb. 10.1 Privatmedizin. Definition und Abgrenzung der Privatmedizin (Quelle: [2]).

Konkret heißt es im § 12:

„Die Leistungen müssen ausreichend, zweckmäßig und wirtschaftlich sein; sie dürfen das Maß des Notwendigen nicht überschreiten. Leistungen, die nicht notwendig oder unwirtschaftlich sind, können Versicherte nicht beanspruchen, dürfen die Leistungserbringer nicht bewirken und die Krankenkassen nicht bewilligen."

Bewertung

Nach SGB V genügt es, einem **Adipösen** (BMI = Body Mass Index > 30 kg/m²) zu raten: Reduziere Dein Gewicht, indem Du weniger isst und Dich mehr bewegst [3]! Eine qualifizierte und umfassende Beratung eines **Übergewichtigen** (BMI > 25 < 30 kg/m²) hingegen ist als IGeL-Angebot zu liquidieren, weil:

- das Bundessozialgericht in Kassel „nur" die Adipositas als Krankheit definiert hat und
- eine solche Ernährungsberatung über WANZ hinausgeht und daher privat abgerechnet werden muss.

Das Gleiche gilt auch für die **Tabakentwöhnung:** Sie ist von den verfassten ärztlichen Körperschaften eindeutig als IGeL definiert [3]. Eine Abrechnung nach EBM wäre Betrug und als solcher zu ahnden!

10.2.2 Individuelle Gesundheitsleistungen

Leistungen

Individuelle Gesundheitsleistungen sind Leistungen, die von den Krankenkassen (meist) nicht erbracht werden, weil sie dafür nicht leistungspflichtig sind. Gemeint sind damit meist die Leistungen, die über das vom Gesetzgeber definierte Maß einer Leistung nach dem Wirtschaftlichkeitsgebot hinausgehen, oder solche, bei denen der Gemeinsame Bundesausschuss der Meinung ist, dass ihr Nutzen nicht ausreichend belegt sei. Abgerechnet werden diese Leistungen im Rahmen einer Privatbehandlung, d. h., die Patienten müssen dafür selbst bezahlen und die Rechnung wird nach der GOÄ erstellt.

Prinzipiell sind bei der Erbringung von IGeL die „10 Gebote" des Deutschen Ärztetages 2006 in Magdeburg einzuhalten:

- Korrektheit und Transparenz der Indikationsstellung
- nur erforderliche, empfehlenswerte oder vertretbare Leistungen
- sachliche Information ohne Herabwürdigung der Leistungspflicht der GKV
- keine Verunsicherung von Patienten
- kein Aufdrängen von Leistungen
- angemessene Bedenkzeit vor Abschluss des Behandlungsvertrages
- Aufklärung über entstehende Kosten
- schriftlicher Behandlungsvertrag
- Anwendung der GOÄ
- Einhaltung der Fachgebietsgrenzen und sonstiger Qualitätsstandards

Bewertung

Der Medizinische Dienst des GKV-Spitzenverbandes (MDS) bietet im Internet den sog. IGeL-Monitor an. Dort werden Grundlagen, Nutzen und Schaden von IGeL-Angeboten bewertet. Dieser eigentlich sinnvolle Ansatz einer objektiven und seriösen Prüfung und Verbreitung wird inhaltlich leider nicht erfüllt. So nimmt der IGeL-Monitor – mit vermeintlich klaren Statements – auch Stellung zur sportmedizinischen Untersuchung und zum Sport-Check [5].

Laut Gel-Monitor sollte es beim Sport-Check nur um Verletzungsprophylaxe gehen, es zählt als Beurteilungskriterium weiterhin „nur" der plötzliche Herztod, der schicksalsmäßig leider auch Hochleistungssportler ereilt. Dazu äußerte sich beim Erscheinen des IGeL-Monitors 2012 der damalige DGSP-Präsident (DGSP = Deutsche Gesellschaft für Sportmedizin und Prävention) Prof. Löllgen [1].

Auch diese Stellungnahme überzeugt nicht! Geht sie doch ebenso wie die S1-Leitlinie der DGSP „Vorsorge-Untersuchung im Sport" vom Ziel aus, latente oder bereits vorhandene Krankheiten zu erkennen. Demgegenüber wollen gesundheitsbewusste Bürger vom sportmedizinisch versierten Arzt Aussagen über den Trainings- und Leistungszustand sowie die Ratschläge zur praktischen Umsetzung dosierten körperlichen Trainings und Maßnahmen zur Steigerung der individuellen Lebensqualität erhalten! Dazu benötigen wir aussagefähige Parameter zur Trainingssteuerung und Erfassung der individuellen Lebensqualität (körperliches und psychisches Wohlbefinden) und zum Erwerb von Fitness!

10.3 Sport-Check

Ein Sport-Check beim Hausarzt, Internisten und Allgemeinmediziner sollte umfassen:

- Feststellung der allgemeinen (kardiokorporalen) körperlichen Leistungsfähigkeit
- Erfassung des individuellen Risikoprofils für metabolisches Syndrom (Übergewicht, Bewegungsmangel, Insulinresistenz, Hypertonie), Herzinfarkt und Schlaganfall
- Interventionsempfehlungen:
  - psychomentale Balance
  - Trainingsplanung (Kraft, Ausdauer, Koordination, neuromuskuläre Ansteuerung, Entspannungstechniken)
  - Ernährungspläne
  - Tabakentwöhnung
  - Neuro-Stress-Abbau
  - Integration in Gruppen, Kurse, Fitnessstudios
  - Lifestyle im Betrieb
  - Selbsthilfegruppen, wie z. B. Nordic-Walking
- Ansätze zur Erörterung von Maßnahmen zum Erhalt und/oder Wiedergewinn von Lebensqualität und Fitness

10.3.1 Marker des individuellen Risikoprofils

Für den Erwerb des Tätigkeitsschwerpunktes „Gesundheitsförderung und Prävention" (gemäß § 27 (4–3) der Berufsordnung) wurden Verfahren aufgenommen, die von anerkannten Fachgesellschaften empfohlen werden [4]:

- Marker für subklinische Schäden an Herz und Gefäßen
  - elektrokardiografische linksventrikuläre Hypertrophie: Sokolow-Lyon > 38 mm; Cornell > 2440 mm*ms, oder
  - echokardiografische linksventrikuläre Hypertrophie: linksventrikuläre Masse > 125 g/m² (Männer) bzw. > 110 g/m² (Frauen)
  - Verdickung der Karotiswand (Intima-Media-Dicke > 0,9 mm) oder Nachweis von Plaques
  - erhöhte Karotis-Femoralis-Pulswellengeschwindigkeit > 12 m/s
  - Knöchel-Arm-Blutdruckverhältnis (ABI = „ankle-brachial-index") < 0,9

- Marker für subklinische Schäden an den Nieren
  - Erhöhung des Serum-Kreatininwertes: 115–133 µmol/l = 1,3–1,5 mg/dl (Männer) bzw. 107–124 µmol/l = 1,2–1,4 mg/dl (Frauen), oder
  - geschätzte glomeruläre Filtrationsrate < 60 ml/min/1,73m², oder
  - Kreatinin-Clearance < 60 ml/min
  - Mikroalbuminurie 30–300 mg/24 h oder Albumin/Kreatinin-Verhältnis ≥ 22 mg/g Kreatinin (Männer) oder ≥ 31 mg/g Kreatinin (Frauen)

Einige der für diese Marker notwendigen Untersuchungen sind mit ihrem Vorhersagewert, ihrer Verfügbarkeit und einer groben Einschätzung ihrer Kosten in ▶ Tab. 10.1 aufgelistet.

10.3.2 Praktische Umsetzung

Durchführung

Aus den folgenden Gründen empfiehlt es sich, die Untersuchung auf 2 Tage zu verteilen:

- Organisation: Blutabnahme, Messung von Gewicht, Bioimpedanz und Bauchumfang „nüchtern", Belastungstest nach Frühstück
- Abrechnung: Inkompatibilitäten der Abrechnung vermeiden

Außerdem ist so gewährleistet, dass die Laborbefunde am zweiten Untersuchungstag vorliegen und damit eine „Abschlussbesprechung" möglich ist.

Umgesetzt werden kann diese 2-Tage-Untersuchung beispielsweise folgendermaßen:

- standardisierte Anamnese/Fragebögen (Tag 1 oder vorher)
  - der Fragebogen kann auch vor der Untersuchung ausgegeben werden
  - ein ausführlicher Fragebogen verkürzt die Anamnesedauer
- Blutentnahme, Körperfettanalyse (Tag 1)
- körperliche Untersuchung, Bauchumfang (Tag 1)
- Sonografie Abdomen, Herz, Urologie (Tag 1)
- Intima-Media-Messung A. carotis communis (Tag 2)
- Schilddrüsen-Sonografie (Tag 2)
- ABI, Pulswellengeschwindigkeit/Augmentationsindex, Herzfrequenz- und Herzrhythmusvariabilität (Tag 1 oder 2)
- Leistungsdiagnostik: Ergo, Lungenfunktion (Tag 2)
- ausführliche Abschlussbesprechung über 30–45 Minuten (Tag 2)

Im **Follow-up** werden Laboruntersuchungen wiederholt, die Fitness ggf. neu geprüft und evtl. ein Wiederholungs-Check anberaumt. Über die reine Untersuchung hinaus soll das langfristige Ziel der Kompetenz und Eigenverantwortlichkeit erreicht werden (▶ Abb. 10.2).

Tab. 10.1 Prognose, Verbreitung und Kosten von Markern des individuellen Risikoprofils.

Marker	Kardiovaskulärer Vorhersagewert	Verfügbarkeit	Kosten
Elektrokardiografie (Ergo-EKG)	++(+++)	+++	+++
Echokardiografie	+++	++	++
Karotis-Intima-Media-Dickenmessung (IMT)	+++	+++	++
arterielle Steifigkeit (Pulswellengeschwindigkeit, Augmentationsindex)	++++	++	++
ABI („ankle-brachial-index") des Blutdrucks	++	+++	+++
koronarer Kalziumgehalt	+	+	+
Serummarker der Fibrose	?	+	++
Bauchumfang	++++	++++	++++
geschätzte glomeruläre Filtrationsrate oder Kreatinin-Clearance	+++	++++	++++
Mikroalbuminurie	+++	++++	++++

gewertet von 0–4 Pluszeichen, bei den Kosten sind 4 Pluszeichen als besonders günstig zu lesen

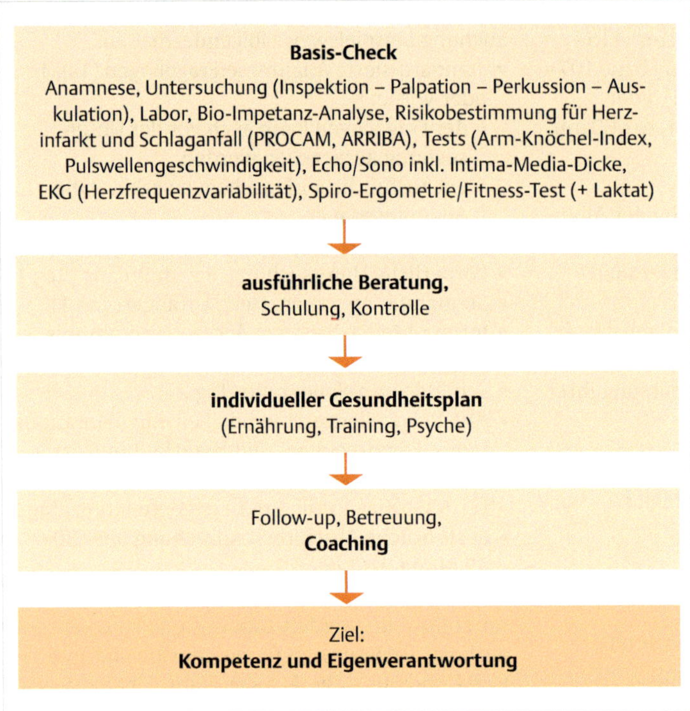

Abb. 10.2 Gesundheits-Coach (Prävention).

Abrechnung

Wird der Untersuchungsgang wie vorgeschlagen aufgebaut, lassen sich die einzelnen Untersuchungen eines Fitness-Checks (Prävention, U50) wie in ▶ Tab. 10.2 abrechnen. Weitere Hinweise zur Abrechnung von Präventionsleistungen gibt der Männer-Gesundheits-Check (Prävention, U25+) der Deutschen Gesellschaft für Mann und Gesundheit in ▶ Tab. 10.3.

Tab. 10.2 Abrechnung des Sport-Checks.

GOÄ-Nr.	Text	Punktwert	1-fach	1,8-fach	2,3-fach
1. Tag					
A651	BIA	253	14,75	26,54	–
410	Prostata-Sono	200	11,66	–	26,81
420 (× 3)	Harnblasen-, Nieren-Sonografie	80 (× 3)	13,98	–	32,16
250	Blutentnahme	40	2,33	4,20	–
A643	ABI (BOSO)	120	6,99	12,59	–
644 (× 2)	Strömungsmessung US-Doppler	180	10,49 (× 2)	18,89 (× 2)	–
A637	Pulswellengeschwindigkeit/AIX	227	13,23	23,82	–
A652	HFV/HRV (LÄK B: A636)	445	25,94	(39,76)	59,66
Summe Tag 1			**107,91**		**243,07**
2. Tag					
29	Gesundheitsuntersuchung (ab 18. Lj., 1 × pro Jahr)	440	25,65	–	58,99
652	Ergo-EKG	445	25,94	–	59,66
605	Spirografie	242	14,11	25,39	–
605a	Flussvolumenkurve	140	8,16	–	18,77
404	Frequenzspektrum (Zuschlag zu dopplersonografischer Leistung)	250	14,57	–	–
405	CW-Doppler (Zuschlag zu Nr. 415 oder 424)	200	11,66	–	–
406	Farbcodierung (Zuschlag zu Nr. 424)	200	11,66	–	–
424	Echokardiografie	700	79,80	–	183,54
417	SD-Sono	210	12,24	–	28,15
420 (× 3)	weitere Organe (Leber, Milz, Pankreas)	80	4,66 (13,98)	–	17,72 (32,16)
644	Karotis-Intima-Media-Messung	180	10,49	18,89	–
A410		200	11,66	–	26,81
A420 (× 3)		80	13,98	–	32,16
34 (A34)	Erörterung (> 20 min, pro Halbjahr, max. 2 ×)	300	17,49	–	40,22
4 107	Laktat-Test	900	42,46	60,33 (1,15 ×)	–
Summe Tag 2			**314,85**		**593,04**
Summe Tag 1 und Tag 2			**422,76**		**836,11**

ABI = „ankle-brachial-index“, AIX = Augmentotionsindex, BIA = bioelektrische Impedanzanalyse, CW = „continous wave“, HFV = Herzfrequenzvariabilität, HRV = heartratevariability (Herzfrequenzvariabilität), SD = Schilddrüse

Tab. 10.3 Präventionsleistungen im Männer-Gesundheits-Check der Deutschen Gesellschaft für Mann und Gesundheit (DGMG), vorgestellt vom Autor auf dem Jahreskongress Männergesundheit 2009 in Bad Homburg.

Leistung	Dauer	GOÄ-Nr.	GOÄ-Text	Punktwert	Betrag (€)	Schwellenwert (€)
1. Stufe (obligat)						
Anamnese						
Ernährungsgewohnheiten, Bewegung, Sport (Gefahren?), Sexualität, Impfstatus, Medikamente, Genussmittel	30 min	A31 (analog)	z. B. Anamnese/Männervorsorge	450	26,23	60,33
Untersuchung						
Inspektion Haut und Schleimhäute, Body-Composition (Gewicht, Größe, BMI), Bauchumfang (cm), Blutdruck im Stehen/Sitzen, Hodenvolumen (Orchidometer)	30 min	29	Früherkennungsuntersuchung beim Erwachsenen	440	25,65	58,99
rektale Untersuchung		5				
Genital-Inspektion		11				
Labor						
Urin-Status (Combur Stix 9)		3 652	Streifentest im Urin, je Untersuchung	35	2,04	2,35
Nüchtern-und Gelegenheit-Blutzucker		3 560 × j-eweils	Glukose	40	2,33	2,68
Cholesterin		3 562.H1	Cholesterin	40	2,33	2,68
Neutralfett (Triglyzeride)		3 565.H1	Triglyzeride	40	2,33	2,68
HDL		3 563.H1	HDL-Cholesterin	40	2,33	2,68
LDL		3 564.H1	LDL-Cholesterin	40	2,33	2,68
Blutbild (klein)		3 550	Blutbild/Blutbestandteile	60	3,50	4,02
C-reaktives Protein (CRP)		3 741	C-reaktives Protein	200	11,66	13,41
Kreatinin		3 585.H1	Kreatinin	40	2,33	2,68
Harnstoff		3 584.H1	Harnstoff	40	2,33	2,68
Harnsäure		3 583.H1	Harnsäure	40	2,33	2,68
GOT		3 583.H1	GOT	40	2,33	2,68
GPT		3 595.H1	GPT	40	2,33	2,68
γ-GT		3 592.H1	GGT	40	2,33	2,68
PSA (mit speziellen Vorgaben, z. B. bei > 4,0 ng/ml → Verlauf)		3 908.H3	prostataspezifisches Antigen (PSA)	300	17,49	20,11
Thyreoidea stimulierendes Hormon (TSH)		4 030	Thyreoidea stimulierendes Hormon	250	14,57	16,76
Gesamt-Testosteron		4 042	Testosteron	350	20,40	23,46
Sexualhormon bindendes Globulin (SHBG)		3 765	Sexualhormon bindendes Globulin (SHBG)	450	26,23	30,16
M2-PK (verfeinerter Stuhl-Test)		A3 903	M2-PK (verfeinerter Stuhl-Test)	450	26,23	30,16

Tab. 10.3 Fortsetzung

Leistung	Dauer	GOÄ-Nr.	GOÄ-Text	Punkt-wert	Betrag (€)	Schwellen-wert (€)
Scores						
IIEF, IPPS (>45 Jahre alt), AMS, PROCAM, QLQ-C 30	30 min	A856 (analog)	standardisierte/orientierende Testverfahren	361	21,04	37,88
Funktionsprüfungen						
Ergo-EKG	20 min	652	Belastungs-EKG	445	25,94	59,66
Sono Abdomen	10 min	410/420 (× 3)	Ultraschalluntersuchung, ein Organ/bis zu drei zusätzliche Organe	200/80 (× 3)	11,66/ 4,66 (× 3)	26,81/10,72 (× 3)
Sono Restharn	5 min	420	Ultraschalluntersuchung, bis zu drei zusätzliche Organe	80	4,66	10,72
Sono Schilddrüse	10 min	417	Ultraschalluntersuchung Schilddrüse	210	12,24	28,15
plus Zuschlag, wenn Duplex		401	Zuschlag zu Nr. 410–418, Duplexverfahren	400	23,31	23,31
Koloskopie (>50 Jahre alt)	45 min	687	hohe Koloskopie, bis zum Coecum, mit Probeexzision/-punktion	1500	87,43	201,09
Knöchel-Arm-Index	10 min	644	direktionaler Ultraschall-Doppler, Extremitätenarterien/-venen	180	10,49	18,89
Hörtest qualitativ	5 min	1401	einfache Hörprüfung	60	3,50	6,30
Augeninnendruck	5 min	1255	Tonometrie-Untersuchung, Impressionstonometer	70	4,08	7,34
Lungenfunktion (groß)	20 min	605	Ruhespirografie-Untersuchung	242	14,11	25,39
					206,80	**418,73**
2. Stufe (fakultativ)						
Untersuchung						
Fettfaltendickenmessung/BIA	5 min	A651 (analog)	Bio-Impedanz-Analyse	253	14,75	26,54
neurologisch orientierende Untersuchung, Brustpalpation	30 min	8	Ganzkörperstatus	260	15,15	34,86
24-Stunden-Blutdruck	24 h	659	Langzeit-EKG, mind. 18 Stunden	400	23,31	41,97
Labor						
Test auf Mikroalbuminurie		3 760	Protein im Urin	70	4,08	4,69
oraler Glukosetoleranztest		3 613	Glukosetoleranztest, oral (viermalige Bestimmung) → wenn weniger als viermal, dann GOÄ 3 560	160	9,33	10,72

10

Tab. 10.3 Fortsetzung

Leistung	Dauer	GOÄ-Nr.	GOÄ-Text	Punkt-wert	Betrag (€)	Schwellen-wert (€)
Elektrolyte						
Natrium		3 558	Natrium	30	1,75	2,01
Kalium		3 557	Kalium	30	1,75	2,01
Kalzium		3 555	Kalzium	40	2,33	2,68
Chlorid		3 556	Chlorid	30	1,75	2,01
Elektrophorese		3 574	Proteinelektrophorese, Serum	200	11,66	13,41
FSH (U25)		4 021	Follitropin (FSH, follikelstimulierendes Hormon)	250	14,57	16,75
Homozystein		3 737	Aminosäuren, HPLC	570	33,22	38,21
Chlamydien (z. B. Chlamydia trachomatis, PCR): Isolierung mikrobieller Nukleinsäure		4 780	Isolierung mikrobieller Nukleinsäure	900	52,46	60,33
geschachtelte Polymerasekettenreaktion (nested PCR)		4 784	geschachtelte Polymerasekettenreaktion (nested PCR)	1000	58,29	67,03
Identifizierung mikrobieller Nukleinsäure durch Hybridisierung, je Sonde		4 785	Identifizierung mikrobieller Nukleinsäure durch Hybridisierung, je Sonde	300	17,49	20,11
IgG, Chlamydia trachomatis		4 291	Antikörperbestimmung, ähnliche Untersuchungen	350	20,40	23,46
IgA, Chlamydia trachomatis		4 291	Antikörperbestimmung, ähnliche Untersuchungen	350	20,40	23,46
NMP22 (Blasenkrebs)		A3 909 (analog)		450	26,23	30,16
Funktionsprüfung						
IMT (Intima-Media-Dicke A. carotis)	15 min	644	US-Doppler-Sonografie	180	10,49	18,89
A. carotis links		410	Ultraschalluntersuchung, ein Organ	200	11,66	26,81
A. carotis rechts		420	Ultraschalluntersuchung, bis zu drei weiteren Organen	80	4,66	10,72
A. vertebralis links		420	Ultraschalluntersuchung, bis zu drei weiteren Organen	80	4,66	10,72
A. vertebralis rechts		420	Ultraschalluntersuchung, bis zu drei weiteren Organen	80	4,66	10,72
plus Zuschlag bei Duplexverfahren		401	Zuschlag zu Nr. 410–418, Duplexverfahren (ohne Nr. 644)	400	23,31	23,31

Tab. 10.3 Fortsetzung

Leistung	Dauer	GOÄ-Nr.	GOÄ-Text	Punktwert	Betrag (€)	Schwellenwert (€)
Sono Hoden	15 min					
Sono Hoden links		410	Ultraschalluntersuchung, ein Organ	200	11,66	26,81
Sono Hoden rechts		420	Ultraschalluntersuchung, bis zu drei weiteren Organen	80	4,66	10,72
Sono Nebenhoden links		420	Ultraschalluntersuchung, bis zu drei weiteren Organen	80	4,66	10,72
Sono Nebenhoden rechts		420	Ultraschalluntersuchung, bis zu drei weiteren Organen	80	4,66	10,72
TRUS	15 min					
Sono Prostata		410	Ultraschalluntersuchung, ein Organ	200	11,66	26,81
Sono Samenblasen links		420	Ultraschalluntersuchung, bis zu drei weiteren Organen	80	4,66	10,72
Sono Samenblasen rechts		420	Ultraschalluntersuchung, bis zu drei weiteren Organen	80	4,66	10,72
Sono pararektale Weichteile		420	Ultraschalluntersuchung, bis zu drei weiteren Organen	80	4,66	10,72
plus Zuschlag		403	Zuschlag, transkavitäre Untersuchung	150	8,74	15,74
plus digitorektale Untersuchung		11	Digitaluntersuchung Mastdarm/Prostata	60	3,50	8,04
plus Instillagel		488	Lokalanästhesie, Harnröhre/Blase	46	2,68	6,17
Fundoskopie	10 min	1251	Lokalisation einer Netzhautveränderung	273	15,91	36,60
Osteodensitometrie	15 min	5 475	Osteodensitometrie, Dual-Photonen-Absorptionstechnik	300	17,49	31,48
Pulswellengeschwindigkeit/ Augmentationsindex	20 min	A648	Pulswellengeschwindigkeit/Augmentationsindex	605	35,26	81,11
					194,30	**398,25**

AMS = Aging male symptons (Männergesundheit: Befindlichkeit), HPLC = "high pressure liquid chromatography", GOT = Glutamat-Oxalazetat-Transaminase, GPT = Glutamat-Pyruvat-Transaminase, γ-GT = Gamma-Glutamyltransferase, HDL = "high density lipoproteins", IIEF = International Index of erectile Function (erektile Funktion), IPPS = International Prostata Symptom Score LDL = "low density lipoproteins", M2-PK = M2-Pyruvatkinase, PROCAM = Score zur Ermittlung des Herzinfaktrisikos, QLQ-C 30 = Quality of Life Questionnaire, TRUS = transrektaler Ultraschall

10.4 Zusammenfassung

Sportmedizinische Check-Ups sind in dieser Zusammenstellung wissenschaftlich begründet und in internistisch-ausgerichteten Untersuchungs- und Beratungsstellen einfach durchzuführen. Diagnostik und Beratungen können sowohl EBM-Leistungen sein, wenn Krankheiten vorliegen oder Früherkennungs- und/oder Gesundheitsuntersuchungen anfallen, als auch IGeL, die nach GOÄ abgerechnet werden.

10.5 Literatur

[1] Deutsche Gesellschaft für Sportmedizin und Prävention (DGSP). Pressemitteilung. Stellungsnahme der deutschen Sportmediziner zum IGeL-Monitor. 9. Februar 2012. Im Internet: www.dgsp.de/_downloads/allgemein/2012-02-09.pdf; Stand: 01.02.2016

[2] Frielingsdorf O (Hrsg). IGeL-Erfolg mit System. Ecomed Medizin; 2005

[3] Kassenärztliche Bundesvereinigung. IGeL-Liste KBV; 1999

[4] Mancia G, De Backer G, Dominiczak A et al. 2007 Guidelines for the management of arterial hypertension. Eur Heart J 2007; 28: 1462–1536. Im Internet: http://eurheartj.oxfordjournals.org/content/28/12/1462.long; Stand: 15.08.2015

[5] Weymayr C et al. Sport-Check (IGeL-Info ausführlich). Im Internet: http://www.igel-monitor.de/Igel_A_Z.php?action=view&id=65; Stand: 15.08.2015

11 Betreuung am Spielfeldrand

I. Tusk, N. Vennemann

11.1 Einleitung

Bei der Betreuung am Spielfeldrand wird vom Arzt ein hohes Maß an Engagement und Sportbegeisterung vorausgesetzt. Einerseits trägt er – besonders im Profibereich – eine hohe Verantwortung, andererseits hat er die Möglichkeit, bei Spitzensportveranstaltungen hautnah dabei zu sein.

Die folgende Darstellung ist beispielhaft für den Fußball als der populärsten Sportart geschrieben. Prinzipiell ist dies aber auf alle Mannschaftssportarten übertragbar.

Sicherlich ist es bei Mannschaftssportarten sinnvoll, wenn der betreuende Arzt Erfahrung auf dem Gebiet der Orthopädie oder Unfallchirurgie hat. In vielen Verbänden (z. B. beim Deutschen Fußballbund) wird mittlerweile bei der Betreuung vom Arzt die Zusatzbezeichnung Sportmedizin verlangt.

Praxistipp

Mit dem Verband sollte man seine Versicherungssituation klären, bevor man eine Tätigkeit als Mannschaftsarzt aufnimmt. Häufig wird das Risiko von der eigenen Haftpflichtversicherung nicht getragen oder die Deckungssumme ist nicht hoch genug, gerade wenn man hochkarätige Sportler betreut.

11.2 Ablauf der Betreuung

11.2.1 Vor dem Spiel

Vor der Anreise zu einem Spiel muss sich der betreuende Arzt über den Zutritt zum Stadion bzw. die Notwendigkeit einer Akkreditierung informieren. Auch sollte er sich frühzeitig über passende umliegende Kliniken informieren. Pünktlich anzureisen ist nicht nur selbstverständlich, sondern sorgt auch für eine gute und entspannte Atmosphäre. So hat man vor dem Spiel auch die Möglichkeit, sich mit den Gegebenheiten vertraut zu machen: Je nach Hochklassigkeit der betreuenden Mannschaft kann es z. B. wichtig sein, bei schweren Verletzungen Rettungswege zu kennen, z. B., um prominente Spieler schnell aus der Sicht der Medien zu bringen.

Vor Ort muss überprüft der Mannschaftsarzt den Betreuerkoffer (Kap. 12) auf Vollständigkeit. Bei Auswärtsspielen und insbesondere bei Flugreisen sollte eine Liste der Inhaltsstoffe im Koffer bereitliegen, um bei Sicherheitskontrollen keine Probleme und Nachfragen zu bekommen.

Bei großen Wettbewerben (z. B. Champions League, Weltmeisterschaften) ist es sinnvoll, wenn der Mannschaftsarzt auch bei den Treffen vor dem Spiel (Pre-Match Meetings) dabei ist, um über alle spielspezifischen Besonderheiten informiert zu sein (Hochrisikospiele).

Die Wetterverhältnisse sollte man bei der Vorbereitung berücksichtigen. Das gilt insbesondere für extreme Wetterlagen, sodass man z. B. bei Hitze auf eine ausreichende Flüssigkeitssubstitution achtet, evtl. Getränke seitlich am Spielfeldrand verteilt und bei einem medizinischem Einsatz auf dem Spielfeld ebenfalls eine Getränkeflasche mitführt.

Unmittelbar vor dem Spiel sollte sich der betreuende Arzt beim Notarzt-Rettungssanitäter-Team vorstellen. Dies kann den Ablauf im Fall eines Einsatzes vereinfachen. Üblich ist es auch, sich beim gegnerischen Mannschaftsarzt vorzustellen bzw. mit ihm auszutauschen – im Ernstfall kann dies sehr hilfreich sein.

11.2.2 Während des Spiels

Der betreuende Arzt muss auf der Bank sitzen und einen freien Blick auf das Spielfeld haben. Es ist wichtig, dass er das Spiel genau beobachtet, um den Verletzungsmechanismus erkennen zu können und Informationen über die Art und Schwere der Verletzung zu erhalten (▸ Abb. 11.1). Trainer und Medien verlangen präzise Diagnosen mit sofortiger Angabe der Ausfallzeit. Hier ist es sinnvoll, sich zunächst zurückzuhalten und allgemeine Verletzungen anzugeben, bis man Zeit hat, den Verletzten in der Kabine in Ruhe zu untersuchen und sich weitere Klarheit zu verschaffen.

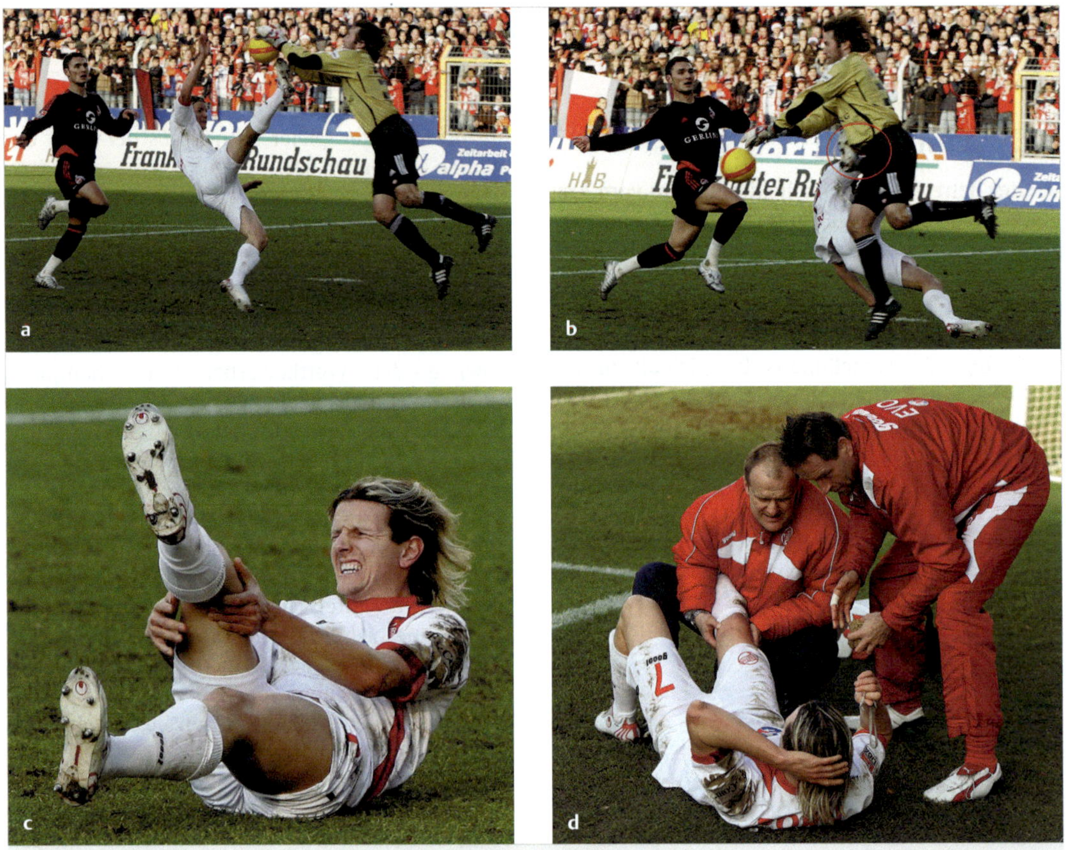

Abb. 11.1 Verletzung eines Fußballspielers. Mit freundlicher Genehmigung von R. Gamer, Seligenstadt.
a Zu erwartende Kollision zwischen Feldspieler und Torwart.
b Das rechte Bein des Feldspielers wird bei der Kollision mit dem Torwart kurzfristig fixiert und verdreht. Die genaue Beobachtung des Unfallmechanismus ist hier wesentlich.
c Hier ist sofort offensichtlich, dass es sich um eine Verletzung des Kniegelenks handelt.
d Weitere Untersuchung außerhalb der Außenlinie des Spielfelds. Die Untersuchung konzentriert sich nach der Beobachtung des Unfallgeschehens und gemäß der Angaben der akuten Schmerzen in diesem Fall auf das Kniegelenk.

Cave!

Mit vorschnellen Diagnosen und entsprechenden Ausfallzeiten für den Spieler „den Ball flach halten"!

Bei Verletzungen stellen sich der Arzt und der Physiotherapeut am Spielfeldrand bereit und warten auf die Erlaubnis des Schiedsrichters, das Spielfeld zu betreten.

Durch eine gute Beobachtung des Spielgeschehens und eine gute Kenntnis der Spieler kann man die Schwere der Verletzung oft antizipieren. Es gibt durchaus Spieler, die auch mal aus taktischen Gründen einen medizinischen Einsatz provozieren, während andere Spieler nur bei ernsteren Verletzungen liegen bleiben. Sollte der Spieler ausgewechselt werden müssen, muss ein Zeichen an das Trainerteam gegeben werden.

Ist eine intensivere Untersuchung eines Feldspielers notwendig, wird verlangt, mit dem Spieler an den Spielfeldrand (außerhalb der Außenlinie) zu treten. Das Spiel geht dann weiter und je länger die Untersuchung dauert, desto länger fehlt der Spieler dem Team, sodass hier zügig gehandelt werden muss.

> **Merke**
>
> Beim Torhüter kann länger direkt auf dem Spielfeld behandelt werden.

Besteht der Verdacht auf eine Gehirnerschütterung, hat der Schiedsrichter das Spiel sofort zu unterbrechen und der Mannschaftsarzt darf den Spieler bis zu 3 Minuten auf dem Spielfeld untersuchen. Der Arzt entscheidet, ob der Spieler wieder eingesetzt werden darf und muss dies dem Schiedsrichter ausdrücklich bestätigen.

11.2.3 Halbzeit

Während der Halbzeit sollte der Mannschaftsarzt erneut auf ausreichende Flüssigkeitszufuhr achten. Bei akuten Verletzungen hat man etwas Zeit für eine Untersuchung und die Möglichkeit, sich mit dem Spieler zu besprechen. Auswechslungen aus medizinischen Gründen müssen mit dem Trainer kommuniziert werden.

11.2.4 Nach dem Spiel

Nach dem Spiel sollten die Spieler wieder ausreichend Flüssigkeit zuführen. Außerdem besteht evtl. die Möglichkeit, Entmüdungsbecken und Eisbäder zu nutzen.

Bei Verletzungen hat nach wie vor das PECH-Schema einen hohen Stellenwert (**P**ause-**E**is-**C**ompression-**H**ochlagerung). Kleinere Verletzungen wie Platzwunden, Prellungen oder Zerrungen können vor Ort in der Kabine versorgt werden, bei schwereren Verletzungen muss man ggf. einen Transport in eine nahe gelegene Klinik organisieren, wobei es sich empfiehlt, den Verletzten vorher telefonisch beim Dienstarzt anzumelden.

Wenn Klarheit über die Verletzung besteht, sollte man umgehend mit den Kaderärzten Kontakt aufnehmen, um Details direkt weiterzugeben und um entsprechende Konsequenzen für folgende Spiele und ein Therapievorgehen zu besprechen.

12 Betreuerkoffer

T. Heddäus

12.1 Einleitung

Für den im Leistungssport tätigen Arzt ist es wichtig, im Training, aber auch in den Wettkampfphasen vor Ort (sport-)medizinisch eingreifen zu können (▶ Abb. 12.1, ▶ Abb. 12.2). Hierfür ist eine hochwertige Ausrüstung für die ambulante Versorgung notwendig.

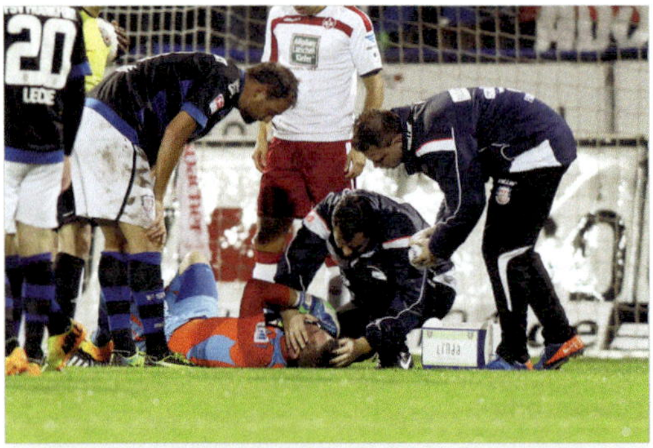

Abb. 12.1 Sportmedizinischer Einsatz im Fußball. Mit freundlicher Genehmigung von R. Roskaritz, bild pressehaus, Offenbach.

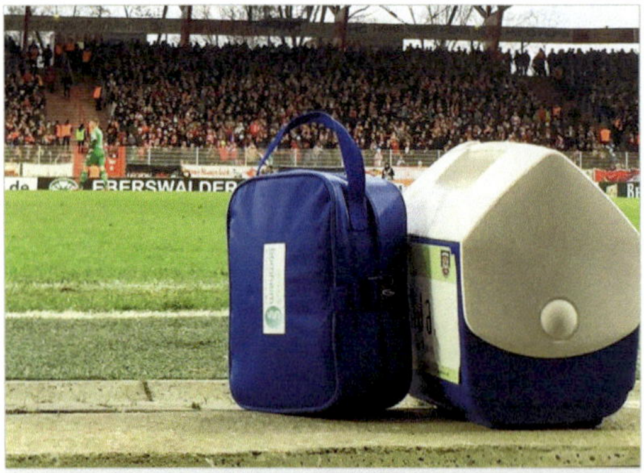

Abb. 12.2 Betreuertasche und Kühlbox. Fertig für den Einsatz: Betreuertasche und Kühlbox.

Grundlegend sollte unterschieden werden zwischen der Versorgung in der Kabine und der Versorgung direkt am Wettkampfplatz bzw. auf dem Spielfeld:

- In der Kabine steht die Wettkampfvorbereitung bzw. -nachbereitung im Mittelpunkt. Je nach den Möglichkeiten des Vereins oder des Betreuers kann die „Kabinenausstattung" dabei sogar kleine Operationssäle für die chirurgische (Erst-) Versorgung umfassen.
- Direkt am Wettkampfplatz müssen akute Verletzungen versorgt und die sportliche Leistungsfähigkeit erhalten werden. Auf der dafür notwendigen Ausstattung liegt das Hauptaugenmerk in diesem Artikel.

12.2 Ausstattung

12.2.1 Grundausstattung

Mit der Grundausstattung im Betreuerkoffer sollte man in der Lage sein, die häufigsten Verletzungen zu versorgen. Dies sind erfahrungsgemäß oberflächliche Hautverletzungen, Prellungen und muskuläre Verletzungen. Des Weiteren gehören Desinfektionsmittel, Kompressen, Verbände und elastische Bandagen zur Herstellung einer Kompression zur Grundausstattung.

▶ **Hautverletzungen.** Fast in keiner Sportart ist es möglich, mit einer blutenden Wunde weiter am Wettkampf teilzunehmen. Deswegen muss ein großes Augenmerk daraufgelegt werden, Blutungen stoppen zu können. Gerade am Kopf und im Gesicht sind dementsprechend eine adhäsive Hautnaht oder Hautklammerung häufig unumgänglich. Je nach Wundsituation bzw. bei Kindern ist eine Adhäsion auch mit Wundkleber sinnvoll. Die notwendigen Utensilien für die Wundversorgung, Naht und Klammerung sind in ausreichender Menge vorzuhalten. Sollte eine rasche Versorgung mit Hautklammern auch unter Berücksichtigung der Hygieneumstände möglich sein, sollte man – alleine schon aus kosmetischen Gründen – erwägen, diese nach dem Wettkampf zu entfernen und nach ausreichender Desinfektion in Ruhe eine Hautnaht zu setzen. Zur Desinfektion sollten wundverträgliche Sprays, wie z. B. Octenisept eingesetzt werden.

Bezüglich der Verwendung von Pflastern ist zu bemerken, dass diese auf der verschwitzten Haut von Sportlern selten festen Halt finden, sodass Verbände zu bevorzugen sind. An speziellen Körperstellen, z. B. am Kopf, kann auch ein Sprühpflaster effektiv wirken. Auch spezielle Pflaster wie Blasenpflaster können die Sportfähigkeit wiederherstellen.

► **Verletzungen des Bewegungsapparats.** Durch Kinesiotapes und Sporttapes lassen sich wirkungsvoll vor allem Verletzungen des Muskel-, Sehnen- und Skelettapparats therapieren und sollten somit ebenfalls Bestandteil der Ausstattung sein.

Zur raschen Kühlung von geschlossenen Verletzungen (z. B. Prellungen, Verstauchungen) empfiehlt es sich, auf Eiswasser zurückzugreifen. Ebenso wird häufig Chlorethyl-Spray zur akuten, lokalen Kälteanwendung eingesetzt. Natürlich ist hier die gezielte und angemessene Anwendung zu beachten, um lokale Hautschädigungen zu vermeiden.

► **Zahnverletzungen.** Die Dento-Safe-Box sollte ein obligater Bestandteil des Koffers sein. Dies ist eine Zahnrettungsbox für ausgeschlagene Zähne, die in vielen Apotheken erhältlich ist. Sie beinhaltet eine Lösung mit einem pH-Wert zwischen 7,2 und 7,3 und ist durch ein spezielles Nährmedium gepuffert. Die Nährlösung sichert das Überleben der Zahnwurzelhaut für ca. 24 Stunden.

► **Besonderheiten.** Je nach Jahreszeit und Wetterlage sollte man typische Verletzungen bzw. Erkrankungen behandeln können. Erwähnt seien hier z. B. Antihistaminika zur Allergiebekämpfung oder lokale Applikationen (z. B. kortisonhaltige Cremes) zur Behandlung von z. B. Sonnenbränden.

Merke

Auch sollte der betreuende Arzt über den Gesundheitszustand jedes betreuten Athleten und hierbei vor allem über Besonderheiten informiert sein und sich entsprechend vorbereiten.

Praxistipp

Neben den Utensilien zur akuten Versorgung am Spielfeldrand ist die adäquate Ausstattung zur „schnellen" Diagnostik wichtig und sollte mindestens Stethoskop, Blutdruckmessgerät und eine Diagnostikleuchte umfassen.

12.2.2 Medikamentöse Ausstattung

Die medikamentöse Ausstattung orientiert sich an den Mitteln, mit denen der Betreuer regelmäßig umgeht und deren Wirkungen und Nebenwirkungen er abschätzen kann. Selbstredend ist die Konformität der Substanzen mit den aktuellen Doping-Richtlinien der NADA/WADA zu beachten (Kap. 9). Nasensprays, Ohren- und Augentropfen sowie Schmerzmittel dienen zur Bekämpfung von Symptomen bei leichten Erkrankungen. Krampflösende Mittel, wie Buscopan und Antiemetika wie MCP wirken bei abdominellen Beschwerden.

12.2.3 Notfallmedizinische Ausstattung

Auch im Fall von vital bedrohlichen Notfällen ist die Hilfe des medizinischen Personals gefordert. Unter Berücksichtigung der Erfahrung des betreuenden Arztes und der logistischen Struktur um den Wettkampfplatz herum sollte sich der Betreuer individuell mit notfallmedizinischem Equipment ausstatten. Der Umfang orientiert sich dabei an der Qualifikation des Betreuers, es sollten aber alle notwendigen Materialien vorhanden sein, die bis zum Eintreffen weiterer Rettungsmittel notwendig sind. Vor allem sollten die Basismaßnahmen wie das Freihalten der Atemwege, die Beatmung, der venöse Zugang und die Infusionstherapie möglich sein. Die medikamentöse Therapie sollte in diesem Fall mindestens antiallergische und analgetische Maßnahmen ermöglichen.

Praxistipp

Aufgrund der hohen Effektivität einer frühen Defibrillation im Rahmen eines plötzlichen Herztodes ist es dringend zu empfehlen, einen AED (automatisierter externer Defibrillator) in der Nähe des Sportfeldes zu platzieren.

12.3 Checkliste

Die in ▶ Tab. 12.1 genannten Inhalte des Betreuerkoffers dienen der Orientierung für die eigene Ausstattung. Je nach den speziellen Anforderungen, der sportlichen Disziplin, der Wetterlage und der Jahreszeit, der umgebenden Logistik und nicht zuletzt den Vorkenntnissen des Betreuers sind individuelle Anpassungen möglich und erforderlich.

Tab. 12.1 Mögliche Inhalte des Betreuerkoffers.

Thema	Details
Diagnostik	• Venenstauband • Diagnostikleuchte • Stethoskop • Blutdruckmessgerät • Reflexhammer • Fieberthermometer • Otoskop • Blutzuckermessgerät • Holzmundspatel
Wunden und Verletzungen	• Nadelhalter • Nahtmaterial in verschiedenen Stärken • chirurgische und anatomische Pinzetten • Stapler • Klammerentferner • Einmalskalpelle • Schere DIN 58 279 – B190 • Wunddesinfektionsspray • Kühl-Spray/Chlorethyl-Spray • Kinesio-Tapes • Sport-Tapes • Kompresse – 100 mm × 100 mm • Fixierbinde DIN 61 634 – FB 8 • Verbandpäckchen DIN 13 151 – M • Verbandtuch DIN 13 152 – A • Verbandtuch DIN 13 152 – BR • Wundschnellverband DIN 13 019 – E 10 cm × 6 cm • Heftpflaster DIN 13 019 – A 5m × 2,5 cm • Dento-Safe-Box
Medikamente	• abschwellendes Nasenspray • Antihistaminika • Analgetika • Lokalanästhetika • antiallergische Salbe • NSAR-/Arnika-/Beinwellsalbe • wärmende Salbe • Traubenzucker
Infusionen und Erstmaßnahmen	• Händedesinfektionsmittel mind. 50 ml • OP-Handschuhe DIN EN 455, steril • Einmalhandschuhe nach DIN EN 455, mittel • Einmalhandschuhe nach DIN EN 455, groß • Einmalspritzen 2 ml nach DIN EN ISO 7 886–1 • Einmalspritzen 10 ml nach DIN EN ISO 7 886–1 • Einmalkanülen, steril • NaCl-Infusion 500 ml • Venenverweilkanülen in den gängigen Größen • Kanülenfixierpflaster • Infusionssystem • Zellstofftupfer • Kanülenabwurfbox • Rettungsdecke – 2,1 m × 1,6 m
Notfallequipment	• AED (automatischer externer Defibrillator) • ggf. i. v. Analgetika (z. B. Novalgin) • i. v. Antiallergika (z. B. hochdosiertes Prednisolon, Antihistaminika, Adrenalin) • mindestens Guedeltubus-Set, Größe 1 bis 5 • Larynxtubus

13 Organisation des Untersuchungssystems für Kaderuntersuchungen

H. Lohrer

13.1 Einleitung

Für die Organisation und Struktur des sportärztlichen Untersuchungssystems für die A-, B- und C-Kaderuntersuchungen ist der Deutsche Olympische Sportbund (DOSB) zuständig. Die Zuständigkeit für die sportmedizinische Versorgung der D- und D/C-Kader hingegen liegt im Zuständigkeitsbereich der Bundesländer bzw. der Landessportbünde. Damit ist die sportmedizinische Betreuung einerseits zentral, andererseits dezentral geregelt.

13.2 Nationale Struktur

13.2.1 Bundeskaderathleten

Im Rahmen der föderalen politischen Struktur in Deutschland ist der DOSB verantwortlich für den Leistungssport der A-, B- und C-Kader. Per Definition handelt es sich:

- bei A-Kader-Athleten um Sportler, die bei internationalen Wettkämpfen (Europameisterschaften, Weltmeisterschaften, Olympischen Spielen) Medaillenchancen haben oder zumindest Endkampfplatzierungen (Top 8) erreichen (können)
- bei B-Kader-Athleten um Sportler, die das Niveau für eine Endkampfplatzierung bei Deutschen Meisterschaften (Top 8) haben
- bei C-Kader-Athleten um Nachwuchsathleten, die bei deutschen Jugendmeisterschaften oder/und bei internationalen Meisterschaften die Plätze 1–8 belegen können.

13.2.2 Sportmedizinische Betreuung

Bereits in seiner Präambel zum sportmedizinischen Untersuchungs- und Betreuungssystem stellt der DOSB klar heraus, dass Gesundheit „die unabdingbare Voraussetzung für sportliche Höchstleistung" ist. Oberste Priorität hat deshalb die „Wahrung und Wiederherstellung der Gesundheit der Aktiven". Dabei wird sowohl die präventive als auch die kurative und rehabilitative Ebene adressiert. Den Ärzten, die für bzw. im Auftrag des DOSB als „Vertrauenspersonen" der Athleten tätig sind, wird explizit eine „besondere Verantwortung" im Kampf gegen Doping zugewiesen.

Grundsätzlich ist darauf hinzuweisen, dass der DOSB dienstrechtlich nicht direkt auf seine Ärzte zugreifen kann, da er in keinem Fall Arbeitgeber ist. Dieses Merkmal ist insbesondere wichtig unter dem Aspekt, dass die Ärzte aus einer unabhängigen Position heraus mit dem DOSB kooperieren. Die Finanzierung erfolgt lediglich im Sinn einer (geringen) Aufwandsentschädigung. Dies ist ein wesentlicher Unterschied zum sportärztlichen Betreuungssystem in der ehemaligen DDR. Der DOSB kooperiert also mit Ärzten, deren Arbeitgeber rechtlich unabhängige Institutionen sind. Unabhängig von den allgemeinen medizinischen Qualifikationen, die durch die Ärztekammern geregelt werden, werden dabei spezielle Bezeichnungen für die den Leistungssport betreuenden Ärzte benutzt. Nach entsprechenden Tätigkeitsmerkmalen werden spezifische Bezeichnungen definiert:

- **Verbandsarzt:** „Der/Die Verbandsarzt/-ärztin zeichnet sich insbesondere durch sportartspezifische Kenntnisse aus und begleitet im Regelfall Trainingslager und Wettkampfreisen des Verbandes."
- **OSP-Arzt**: Dem OSP-Arzt (OSP = Olympiastützpunkt) kommt die Aufgabe zu, die medizinischen Grundlagen zum täglichen Training der Athleten abzusichern, die einem OSP zugeordnet sind. „Neben den leistungsphysiologischen Maßnahmen zur Trainingssteuerung stehen an den OSP (Olympiastützpunkten) vor allem auch die Fragen der Behandlung und Betreuung inkl. einer individuellen Beratung der Aktiven im täglichen Trainingsprozess im Vordergrund."
- **Ärzte in Untersuchungszentren**: Derzeit hat der DOSB 24 sportmedizinische Untersuchungszentren „lizenziert". Die Lizenzierung erfolgt alle 4 Jahre. Dabei werden betriebliche Anforderungen in struktureller, personeller und apparativer Hinsicht geprüft. Die Aufgabe dieser Zentren bzw. der dort angestellten Ärzte besteht insbesondere darin, die jährlich stattfindenden Vorsorgeuntersuchungen für die Bundeskaderathleten (A, B, C) durchzuführen. Die Dokumentation erfolgt dabei auf spezifischen „Unter-

suchungsbögen", die auch Grundlage der Abrechnung der erbrachten Leistungen mit dem DOSB sind [1].
- **Olympiaärzte**: Für die Betreuung der deutschen Olympiamannschaft werden (je nach Mannschaftsgröße) 10–20 „Olympiaärzte" durch den DOSB auf Vorschlag der beteiligten nationalen Spitzensportverbände nominiert. Diese Ärzte sind in der Regel als Verbandsärzte bereits in die unmittelbare Betreuung der Athleten auch außerhalb der Olympischen Spiele eingebunden.

Die Aufgaben aller im Leistungssport tätigen Ärzte bestehen darin, dass sie mit den Athleten, bei Minderjährigen auch mit deren Eltern, den Trainern und den Verbänden und zum (gesundheitlichen) Wohle der Athleten vertrauensvoll zusammenarbeiten.

Grundsätzlich ist dabei eine präventive von einer kurativen und rehabilitativen Ebene zu unterscheiden.

13.2.3 Gesundheitsuntersuchungen

Die jährlichen Gesundheitsuntersuchungen der A-, B- und C-Kader-Athleten werden durch die vom DOSB lizenzierten Untersuchungszentren durchgeführt. Die Teilnahme an diesen Untersuchungen ist für die Kaderathleten verpflichtend. Dabei handelt es sich vorwiegend um präventive Leistungen [1]. Als Ziele werden definiert [1]:
- Feststellen der Eignung und Erhaltung der Gesundheit im Sinne einer allgemeinen und insbesondere sportartspezifischen Gesundheitsfürsorge
- Feststellen der Belastbarkeit durch eine unspezifische Ergometrie inklusive EKG-Ableitung
- Erhalten der Leistungsfähigkeit durch frühzeitiges Erkennen und Behandeln sowohl von Funktionsstörungen und Anomalien als auch akuter Sportverletzungen und beginnender Sportschäden
- Abwenden bleibender Sportschäden

Inhaltlich findet dabei eine internistische und eine orthopädische Gesundheitsbeurteilung durch entsprechend ausgebildete Ärzte mit jeweils Facharztniveau statt. Athletinnen werden zudem gynäkologisch befragt und beraten. Im Bedarfsfall ist auch eine Leistungsdiagnostik möglich. Grundsätzlich werden dabei spezielle Kategorien von Sportarten bzw. Sportartengruppen zusammengefasst, bei denen die orthopädische Untersuchung verschieden ausgeprägt gewichtet wird:
- Die „kleine Orthopädie", d. h., eine grobe und kursorische Prüfung des Bewegungs- und Stützapparats durch einen Nichtorthopäden, gilt für Sportler in allen nicht olympischen Sportarten und für 5 olympische Sportarten (Schießen, Curling, Dressurreiten, Springreiten und Vielseitigkeitsreiten).
- Die „große Orthopädie", d. h. eine Untersuchung durch einen Facharzt für Orthopädie, ist für Athleten in allen anderen olympischen Sportarten vorgeschrieben.

Es gibt aber auch Sportler (sog. Kategorie 1), die gar nicht untersucht werden, beispielsweise die Schachspieler. In wenigen Sportarten (Badminton, Baseball/Softball, Basketball, Biathlon und Schießen, Boxen, Eishockey, Handball, Hockey, Moderner Fünfkampf, Rugby, Squash, Taekwondo, Tennis, Tischtennis, Volleyball, Wasserball) gehört darüber hinaus ein Sehtest zum Untersuchungsprogramm.

13.2.4 Kurative medizinische Betreuung

Verbandsärzte und OSP-Ärzte decken schwerpunktmäßig den kurativen Teilbereich der medizinischen Versorgung der A-, B- und C-Kader-Athleten ab. Dabei kommt es vor allem darauf an, eine unmittelbare Diagnostik sowohl im Training als auch im Umfeld nationaler und internationaler Wettkämpfe anzubieten. Wichtig ist dabei, dass sofort mit einer adäquaten Behandlung im Krankheits- oder Verletzungsfall begonnen wird. Das Ziel dabei besteht darin, Trainings- und Wettkampfausfälle möglichst zu vermeiden bzw. zu reduzieren und dabei das Risiko für die Gesundheit des Athleten aktuell und prospektiv zu minimieren.

13.2.5 Finanzierung

Der DOSB finanziert die Gesundheitsuntersuchungen. Abgerechnet wird dabei mit den lizenzierten Untersuchungszentren, nicht mit den jeweiligen Ärzten.

Für die kurativen verbandsärztlichen Betreuungsmaßnahmen (zentrale Maßnahmen wie Trainingslager, nationale und internationale Meisterschaften) erhält der betreuende Arzt vom beauftragenden Spitzenverband eine Aufwandsentschädigung in Höhe von 100–200 €/Tag.

Kurative Leistungen in den Trainingsphasen am OSP sollen nach Möglichkeit über Zentren (z. B. Kliniken) bzw. Ärzte erfolgen, die auch eine Kassenzulassung haben.

13.3 Regionale Strukturen in den Bundesländern

Die sportmedizinische Vorsorge innerhalb der verschiedenen Bundesländer ist nicht einheitlich geregelt. Praktisch jedes Bundesland hat ein eigenes Vorsorgesystem für seine Landeskaderathleten installiert.

Die kurative Betreuung der Landeskaderathleten übernehmen meist niedergelassene Fachärzte/Kliniken der verschiedenen Disziplinen. Gelegentlich gibt es auch Landesfachverbände, die Verbandsärzte benennen, die vorwiegend bei Landesmeisterschaften vor Ort sind und gegenüber dem Landesfachverband in medizinischen Fragen beratend tätig werden.

13.3.1 Landeskaderathleten

Die Kader auf Landesebene sind folgendermaßen definiert:

- D-Kader-Athleten sind Nachwuchssportler, die zumindest eine sportliche Perspektive auf nationalem Niveau nachweisen.
- Im D/C-Kader sind jugendliche Athleten zusammengefasst, deren Leistungsfähigkeit auch für internationale Wettkämpfe auf Jugend- und Juniorenniveau ausreicht.
- Der E-Kader ist eine „Vorstufe" zum D-Kader. Die sportärztliche Untersuchung wird durchgeführt wie bei D-Kader-Athleten und die Bescheinigung ist für den Athleten auch kostenfrei.

D- und D/C-Kader sind „Landeskader", d. h., die Finanzierung zentraler Maßnahmen und die Förderung übernimmt grundsätzlich der jeweilige Landesfachverband. Teilweise werden die D/C-Kader jedoch in der DOSB-Datenbank geführt. Sie sind dann allerdings zur Abrechnung der sportmedizinischen Gesundheitsuntersuchung über den DOSB nicht freigeschaltet und erhalten ihre Gesundheitsuntersuchung wie die D-Kader-Athleten.

Cave!

Hier muss auf eine Inkonsistenz hingewiesen werden. Die D/C-Kader werden unter sportspezifischen Förderaspekten als Bundeskader angesehen, d. h. zuständig für die Trainingsplanung ist der Bundestrainer. Andererseits wird die sportärztliche Gesundheitsuntersuchung wie bei D-Kader-Athleten durchgeführt und finanziert.

13.3.2 Das Beispiel Hessen

In Hessen hat sich ein vorbildliches sportmedizinisches Untersuchungssystem entwickelt. Bereits 1984 wurde das Sportmedizinische Institut Frankfurt am Main als „Sportärztliche Hauptberatungsstelle des Landes Hessen" installiert. Seit damals wird für die D- und D/C-, aber auch für E-Kader-Athleten des Landessportbundes Hessen eine kostenlose jährliche Vorsorgeuntersuchung angeboten. Um eine regionale Zuordnung und kurze Reisezeiten zu ermöglichen, wurden in zahlreichen Kreisgesundheitsämtern und Gesundheitsämtern der kreisfreien Städte sportärztliche Beratungsstellen eingerichtet. Dabei wird versucht, Hessen entsprechend seiner politischen Struktur auch sportmedizinisch flächendeckend zu versorgen. Seit 1999 wird durch den Landessportbund und auf Vorschlag der Sportärztlichen Hauptberatungsstelle Hessen (Sportmedizinisches Institut Frankfurt am Main) für die peripheren Untersuchungsstellen nach Prüfung der strukturellen, personellen und apparativen Voraussetzungen eine Lizenzierung für jeweils 4 Jahre durchgeführt. Derzeit sind 25 sportmedizinische Untersuchungsstellen in Hessen zertifiziert. Um einen hohen Untersuchungsstandard zu sichern, wurde ein spezifischer und einheitlicher Dokumentationsbogen entwickelt [2], der auch eine Vergleichbarkeit der Daten zwischen den jeweiligen Zentren ermöglicht.

Die lizenzierten Untersuchungsstellen erklären sich bereit, die hessischen Kader-Sportler kostenlos zu untersuchen. Finanziell unterstützt werden diese Grunduntersuchungen vom Hessischen Ministerium des Inneren und für Sport. Der Nachweis dieser jährlichen Vorsorgeuntersuchung bei den Landeskaderathleten ist Voraussetzung für die Vergabe von Fördermitteln durch den Landesausschuss Leistungssport an die jeweiligen Landesfachverbände.

Auch Nicht-Kadersportler können von diesem System profitieren. Allerdings müssen sie für eine solche sportmedizinische Grunduntersuchung eine Untersuchungsgebühr entrichten.

Die sportmedizinische Vorsorgeuntersuchung in Hessen ist für den Landeskaderathleten kostenlos, wenn er sich an einer lizenzierten Untersuchungsstelle eines Landkreises oder einer kreisfreien Stadt untersuchen lässt, dem/der er durch Wohnsitz oder Vereinszugehörigkeit angehört.

13.4 Literatur

[1] DOSB. Sportmedizinisches Untersuchungs- und Betreuungssystem im deutschen Leistungssport. Im Internet: http://www.dosb.de/fileadmin/fm-dosb/arbeitsfelder/leistungssport/Materialien/Medizin_Physio/091216_Sportmedizin_Konzept.pdf, Stand: 14.08.2015

[2] Landessportbund Hessen e. V. Sportmedizinischer Anamnese- und Untersuchungsbogen. Im Internet: http://www.landessportbund-hessen.de/bereiche/leistungssport/sportmedizin/untersuchungsbogen/; Stand: 14.08.2015

14 Profisportler und berufsgenossenschaftliche Aspekte

M. Schneider

14.1 Einleitung

In der Europäischen Union werden jährlich schätzungsweise 4,5 Millionen Sportverletzungen behandelt. Verletzungen beim Ballsport, gehäuft beim Fußball, sind dabei in ca. 40 % die Ursache [1]. Für Deutschland liegen nur ungenaue und oft nicht differenzierte Daten vor. Im Rahmen einer Promotionsarbeit wurden Daten des Bundesgesundheitssurveys 1998 analysiert. Sportunfälle waren die dritthäufigste Ursache für Verletzungen. Junge Männer haben ein signifikant höheres Verletzungsrisiko, wobei die meisten Verletzungen Distorsionen oder Verletzungen des Kapsel-Band-Apparats waren. In 62 % resultierte eine Arbeitsunfähigkeit, die jedoch nur in einem Drittel der Fälle länger als 10 Tage dauerte [2].

14.2 Berufsgenossenschaft

▶ **Verwaltungs-BG.** Für die meisten Sportunfälle ist in Deutschland die Verwaltungs-Berufsgenossenschaft (VBG), mit Sitz in Hamburg, zuständig. Sie ist die gesetzliche Unfallversicherung für alle Sportvereine und Sporteinrichtungen sowie für alle Einrichtungen, die der Entspannung, Erholung, Belehrung, Unterhaltung und Geselligkeit dienen. Ausnahmeregelungen bestehen z. B. bei einem Post-Sportverein, für den die Unfallkasse Post und Telekom zuständig ist, oder einem Bundesbahn-Gesangsverein, für den die Eisenbahn-Unfallkasse zuständig ist.

M!

Merke

Verletzungen bei Profisportlern werden in den meisten Fällen über die Verwaltungs-BG (VBG) verwaltet und dokumentiert.

▶ **VBG-Versicherte.** Versicherte sind alle Sportler, die aufgrund eines Arbeits-, Dienst- oder Lehrverhältnisses beschäftigt sind. Voraussetzung ist die persönliche und wirtschaftliche Abhängigkeit des Beschäftigten. Bezahlte Sportler machen nur 0,5 % der Versicherten der VBG aus, verursachen aber ein Vielfaches der Unfallentschädigungen. 2012 zahlte die VBG 77,6 Millionen Euro an 29 000 Versicherte im bezahlten Sport. Zwei Drittel dieser Unfälle traten beim Fußball auf. Insgesamt entspricht diese Summe einem Sechstel der Ausgaben der VBG im Bereich der Rehabilitation.

▶ **Beiträge.** Die Beitragsregelung schreibt vor, dass die Beschäftigungsunternehmen (z. B. Sportvereine) regelmäßig gegenüber der zuständigen Berufsgenossenschaft einen Entgeltnachweis führen müssen. Hierfür werden für das jeweils zurückliegende Jahr Angaben zur Anzahl der Beschäftigten und der dabei angefallenen Jahreslohnsumme (Bruttoarbeitslohn) benötigt. Auf dieser Grundlage berechnet die Berufsgenossenschaft nach den entsprechenden Tarifstellen, Gefahrklassen und Beitragssätzen den Beitrag für das beschäftigende Unternehmen:

- Der Höchstbetrag des nachzuweisenden Entgeltes beträgt seit 01.01.2 014 96 000€. Ein übersteigender Betrag ist nicht anzugeben.
- Die Gefahrklassen sind in der seit 01.01.2011 gültigen Version abrufbar. Profisportler sind in der Gefahrklasse 16 subsumiert. Die höchste Gefahrklasse haben Profisportler im Fußball der Männer aus den 3 höchsten Ligen [3].

Die Formel zur Berechnung der Beiträge lautet:

$$\text{Beitrag} = \frac{\text{Gesamtentgelt} \times \text{Gefahrenklasse} \times \text{Beitragsfuß allgemeine Umlage}}{1000}$$

2012 drohten massive Beitragserhöhungen, die teilweise zu Steigerungen um 40 % geführt hätten. Auf Betreiben des Bundesministeriums für Arbeit und Soziales konnte ein Kompromiss ausgearbeitet werden. Mit Beschluss vom 6. Dezember 2012 durch die Selbstverwaltung der Berufsgenossenschaft wurden folgende Maßnahmen festgelegt:

- Begrenzung der Beitragsanstiege auf ein moderates Maß (jährlich ca. 5 %)
- Begrenzung gilt für die gesamte Gefahrtarifperiode (bis Ende 2016)
- Der Sport verpflichtet sich zu verstärkter Prävention.

Insbesondere präventive Maßnahmen werden durch die VBG unterstützt. Nach dem Motto „Sei kein Dummy" wurde am 18.01.2014 eine Präventionskampagne in Kooperation mit dem DFB (Deutscher Fußballbund) gestartet (www.sei-kein-dummy.de). Ziel ist es, das Unfallrisiko im bezahlten Fußball zu verringern.

M!

Merke

Die Beitragssätze orientieren sich an sportartspezifischen Gefahrklassen.

Als Teil dieser Kampagne wurde die VBG Safety League ins Leben gerufen. Gesucht wird die in jeder Spielrunde auszuzeichnende smarteste Mannschaft Deutschlands. Die teilnehmenden Mannschaften treten in den 4 Themenfeldern Training, Diagnostik und Betreuung, Ausrüstung und Einrichtung sowie Ausbildung und Organisation, zum Thema Prävention gegeneinander an (www.safety-league.de).

14.3 Heilverfahren

▸ **D-Arzt.** Im Falle einer Sportverletzung bei Profisportlern gelten weiter die Regeln des berufsgenossenschaftlichen Heilverfahrens. Die Verletzten müssen bei entsprechender Verletzungsausprägung einem D-Arzt vorgestellt werden, der das weitere Heilverfahren steuert. Durch die Neustrukturierung des stationären Heilverfahrens seit dem 01.01.2014 hat sich auch der Katalog des Verletzungsartenverzeichnisses verändert.

B

Fallbeispiel

Verletzung einer Kniebinnenstruktur

- Knie-Distorsion mit isolierter Meniskusverletzung → Behandlung entweder durch einen ambulant tätigen D-Arzt oder durch eine Klinik mit Zulassung zum stationären Durchgangsarztverfahren (DAV)
- Verletzung des vorderen Kreuzbandes (VKB) in Kombination mit Seitenbandverletzungen, Meniskusverletzungen oder Knorpelschäden oder isolierte VKB-Verletzung bei Kindern → Behandlung durch D-Arzt mit Zulassung zum Verletztenartenverfahren (VAV)
- Verletzung des hinteren Kreuzbandes → Behandlung durch eine Klinik mit Zulassung zum Schwerstverletztenartenverfahren (SVAV)

Die aktuelle Fassung des Verletzungsartenverzeichnisses vom 01.01.2013 ist auf der Webseite der Deutschen Gesetzlichen Unfallversicherung (www.dguv.de) abrufbar.

Sollte ein Verein oder ein Spieler den expliziten Wunsch haben, die Behandlung durch einen Arzt ohne D-Arzt-Zulassung durchführen zu lassen, muss dies immer mit der zuständigen BG abgestimmt werden. Dies betrifft alle operativen und auch im weiteren Verlauf erforderlichen ambulanten Heilmaßnahmen.

M!

Merke

Die Behandlung durch einen nicht zugelassenen D-Arzt muss individuell mit der zuständigen BG abgestimmt werden.

▸ **H-Arzt, M-Arzt.** Ab dem 1.1.2016 wird eine Neuerung hinsichtlich des bisherigen H-Arztes in Kraft treten. Der H-Arzt wird abgeschafft und nicht mehr an der berufsgenossenschaftlichen Heilbehandlung teilnehmen. Kolleginnen und Kollegen, die mit dieser Bezeichnung bisher eine Profimannschaft betreut haben, müssen entweder eine D-Arzt-Zulassung beantragen oder können in einer 3-jährigen Projektphase den Antrag zum M-Arzt stellen. Die Kriterien und Voraussetzungen für den M-Arzt sind auf der Internetseite der VBG abrufbar [3].

M!

Merke

Durch eine Neuregelung des D-Arztverfahrens ist der H-Arzt ab Ende 2015 nicht mehr am BG-lichen D-Arzt-Verfahren beteiligt.

► **Fachliche Befähigung M-Arzt ab 1.1.2016**

- Facharzt für Orthopädie und Unfallchirurgie oder Facharzt für Chirurgie mit Schwerpunkt Unfallchirurgie oder Facharzt für Orthopädie
- Alternativ nach der Approbation mindestens 2-jährige Tätigkeit in der Unfallchirurgie/Orthopädie
- Mindestens 6 Monate nach Zertifizierung muss die Zusatzbezeichnung Sportmedizin absolviert sein
- Mindestens 3 Jahre Erfahrung in sportmedizinischer Diagnostik und Therapie von Sportverletzungen
- Fachkunde Strahlenschutz/Röntgendiagnostik
- eingehende Erfahrungen in der für die Unfallversicherungsträger erforderlichen Dokumentationen und Berichterstattung

14.4 Literatur

[1] Kisser R, Bauer R. Sport injuries in the European Union. Inj Prev 2010; 16(Suppl 1): A211

[2] Seither B. Sportverletzungen in Deutschland. Eine repräsentative Studie zu Epidemiologie und Risikofaktoren. [Dissertation] München, Deutschland: LMU; 2008: 73–74

[3] Verwaltungs- Berufsgenossenschaft (VBG) gesetzliche Unfallversicherung. Im Internet: www.vbg.de

15 Rechtliche Aspekte für Sportmediziner

M. Parzeller

15.1 Einleitung

Die zunehmende Verrechtlichung in allen Bereichen des gesellschaftlichen Lebens macht auch nicht vor der (Sport-)Medizin halt. Wenn die gesetzlichen Regelungen eindeutig und klar sind, kann dies die Arbeit in der Praxis erleichtern. Oft sind Normen aber nicht eindeutig, da sie eine Vielzahl von Sachverhalten abstrakt regeln müssen, und bedürfen somit der Auslegung. Dies fällt dem juristischen Laien, der nicht über das juristische Handwerkszeug verfügt und die einschlägige Rechtsprechung nicht kennt, naturgemäß schwer. Bei der Fülle der Normen, die mitunter bei einem einheitlichen Lebenssachverhalt Anwendung finden können (z. B. Bruch der ärztlichen Schweigepflicht: Verletzung von straf-, zivil-, arbeits-, berufs- und standes-, ggf. beamtenrechtlichen Normen), fehlen dem juristisch nicht ausgebildeten Normanwender der systematische Überblick und die umfassende Kenntnis. Die Ausbildung in juristischen Inhalten spielt im Medizinstudium leider kaum eine Rolle, obwohl eine umfassende Kenntnis schon für den Studenten wichtig sein kann (z. B., ob ein PJ-Student eigenverantwortlich aufklären darf oder nicht [8]). Die Flut sich ändernder oder neuer Vorschriften (z. B. Gesetze, Verordnungen, Satzung) stellt aber Juristen ebenfalls vor große Herausforderungen.

Ein kurzer Beitrag (Gesetzes- und Rechtsstand April 2015) in einem sportmedizinischen Buch kann daher lediglich punktuell rechtliche Aspekte, die im sportmedizinischen Bereich eine Rolle spielen, streifen. In der angeführten Literatur wird im Wesentlichen auf eigene Forschungsbeiträge Bezug genommen, die als weitergehende Lektüre und zur Vertiefung empfohlen werden und in denen noch weitergehende Nachweise aus der Gesetzgebung, der Rechtsprechung und der einschlägigen Literatur enthalten sind. Grundsätzlich gelten in der Sportmedizin die gleichen Grundsätze des Arzt- und Medizinrechts, wie diese in anderen ärztlichen Fachdisziplinen Anwendungen finden (z. B. zum ärztlichen Behandlungsvertrag oder zur ärztlichen Schweigepflicht). Am Beispiel des Umfangs medizinrechtlicher Kommentare [10], [58], [62], die über 1000 Seiten aufweisen, wird deutlich, dass dieser Artikel nur kursorisch rechtliche Aspekte ansprechen kann und eine rechtliche Beratung im konkreten Einzelfall, z. B. durch einen Fachanwalt für Medizinrecht oder Strafrecht, die Rechtsabteilung des Krankenhauses oder der Landesärztekammer oder durch einen Juristen einer Ärztegewerkschaft oder des Hochschullehrerverbandes nicht ersetzen kann.

Der Beitrag befasst sich schwerpunktmäßig mit der Definition des Sportrechts, den Neuerungen, die sich aufgrund des Patientenrechtegesetzes im BGB ergeben haben, und den zu erwartenden Neuerungen im Anti-Doping-Recht.

15.2 Sportrecht

Wie in der Medizin spielt das Recht im Sport eine zunehmende Rolle. Der Wandel im Sport, der sich durch die Kommerzialisierung in den letzten Jahrzehnten vollzogen hat, führt trotz der Autonomie des Sports zu einem verstärkten staatlichen Handeln. Dies wird z. B. bei den Gesetzesvorhaben im Bereich des Dopings deutlich. Im Freizeit- und Breitensport sind neben der Freude an der Sportausübung inzwischen medizinische Aspekte wie Prävention und Rehabilitation wesentlich, aber auch der Arzneimittelmissbrauch (medizinisch eigentlich nicht indizierter Schmerzmittelkonsum, um z. B. einen Marathonlauf durchstehen zu können).

Bevor die Normen im Kampf gegen Doping erläutert werden, soll ein kurzer Überblick über das Sportrecht gegeben werden. In der juristischen Literatur wird Sportrecht mit einem Zweisäulenmodell, der „Doppelgleisigkeit des Sportrechts" [57] oder „Zweispurigkeit des Sportrechts" [61] erklärt [31]. Das klassische Sportrecht, das die Regelwerke im organisierten Sport umfasst, wird als lex sportiva bzw. erste Säule definiert. Als zweite Säule des Sportrechts werden nationale und internationale staatliche Normen, Gesetze und Übereinkommen etc. zur normativen Regelung von Angelegenheiten des Sport („lex extra sportiva") angesehen. In Anlehnung an Modelle im Medizinrecht wurde ein Modell entwickelt, das sich u. a. unter der Berücksichtigung der Autonomie des Sports nicht als Drei-, sondern als Vierstufenmodell darstellt. Unter dem primären Sportrecht sind die Regelwerke und Normen des organisierten Sports zu fassen

(= lex sportiva). Der Bereich „lex extra sportiva“ wird in ein sekundäres, tertiäres und quartäres Sportrecht untergliedert (▸ Tab. 15.1) [51].

15.3 Patientenrechtegesetz

Im Februar 2013 ist das Patientenrechtegesetz in Kraft getreten. Die Problemstellung, die Zielsetzung und die Lösungen durch den Gesetzgeber sind in ▸ Tab. 15.2 zusammengefasst [15].

Tab. 15.1 Vierstufenmodell des Sportrechts oder modifiziertes Zweisäulenmodell.

Lex sportiva	Lex extra sportiva
Primäres Sportrecht • Definition: klassisches Sportrecht als autonomes Regelwerk des national und international organisierten Sports • Beispiele ○ Anti-Doping-Regelwerk eines Sportverbandes ○ Wettkampfbestimmung eines Sportvereins	**Sekundäres Sportrecht** • Definition: originäres (zwischen-)staatliches Recht (z. B. Gesetze, Verordnungen, Satzung), das ausschließlich die Sondermaterie Sport behandelt • Beispiele: ○ internationale Übereinkommen im Kampf gegen Doping im Sport [12], [13] ○ mögliches Anti-Doping-Gesetz [14] ○ Normen des AMG, die sich nur mit Doping im Sport befassen (§§ 6a, 95 Abs. 1 Nr. 2a, 2b AMG) ○ DmMV
	Tertiäres Sportrecht • Definition: allgemeingültige staatliche Vorgaben (z. B. Gesetze, Verordnungen, Satzung) unter Berücksichtigung besonderer Konstellationen des Sports, wobei sowohl die Besonderheiten des Sports als auch die Wechselwirkungen zum primären und sekundären Sportrecht von Belang sind • Beispiele ○ Arbeitsvertrag eines Berufssportlers ○ Anwendung des Betrugstatbestandes auf Doping-Tatbestände ○ Anwendung der Körperverletzungsdelikte auf Doping-Tatbestände oder Fouls mit gravierenden Folgen
	Quartäres Sportrecht • Definition: Normen der staatlichen Rechtsordnung (z. B. Gesetze, Verordnungen, Satzung), die sich aufgrund von Erkenntnissen und/oder Entwicklungen aus dem Sport modifiziert haben, aber noch überwiegend im allgemeinen Recht verankert sind • Beispiel: 11 Abs. 3 Nr. 2 SGB VIII (Jugendarbeit in Sport, Spiel und Geselligkeit)

AMG = Arzneimittelgesetz, BGB = Bürgerliches Gesetzbuch, SGB = Sozialgesetzbuch, DmMV = Dopingmittel-Mengen-Verordnung

Tab. 15.2 Problemstellung, Zielsetzung und Lösungen durch den Gesetzgeber.

Problemstellung	Zielsetzung	Lösungen
• Patientenrechte ○ Vielzahl von Vorschriften ○ teilweise lückenhaft • Behandlungs- und Arzthaftungsrecht ○ Richterrecht • Patient ○ mündig ○ auf Augenhöhe mit Leistungserbringer und -träger ○ keine „rechtliche Bevormundung“	• allgemeine Prinzipien ○ Transparenz ○ Nachvollziehbarkeit ○ Beseitigung von Vollzugsdefiziten ○ Rechtssicherheit	• gesetzliche Regelungen im BGB • ↑ Fehlervermeidungskultur • ↑ Verfahrensrechte bei Behandlungsfehlern • ↑ Rechte gegenüber Leistungsträgern • ↑ Patientenbeteiligung und -information • Signalwirkung

↑ = Stärkung

15

Im Folgenden werden relevante Normen und die Kritik an diesem Gesetz in ihren wesentlichen Grundsätzen überwiegend in Listen und tabellarisch dargestellt und es wird auf weiterführende Literatur mit weiteren Nachweisen [43], [44], [45] verwiesen.

▶ **Geänderte Gesetze.** Das PatRG hat die folgenden Gesetze geändert:

- Bürgerliches Gesetzbuch (BGB) → Buch 2 (Recht der Schuldverhältnisse) → Abschnitt 8 (Einzelne Schuldverhältnisse) → Titel 8 (Dienstvertrag und ähnliche Verträge) → Untertitel 2 (Behandlungsvertrag)
- Fünftes Buch Sozialgesetzbuch (SGB V)
- Patientenbeteiligungsverordnung
- Krankenhausfinanzierungsgesetz
- Zulassungsverordnung für Vertragsärzte
- Zulassungsverordnung für Vertragszahnärzte
- Änderung der Bundesärzteordnung

▶ **Neue Vorschriften im BGB.** Im Bürgerlichen Gesetzbuch (BGB) hat das PatRG zu folgenden neuen Vorschriften geführt:

- § 630a Vertragstypische Pflichten beim Behandlungsvertrag
- § 630b Anwendbare Vorschriften
- § 630c Mitwirkung der Vertragsparteien; Informationspflichten
- § 630d Einwilligung
- § 630e Aufklärungspflichten
- § 630f Dokumentation der Behandlung
- § 630 g Einsichtnahme in die Patientenakte
- § 630h Beweislast bei Haftung für Behandlungs- und Aufklärungsfehler

15.3.1 § 630a BGB – vertragstypische Pflichten

Die vertragstypischen Pflichten für den Behandelnden und den Patienten beim Behandlungsvertrag sind [19]:

- Behandelnder → Zusage der versprochenen Behandlung
  - allgemein anerkannter fachlicher Standard
  - andere Vereinbarung möglich
  - muss die Behandlung nicht selbst durchführen
- Patient
  - Gewährung der vereinbarten Vergütung
  - privat krankenversicherter Patient
  - soweit nicht Zahlungsverpflichtung Dritter (z. B. gesetzliche Krankenkassen)
    - keine Leistungsverpflichtung durch Patient
    - Abrechnung des Arztes über KV
    - Abrechnung der KV mit der gesetzlichen Krankenversicherung

Als **Behandelnde** im Sinne des PatRG gelten u. a. Ärzte und Zahnärzte, Psychotherapeuten, andere Gesundheitsberufe (insbesondere mit staatlicher Ausbildung; Art. 74 Abs. 1 Nr. 19 GG) wie z. B. Physiotherapeuten und Hebammen, aber auch Heilpraktiker. Nicht als Behandelnde sind Tierärzte, Apotheker und Kosmetiker zu werten [16]. Es ist allerdings keine Personenidentität erforderlich zwischen

- dem Behandelnden als Vertragspartner (z. B. auch Medizinisches Versorgungszentrum [MVZ], Berufsausübungsgemeinschaft), der die medizinische Behandlung zusagt, und
- der die Behandlung tatsächlich durchführenden Person, dem Erfüllungsgehilfen des Behandelnden, z. B. dem Assistenzarzt im Krankenhaus [17].

Bei der **Behandlung** im Sinne des § 630a ff. BGB sind die medizinische und geschuldete Behandlung zu nennen (▶ Tab. 15.3).

15.3.2 § 630b BGB – anwendbare Vorschriften

§ 630b BGB verweist auf die Vorschriften über das Dienstverhältnis nach § 611 ff. BGB (subsidiär und dispositiv), z. B. die § 611 BGB (Vertragstypische Pflichten beim Dienstvertrag), § 612 BGB (Vergütung) und § 613 BGB (Unübertragbarkeit) [20].

15.3.3 § 630c BGB – Mitwirkungs- und Informationspflichten

§ 630c BGB regelt wichtige Mitwirkungs- und Informationspflichten zwischen Patient und Arzt. Dabei gelten für die Vertragsparteien die Mitwirkungspflicht und folgende Informationspflichten (§ 630c Abs. 1 BGB) [21]:

- Zusammenwirken („Partnerschaftsgedanke")
- Begründung und Fortentwicklung eines vertrauensvollen Arzt-Patienten-Verhältnisses
- Informationsaustausch

Tab. 15.3 Behandlung im Sinne von § 630a ff. BGB [18].

medizinische Behandlung	geschuldete Behandlung
• grundsätzliche Heilbehandlung • umfassende Reichweite ◦ auch medizinische Behandlung zu kosmetischen Zwecken (Schönheits-OP) ◦ nicht hingegen – Pflege- und Betreuungsleistungen – rein kosmetische Behandlung	• fachgerechte Vornahme der Leistung und nicht ein Heilerfolg ◦ berufsgruppenspezifisch ◦ Einhaltung naturwissenschaftlicher Erkenntnis und ärztlicher Erfahrung, die zur Erreichung des Behandlungsziels erforderlich sind und sich in der Erprobung bewährt haben ◦ Leitlinien wissenschaftlicher Fachgesellschaften ◦ besondere Fachbereiche: Facharztstandard ◦ Vorgaben sind zwischen den Parteien disponibel – Abweichen von der Standardbehandlung – neue Behandlungsmethoden • Ausnahme: individuelle Vereinbarung (Werkvertrag: z. B. Prothese)

▶ **Obliegenheiten des Patienten [21].** Obliegenheiten des Patienten sind:

- Offenlegung aller bedeutsamen Umstände
- Information über seine Person und körperliche Verfassung
- Verstöße: Mitverschulden (§ 254 BGB)

▶ **Obliegenheiten des Behandelnden.** Die Obliegenheiten des Behandelnden zur Information (früher auch Sicherungsaufklärung oder therapeutische Aufklärung, § 630c Abs. 2 S. 1 BGB) sind [22]:

- Ratio
  - Sicherung des Behandlungserfolgs
  - Vermeidung von (Selbst-)Gefährdungen
  - Anhalten zu therapiegerechtem Verhalten
- Umfang, z. B.
  - Diagnose
  - Entwicklung
  - Therapie
  - erforderliche Maßnahmen
  - Erörterung der Anamnese
  - Notwendigkeit von Befunderhebungen
  - Medikation: Unverträglichkeiten, Nebenfolgen etc.

▶ **Offenbarung von Behandlungsfehlern.** Eine Neuerung wurde durch das Patientenrechtegesetz hinsichtlich der Offenbarung von Behandlungsfehlern in § 630c Abs. 2 S. 2, 3 BGB vorgesehen:

Sind für den Behandelnden Umstände erkennbar, die die Annahme eines Behandlungsfehlers begründen, hat er den Patienten über diese auf Nachfrage oder zur Abwendung gesundheitlicher Gefahren zu informieren. Ist dem Behandelnden oder einem seiner in § 52 Absatz 1 der Strafprozessordnung bezeichneten Angehörigen ein Behandlungsfehler unterlaufen, darf die Information nach Satz 2 zu Beweiszwecken in einem gegen den Behandelnden oder gegen seinen Angehörigen geführten Straf- oder Bußgeldverfahren nur mit Zustimmung des Behandelnden verwendet werden.

Diese Norm gehört zu den umstrittenen Regelungen des PatRG. Sie soll an die „bislang schon geltende Rechtsprechung" anknüpfen und den Sportmediziner zur „wahrheitsgemäßen" Beantwortung verpflichten. Allerdings bestünde keine „Recherchepflicht des Behandelnden" für ihn nicht erkennbare Behandlungsfehler. Ebenfalls bestünde keine Pflicht zur unaufgeforderten Offenbarung, wenn keine gesundheitlichen Gefahren drohen, da der Sportmediziner zwar eine Pflicht zur gesundheitlichen Sorge, aber keine „umfassende Fürsorgepflicht" habe [24].

Relevante **Kritikpunkte** an dieser Norm sind [34]:

- *Sehr vager Wortlaut* (Behandlungsfehler vs. schicksalhafter Verlauf): Bereits der sehr vage Wortlaut („Umstände erkennbar", „Annahme begründen") lässt einen weiten Interpretationsspielraum zu, der möglicherweise vom Berufsanfänger anders bewertet wird als von einem erfahrenen Sportmediziner.
- *Begriff des Behandlungsfehlers:* Dieser Begriff unterliegt einer „semantischen Vorbelastung" und impliziert für den juristischen Laien fast automatisch einen kausalen und schuldhaften Zusammenhang zu einem unerwünschten Behandlungserfolg, selbst wenn dieser Zusammenhang nicht bestehen soll. Daher wurde bisher in der Literatur vorgeschlagen, von einem abweichenden oder „unerwünschten Behandlungsverlauf" zu sprechen [9].

- *Wertung:* Nicht eindeutig ist eigentlich, welche Wertung vorzunehmen ist, bei der Information über einen eigenen Behandlungsfehler oder den eines Dritten. Zwar wollte der Gesetzgeber nur eine medizinische und keine rechtliche Wertung durch den Behandelnden [4], aber eine solche strikte Trennung dürfte kaum möglich sein.
- *Nemo-tenetur-Grundsatz:* Erhebliche Zweifel bestehen trotz des Zustimmungserfordernisses zur Informationsverwertung im Straf- oder Bußgeldverfahren an der Einhaltung des Nemo-tenetur-Grundsatzes, dass niemand gezwungen werden kann, gegen sich selbst auszusagen oder sich selbst zu belasten. Mit einer solchen Information an den Patienten wird aber ein strafrechtlich relevanter Anfangsverdacht geschaffen, und sowohl der Patient als Zeugenbeweis oder die Patientenakte als Urkundsbeweis können das Zustimmungserfordernis aushebeln.
- *Verwendung in anderen Verfahren:* Eine Verwendung der belastenden Informationen ist aufgrund einer fehlenden Klarstellung im Gesetz und der Gesetzesbegründung derzeit nicht ausgeschlossen, z. B. im Arbeitsrecht, Standesrecht, Disziplinarrecht und/oder Zivilrecht. Dies dürfte zum weiteren Anstieg der Haftpflichtversicherungsprämien führen.
- *Normadressaten:* Unklar ist, wen die Informationspflichten, z. B. in einem Krankenhaus, treffen: nur den Behandelnden als Vertragspartner oder auch den angestellten Arzt als Erfüllungsgehilfen. Weitere offene Fragen bestehen bei Minderjährigkeit des Patienten und einer Informationspflicht nach tödlichem Behandlungsfehler gegenüber den nächsten Angehörigen.

Cave!

Diese Norm dürfte weder dem Arzt-Patienten-Vertrauensverhältnis noch dem kollegialen Vertrauensverhältnis dienlich sein.

▸ **Wirtschaftliche Aufklärung über Behandlungskosten.** § 630c Abs. 3 BGB beinhaltet eine wirtschaftliche Aufklärung über Behandlungskosten, wenn der Sportarzt Wissen über die nicht gesicherte vollständige Kostenübernahme durch Dritte oder bei dem Vertragsarzt hinreichende Anhaltspunkte bestehen, dass sich bei einem gesetzlich versicherten Sportler Leistungen außerhalb des Leistungskatalogs der gesetzlichen Krankenversicherungen bewegen und z. B. individuelle Gesundheitsleistungen (IGeL) sind. Der Patient ist dann in Textform vor Beginn der Behandlung über die voraussichtlichen Kosten zu informieren. Bei Verstößen kann der Patient gegen den Honoraranspruch des Arztes aufrechnen [23].

Merke

Nach § 630c Abs. 4 BGB kann auf die Informationspflichten des § 630c BGB verzichtet werden, wenn die Maßnahme, z. B. bei einem notfallmäßigen schweren Sportunfall, unaufschiebbar ist oder der Sportler auf die Information ausdrücklich verzichtet hat.

15.3.4 § 630d BGB – Einwilligung

§ 630d BGB enthält wichtige Vorgaben für die Einwilligung des Patienten. Die Einholung der Einwilligung stellt eine Verpflichtung des Behandelnden dar, die vor der Durchführung der Maßnahme geschehen muss. Bei unaufschiebbaren Maßnahmen, z. B. einer Notfalloperation eines bewusstlosen Sportlers, kann die mutmaßliche Einwilligung des Patienten ausreichend sein. Die Einwilligung wird durch den Patienten oder den Berechtigten, z. B. Betreuer oder Eltern, erteilt. Eine Einwilligung kann jederzeit, formlos und ohne Angaben von Gründen durch den Patienten widerrufen werden. Die Einwilligung setzt voraus, dass der Patient gemäß § 630e Abs. 1–4 BGB aufgeklärt wurde, um nicht das Selbstbestimmungsrecht des Patienten zu verletzten [25].

15.3.5 § 630e BGB – Aufklärungspflichten

§ 630e BGB beschreibt sehr umfangreich und nicht enumerativ sämtliche für die Einwilligung wesentlichen Umstände, über die aufzuklären sind:

- Art und Umfang der Maßnahme
- Durchführung der Maßnahme
- Folgen und Risiken der Maßnahme
- Notwendigkeit der Maßnahme
- Dringlichkeit der Maßnahme
- Eignung der Maßnahme
- Erfolgsaussichten im Hinblick auf Diagnose und Therapie

Auch wenn kein „medizinisches Detailwissen" im Einzelnen erforderlich sei, muss der erkrankte Sportler doch über die Schwere und Tragweite des Eingriffs und Art und Weise, Umfang und Intensität der konkreten Behandlungssituation unterrichtet werden. Dabei hat insbesondere eine Aufklärung über Behandlungsalternativen zu erfolgen, wenn zwischen den Behandlungen Unterschiede bezüglich Belastungen, Risiken und/oder Heilungschancen bestehen [27]. Nach § 630e Abs. 2 BGB muss die Aufklärung mündlich, verständlich und rechtzeitig durch den Behandelnden oder eine andere Person mit für die Durchführung der Maßnahme notwendigen Ausbildung erfolgen [26]. Bei der zusätzlichen Verwendung von schriftlichen Aufklärungsbögen ist darauf zu achten, dass der Patient davon einen Durchschlag erhält. In Notfallsituationen oder bei Verzicht des Patienten kann die Selbstbestimmungsaufklärung entfallen (§ 630e Abs. 3 BGB). Die nachfolgende Checkliste fasst wesentliche Aspekte zur Aufklärung noch einmal zusammen:

- Wer klärt auf?
  - Behandelnder (§ 630e Abs. 2 S. 1 Nr. 1 BGB)
  - andere Person mit notwendiger Ausbildung für Durchführung der Maßnahme (§ 630e Abs. 2 S. 1 Nr. 1 BGB)
- Wen klärt der Arzt auf?
  - Patienten (§ 630e Abs. 1 S. 1, Abs. 5 S. 1 BGB)
  - Berechtigten (§ 630e Abs. 4 BGB)
- Wann ist der richtige Zeitpunkt?
  - rechtzeitig (§ 630e Abs. 2 S. 1 Nr. 2 BGB)
- Wie wird aufgeklärt?
  - mündlich (§ 630e Abs. 2 S. 1 Nr. 1 BGB)
  - ergänzend durch Unterlagen
- Worüber wird aufgeklärt?
  - sämtliche wesentlichen Umstände (§ 630e Abs. 1 S. 1 f. BGB)
- Wie weit wird aufgeklärt?
  - ggf. auch über Alternativen (§ 630e Abs. 1 S. 3 BGB)
  - Wohl des Patienten beachten (§ 630e Abs. 5 BGB)

15.3.6 § 630f BGB – Dokumentation der Behandlung

► **Dokumentationspflicht.** § 630f Abs. 1 BGB normiert als vertragliche Nebenpflicht eine Dokumentationspflicht, die der Behandlung, der Weiterbehandlung, der Vermeidung von Doppeluntersuchungen, aber auch der Beweissicherung bei Behandlungsfehlern dienen soll [28]. Die Dokumentation hat in einem unmittelbaren zeitlichen Zusammenhang auf Papier oder elektronisch zu erfolgen. Berichtigungen und Änderungen sind zulässig, wenn der ursprüngliche Inhalt erkennbar bleibt und bei der Korrektur das Datum angegeben wird [5].

► **Umfang.** Die Aufzeichnungspflicht nach § 630f Abs. 2, 3 BGB ist sehr umfangreich und umfasst sämtliche aus fachlicher Sicht wesentlichen Maßnahmen und Ergebnisse für derzeitige und zukünftige Behandlungen:

- Anamnese
- Diagnosen
- Untersuchungen
- Untersuchungsergebnisse
- Befunde
- Therapien und deren Wirkungen
- Eingriffe und deren Wirkungen
- Einwilligungen und Aufklärungen
- nicht enumerativ

Die Aufbewahrungsfrist beträgt 10 Jahre, wenn nicht andere Vorschriften, wie z. B. in der Röntgenverordnung längere Fristen vorsehen [29].

15.3.7 § 630 g BGB – Einsichtnahme in die Patientenakte

§ 630 g BGB regelt u. a. nunmehr das unverzügliche Einsichtsrecht des Sportlers in seine vollständige Patientenakte. Nach dem Willen des Gesetzgebers sind Ausnahmen, wie therapeutische Gründe in der Psychiatrie, nur sehr restriktiv anzuwenden [3].

15.3.8 § 630h BGB – Beweislast bei Haftung für Behandlungs- und Aufklärungsfehler

Beweisrechtliche Regelungen (s. a. [42]) finden sich dann noch in § 630h BGB, der unterschiedliche Fallgruppen vorsieht:

- Abs. 1: voll beherrschbares Risiko
- Abs. 2: Einwilligung und Aufklärung
- Abs. 3: Dokumentationsmängel
- Abs. 4: mangelnde Befähigung
- Abs. 5: grober ärztlicher Behandlungsfehler

Beispielhaft wird die Beweislastumkehr des § 630h Abs. 5 S 1. BGB erläutert, der bei einem groben Behandlungsfehler eintritt:

„Ein Behandlungsfehler ist grob, soweit ein medizinisches Fehlverhalten aus objektiver Sicht bei Anlegung des für den Behandelnden geltenden Ausbildungs- und Wissensmaßstabes nicht mehr verständlich erscheint, weil der Fehler gegen gesicherte und bewährte medizinische Erkenntnisse und Erfahrungen verstoßen hat und dem Behandelnden schlechterdings nicht unterlaufen darf" [30].

15.3.9 Relevante Kritikpunkte

Relevante Kritikpunkte an den Regelungen des PatRG am BGB sind:

- lückenhafte Regelungen (z. B. ärztliche Schweigepflicht)
- unzulässige Fehleroffenbarungspflicht
- negative Auswirkungen auf
  - Arzt-Patienten-Verhältnis
  - kollegiales Verhältnis
- ausufernde Beweislastregeln zulasten der Behandelnden
- fehlende Rechtsklarheit und Rechtssicherheit für den Behandelnden
- weitere Zunahme von Arzthaftpflichtverfahren
- Auswirkungen auf die Haftpflichtversicherungen
- Zunahme der Bürokratie in Krankenhäusern und Arztpraxen
- Defensivmedizin

15.4 Anti-Doping-Recht

Ein Arzt, der Sportler betreut, sollte sich immer mit dem aktuellen Anti-Doping-Recht [46], [47], [48], [49], [50] vertraut machen. Untersuchungen haben belegt, dass der Kenntnisstand von Ärzten in diesem Kontext mitunter nicht sehr ausgeprägt ist [52], sie aber andererseits mit Anfragen von Sportlern bezüglich der Doping-Problematik konfrontiert werden [55]. Bei der Anti-Doping-Gesetzgebung ist zum Zeitpunkt der Erstellung dieses Beitrags auf das zu diesem Zeitpunkt geltende Recht (de lege lata) und das möglicherweise ab 2016 geänderte Recht (de lege ferenda) hinzuweisen (vereinfachte Darstellung in ▶ Tab. 15.4). Die nachfolgende Darstellung stellt das staatliche Recht dar (Lex extra sportiva). Es empfiehlt sich jedoch als Sportmediziner, der bestimmte Sportarten betreut, sich mit den einschlägigen sportrechtlichen Doping-Bestimmungen der jeweiligen Sportart vertraut zu machen.

Während eine allgemeine Leistungssteigerung, z. B. eines Schülers oder Managers, zur Verbesserung der Arbeitsqualität nicht verboten ist, ist die Anwendung von Arzneimitteln nach §§ 6a, 95 AMG, die nicht dem Zweck der Behandlung einer Erkrankung, sondern nur der Leistungssteigerung im Sport dienen, verboten. Im Jahr 2007 erfolgte eine größere Reform des staatlichen Rechts im Kampf gegen Doping und es ist das Gesetz zur Verbesserung der Bekämpfung des Dopings im Sport in Kraft getreten. Dies hat zu Änderungen des BKA-G (Bundeskriminalamtgesetzes) und des AMG geführt [32], [33], [54], [56]. Mit diesem Gesetz wurde u. a. die Besitzstrafbarkeit für Doping-Substanzen (Besitz einer nicht geringen Menge; vgl. auch DmMV [11]) eingeführt. Ebenfalls wurden Änderungen des Nebenstrafrechts, nämlich in § 95 AMG, vorgenommen. Zudem sollte Blutdoping besser erfasst werden können [41]. Die in der Literatur kritisierte Verweisungstechnik wurde nach dieser Gesetzesreform später geändert [37]. Eine Evaluierung dieser Gesetzesreform durch die Bundesregierung [2] brachte ernüchternde Ergebnisse im Hinblick auf die staatliche Doping-Bekämpfung im Spitzen- und Hochleistungssport, aber eine intensivere Aufklärungsquote beim Bodybuilding [39], [40], [46].

Tab. 15.4 Ausgewählte Bundesgesetze und –verordnungen im Kampf gegen Doping.

De lege lata	De lege ferenda
Arzneimittelgesetz (AMG, ▶ Tab. 15.5) [1]	Anti-Doping-Gesetz (AntiDopG) [14]
Strafgesetzbuch (StGB) [59], z. B.: • §§ 211 ff. StGB (Tötungsdelikte) • §§ 223 ff. StGB (Körperverletzungsdelikte) • § 263 StGB (Vermögensdelikte, wie den Betrug)	
Betäubungsmittelgesetz (BtMG) [6], [38]	
Doping-Mittel-Mengen-Verordnung (DmMV) [11]	

Aufgrund des aktuellen Gesetzentwurfs für ein eigenständiges Anti-Doping-Gesetz (AntiDopG-E) könnte das AMG zukünftig nur noch auf Altfälle Anwendung finden, während Sachverhalte und Tatbestände, die sich ab 2016 ereignen, nach neuem Recht zu beurteilen sind (▶ Tab. 15.6, ▶ Tab. 15.7). Sowohl nach altem als auch nach neuem Recht können ärztliche Doping-Maßnahmen für den Arzt schwere rechtliche Folgen nach sich ziehen:

- Zivilrecht [60]
- Strafrecht [35], [50], [53]
- Berufsrecht [7]

Praxistipp

Es empfiehlt sich, als Sportarzt regelmäßig die (rechtlichen) Änderungen, z. B. auch bei den WADA- und NADA-Verbotslisten (s. Kap. 9.2), aufmerksam zu verfolgen.

Tab. 15.5 Gesetzeswortlaut aus dem Arzneimittelgesetz (AMG).

§ 6 AMG	§ 95 AMG (Strafvorschriften)
(1) Es ist verboten, Arzneimittel nach Absatz 2 Satz 1 zu Dopingzwecken im Sport in den Verkehr zu bringen, zu verschreiben oder bei anderen anzuwenden, sofern ein Doping bei Menschen erfolgt oder erfolgen soll. (2) Absatz 1 findet nur Anwendung auf Arzneimittel, die Stoffe der in der jeweils geltenden Fassung des Anhangs des Übereinkommens gegen Doping (Gesetz vom 2. März 1994 zu dem Übereinkommen vom 16. November 1989 gegen Doping, BGBl. 1994 II S. 334) aufgeführten Gruppen von verbotenen Wirkstoffen oder Stoffe enthalten, die zur Verwendung bei den dort aufgeführten verbotenen Methoden bestimmt sind. (...) (2a) Es ist verboten, Arzneimittel oder Wirkstoffe, die im Anhang zu diesem Gesetz genannte Stoffe sind oder enthalten, in nicht geringer Menge zu Dopingzwecken im Sport zu erwerben oder zu besitzen, sofern das Doping bei Menschen erfolgen soll. (...)	(1) Mit Freiheitsstrafe bis zu drei Jahren oder mit Geldstrafe wird bestraft, wer (...) Nr. 2a. entgegen § 6a Abs. 1 Arzneimittel zu Dopingzwecken im Sport in den Verkehr bringt, verschreibt oder bei anderen anwendet. Nr. 2b. entgegen § 6a Abs. 2 a Satz 1 ein Arzneimittel oder einen Wirkstoff erwirbt oder besitzt (...) (2) Der Versuch ist strafbar. (3) In besonders schweren Fällen ist die Strafe Freiheitsstrafe von einem Jahr bis zu zehn Jahren. Ein besonders schwerer Fall liegt in der Regel vor, wenn der Täter 1. durch eine der in Absatz 1 bezeichneten Handlungen a) die Gesundheit einer großen Zahl von Menschen gefährdet, b) einen anderen der Gefahr des Todes oder einer schweren Schädigung an Körper oder Gesundheit aussetzt oder c) aus grobem Eigennutz für sich oder einen anderen Vermögensvorteile großen Ausmaßes erlangt oder 2. in den Fällen des Absatzes 1 Nr. 2a a) Arzneimittel zu Dopingzwecken im Sport an Personen unter 18 Jahren abgibt oder bei diesen Personen anwendet oder b) gewerbsmäßig oder als Mitglied einer Bande handelt, die sich zur fortgesetzten Begehung solcher Taten verbunden hat, (...) (4) Handelt der Täter in den Fällen des Absatzes 1 fahrlässig, so ist die Strafe Freiheitsstrafe bis zu einem Jahr oder Geldstrafe.

Tab. 15.6 Der Entwurf des AntiDopG im Überblick [14] (kritische Anmerkungen unter [36]).

Paragrafen	Zusammenfassung der Inhalte

§ 1 Zweck und Schutzgüter (Eingerückte Punkte zeigen Probleme mit diesen Schutzgütern in anderen Bereichen auf.)	• Gesundheitsschutz des Sportlers
	  ◦ Profisport, z. B. Boxen, Fußballinvalide
	  ◦ eigenverantwortliche Selbstgefährdung
	• Fairness
	  ◦ Foul im Sport
	• Chancengleichheit
	  ◦ Darmstadt vs. Bayern München
	• Integrität des Sports
	  ◦ WM-Vergabe?
	  ◦ Korruption bei internationalen Verbänden?

§ 2 Unerlaubter Umgang mit Doping-Mitteln und unerlaubte Anwendung von Dopingmethoden zum Zweck des Dopings von Menschen im Sport	• Abs. 1
	  ◦ Doping-Mittel: Verbot des Herstellens, Handeltreibens, Verschreibens und ohne mit ihm Handel zu treiben, zu veräußern, abzugeben oder sonst in den Verkehr zu bringen
	    – Anlage I des UNESCO-Übereinkommens
	• Abs. 2
	  ◦ Anwendungsverbot bei anderen Doping-Mitteln
	    – Anlage I des UNESCO-Übereinkommens
	  ◦ Anwendungsverbot bei anderen Dopingmethoden
	    – Anlage I des UNESCO-Übereinkommens
	• Abs. 3
	  ◦ Erwerbs-, Besitz- und Verbringungsverbot von Doping-Mitteln in mehr als nicht geringer Menge
	    – Anlage zum AntiDopG
	    – DmMV

§ 3 Selbstdopingverbot	• Abs. 1 Verbot der Anwendung oder Anwendenlassen
	  ◦ Doping-Mittel
	  ◦ Dopingmethode
	  ◦ Anlage I des UNESCO-Übereinkommens
	  ◦ ohne medizinische Indikation
	  ◦ Absicht der Vorteilsverschaffung
	• Abs. 2 Wettbewerb des organisierten Sports
	  ◦ nationale oder internationale Sportorganisation oder in deren Auftrag oder mit deren Anerkennung organisiert
	  ◦ Einhaltung von Regeln nationaler oder internationaler Sportorganisationen mit verpflichtender Wirkung
	• Abs. 3 Erwerb- und Besitzverbot von Doping-Mitteln
	  ◦ zum Zweck des Abs. 1
	  ◦ Anlage I des UNESCO-Übereinkommens
	  ◦ Menge unerheblich

§ 4	▸ Tab. 15.7
§ 5	• erweiterter Verfall und Einziehung
§ 6	• Verordnungsermächtigungen
§ 7	• Hinweispflichten
§ 8	• Informationsaustausch
§ 9	• Umgang mit personenbezogenen Daten
§ 10	• Umgang mit Gesundheitsdaten
§ 11	• Schiedsgerichtsbarkeit
§ 12	• Konzentration der Rechtsprechung in Dopingsachen: Verordnungsermächtigung

Tab. 15.7 Strafvorschriften des AntiDopG-E (§ 4) [14].

Absätze	Strafbare Handlung bezogen auf Doping	Strafe
Abs. 1 Nr. 1	Herstellen, Handeltreiben, Verschreiben oder ohne Handel zu treiben – Abgabe, Veräußern und Inverkehrbringen von Dopingmitteln entgegen dem Verbot von § 2 Abs. 1	FS von bis zu 3 Jahren oder GS
Abs. 1 Nr. 2	Anwendung von Doping bei anderen entgegen dem Verbot von § 2 Abs. 3	
Abs. 1 Nr. 3	Erwerb, Besitz oder Verbringen von Dopingmitteln entgegen dem Verbot von § 2 Abs. 3	
Abs. 1 Nr. 4	Selbstanwendung von Doping oder dem Anwendenlassen von Doping bei sich entgegen dem Verbot von § 3 Abs. 1	
Abs. 2	Erwerb oder Besitz eines Dopingmittels	FS von bis zu 2 Jahren oder GS
Abs. 3	Versuchsstrafbarkeit: Der Versuch kann gemäß § 23 Abs. 2 StGB milder bestraft werden als die vollendete Tat.	
Abs. 4	• Bei Tathandlungen des § 4 Abs. Nr. 1, 2 oder 3: Gefährdung der Gesundheit einer großen Zahl von Menschen (§ 4 Abs. 4 Nr. 1a), Aussetzung eines anderen der Gefahr des Todes oder einer schweren Schädigung an Körper oder Gesundheit (§ 4 Abs. 4 Nr. 1b), aus grobem Eigennutz für den Täter oder bei Erlangung eines anderen Vermögensvorteils großen Ausmaßes (§ 4 Abs. 4 Nr. 1c). • Bei Tathandlungen des § 4 Abs. 1 Nr. 1 oder 2: die Anwendung von Dopingmitteln oder -methoden (§ 4 Abs. 4 Nr. 2a) bei minderjährigen Personen sowie die Veräußerung, Abgabe oder Verschreibung von Dopingmitteln an diesen Personenkreis, gewerbsmäßiges Handeln oder als Mitglied einer Bande zum Zweck der fortgesetzten Begehung solcher Dopingtaten	FS von 1 Jahr bis zu 10 Jahren
Abs. 5	Fahrlässigkeit in Bezug auf § 4 Abs. 1 Nr. 1, 2 oder 3	FS von bis zu 1 Jahr oder GS
Abs. 6	Einschränkungen des Täterkreises für Selbstdoping	

FS = Freiheitsstrafe, GS = Geldstrafe

15.5 Fazit

Dieser Beitrag konnte nur einen kleinen Ausschnitt der spannenden rechtlichen Materie des Sportmedizinrechts beleuchten. Leider werden rechtliche Aspekte den angehenden Medizinern zu wenig verdeutlicht, obwohl sie das ärztliche Handeln immer mehr (teils positiv, teils negativ) beeinflussen. Bei den Millionen von Eingriffen und ärztlichen Maßnahmen, die jeden Tag in Deutschland durchgeführt werden, ist die Klagefreudigkeit von Patienten in Deutschland doch noch sehr gering.

15.6 Literatur

[1] Arzneimittelgesetz in der Fassung der Bekanntmachung vom 12. Dezember 2005 (BGBl. I S. 3 394), zuletzt geändert durch Artikel 52 der Verordnung vom 31. August 2015 (BGBl. I S. 1474)

[2] Bericht der Bundesregierung zur Evaluation des Gesetzes zur Verbesserung der Bekämpfung des Dopings im Sport (DBVG) 2012

[3] Beschlussempfehlung und Bericht des Ausschusses für Gesundheit zum Entwurf eines Gesetzes zur Verbesserung der Rechte von Patientinnen und Patienten. Bundestag-Drucksache 17/11 710 vom 28.11.2012, S. 29

[4] Beschlussempfehlung und Bericht des Ausschusses für Gesundheit zum Entwurf eines Gesetzes zur Verbesserung der Rechte von Patientinnen und Patienten. Bundestag-Drucksache 17/11 710 vom 28.11.2012, S. 28

[5] Beschlussempfehlung und Bericht des Ausschusses für Gesundheit zum Entwurf eines Gesetzes zur Verbesserung der Rechte von Patientinnen und Patienten. Bundestag-Drucksache 17/11 710 vom 28.11.2012, S. 29

[6] Betäubungsmittelgesetz in der Fassung der Bekanntmachung vom 1. März 1994 (BGBl. I S. 358), zuletzt geändert durch Artikel 2 des Gesetzes vom 20. Mai 2015 (BGBl. I S. 725)

[7] Bezirksberufsgericht für Ärzte Stuttgart, Urt. v. 3.3.1999 – BBG 16/98.MedR 2000, 105–106; OVG Rhein.-Pfalz, Urt. v. 20.9.2005–6 A 10 556/05. MedR 2006: 301–305

[8] Blank A, Dressler J, Parzeller M. Die „ärztliche" Aufklärung durch Studierende der Medizin – Zulässig delegierbare Aufgabe oder Haftungsfalle? Rechtsmedizin 2015: 451–459

[9] Dann M. Ärztliche Fehleroffenbarung – Strafrechtliche Strategien für postinvasive Arzt-Patientengespräche. MedR 2007: 638-643

[10] Dettmeyer R. Medizin & Recht – Rechtliche Sicherheit für den Arzt. 2. Aufl. Heidelberg: Springer; 2006
[11] Dopingmittel-Mengen-Verordnung vom 24. Juni 2013 (BGBl. I S. 1687)
[12] Europarat, Europäisches Übereinkommen vom 16.11.1989 gegen Doping. Siehe Zustimmungsgesetz mit Abdruck des Übereinkommens. BGBl. II 1994: 334–351
[13] Gesetz zu dem Internationalen Übereinkommen vom 19.10.2005 gegen Doping im Sport (UNESCO-Übereinkommen gegen Doping) v. 26.03.2007. BGBl. II S. 354–396
[14] Gesetzentwurf der Bundesregierung. Entwurf eines Gesetzes zur Bekämpfung von Doping im Sport. Bundesrat-Drucksache 126/15 vom 27.03.2015
[15] Gesetzentwurf der Bundesregierung. Entwurf eines Gesetzes zur Verbesserung der Rechte von Patientinnen und Patienten. Bundesrat-Drucksache 312/12 vom 25.05.2012, S. 1, 9 f.; Bundestag-Drucksache 17/10 488 vom 15.08.2012, S. 1, 9
[16] Gesetzentwurf der Bundesregierung. Entwurf eines Gesetzes zur Verbesserung der Rechte von Patientinnen und Patienten. Bundesrat-Drucksache 312/12 vom 25.05.2012, S. 12, 24; Bundestag-Drucksache 17/10 488 vom 15.08.2012, S. 18
[17] Gesetzentwurf der Bundesregierung. Entwurf eines Gesetzes zur Verbesserung der Rechte von Patientinnen und Patienten. Bundesrat-Drucksache 312/12 vom 25.05.2012, S. 12, 25; Bundestag-Drucksache 17/10 488 vom 15.08.2012, S. 18
[18] Gesetzentwurf der Bundesregierung. Entwurf eines Gesetzes zur Verbesserung der Rechte von Patientinnen und Patienten. Bundesrat-Drucksache 312/12 vom 25.05.2012, S. 23; Bundestag-Drucksache 17/10 488 vom 15.08.2012, S. 17
[19] Gesetzentwurf der Bundesregierung. Entwurf eines Gesetzes zur Verbesserung der Rechte von Patientinnen und Patienten. Bundesrat-Drucksache 312/12 vom 25.05.2012, S. 25 f.; Bundestag-Drucksache 17/10 488 vom 15.08.2012, S. 18 f.
[20] Gesetzentwurf der Bundesregierung. Entwurf eines Gesetzes zur Verbesserung der Rechte von Patientinnen und Patienten. Bundesrat-Drucksache 312/12 vom 25.05.2012, S. 28; Bundestag-Drucksache 17/10 488 vom 15.08.2012, S. 20 f.
[21] Gesetzentwurf der Bundesregierung. Entwurf eines Gesetzes zur Verbesserung der Rechte von Patientinnen und Patienten. Bundesrat-Drucksache 312/12 vom 25.05.2012, S. 29; Bundestag-Drucksache 17/10 488 vom 15.08.2012, S. 21
[22] Gesetzentwurf der Bundesregierung. Entwurf eines Gesetzes zur Verbesserung der Rechte von Patientinnen und Patienten. Bundesrat-Drucksache 312/12 vom 25.05.2012, S. 29; Bundestag-Drucksache 17/10 488 vom 15.08.2012, S. 21
[23] Gesetzentwurf der Bundesregierung. Entwurf eines Gesetzes zur Verbesserung der Rechte von Patientinnen und Patienten. Bundesrat-Drucksache 312/12 vom 25.05.2012, S. 30 f.; Bundestag-Drucksache 17/10 488 vom 15.08.2012, S. 22
[24] Gesetzentwurf der Bundesregierung. Entwurf eines Gesetzes zur Verbesserung der Rechte von Patientinnen und Patienten. Bundesrat-Drucksache 312/12 vom 25.05.2012, S. 30; Bundestag-Drucksache 17/10 488 vom 15.08.2012, S. 21
[25] Gesetzentwurf der Bundesregierung. Entwurf eines Gesetzes zur Verbesserung der Rechte von Patientinnen und Patienten. Bundesrat-Drucksache 312/12 vom 25.05.2012, S. 32; Bundestag-Drucksache 17/10 488 vom 15.08.2012, S. 23
[26] Gesetzentwurf der Bundesregierung. Entwurf eines Gesetzes zur Verbesserung der Rechte von Patientinnen und Patienten. Bundesrat-Drucksache 312/12 vom 25.05.2012, S. 34 f.; Bundestag-Drucksache 17/10 488 vom 15.08.2012, S. 12, 38 f.
[27] Gesetzentwurf der Bundesregierung. Entwurf eines Gesetzes zur Verbesserung der Rechte von Patientinnen und Patienten. Bundesrat-Drucksache 312/12 vom 25.05.2012, S. 34; Bundestag-Drucksache 17/10 488 vom 15.08.2012, S. 24
[28] Gesetzentwurf der Bundesregierung. Entwurf eines Gesetzes zur Verbesserung der Rechte von Patientinnen und Patienten. Bundesrat-Drucksache 312/12 vom 25.05.2012, S. 37; Bundestag-Drucksache 17/10 488 vom 15.08.2012, S. 25 f.
[29] Gesetzentwurf der Bundesregierung. Entwurf eines Gesetzes zur Verbesserung der Rechte von Patientinnen und Patienten. Bundesrat-Drucksache 312/12 vom 25.05.2012, S. 37; Bundestag-Drucksache 17/10 488 vom 15.08.2012, S. 26
[30] Grundsatzentscheidung des Bundesgerichtshofs in MedR 2004, 561; BGHZ 159, 48, 54; BGHZ 144, 296; BR-Drs. 312/12 S. 44 f.
[31] Nolte M. Vereinbartes Recht am Beispiel der lex sportiva. Wechselwirkungen zwischen „lex sportiva" und „lex extra sportiva"; 2010. Im Internet: www.uni-kiel.de/sport/test/media/arbeitsbereiche/sportrecht/nolte/dfg-rundgespraech.pdf
[32] Parzeller M, Caldarelli M, Heise H et al. Doping im Sport – Teil 2: Straf-, arzneimittel- und sportrechtliche Aspekte. StoffR 2008; 5: 206–222
[33] Parzeller M, Centamore R. Kampf gegen Doping im Sport – Gesetzliche Neuerungen. Rechtsmedizin 2008; 18: 189–194
[34] Parzeller M, Gaede H, Dettmeyer R et al. Pflicht zur Offenbarung von Behandlungsfehlern nach dem Patientenrechtegesetz. Rechtsmedizin 2014; 24: 263–271
[35] Parzeller M, Heise H, Rüdiger C. Evaluierung der strafrechtlichen Bekämpfung des Dopings im Sport zwischen 2000 – 2007. StoffR 2010; 7: 39–52
[36] Parzeller M, Prittwitz C. Die Würfel sind gefallen!? Der Referentenentwurf des Gesetzes zur Bekämpfung von Doping im Sport. StoffR 2015; 12: 1–18
[37] Parzeller M, Prittwitz C. Statische oder dynamische Verweisung? Bedenkliche Unbestimmtheiten und Unklarheiten bei der Bestimmung der zu Dopingzwecken im Sport verbotenen Arzneimittel im Arzneimittelgesetz. Teil 1: StoffR 2009; 6: 101–110; Teil 2: StoffR 2009; 6: 119–125
[38] Parzeller M, Prittwitz S, Heise H et al. Ausgewählte rechtliche Aspekte zu Doping im Sport im Kontext des Betäubungsmittelgesetzes (BtMG). StoffR 2009; 6: 269–278
[39] Parzeller M, Prittwitz S, Prittwitz C. Doping und Dopingbekämpfung in der Bundesrepublik Deutschland Teil I: Situationsbeschreibung und Kurzdarstellung des Berichts der Bundesregierung zur Evaluation des Gesetzes zur Verbesserung der Bekämpfung des Dopings im Sport. StoffR 2013; 10: 67–76
[40] Parzeller M, Prittwitz S, Prittwitz C. Doping und Dopingbekämpfung in der Bundesrepublik Deutschland Teil II: Kritische Diskussion des Berichts der Bundesregierung zur Eva-

luation des Gesetzes zur Verbesserung der Bekämpfung des Dopings im Sport (DBVG) und Fazit unter Berücksichtigung von weiteren gesellschaftlichen Formen des Dopings. StoffR 2013; 10: 109–119

[41] Parzeller M, Rüdiger C. Blutdoping: Unbestimmte Regelungen im Arzneimittelgesetz. ZRP 2007; 40: 137–140

[42] Parzeller M, Weber A, Zedler B. Haftungsbegründende und haftungsausfüllende Kausalität am Beispiel höchstrichterlicher Rechtsprechung zum Morbus Sudeck. Sport Orthop Traumatol 2009; 4: 320-324

[43] Parzeller M, Zedler B. Das Patientenrechtegesetz (PatRG) – Teil 1: Gesetzgebungsverfahren, Behandlungsvertrag, Vertragspartner und deren Mitwirkungs- und Informationspflichten. Arch Kriminol 2013; 232: 73–90

[44] Parzeller M, Zedler B. Das Patientenrechtegesetz (PatRG) – Teil 2: Einwilligung, Aufklärungspflichten, Dokumentation der Behandlung, Einsichtnahme in die Patientenakte. Arch Kriminol 2013; 232: 145-160

[45] Parzeller M, Zedler B. Das Patientenrechtegesetz (PatRG). Beweislast in Haftungsfragen und kritisches Fazit. Arch Kriminol 2014; 233: 1–19

[46] Parzeller M. Das in 2007 reformierte Arzneimittelgesetz (AMG) – ein Erfolgsmodell im Kampf gegen Doping im Sport? Dtsch Z Sportmed 2014; 65: 279–288

[47] Parzeller M. Die Strafbarkeit des dopenden Arztes. Dtsch Z Sportmed 2001; 52: 162-167

[48] Parzeller M. Rechtliche Aspekte des Dopings. In: Raschka C, Nowacki P, Zichner L, May R (Hrsg). Doping – Klinik – Wirkstoffe – Methoden – Prävention. Stuttgart: Schattauer Verlag; 2011: 31–48

[49] Parzeller M. The punishment of gene doping – The relation between WADA prohibited lists, German Medicinal Products Act, German Doping Agents Amounts Ordinance, and Basic Law of the Federal Republic of Germany. Drug Testing and Analysis 2011; 3: 688-694

[50] Parzeller M. Verbotene Dopingstoffe – Transparente oder kryptische Regelungen im Arzneimittelgesetz? Teil I: StoffR 2010; 6: 278-286, Teil II: StoffR 2010; 7: 26–40

[51] Parzeller M. Zur Bedeutung des Stoffrechts für das Sportrecht und den Sport. StoffR 2010; 7: 183–193

[52] Peters C, Selg PJ, Schulz T et al. Die Dopingproblematik aus Sicht des Sportmediziners: Erfahrungen von deutschen Verbandsärzten und bayerischen Sportmedizinern. Dtsch Z Sportmed 2007; 58: 160–177

[53] Prittwitz C, Prittwitz S, Parzeller M. Vergleich der Ländergutachten. In: Parzeller M (Red). Rechtsvergleich der strafrechtlichen Normen und der strafprozessualen Verfolgung des Dopings im Leistungs- und Spitzensport in Deutschland, Frankreich, Italien, Schweiz und Spanien. Eigenverlag des Bundesinstituts für Sportwissenschaft; 2011: I–III, 1–32

[54] Raschka C, Zedler B, Parzeller M. Doping im Sport – Teil 1: WADA- und NADA-Code, Verbotsliste und medizinische Aspekte. StoffR 2008; 5: 102–118

[55] Raschka C, Ziegler R, Grebe W et al. Doping 2012 – aktuelle Befragung hessischer SportmedizinerInnen zur Erfahrung mit Doping, Prävention und Rehabilitation 2013; 25: 1–5

[56] Rüdiger C, Parzeller M. Dopingbekämpfung im Sport in Deutschland de lege ferenda im Kontext europäischer Normgebung. Sport Orthop Traumatol 2007; 23: 134–137

[57] Schild W. Sportstrafrecht. Baden-Baden: Nomos Verlagsgesellschaft; 2002: 7 (mit eher kritischer Einstellung zur Ausweitung des Begriffs Sportrecht auf das „lex sportiva")

[58] Spickhoff A. Medizinrecht. München: C.H. Beck; 2014

[59] Strafgesetzbuch in der Fassung der Bekanntmachung vom 13. November 1998 (BGBl. I S. 3 322), zuletzt geändert durch Artikel 220 der Verordnung vom 31. August 2015 (BGBl. I S. 1474)

[60] Striegel H, Vollkommer G, Dickhuth HH. Die haftungsrechtliche Situation des Mediziners beim Doping. Dt Z Sportmed 2000; 51: 267–270

[61] Vieweg K. Faszination Sportrecht; 2007. Im Internet: http://www.irut.jura.uni-erlangen.de/Forschung/Veroeffentlichungen/OnlineVersionFaszinationSportrecht/FaszinationSportrecht.pdf; 16; Stand: 19.09.2015

[62] Wenzel F. Der Arzthaftungsprozess Medizinschaden Fehler-Folgen-Verfahren. Köln: Luchterhand Verlag; 2012

16 Branchenspezifisches: Nützliche Adressen, wichtige Publikationen

C. Raschka und L. Nitsche

16.1 Branchenspezifische Landes- und Bundesverbände, sowie Fachgesellschaften

▶ Tab. 16.1 gibt Überblick über die deutschen Landesverbände sowie Fachgesellschaften. Analog dazu stehen ▶ Tab. 16.2 für Österreich und ▶ Tab. 16.3 für die Schweiz.

Tab. 16.1 Liste der deutschen Landesverbände Sportmedizin sowie wichtiger deutscher Fachgesellschaften.

Verband	Kontakt
Landesverbände	
Sportärztebund Baden e. V.	Im Internet: www.sportmedizin-in-bw.de Kontakt: nordbaden@sportmedizin-in-bw.de
Bayerischer Sportärzteverband e. V.	Im Internet: www.bsaev.de Kontakt: info@bsaev.de
Sportärztebund Berlin-Brandenburg e. V.	Im Internet: www.berliner-sportaerztebund.de Kontakt: info@berliner-sportaerztebund.de
Sportärztebund Bremen e. V.	Im Internet: www.sportaerztebund-bremen.de Kontakt: info@sportaerztebund-bremen.de
Sportärztebund Hamburger e. V.	Im Internet: www.hamburger-sportaerztebund.de Kontakt: info@hamburger-sportaerztebund.de
Sportärzteverband Hessen e. V.	Im Internet: www.sportaerzteverband-hessen.de/ Kontakt: info@sportaerzteverband-hessen.de
Sportärztebund Mecklenburg-Vorpommern e. V.	Im Internet: www.sportmedizin-mv.de Kontakt: landesverband@sportmedizin-mv.de
Sportärztebund Niedersachsen e. V.	Im Internet: www.sportaerztebund-niedersachsen.de Kontakt: saebn@saebn.de
Sportärztebund Nordrhein e. V.	Im Internet: www.sportaerztebund.de Kontakt: SportaerztebundNR@t-online.de, info@sportaerztbund.de
Sportärztebund Rheinland-Pfalz e. V.	Im Internet: www.saeb-rlp.de Kontakt: info@saeb-rlp.de
Sportärzteverband Saar e. V.	Im Internet: www.sportaerzteverband-saar.de Kontakt: info@sportaerzteverband-saar.de
Sächsischer Sportärztebund e. V.	Im Internet: www.ssaeb.de, www.schaefer-med.com Kontakt: info@ssaeb.de
Landesverband Sachsen-Anhalt e. V.	Im Internet: www.dgsp-lsa.de Kontakt: margit.rudolf@med.ovgu.de
Sportärztebund Schleswig-Holstein e. V.	Im Internet: www.sportaerztebund-schleswig-holstein.de Kontakt: Sportmed@email.uni-kiel.de
Thüringer Sportärztebund e. V.	Im Internet: www.tsaeb.de Kontakt: office@tsaeb.de
Sportärztebund Westfalen e. V.	Im Internet: www.sportaerztebund-westfalen.de Kontakt: Sportaerztebund-Westfalen@Sportkrankenhaus.de
Sportärzteschaft Württemberg e. V.	Im Internet: www.saew.de Kontakt: info@sportaerzteschaft.de

Tab. 16.1 Fortsetzung

Verband	Kontakt
Fachgesellschaften	
Deutsche Gesellschaft für Sportmedizin und Prävention e. V. (DGSP)	Im Internet: www.dgsp.de Kontakt: dgsp@dgsp.de Die DGSP bietet auf Ihrer Homepage zahlreiche nützliche Informationen an, darunter: • Liste der von der DGSP empfohlenen Untersucher in Deutschland: http://www.dgsp.de/_downloads/allgemein/2015-09-16_Untersucher-gesamt.pdf • Liste der universitären Sportmedizinzentren in Deutschland: http://www.dgsp.de/_downloads/allgemein/2014-universitaere-Einrichtungen-Sportmedizin.pdf • Liste der vom DOSB lizensierten Untersuchungszentren in Deutschland: http://www.dgsp.de/_downloads/allgemein/2013-DOSB-lizenzierte-Untersuchungszentren-HP-1.pdf • Übersicht über Weiterbildungsmöglichkeiten: www.dgsp-weiterbildung.de • Liste der Olympiastützpunkte in Deutschland: http://www.dosb.de/de/leistungssport/olympiastuetzpunkte/
Gesellschaft für Orthopädisch-Traumatologische Sportmedizin (GOTS)	Im Internet: www.gots.org Kontakt: office@gots.org

Alle Kontaktdaten und Internetlinks haben den Stand Herbst 2015. Liste ohne Anspruch auf Vollständigkeit.

Tab. 16.2 Österreichische Fachgesellschaft.

Verband	Kontakt
Fachgesellschaften	
Österreichische Gesellschaft für Sportmedizin und Prävention (ÖGSMP)	Im Internet: www.sportmedizingesellschaft.at Kontakt: info@sportmedizingesellschaft.at

Alle Kontaktdaten und Internetlinks haben den Stand Herbst 2015. Liste ohne Anspruch auf Vollständigkeit.

Tab. 16.3 Schweizerische Fachgesellschaft.

Verband	Kontakt
Fachgesellschaften	
Schweizerische Gesellschaft für Sportmedizin (SGSM)	Im Internet: www.sgsm.ch Kontakt: info@sgsm.ch

Alle Kontaktdaten und Internetlinks haben den Stand Herbst 2015. Liste ohne Anspruch auf Vollständigkeit.

16.2 Wichtige branchenspezifische Fachzeitschriften

▶ Tab. 16.4 und ▶ Tab. 16.5 geben einen Überblick über einige wichtige branchenspezifische Fachzeitschriften auf dem deutschsprachigen und dem internationalen Markt.

Tab. 16.4 Liste wichtiger branchenspezifischer Journals.

Titel der Publikation	Link
Deutschsprachige Journals	
Deutsche Zeitschrift für Sportmedizin	Im Internet: www.zeitschrift-sportmedizin.de/
Sportverletzung Sportschaden	Im Internet: www.thieme.de/de/sportverletzung-sportschaden/profil-3 811.html
Schweizerische Zeitschrift für Sportmedizin und Sporttraumatologie	Im Internet: www.sgsm.ch/publikationen/zeitschrift-sgsm/
Klinische Sportmedizin	Im Internet: http://klinische-sportmedizin.de/
Besonders wichtige internationale, englischsprachige Journals	
American Journal of Sports Medicine (AJSM)	Im Internet: www.uk.sagepub.com/en-gb/eur/the-american-journal-of-sports-medicine/journal201 672 %20
British Journal of Sports Medicine (BJSM)	Im Internet: www.bjsm.bmj.com
International Journal of Sports Medicine	Im Internet: www.thieme.de/de/international-journal-sports-medicine/journal-information-9 883.htm
Knee Surgery, Sports Traumatology, Arthroscopy	Im Internet: www.link.springer.com/journal/167
Medicine & Science in Sports & Exercise	Im Internet: www.acsm.org/public-information/acsm-journals/medicine-science-in-sports-exercise
Scandinavian Journal of Medicine & Science in Sports	Im Internet: www.onlinelibrary.wiley.com/journal/10.1111/(ISSN)1600–0838/issues
Sport Orthopädie - Sport Traumatologie	Im Internet: www.elsevier.de/fachgebiete-produkte/produktbereiche/journals/sport-orthopaedie-sport-traumatologie/informationen-zur-zeitschrift/
Sports Medicine	Im Internet: www.link.springer.com/journal/40 279
Sports Medicine and Arthroscopy Review	Im Internet: www.journals.lww.com/sportsmedarthro/pages/default.aspx

Alle Internetlinks haben den Stand Herbst 2015. Liste ohne Anspruch auf Vollständigkeit.

Tab. 16.5 Liste internationaler sportmedizinischer Zeitschriften.

Land	Publikation
Australien	Australian Journal of Sports Medicine
Brasilien	Revista Brasileira de Medicina do Esporte
China	Clinical Journal of Sport Medicine
Dänemark	Scandinavian Journal of Medicine & Science in Sports
Deutschland	European Journal of Applied Physiology
Frankreich	Medicine du Sport
	Journal de Traumatologie du Sport
Großbritannien	British Journal of Sports Medicine
	The Physician and Sportsmedicine
	Sports Medicine
	Open Access Journal of Sports Medicine
	Clinics in Sports Medicine
	Research in Sports Medicine

Tab. 16.5 Fortsetzung

Land	Publikation
Indien	Saudi Journal of Sports Medicine
Iran	Asian Journal of Sports Medicine
	Journal of Sports Medicine and Physical Fitness
Italien	Medicina dello Sport
	International Journal of Sports Cardiology
Japan	Japanese Journal of Physical Fitness and Sports Medicine
Kanada	Clinical Journal of Sport Medicine
Montenegro	Montenegrin Journal of Sports Science and Medicine
Neuseeland	New Zealand Journal of Sports Medicine
Niederlande	Journal of Science and Medicine in Sport
	Sport en Geneeskunde
Österreich	Sport- und Präventivmedizin
Polen	Medicina Sportiva
	Biology of Sport
Portugal	Motricidade
Singapur	Asia-Pacific Journal of Sports Medicine, Arthroscopy, Rehabilitation and Technology
Spanien	Revista Andaluza de Medicina del Deporte
	Apunts Medicine de l'Esport
Südafrika	South African Journal of Sport Medicine
Tschechien	Medicina Sportiva Bohemica & Slovaca
Türkei	Journal of Sports Science and Medicine
Ungarn	Hungarian Review of Sports Medicine
USA	American Journal of Sports Medicine
	Current Sports Medicine Reports
	Sports Medicine and Arthroscopy Review
	Sports Medicine Standards and Malpractice Reporter
	Medicine and Science in Sports and Exercise
	International Journal of Sports Physiology and Performance
	Clinics in Sports Medicine
	Journal of Physical Activity and Health
	International Journal of Sport Nutrition and Exercise Metabolism
	Research Quarterly for Exercise and Sport
	Clinical Journal of Sport Medicine
	Journal of Sports Medicine & Doping Studies
	Sports Health
	Physician and Sportsmedicine
	Journal of Sports Medicine
	International SportMed Journal
	European Journal of Sports Medicine
Open Access	Journal of Research in Sport Science and Medicine
	The Open Sports Medicine Journal

Liste ohne Anspruch auf Vollständigkeit.

Sachverzeichnis

A

B

C

D

E

I

J

K

L

M

T

U

V

W

Z